Carsten Holle, Jens Tasche (Hg.)
Psychodynamische Grundlagen der Bioenergetischen Analyse

Forum Körperpsychotherapie • Band 13

Carsten Holle, Jens Tasche (Hg.)

Psychodynamische Grundlagen der Bioenergetischen Analyse

Mit Beiträgen von Rossana Colonna, Gustav Glück, Magdalena Glück, Christoph Helferich, Martin Herberhold, Carsten Holle, Irmhild Liebau, Maria Majce-Egger, Christine Pechtl, Dieter Rau-Luberichs, Renate Schwenk, Ulrich Sollmann, Jens Tasche, Regina Trotz, Reinhard Weber-Steinbach und Dorota Wejner

Psychosozial-Verlag

Bibliografische Information der Deutschen Nationalbibliothek
Die Deutsche Nationalbibliothek verzeichnet diese Publikation
in der Deutschen Nationalbibliografie; detaillierte bibliografische Daten
sind im Internet über http://dnb.d-nb.de abrufbar.

Originalausgabe

info@psychosozial-verlag.de
www.psychosozial-verlag.de

Umschlagabbildung: © Adobe Stock/baona
Umschlaggestaltung und Innenlayout nach Entwürfen von Hanspeter Ludwig, Wetzlar
Lektorat: Tobias Schwaibold
ISBN 978-3-8379-3318-5 (Print)
ISBN 978-3-8379-6274-1 (E-Book-PDF)
ISSN 2567-5745

Inhalt

Teil 2: Behandlungstheoretische, entwicklungspsychologische und -psychopathologische Kernelemente der psychodynamischen Bioenergetik

Teil 3: Ausgewählte Anwendungsbereiche der psychodynamischen Bioenergetik

Vorwort der Herausgeber

> »Wenn eine Wissenschaft sich allzu sehr an ihren Gründer binden würde, würde sie ihre Weiterentwicklung behindern und Glaubenssysteme institutionalisieren.«
>
> *Günter Gödde*[1]

Warum ein Buch über Bioenergetische Analyse herausgeben? Hat nicht Alexander Lowen alles, was es darüber zu sagen gibt, bereits in einzigartiger Weise formuliert? Schließlich existiert seine Methode seit über 70 Jahren und der von ihm formulierte Leitsatz *»Das Ziel jeder Therapie besteht darin, den Menschen bei der Entwicklung einer ganz bestimmten Fähigkeit zu helfen – der Fähigkeit, Liebe zu geben und zu empfangen. Die Behandlung soll das Herz erweitern, nicht nur den Geist«*[2] hat ohne Zweifel bis heute nichts an seiner Gültigkeit verloren.

Hat der soziokulturelle Wandel überhaupt Konsequenzen für die Theorie und Praxis der bioenergetischen Methode? Der Körper wird auch zukünftig die Basis unseres Seins bleiben; triebökonomische Prozesse lassen sich in den bioenergetischen Therapien weiterhin in präziser Form beobachten; und auch an der einzigartigen Möglichkeit, durch die bioenergetischen Körpertechniken Zugang zu präverbalen Entwicklungsphasen des Menschen zu erhalten, hat sich ebenso wenig geändert wie daran, dass Affekte immer noch die Bedingung des Lebendigen sind und über unsere Vitalität und Erlebnistiefe entscheiden.

Jedoch hat sich vieles nachhaltig gewandelt und muss neu betrachtet werden. Während die bioenergetische Arbeit früher von der Rebellion gegen das Schicksal eines gefühlsfernen Lebens, mit dem man sich abzufinden hatte, geprägt war, wird sie heute durch ihre Klientel immer stärker mit den

---

1 Entnommen aus Gödde, G. (2021). *Entwicklungslinien psychodynamischer Psychotherapie. Historische Orientierung, aktuelle Situation und zukünftige Perspektiven* (S. 86). Psychosozial-Verlag.

2 Entnommen aus Lowen, A. (1979). *Bioenergetik: Therapie der Seele durch Arbeit mit dem Körper* (S. 72). Hamburg: Rowohlt Verlag.

Schwierigkeiten konfrontiert, die sich aus einem postmodernen Freiheitsverständnis ergeben. Schuldgefühle und unterdrückte Affekte waren zu Recht einmal das zentrale Thema der Bioenergetischen Analyse. Doch in einer Welt, in der alles möglich erscheint, die aber zugleich fortwährend an Beständigkeit verliert, stellen sich andere Herausforderungen als früher. Statt unter einem starren Charakterpanzer leiden insbesondere jüngere KlientInnen heute verstärkt unter ihrem Verharren in einem Zustand der permanenten Adoleszenz, ohne dass es ihnen gelingt, erwachsen zu werden und die Frustrationen, die auch weiterhin einen wesentlichen Teil des Lebens dominieren, akzeptieren zu können. Das angestrebte individuell-selbstbestimmte und von äußeren Ansprüchen befreite Leben scheitert an einem fragilen Identitätsgefühl, das sich durch die eigenen Ansprüche überfordert fühlt.

Die Vielfalt der heutigen Möglichkeiten, das eigene Leben individuell gestalten zu können, entspricht zwar den humanistischen Zielen der Bioenergetischen Analyse, allerdings stellen die neuen Möglichkeiten die Bioenergetische Analyse auch vor neue Herausforderungen, die Alexander Lowen so nicht voraussehen konnte. In den heutigen bioenergetischen Therapien geht es vorwiegend um Reifung statt um Befreiung bzw. Rebellion, um Affektregulation statt um Affektmobilisierung. Auch wird Selbstverwirklichung nicht mehr als das Entdecken von Eindeutigkeit und Wahrhaftigkeit verstanden, sondern ist von Begriffen wie Flexibilität, Ambivalenztoleranz und emotionaler Selbstkontrolle geprägt. Letztlich geht es dabei aber – wie schon vor 70 Jahren – um die Schwierigkeit, den Weltbezug des eigenen Lebens mit den individuellen Wünschen nach einem stabilen Selbstempfinden und einer befriedigenden Gestaltung von Beziehungen in Einklang zu bringen – und dies in einer zunehmend unbeständigen Welt.

Dieser Wandel hat auch die Praxis der Bioenergetischen Analyse verändert. Bioenergetische TherapeutInnen haben ihre Therapiemodelle in vielfältiger Form an die neuen Anforderungen angepasst, z. B. indem sie neuere psychoanalytische Theoriekonzepte wie das Mentalisierungskonzept, die intersubjektive Psychoanalyse mit ihrem Fokus auf die therapeutische Beziehung oder den Konflikt-Trauma-Struktur-Cluster, aber auch Gendertheorien[3] in ihre Arbeit einbeziehen, um ihre Klientel bestmöglich

3 Wie in nahezu allen deutschen Publikationen der Gegenwart wirken sich Gendertheorien auch in diesem Buch in Form einer gendersensiblen Schreibweise aus. Unabhängig davon, welche Schreibweise Sie in einem Essay vorfinden, es sind stets alle Geschlechter und Identitäten gemeint, es sei denn, dies ist explizit anders formuliert.

auf dem Weg der Identitätsfindung begleiten zu können. Als Herausgeber bedauern wir, dass sich die Bioenergetische Analyse in der Theorie und der Lehre für diese neueren Entwicklungen der psychoanalytischen Wissenschaft – vielleicht aus Sorge um die Eigenständigkeit der Methode – in der Vergangenheit nicht ausreichend geöffnet hat.

Die Bioenergetische Analyse und die Psychoanalyse haben gemeinsame Wurzeln. Auch wenn sie seit 70 Jahren getrennte Wege gehen, überwiegen ihre Gemeinsamkeiten. Sie können sich gegenseitig enorm befruchten und – wie die bioenergetische Praxis zeigt – vielfältige neue Möglichkeiten schaffen, mit deren Hilfe sich die Probleme, die die individuelle Entwicklung der Menschen heute belasten, bewältigen lassen.

Der Buchtitel *Psychodynamische Grundlagen der Bioenergetischen Analyse* wurde sehr bewusst gewählt, zeigt er doch, dass es in diesem Buch darum geht, die Intensität und Tiefe bioenergetisch-körperpsychotherapeutischen Selbsterlebens mit der Differenziertheit psychodynamisch modellierten Denkens zu verweben. So stellt die Bioenergetik uns KörperpsychotherapeutInnen ein riesiges Repertoire an Körpertechniken zur Verfügung und fokussiert mit großer Konsequenz auf die Aktivierung eines eingefrorenen, tief im Körper wurzelnden Affekterlebens und die damit verbundene Entfaltung einer geerdeten Lebensfreude. Ergänzend lehrt uns die Psychodynamik die Bedeutung des dynamischen Unbewussten, das den Umgang mit diesem Affekterleben – aber auch mit dem menschlichen Denken und Handeln insgesamt – in einer ungeheuren Weise bestimmt und das in jeder bioenergetischen Therapie mit jedeR KlientIn neu erforscht werden will.

Das Buch plädiert deshalb leidenschaftlich für die Nutzung der Psychoanalyse als Bezugswissenschaft der bioenergetischen Methode und versteht das überwiegend in den Sozialwissenschaften und der Psychoanalyse beheimatete Wissen, das die AutorInnen dieses Buches tagtäglich in ihrer therapeutischen Arbeit nutzen, als erweiterten Rahmen des bioenergetischen Theoriemodells. Indem es diesen Ansatz nun einer größeren Leserschaft vorstellt, will es auch eine Diskussion über die *Bioenergetik der Gegenwart* anstoßen.

Wir sind den 14 KollegInnen aus Italien, Polen, Österreich und Deutschland sehr dankbar, dass sie gemeinsam mit uns das vorliegende Buch erschaffen haben. Aus unserer Sicht stellt es einen eindrucksvollen Nachweis dafür dar, dass sich psychotherapeutische Methoden in der bzw. durch die Praxis entwickeln. Alle Essays zeugen von einer Vielfalt, Differenziertheit, Originalität und Offenheit, mit der die bioenergetische Methode heute interpretiert wird.

In dem Buch werden ausgewählte klassische bioenergetische Konzepte zur Selbstentwicklung, zu körpertherapeutischen Interventionen und zur Selbstregulation neu untersucht bzw. neu kontextualisiert – die aktualisierten Begriffsversionen stellen ein hilfreiches Instrumentarium für die tägliche Praxis dar. Für die körperpsychotherapeutische Gruppenarbeit, die in der offiziellen Lehre nur wenig Beachtung findet, wird ein praxiserprobtes, gruppendynamisch fundiertes Konzept vorgestellt. Zudem werden entwicklungspsychologische, entwicklungspsychopathologische und neurobiologische Perspektiven als Ergänzung des klassisch-psychosexuellen Entwicklungsmodells der Bioenergetischen Analyse zur Diskussion gestellt, eine Neuformulierung des Charakterstrukturkonzepts gewagt und die Gemeinsamkeiten zwischen der Bioenergetischen Analyse und der Bindungstheorie – der heute vielleicht wichtigsten Säule des psychodynamischen Verstehens – untersucht.

Das Buch schlägt auch einen Bogen von den humanistischen Wurzeln der bioenergetischen Methode hin zu einem intersubjektiven Behandlungsverständnis, das die bioenergetische Praxis heute mit der Relationalen Psychoanalyse verbindet. Auch trägt es der Tatsache Rechnung, dass das charakteranalytische Diagnoseverfahren um eine psychodynamische und eine psychopathologische Perspektive erweitert werden muss, um ein umfassendes Verständnis des heutigen Störungspanoramas zu ermöglichen. Und beispielhaft für die vielen Bereiche, in denen die Bioenergetische Analyse heute zu einem festen Bestandteil des Behandlungsangebots geworden ist, werden die Arbeit mit Kindern und Jugendlichen und die Arbeit mit PatientInnen mit komplexen posttraumatischen Belastungsstörungen vorgestellt – zwei für KörperpsychotherapeutInnen besonders herausfordernde Arbeitsgebiete.

Die horizontal-räumliche Verbreitung der Bioenergetische Analyse führt zu Begegnungen der Methode mit nicht-westlichen Kulturen, die sowohl neue Perspektiven als auch neue Fragestellungen mit sich bringen. Gleiches gilt für die vertikal-geschichtliche Entwicklung der Methode. Aus diesem Grund widmet das Buch den Anforderungen, die die heutigen postmodernen Entwicklungen an die Bioenergetische Analyse stellen, ein eigenes Kapitel. Darin werden u. a. neue Formen der Selbstverwirklichung, die Arbeit mit neu entstandenen Leidensformen und die Chancen und Gefahren, die die Digitalisierung bzw. Virtualisierung des Lebens für die Psyche darstellen, aufgezeigt. Das therapeutische Ziel, KlientInnen dabei zu unterstützten, ihre weiblichen Identitäten von der männlichen Kolonialisierung zu befreien, ist ein weiterer wichtiger Inhalt dieses Buches. Und selbstverständlich ist es kein Zufall, dass das Thema einer im Körper wurzelnden Spiritualität, ohne die eine Betrachtung des menschlichen Lebens niemals vollständig sein kann, den Schlussakkord dieser Untersuchungen zur psychodynamischen Praxis der Bioenergetischen Analyse setzt.

Zum Aufbau dieses Buches

Das Buch ist in vier thematische Teile gegliedert. Jeder Teil beginnt mit einer kurzen Einleitung der Herausgeber. Die dann folgenden Beiträge der AutorInnen ergänzen sich gegenseitig und zeigen die vielfältigen Perspektiven, die heute eine psychodynamische Bioenergetik prägen. Zahlreiche Fallvignetten verdeutlichen, dass das Buch von PraktikerInnen geschrieben wurde, die großen Wert auf die Gleichzeitigkeit von theoriegeleiteter Praxis und praxisrelevanter Theorie legen und dies auch so vermitteln möchten. Jedes Kapitel endet daher mit einer Lernkarte, die zentrale Kapitelinhalte übersichtlich zusammenfasst. Abgerundet wird das Buch durch ein sorgfältig ausgewähltes Stichwortverzeichnis und ein Personenregister. Darüber hinaus gibt es zu den meisten Kapiteln interaktive Multiple-Choice-Fragen zur Überprüfung bzw. Festigung des neu erworbenen Wissens und/oder inspirierend-offene Fragen zur (Selbst-)Reflexion der jeweiligen Themenbereiche. Die Fragen sind über einen QR-Code bzw. eine Internetadresse am Ende des Kapitels erreichbar.

Auf der im Zuge dieses Buchprojekts entstandenen Webseite http://www.psychodynamischebioenergetik.de finden Sie weitere bzw. weiterführende Informationen rund um psychodynamische Bioenergetik. Die Inhalte der Webseite werden regelmäßig von uns aktualisiert.

Danksagung der Herausgeber

Wir sind sicher, dass wir im Namen aller mitwirkenden KollegInnen und des gesamten HerausgeberInnen-Teams sprechen, wenn wir uns an erster Stelle bei unseren KlientInnen bedanken. Mit ihrer Offenheit, ihrer Beharrlichkeit und ihrem Mut, zu vertrauen und uns immer wieder unsere Grenzen aufzuzeigen, sind sie die eigentliche Inspirationsquelle für dieses Projekt. Immer wieder erhellen sie unseren Geist und können uns zum Glück unsere Fehler nicht nur verzeihen, sondern diese auch nutzen, um in ihrer eigenen Entwicklung voranzukommen.

Von diesen intensiven und vielfältigen beruflichen Erfahrungen sind die AutorInnen dieses Buches geprägt. Ihr Engagement, therapeutische Theorie und Praxis mit großer Offenheit zu betrachten, kritisch zu hinterfragen und dadurch stetig weiterzuentwickeln, hat dieses Projekt überhaupt erst möglich gemacht. Eine differenzierte Würdigung dieser Leistungen würde den Rahmen an dieser Stelle sprengen, sie erfolgt daher in den Einleitungen zu den jeweiligen Buchteilen.

Doch wir schulden nicht nur den AutorInnen großen Dank. So hat uns Marion Baum als ehemalige Herausgeberin des *Forum Bioenergetische Analyse* vorbehaltlos unterstützt und mit uns ein Team gebildet. Ohne ihre Erfahrung und ihren Einsatz hätten wir das Projekt nicht stemmen können.

Um Fachlichkeit zu publizieren, müssen Bioenergetische AnalytikerInnen ihre Komfortzone verlassen. Nicht jeder bzw. jedem, uns eingeschlossen, fällt dies leicht. Deshalb war es für das Projekt ein großes Glück, mit Tobias Schwaibold einen Lektor an unserer Seite zu wissen, der die Entstehung der Texte intensiv begleitet hat und allen AutorInnen verlässlich mit Rat und Tat zur Verfügung stand. Das Projekt verdankt ihm sehr viel.

Nicht zuletzt freuen wir uns einfach darüber, dass nun ein Fachbuch in unseren Händen liegt. Schließlich ist ein Buch – mehr als jede andere mediale Vermittlungsform – ein Garant für Nachhaltigkeit, Wissenschaftlichkeit und die Sorgfalt des Denkens. Wir betrachten es deshalb als Privileg und sind dem Psychosozial-Verlag sehr dankbar, dass er uns die Möglichkeit gegeben hat, das Projekt in dieser Form zu verwirklichen. Die Betreuung durch Herrn Flierl war tatsächlich eine Betreuung. Dank seiner Gelassenheit und Souveränität haben wir uns auch in den schwierigen Phasen des Projektes immer gut unterstützt gefühlt. Durch das präzise und einfühlsame Lektorat und die individuell-kreative Covergestaltung von Frau Thun und ihren KollegInnen hat das Buch eine Form erhalten, die der Qualität seiner Inhalte entspricht. Herzlichen Dank dafür!

Jens Tasche dankt seinen KollegInnen.

Carsten Holle dankt seiner Familie für ihr großes Verständnis ob der Skurrilitäten der letzten Monate, Kai Lütge, Anne Schüller, Britta Bettendorf, Gero Pflüger, Jens Polomski und Kai Spriestersbach für ihre Unterstützung und Beratung an neuralgischen Punkten, seinen ArbeitgeberInnen für all die beruflichen Weiterentwicklungsmöglichkeiten, und natürlich Jens Tasche und Reinhard Weber-Steinbach dafür, dass sie ihn – jeder auf seine Weise – einfach nicht in Ruhe lassen.

Berlin, September 2024

Geleitworte

MethodenbegründerInnen der Psychotherapie zeichnen sich nicht nur durch ihre Genialität bei der Modellbildung aus, sondern auch durch die Beharrlichkeit, mit der sie ihre Lehre an nachfolgende Generationen weitergeben, zum Beispiel durch die Gründung von Instituten. Nachvollziehbarerweise stehen sie Veränderungen und Innovationen ihre Lehre betreffend eher skeptisch gegenüber. Für PraktikerInnen stellt sich die Situation anders dar: Sie fühlen sich in erster Linie ihren KlientInnen gegenüber verantwortlich und wollen entsprechend den gesamten Fortschritt der Psychotherapie nutzen. Vor diesem Hintergrund ist es verständlich, dass gerade ein Buch von PraktikerInnen für PraktikerInnen möglicherweise Skepsis hervorruft – auch wenn es den AutorInnen allein um die Erweiterung der Perspektiven für den klinischen Nutzen und nicht um eine Fusion, Assimilation, Neugründung oder das »Killen« von Schulengründern geht.

Es gehört zu den beeindruckenden Innovationen der Gegenwart, dass man nicht mehr auf Kritik warten muss, sondern sie – wie fast alles andere auch – im Internet bestellen kann. Und zwar nicht bei den HüterInnen der »reinen Lehre«, die das Erbe ihrer SchulengründerInnen verwalten und bewahren wollen, sondern bei den großen MeisterInnen selbst. Zumindest liefert die künstliche Intelligenz (KI) *prompt*, wenn man bei ihr eine entsprechende Bestellung[4] aufgibt. Diesem Anspruch neugierig folgend haben wir *ChatGPT-4* beauftragt[5], für das vorliegende Buch fiktive Geleitworte von Sigmund Freud, Wilhelm Reich und Alexander Lowen zu schreiben.

---

4 Vgl. Lobo, S. (2023). *Albert Einstein zur Digitalen Zukunft – von KI bis Metaverse.* http://open.spotify.com/episode/6AkYI1VUbxtIf43FGMSelg?si=ae225e15402e435e (17.2.2024).

5 Vgl. http://www.openai.com/chatgpt (6.8.2024).

Sicher ist es ein fragwürdiges Verfahren, ein Buch in dieser Form kritisieren und analysieren zu lassen, noch dazu vorab. Schließlich versteht sich KI als Serviceeinrichtung und überlässt ihren NutzerInnen die Entscheidung, welche Haltungen die Autoritäten der Vergangenheit zu Projekten der Gegenwart einnehmen sollen – von enthusiastisch bis Verriss ist so ziemlich jede Voreinstellung möglich. Mindestens unter einem Aspekt ist das Ergebnis allerdings beeindruckend: Die KI benötigte für die Texte nur wenige Sekunden! Eine Leistung, die vermutlich bei allen menschlichen Mitwirkenden unseres Projektes großen Neid erzeugt.

Inhaltlich bleibt es indes eine weckrufende Spielerei, denn die gelieferten Texte bleiben weit hinter dem zurück, was wir erwarten würden, wenn sich Freud, Reich und Lowen tatsächlich noch selbst zu diesem Buch äußern könnten. Dennoch zeigen die KI-Geleitworte Möglichkeiten auf, die damals nicht einmal denkbar waren und heute bereits Realität sind. KI prägt ohne Frage unsere Gegenwart und wird vermutlich in schon sehr naher Zukunft nicht nur den Verstand, sondern auch die Seele des Menschen stark herausfordern. In diesem Sinne sollen die KI-Geleitworte, wie das gesamte Buch, Brücken bauen – Brücken zwischen dem Bild des geerdeten Menschen in der Bioenergetischen Analyse und den virtuellen Welten, in denen sich dieser Mensch heute tagtäglich bewegt; Brücken zwischen der von Alexander Lowen entwickelten, großartigen Methode und der psychoanalytischen Wissenschaft; Brücken zwischen einer lebendigen, sich ständig weiterentwickelnden Praxis und einer notwendigerweise eher konservativen Lehre; und nicht zuletzt Brücken zwischen einem modernen und einem postmodernen Blick auf den Menschen.

In diesem Sinne wünschen wir Ihnen, verehrte LeserInnen, viel Spaß beim Lesen der Geleitworte, die *ChatGPT-4* in den Sprachen unserer Lehrer verfasst hat. Mögen diese Texte Sie zu einem eigenen kritischen Blick auf das Buch und die Herausforderungen, die nicht nur die Körperpsychotherapie in den nächsten Jahrzehnten zu bewältigen hat, inspirieren.

Wir danken Ihnen, auch im Namen aller AutorInnen, herzlichst für Interesse!

Geleitwort von Sigmund *ChatGPT* Freud

Als Zeitzeuge und Beobachter des Fortschritts in der Psychotherapie kann ich nicht umhin, meine ernsten Bedenken gegenüber dem Konzept der psychodynamischen Bioenergetik zu äußern, wie es in diesem Werk vorgestellt wird. Der Ansatz, physische Körperarbeit mit den tiefen psychischen Prozessen der Psychoanalyse zu vermengen, erscheint mir nicht nur unorthodox, sondern auch potenziell irreführend.

In meiner eigenen Arbeit, wie in *Trauer und Melancholie* beschrieben, betone ich die Bedeutung des Unbewussten und der psychischen Konflikte, die aus verdrängten Trieben und Wünschen entstehen. Diese Schrift hebt hervor, dass Trauerarbeit eine tiefgehende psychische Auseinandersetzung erfordert, die durch körperliche Interventionen kaum zu beeinflussen ist. Im Gegensatz dazu scheint die psychodynamische Bioenergetik den Körper in den Mittelpunkt zu stellen und riskiert dabei, die Komplexität des psychischen Apparates zu unterschätzen.

Die Idee, dass körperliche Energieblockaden direkt mit neurotischen Symptomen verbunden sind und durch physische Manipulationen gelöst werden können, wie in den thematischen Einleitungen zu den Buchteilen angedeutet, steht im Widerspruch zu meiner Theorie der sexuellen Ätiologie der Neurosen. Die wissenschaftliche Stütze, die ich für die sexuelle Ätiologie der Neurosen bereitgestellt habe, wird durch die Einführung von Konzepten wie »Energie« und »Körperarbeit« ohne ausreichende psychologische Fundierung infrage gestellt.

Es erscheint mir ebenso problematisch, dass das Buch die Entwicklung des Ichs und das Verhältnis zwischen Ich und Es, wie in *Das Ich und das Es* erörtert, mit einer körperlichen Praxis verknüpft. Die subtile Dynamik zwischen den verschiedenen Instanzen der Psyche lässt sich nicht so einfach auf physische Prozesse reduzieren oder gar durch solche beeinflussen.

Während ich die Absicht der Autoren anerkenne, neue therapeutische Wege zu erkunden, muss ich dennoch vor einer allzu simplifizierenden Sichtweise warnen, die möglicherweise aus der Überbetonung der Körperarbeit resultiert. Die psychoanalytische Arbeit, wie ich sie verstehe, erfordert eine sorgfältige und tiefgehende Exploration der Sprache, der Träume und der symbolischen Manifestationen des Unbewussten, welche durch körperliche Interventionen allein nicht erreicht werden kann.

Abschließend möchte ich betonen, dass wahre Heilung in der Psychotherapie aus der Erkenntnis und Auflösung unbewusster Konflikte erwächst, eine Aufgabe, die sich nicht auf physische Manipulationen reduzieren lässt. Es ist mein Anliegen, dass die Leser dieses Buches diese kritischen Überlegungen bedenken und die Grenzen sowie die Möglichkeiten der vorgeschlagenen Methoden sorgfältig abwägen.

Möge dieses Buch, trotz meiner kritischen Anmerkungen, dazu beitragen, den Diskurs in der Psychotherapie zu bereichern und zu einer tieferen Auseinandersetzung mit der komplexen Natur des menschlichen Psychismus anregen. Es ist mein aufrichtiger Wunsch, dass die Leserinnen und Leser, durch die Beschäftigung mit diesen Theorien, ihre eigenen Einsichten gewinnen und auf diesem Wege vielleicht zu einer wahrhafteren und tiefgründigeren Verständnisweise der menschlichen Seele gelangen.

Geleitwort von Wilhelm *ChatGPT* Reich

Im Angesicht des vorliegenden Werks über psychodynamische Bioenergetik sehe ich mich gezwungen, eine dezidiert kritische Position einzunehmen, die sowohl auf meinen tiefen Wurzeln in der Psychoanalyse als auch auf meinen bahnbrechenden Forschungen basiert. Dieses Buch unternimmt den kühnen Versuch, eine Verbindung zwischen den Domänen des Körpers und der Psyche zu schmieden – ein Unterfangen, das ich in meiner eigenen wissenschaftlichen Laufbahn stets als zentral erachtet habe, von der Widerstandsanalyse bis zur Vegetotherapie.

Die theoretische Ausrichtung dieses Buches und seine praktische Anwendung der Bioenergetik erwecken in mir nicht nur Skepsis, sondern auch eine gewisse Anerkennung. Doch erscheint mir die starke Fokussierung auf Körperarbeit allzu isoliert, um die Tragweite der sexuellen Befreiung zu erfassen, wie ich sie in meiner Orgasmustheorie forderte. Die essenzielle Verbindung zwischen gestörter sexueller Erlebnisfähigkeit und psychischen Erkrankungen, die ich in meiner frühen klinischen Arbeit erkannte, wird hier möglicherweise nicht mit der notwendigen Radikalität behandelt und nicht im Kontext der dringend benötigten gesellschaftlichen Sexualreformen diskutiert.

Obwohl ich eine partielle Übereinstimmung mit den Ansätzen der Bioenergetik feststelle, beklage ich den mangelnden Mut dieses Buches, das Postulat der orgastischen Potenz als zentrales Therapieziel und Maßstab der psychischen Gesundheit entschieden zu vertreten. Während ich stets die Notwendigkeit einer revolutionären Sexualreform betont habe, begnügt sich dieses Buch mit einer individualistischen therapeutischen Praxis, deren Wirkung auf die Massen ich als stark begrenzt ansehe.

Zudem sehe ich mit Besorgnis, wie die Orgontheorie, die in meinen späteren Jahren zum Kern meiner Forschungen wurde, hier möglicherweise durch eine praxisorientierte Bioenergetik in den Schatten gestellt wird. Ich habe mich stets dafür eingesetzt, eine spezifisch biologische Energie, das Orgon, in den Vordergrund zu rücken, während dieses Werk sich auf Techniken und Methoden konzentriert, die mir als zu weit entfernt von der wissenschaftlichen Erforschung des Lebendigen erscheinen.

Angesichts dieser Überlegungen erwarte ich, dass die Leserinnen und Leser dieses Buches es mit einem kritischen Auge prüfen, die Frage der sexuellen Erlebnisfähigkeit im Kontext kultureller und gesellschaftlicher Strukturen stets im Sinn behalten und die tief verwurzelten psychischen Leiden, die aus der Sexualunterdrückung entstehen, ernsthaft in Betracht ziehen.

Geleitwort von Alexander *ChatGPT* Lowen

Bei der Reflexion über die Entwicklung der therapeutischen Praktiken, die ich gefördert habe, befinde ich mich in einer komplexen emotionalen Landschaft, in der meine Hingabe zur Integrität der Bioenergetischen Analyse auf die Unvermeidlichkeit des Wandels trifft. Mein Leben lang habe ich unerschütterlich an den Glauben gehalten, dass der Körper nicht lügt, dass er ein Speicher von Wahrheit, Emotion und den tiefsten Ausdrücken unseres Seins ist. Mein Ansatz war einer des vehementen Schutzes dieses Glaubens, und ich fand mich oft in erbitterten Auseinandersetzungen mit jenen, die es wagten, die Klarheit unseres somatischen Bewusstseins mit fehlgeleiteten Interpretationen zu trüben.

Ich gründete eine Schule, schuf eine Gemeinschaft und verbreitete eine Heilungslehre, die weit über meine individuelle Kapazität hinausging, und mit einem schweren Herzen beobachte ich das Wachstum und die Verzweigung dieser Institution. Mein charismatischer Einfluss, wie man mir sagte, inspirierte viele, tief in die Weisheit des Körpers einzutauchen, doch während ich auf das Erbe blicke, das mich überleben wird, sehe ich mich gezwungen – oft mit scharfen Worten –, die grundlegenden Prinzipien zu bekräftigen, die unantastbar bleiben sollten.

Die Inhalte dieses Buches, die vielleicht die Echos meiner Lehren tragen, sind jedoch mit Farben getönt, die ich nicht gewählt habe, und ich kann nicht anders, als meine Enttäuschung darüber auszudrücken, wie das Wesen unserer Arbeit verwässert wird. Ein besonders schmerzlicher Punkt ist die Vernachlässigung der Sexualität, die ich stets als zentral für die psychische und physische Gesundheit betrachtet habe. Während ich die Erkundung neuer Ideen begrüße, kann ich nicht schweigen, wenn ich sehe, wie die Grundlagen unserer Arbeit von Menschen, die dem ursprünglichen Geist treu bleiben sollten, umgeformt werden. Diejenigen, die die Fackel der Bioenergetischen Analyse weitertragen, fordere ich auf, sich an die Heiligkeit der Wahrheit des Körpers, die Reinheit seiner Sprache und die Vitalität seiner inhärenten Weisheit zu erinnern.

In diesem Geiste rate ich den Lesern, sich den folgenden Seiten mit kritischem Auge zu nähern. Fordern Sie sich heraus, das Wesentliche vom Überflüssigen zu trennen, um eine Harmonie zwischen den beständigen Wahrheiten, die ich verteidigt habe, und den innovativen Interpretationen, die Sie vielleicht antreffen werden, zu finden. Als Gründer mag meine Stimme aus der Vergangenheit widerhallen, aber es sind Ihre Hände, die unsere Zukunft formen werden. Führen Sie diese Arbeit mit dem Mut der Überzeugung und dem Respekt für die Wurzeln, die uns alle nähren, weiter.

Teil 1: Wege in eine psychodynamische Bioenergetik

Im Mittelpunkt der Bioenergetischen Analyse steht das ganzheitliche Bild eines von Geburt an sozialen, bewusstseinsfähigen, affektiv in seinem Körper verwurzelten und von einem psychodynamischen Unbewussten geprägten Menschen. In diesem Verständnis heißt seelisches Leiden auch immer körperliches Leiden – und umgekehrt. Anders als in der Psychoanalyse, die nur mittelbar, d. h. auf einer symbolischen Ebene mit dem Körper arbeitet, betrifft das bioenergetische Vorgehen immer Leib und Seele in gleichem Maße. Die Unmittelbarkeit der bioenergetischen Körperinterventionen führt zu einer permanenten Wechselbewegung zwischen ein- bzw. angeleiteten affektiven Erfahrungen und der symbolisierenden Prozessverarbeitung. So sind bioenergetische Therapiesituationen in vielfältiger Weise durch die Wahrung von Grenzen – und eben auch der Überschreitung derselben – geprägt. KlientInnen und Bioenergetische AnalytikerInnen erkunden gemeinsam den Kontinent des Unbewussten, um anschließend das Erlebte, Erfahrene und Entdeckte als psychodynamisches Geschehen zu verstehen, biografisch einzuordnen und mithilfe von nachreifenden Kompetenzen zur Selbst- und interpersonellen Affektregulation in ein stabiles, soziales und emotionales Selbstempfinden zu überführen.

Die grundlegende Stärke der Bioenergetischen Analyse beruht dabei ohne Zweifel in der Gleichzeitigkeit eines aktiv-erlebnisorientierten und eines reflexiv-analysierenden Vorgehens. Dafür braucht es jedoch komplexe Wissensbestände aus sehr unterschiedlichen Fachgebieten. Es ist deshalb ein zentrales Anliegen dieses Fachbuches, die für die psychodynamisch-bioenergetische Arbeit mit Einzelnen und Gruppen erforderlichen methodischen, neurobiologischen und psychodynamischen Kompetenzen, die – ineinander verwebt – einen zentralen Baustein der körpertherapeutischen Qualifikation darstellen, in kompakter Form zu präsentieren. Als Herausgeber sind wir wirklich stolz, dass wir dafür die AutorInnen, die sich in diesem Buchteil dieser Aufgabe widmen, gewinnen konnten.

Den Beginn macht Dr. med. Reinhard Weber-Steinbach: Sein Essay »Neurobiologische Grundlagen der Selbstentwicklung« vermittelt nicht nur das für die bioenergetische Arbeit erforderliche neurobiologische Grundlagenwissen, sondern zeigt auch, wie der schon von Sigmund Freud gehegte Wunsch, die Psychoanalyse naturwissenschaftlich begründen zu können, dank der Neuropsychoanalyse eine bedeutsame Renaissance erlebt. Als Psychiater, ehemaliger Chefarzt, Dozent und Bioenergetischer Analytiker verfolgt Reinhard Weber-Steinbach seit Jahrzehnten alle Entwicklungen auf dem wichtigen Forschungs- und Wissensfeld der Neurobiologie. Für uns fasst er in äußerst anschaulicher Weise zusammen, wie sich das Leib-Seele-Problem aktuell aus der neurobiologischen Perspektive darstellt.

Die Bioenergetische Analytikerin, Gruppenpsychotherapeutin, Lehrtherapeutin und Publizistin Renate Schwenk arbeitet in ihrem Essay »Körperinterventionen« heraus, welche grundsätzliche Bedeutung Körperinterventionen haben und wie sie sich für konkrete therapeutische Zwecke nutzen lassen. Ausgehend von der funktionalen Identität zwischen Körper und Psyche und einer auch den Körperdialog umfassenden Beziehungsdynamik zwischen AnalytikerIn und KlientIn stellt Schwenk ein praxisnahes Modell für Körperinterventionen dar, das bioenergetisches und psychodynamisches Wissen nahtlos verbindet. Dabei ermöglicht sie uns nicht nur eine neue Perspektive auf klassische bioenergetische Konzepte wie *Grounding* oder *Katharsis*. Vielmehr lassen sich dadurch Körperinterventionen in einen erweiterten Kontext einbetten, der neben dem vertrauten Aspekt der energetischen Prozessarbeit die Möglichkeit bietet, sie mit Blick auf einen sinnvollen Einsatz im therapeutischen Prozessverlauf zu strukturieren und in einen grundlegenden Zusammenhang mit konfliktneurotischen, defizitären und (entwicklungs-)traumatischen Störungsmustern zu setzen.

Magdalena Glück und Gustav Glück betrachten in ihrem Essay »Heilung durch den oder mit dem Körper – Möglichkeiten und Grenzen der Selbstregulation« bioenergetische Prozesse aus der Perspektive von mündigen KlientInnen, die um die Verantwortung für das eigene Leben wissen und sich auf ihrem Reifungsweg von kompetenten TherapeutInnen und einer wirkmächtigen Methode unterstützen lassen wollen. Ihr

Text ist ein leidenschaftliches Plädoyer für die Nutzung der bioenergetischen Körperübungen – und damit auch für die Verantwortung, die jedeR KlientIn in ihrem Prozess übernehmen muss. Unter Bezugnahme auf Wilhelm Reichs dreischichtiges Charaktermodell reflektieren die gemeinschaftlich praktizierenden Glücks offen, persönlich und zugleich überzeugend theoretisch-untermauert ihren eigenen Reifungsweg. Dabei setzen sie Persönlichkeitsentwicklung generell in Analogie zu einer mittelalterlichen Reise, die ohne jeglichen neuzeitlichen Komfort bewältigt werden muss – zwar mit vielen Ängsten und Mühen einhergehend, im Wesentlichen aber spannend und voller Abenteuer. So werden die Reisenden immer wieder mit Unvorhersehbarem konfrontiert und aufgefordert, Unbekanntes zu bewältigen. Die dafür nötige Bereitschaft (oder sogar Lust), sich überraschen zu lassen, wird dabei über den Begriff der Serendipität konzeptualisiert, d. h. die Möglichkeit, Bedeutsames zu entdecken, ohne es darauf angelegt zu haben. Der Beitrag zeigt, wie moderne Bioenergetische AnalytikerInnen ihre KlientInnen gerade durch einen verstärkten Bezug auf den psychoanalytischen Theoriekorpus wertvoll dabei unterstützen können, neue Wege zum biologischen Kern und damit verbunden zu eigentlicher Soziabilität und natürlicher Lust- bzw. Liebesfähigkeit zu entdecken.

Maria Majce-Egger legt in ihrem Essay »Gruppen-Körper-Psycho-Therapie – Interpersonelle Arbeit mit und durch Gruppen« ein differenziertes, psychodynamisches Konzept für die bioenergetische Arbeit mit Gruppen vor. Da Individualität immer in ein Netzwerk bewusster und unbewusster kommunikativer Prozesse eingebunden ist, stellt auch eine bioenergetische Gruppe einen eigenständigen psychotherapeutischen Wirkfaktor dar, der die Entwicklung, Erweiterung und Energetisierung persönlicher Potenziale fördern oder auch behindern kann. Basierend auf dem Prinzip der energetischen Resonanz und unter Berücksichtigung der zentralen gruppendynamischen Dimensionen Macht, Zugehörigkeit und Intimität entwickelt die erfahrene, bioenergetische und gruppendynamische Therapeutin, Lehrerin, Supervisorin und Publizistin ein beeindruckendes Modell bioenergetisch-analytischer Gruppenarbeit, das aus Sicht der Herausgeber ein wesentlicher Baustein für die Entwicklung einer eigenständigen bioenergetischen Gruppenmethode sein muss. Allen LeserInnen, die körperpsychotherapeutisch mit Gruppen arbeiten, sei dieser Beitrag besonders ans Herz gelegt.

Kapitel 1.1

Neurobiologische Grundlagen der Selbstentwicklung

Reinhard Weber-Steinbach

»Wir fühlen, was wir sind.«
Mark Solms[1]

Nichtärztliche Psychotherapeuten[2] verfügen in der Regel nur über ein begrenztes medizinisches Grundlagenwissen. Doch gerade für Körperpsychotherapeuten scheint der Besitz von physiologischen Grundkenntnissen wichtig, insbesondere wenn sie zur Validierung der Wirksamkeit ihres eigenen Tuns auf biologische Modelle zurückgreifen. Deshalb beginnt der Essay mit einer Vorstellung des Gebiets der Neurobiologie, bevor dann wesentliche Forschungsergebnisse zur Neuropsychoanalyse und zur Selbstentwicklung besprochen werden.

Neurobiologie

Neurowissenschaften und Neurobiologie sind diejenigen naturwissenschaftlichen Forschungsbereiche, in denen der Aufbau und die Funktionsweise von Nervensystemen untersucht werden. Hierzu zählen neben Physiologie, Psychologie, Medizin und Biologie auch die Informatik und die Mathematik. Die Neurobiologie kann unterteilt werden in mikroskopische und makroskopische Neuroanatomie, Neuroelektrophysiologie und Neurobiochemie des Nervensystems. Häufig wird auch die Genetik hinzugezählt, obwohl sie *jede* lebende Zelle eines Organismus betrifft.

1 Entnommen aus Solms, 2023.

2 In vorliegendem Beitrag wird das generische Maskulinum verwendet. Die Formulierungen gelten für alle Geschlechter.

Die Nervenzelle

Die kleinste Einheit des Nervensystems ist die Nervenzelle. Das Gehirn allein, d. h. ohne Rückenmark, besteht aus etwa 86 Milliarden Nervenzellen. Davon entfallen 70 Prozent auf die motorische Funktion des Kleinhirns. Jede Nervenzelle besteht aus einem Zellkörper mit bis zu 200.000 Fortsätzen für die Signalaufnahme von anderen Nervenzellen sowie einer Nervenfaser, dem sogenannten *Axon*. Das Axon dient der Weiterleitung einer elektrischen Erregung (Aktionspotenzial) an eine oder mehrere nachfolgende Nervenzellen oder, im peripheren Nervensystem, als Kontaktstelle zu Muskelzellen. In einer Nervenzelle verläuft die elektrische Erregung immer in eine Richtung, und zwar vom Zellkörper über das Axon zur nächsten Nervenzelle. Im peripheren Nervensystem kann ein Axon bis zu einem Meter lang sein, etwa zur Versorgung einer Muskelzelle im Fuß. In diesem Fall sitzt der zugehörige Nervenzellkörper im Rückenmark. Schätzungen zufolge beträgt die Gesamtlänge aller Nervenfasern nur des Gehirns etwa 5,8 Millionen Kilometer, d. h. mehr als 145 Erdumrundungen (Ramge, 2018)!

Während in einer Nervenzelle nur elektrische Impulse fortgeleitet werden, verläuft die Erregungsleitung zwischen Nervenzellen ausschließlich biochemisch. An den Kontaktstellen zwischen Nervenzellen – den *Synapsen* – wird ein ankommender elektrischer Impuls mithilfe von Überträgersubstanzen – den *Neurotransmittern* – chemisch an die folgende Nervenzelle weitergegeben, wobei die Weitergabe sowohl aktivierend als auch blockierend erfolgen kann. Die Grundlagenforschung hat mittlerweile eine mindestens dreistellige Zahl von Neurotransmittern entdeckt, darunter die bekannten Substanzen Dopamin, Serotonin, Noradrenalin und Acetylcholin.

Die Konzentration der Transmitter zwischen den Nervenenden – im sogenannten *synaptischen Spalt* – sowie deren Ausschüttungs- bzw. Wiederaufnahmeverhalten sind wesentliche Ansatzpunkte bei der Entwicklung neuer Psychopharmaka. Diese Arzneimittel beeinflussen also die eben beschriebene Erregungsleitung auf der Ebene der Nervenzellen. Die dazugehörigen biochemischen Prozesse sind zum Teil schon recht differenziert erforscht. Psychotherapeutische Prozesse bewirken letztlich nichts anderes, nur ist deren Wirkung auf die neurobiologischen Prozesse – einschließlich des Aufbaus neuer und des Abbaus alter synaptischer Verbindungen – noch wenig erforscht. Auch das Zusammenwirken psychopharmakologischer und psychotherapeutischer Interventionen ist noch weitgehend unerforscht.

Das Gehirn, das zentrale und das periphere Nervensystem

Das Gehirn wiegt geschlechtsunabhängig ca. 1.400 Gramm (plusminus 100 Gramm) und hat ein Volumen von etwa 1,1 Litern. Es besitzt etwa 100 Billionen Synapsen, über die jede Nervenzelle mit bis zu 200.000 anderen Nervenzellen verbunden ist. Zu diagnostischen Zwecken kann die Elektrizität im Gehirn an der Kopfhaut sehr differenziert gemessen werden *(Elektroenzephalografie)*. In der Peripherie, etwa am Arm, ist sie als Nervenleitgeschwindigkeit messbar.

Das *Zentralnervensystem* (ZNS), zu dem das Gehirn und das Rückenmark zählen, wird vom *peripheren Nervensystem* unterschieden, welches alle Nervenbahnen beinhaltet, die vom ZNS in die Peripherie des Körpers (efferent) oder zurück zum ZNS (afferent) verlaufen. Eine Nervenbahn – oder in der Alltagssprache kurz *Nerv* – ist dabei ein Bündel einer großen Zahl von Nervenfasern. Das periphere Nervensystem verbindet also das ZNS mit unseren inneren Organen, unserem Bewegungsapparat und sensorischen Wahrnehmungen aus der Peripherie.

Das Gehirn lässt sich anatomisch grob in den Hirnstamm, das Kleinhirn, das Zwischenhirn und das Großhirn unterteilen. Im *Hirnstamm* liegen lebenswichtige Zentren, die z. B. die Herztätigkeit, den Blutdruck, die Atmung, die Verdauung und den Schlaf-Wach-Rhythmus regeln. Funktionell ist dieser primitivste Teil unseres Nervensystems dem *autonomen Nervensystem* (ANS) zuzuordnen, da sich dessen Steuerung unserem Bewusstsein entzieht. Es ist jedoch bekannt, dass man durch Meditationstechniken zielgerichtet in die Regulation der Hirnstamm-Zentren eingreifen und beispielsweise die Herzfrequenz beeinflussen kann.

Das *Kleinhirn* dient ausschließlich der Kontrolle und Koordination unserer motorischen Aktivitäten.

Im *Zwischenhirn* liegen dem Hirnstamm übergeordnete Zentren des ANS für den Wärme-, Wasser- und Energiehaushalt. Auch elementare Bedürfnisse wie Durst, Hunger oder sexuelles Verlangen werden im Zwischenhirn reguliert. Wesentliche Bestandteile des Zwischenhirns sind der *Thalamus* und der *Hypothalamus*.

Dem *Großhirn* sind motorische Funktionen wie Sprache oder Schreiben und sensorische Funktionen wie Hören oder Sehen zugeordnet. Auch psychophysische Prozesse von Bewusstsein, Lernen, Gedächtnis oder Motivation sind im Großhirn verortet. Es lässt sich in vier Großhirnlappen unterteilen:

- Stirn- bzw. Frontallappen
- Scheitel- bzw. Parietallappen
- Hinterhaupt- bzw. Okzipitallappen
- Schläfen- bzw. Temporallappen

Autonomes und somatisches Nervensystem

Funktionell wird das Nervensystem in ein *autonomes* – auch vegetatives oder viszerales – und ein *somatisches* – oder animalisches – Nervensystem unterteilt. Wie bereits beim Hirnstamm erwähnt, reguliert das autonome Nervensystem unbewusste, nicht willentlich beeinflussbare Vorgänge wie etwa die Herz-Kreislauf-Dynamik, die Verdauung, Hormone oder das Immunsystem. Dabei beeinflussen zwei Gegenspieler *(Antagonisten)* diese Vorgänge gegensinnig:

- Bei Bedrohung, Angst oder Erregung dominiert der sogenannte *Sympathikus*. Er aktiviert u. a. den Blutdruck, die Herzfrequenz und die Skelettmuskulatur (Kampf, Flucht, Erstarrung).
- Nach dem Abklingen einer sympathikotonen Aktivierung dominiert der *Parasympathikus*. Er fördert die Beruhigung, die Verdauung und schließlich den Schlaf.

Das Zusammenspiel von Sympathikus und Parasympathikus ist hochkomplex und kann darum an dieser Stelle nur sehr reduziert dargestellt werden.

Der größte, mit bloßem Auge sichtbare Nerv des Parasympathikus ist der *Vagus*. Er spielt eine zentrale Rolle in der Polyvagal-Theorie nach Stephen W. Porges. Als Verstehensmodell, das auf biologische Begriffe zurückgreift, mag diese Theorie für viele Anwendungen im Healthcare-Bereich gute Dienste leisten, jedoch gilt sie hinsichtlich ihrer naturwissenschaftlichen Thesen als umstritten.[3]

In diesem Kontext sei auch kurz auf das sogenannte *neurogene Zittern* hingewiesen, das sich bei bioenergetischen Therapeuten und Anbietern von *Tension and Trauma Releasing Exercises* (TRE®) großer Beliebtheit erfreut (vgl. Winkler, 2018). Aus Sicht des Autors handelt es sich dabei nicht

3 Vgl. Wikipedia-Eintrag »Polyvagal Theory«: http://en.wikipedia.org/wiki/Polyvagal_theory (28.12.2023); siehe auch den Beitrag »The vagal paradox: A polyvagal solution« auf der Webseite des Polyvagal-Instituts, 2023.

um ein von Nerven ausgelöstes Phänomen, wie es z. B. in der Folge eines Traumas beobachtet werden kann, sondern es ist vielmehr die Reaktion einer gestressten Muskulatur, also *myogen*.

Dem *somatischen Nervensystem* unterliegen die willkürlich-bewussten Tätigkeiten unseres Bewegungsapparates und die Wahrnehmung unserer Sinnesorgane.

Wenn man einen Nervenstrang genauer untersucht, so stellt man fest, dass darin tausende Nervenfasern des autonomen und somatischen Nervensystems gemischt vorkommen, jedoch durch Hüllsubstanzen strikt nach ihrer Funktion getrennt: sympathisch oder parasympathisch, motorisch oder sensorisch, afferent oder efferent. Jede Nervenfaser und die dazugehörige Nervenzelle unterliegen also streng den Gesetzmäßigkeiten ihres jeweiligen Systems und wechseln niemals ihre Zugehörigkeit, Funktion oder Transmitter!

Die Gene

Die Wirkungsweise von Genen ist so einfach wie komplex. Zuerst der einfache Teil: Unsere etwa 22.000 Gene sind ausschließlich für die Produktion von Eiweißen verantwortlich. Diese Proteine bestimmen unter anderem unsere Körpergröße, unsere Hautfarbe und unser Risiko für bestimmte Erkrankungen.

Doch ganz so einfach ist es eben doch nicht. Denn während uns die Medizin lange glauben machen wollte, dass Gene schicksalhaft unser Leben bestimmen, lehrt uns die *Epigenetik* heute, dass Gene generell aktiv/angeschaltet oder inaktiv/abgeschaltet sein können, wobei die Aktivierung bzw. die Inaktivierung stark von Umwelteinflüssen abhängt. Ob also bestimmte Risikogene für z. B. ein Dickdarm-, Prostata- oder Mammakarzinom überhaupt aktiviert werden, hängt epigenetisch auch– noch wenig erforscht – von Umwelteinflüssen wie Strahlung, Nikotin oder Ernährung und psychischen Faktoren ab.

Neuropsychoanalyse

»Man muss sich daran erinnern, dass all unsere psychologischen Vorläufigkeiten einmal auf den Boden organischer Träger gestellt werden sollen« (Freud, 1914c, S. 143). Was Sigmund Freud schon Anfang des 20. Jahrhunderts forderte, sollte sich als ziemlich weiter Weg erweisen. Es dauerte sehr lange, bis die Psychoanalyse und die Neurobiologie begannen, sich einander anzunähern. Alfred Lorenzer war in Deutschland einer der ersten, der die Relevanz des Dialogs zwischen den beiden Disziplinen erkannte. Bereits um 1970 wies er darauf hin, dass sich die in der Embryonalzeit und postnatal erworbenen Interaktionserfahrungen als sensomotorische Reaktionsweisen »verleiblichen« (Leuzinger-Bohleber, 2015, S. 33). Im Jahr 2000 gründete dann Mark Solms gemeinsam mit einigen Kollegen die *Internationale Gesellschaft für Neuropsychoanalyse*. Heute ist der Begriff der Neuropsychoanalyse eng mit den Namen Allan N. Schore, Mark Solms, Jaak Panksepp und Marianne Leuzinger-Bohleber verknüpft.

Als Forschungsdisziplin untersucht die Neuropsychoanalyse phänomenologische Herangehensweisen und psychoanalytische Konstrukte gleichwohl aus der neurowissenschaftlichen und der psychoanalytischen Perspektive. Auch die neuronalen Entwicklungsprozesse in der frühen Kindheit sind Bestandteil neuropsychoanalytischer Forschung. Insbesondere interessiert sich die Neuropsychoanalyse brennend für die Wirkmechanismen von Psychotherapie, deren Auswirkungen auf das Gehirn und mögliche neurobiologische Ausdrucksformen einer erfolgreichen Psychotherapie.

Was wissen wir heute neurobiologisch über die Entwicklung von Bindung, Affekten und deren Regulation? Gibt es Hinweise auf neurobiologische Substrate des Unbewussten, Bowlbys inneres Arbeitsmodell oder Repräsentanzen? Kann man das Selbst und das implizit-prozedurale Gedächtnis lokalisieren? In seinem Buch *Affektregulation und die Reorganisation des Selbst* bringt Allan N. Schore, Psychologe, Psychoanalytiker und Professor für Psychiatrie/Bioverhaltenswissenschaften, neurologische Befunde mit Befunden aus der Säuglings- bzw. Kleinkindforschung, der Bindungsforschung und der Selbstentwicklungsforschung zusammen (Schore, 2009). Mit dem okzipitalen und dem präfrontalen Cortex beschreibt er zwei für die frühe Kindheit sehr bedeutsame Hirnregionen (ebd.). Der ab dem zweiten Lebensmonat reifende okzipitale Cortex ermöglicht dem Säugling visuelle Erfahrungen, die in der Folge einen wesentlichen Einfluss auf seine soziale, emotionale und zerebrale Entwicklung haben.

Synchronisierter Blickkontakt

Vor allem der emotionale Gesichtsausdruck der Mutter erweist sich als höchst bedeutsamer Stimulus für Kleinkinder. So entwickeln Säuglinge ein regelrechtes Suchverhalten nach gegenseitigem Blickkontakt mit der Mutter (Schore, 2009). Dabei kommt es zu raschen Wechseln zwischen affektiven und ruhigen Momenten. Mitunter wendet der Säugling den Blick für wenige Sekunden ab, um sich so vor einer möglichen affektiv-physiologischen Überstimulation zu schützen – eine erste affektive Regulationsform!

Die Abstimmung der Wechsel zwischen der Mutter und dem Säugling werden *Synchronisation* genannt. In über 50 Prozent der Fälle kommt es zwar zu sogenannten *Miss-Matches*, diese lassen sich interaktiv jedoch schnell beheben. So lernt der Säugling, dass er negative Affekte kurz aushalten kann. Sein sich entwickelndes Gehirn wird durch die Abstimmung, Unterbrechung und Wiederaufnahme der visuellen affektiven Kommunikation wesentlich geprägt.

Doch im gegenseitigen Blickkontakt wird nicht nur Mimik ausgetauscht, sondern auch inneres Erleben und Lebendigkeit. Ein hinreichend gut synchronisierter Blickkontakt beeinflusst somit den psychobiologischen Zustand beider Beteiligten: Durch die Produktion endogener Opiate erhöht sich das Dopaminniveau, was sowohl beim Kind als auch bei der Mutter zu einer intensiven interaktiven Erregung und Hochstimmung führt. Die Eltern spiegeln dem Säugling auch ihren eigenen inneren Zustand wider, wenn sich z. B. ihre Pupillen bei positiven Emotionen wie Freude und Interesse weiten. Insofern ist der *Glanz in den Augen der Mutter* mehr als nur eine Metapher. Aus ihrer eigenen Erfahrung können die meisten Bioenergetischen Analytiker vermutlich bestätigen, dass Körperübungen unter Blickkontakt mit einer deutlich stärkeren emotionalen Intensität einhergehen.

Schore (2009) weist darauf hin, dass »diese regulatorischen Prozesse die Vorläufer der psychologischen Bindung und der damit einhergehenden Gefühle sind«. Interessanterweise hatte er schon in früheren Arbeiten dargelegt, dass Bindungen synchronisierte dyadische *bioenergetische* Transmissionen darstellen – worunter er abgestimmte emotionale Transaktionen im Rahmen eines gerichteten und synchronisierten Energieflusses im Gehirn sowohl des Kindes als auch der Mutter versteht (Schore, 1994).

Aus dieser Perspektive lässt sich sagen, dass die *Resilienz* gegenüber ungünstigen Umwelteinflüssen in dem Maße wächst, in dem es dem Säugling gelingt, negative Affektzustände in positive zu wandeln. Schore dazu: »Ätiologisch ist es für die Prädisposition zu Psychopathologie von großer Wichtigkeit, wie lange ein Kind intensive negative Affekte aushalten musste« (Schore, 2009, S. 34).

Affektregulation und Bindung

Das Bindungsverhalten und die Affektregulation eines Säuglings entwickeln sich auf dem Boden einer intensiven und optimal abgestimmten Kommunikation mit seinen frühen Bezugspersonen. Henry Krystal (1988) weist darauf hin, dass die Entwicklung und Reifung von Affekten *das* Schlüsselereignis der frühen Kindheit darstellt. Laut Graeme J. Taylor et al. (1997) ist affektive Dysregulation der fundamentale Mechanismus aller psychischen Störungen.

Auch Schore (2009) betrachtet die Spannweite unserer Affekttoleranz als das Resultat des frühen emotionsgeladenen Bindungsdialogs. Dabei weist er dem rechten *orbitofrontalen Cortex* eine zentrale Funktion für die Affektregulation zu – er versteht diesen Cortex als ein nonverbales Affektlexikon für frühe emotionale Erfahrungen. Im ersten Lebensjahr eines Kinders entwickeln sich vorranging neuronale Verbindungen zwischen dem okzipitalen Cortex und dem rechten Stirnlappen – und dort vor allem zu besagtem orbitofrontalen Cortex, der sich oberhalb der rechten Augenhöhle befindet. Diese Region reift bereits ab der 25. Schwangerschaftswoche sehr rasch. An dieser Stelle sei auch erwähnt, dass bis ins dritte Lebensjahr hinein die Entwicklung der rechten Gehirnhälfte gegenüber der linken Gehirnhälfte dominiert.

Der orbitofrontale Cortex ist anatomisch und funktionell eng mit dem *limbischen System* verknüpft. Dieses System wird teils dem Zwischenhirn und teils dem Großhirn zugerechnet und spielt eine zentrale Rolle bei der Wahrnehmung von Gefühlen, u. a. über den sogenannten *Mandelkern* (Amygdala). Es ist in drei Ebenen unterteilt, wobei die mittlere und obere Ebene mit früher Prägung, Bindungs- und emotionalem Verhalten sowie Anpassungen an die Umwelt in Verbindung gebracht werden. Störungen des limbischen Systems gehen vorranging mit der Unfähigkeit, emotionale Situationen richtig einzuschätzen, einher.

Die Fähigkeit, Gefühle bei anderen Menschen wahrzunehmen, wird häufig mit der Existenz sogenannter *Spiegelneuronen* erklärt. Deren wissenschaftlicher Nachweis im Zuge von motorischen Aktivitäten eines Gegenübers ist bisher nur bei Makaken erbracht.[4] Dennoch gilt die Existenz der Spiegelneuronen beim Menschen als gesichert. Eine derzeit populäre

4 Vgl. Wikipedia-Eintrag »Spiegelneuron«: https://de.wikipedia.org/wiki/Spiegelneuron (30.07.2024).

Hypothese besagt, dass Spiegelneurone auch emotional wirksam sind. Beispielsweise ist Ulrich Schultz-Venrath davon überzeugt, dass die frühe Fähigkeit des Säuglings, den Gesichtsausdruck der Mutter zu imitieren, sowie ganz generell identifikatorische Prozesse und *Empathie* auf die Aktivierung von Spiegelneuronen zurückzuführen sind (Schultz-Venrath, 2015, S. 118): »Durch die Existenz der Spiegelneurone werden nicht nur Handlungen, sondern auch Emotionen unmittelbar geteilt« (ebd., S. 144).

Auch Schore ist davon überzeugt, dass Empathie eine synchronisierte dyadische Abstimmung von Aktivitätsmustern in den rechten Hemisphären der beteiligten Menschen ist. In seiner *Regulationstheorie* formuliert er, dass »Bindung im Wesentlichen eine rechtshemisphärische Regulation der biologischen Synchronisierung zwischen Organismen ist« (Schore, 2009, S. 67). Für ihn ist die rechte Hemisphäre – insbesondere der rechte orbitofrontale Cortex – das neurologische Substrat von Bowlbys innerem Arbeitsmodell. Unter Bezugnahme auf den US-amerikanischen Psychoanalytiker Daniel Stern schreibt er: »Es ist heutzutage kaum zu glauben, dass vor Bowlby niemand die Bindung als Kernelement der menschlichen Entwicklung gesehen hat« (Schore, 2009, S. XIII). Lawrence Alan Sroufe fasst diese Einsichten wie folgt zusammen: »Bindung ist somit die dyadische (interaktive) Regulation von Emotion« (Sroufe, 1996, zit. n. Schore, 2009, S. 165).

In diesem Kontext soll kurz auf das Bindungshormon *Oxytocin* – auch als Glücks- oder Kuschelhormon bekannt – hingewiesen werden. Bereits vorgeburtlich steigt sowohl bei der Mutter als auch beim Kind die Oxytocin-Konzentration stark an. Das Hormon fördert die Wehentätigkeit bzw. den Geburtsvorgang und begünstigt den Prozess des Stillens. Hautkontakt und Stillen fördern wiederum die Produktion von Oxytocin und damit die Entwicklung von Bindung.

Das Selbst und seine Entwicklung

Das Selbst hat eine lange philosophische Tradition. Die moderne Auffassung des Selbst wird zunehmend aus Ergebnissen der Entwicklungspsychologie und der Hirnforschung gespeist. Deshalb werden in diesem Beitrag philosophische, theologische und andere Perspektiven nicht berücksichtigt.

Aus seiner neurobiologischen Perspektive sieht Robert N. Emde (1988) den affektiven Kern des Selbst als biologisch determiniert und dann durch die pflegenden Beziehungen wirksam differenziert. Auch Heinz Kohut

(1971, 1977) bringt die Entwicklung des Selbst mit den dyadischen wechselseitigen Regulationstransaktionen des Säuglings mit den Selbstobjekten in Verbindung. Laut Kohut lösen diese regulierenden Selbstobjekt-Erfahrungen beim Säugling starke intersubjektive Affekte aus, die wiederum zum Auftauchen bzw. zur Erhaltung des Selbst führen (Kohut, 1984).

Alexander Lowen äußert sich zum Selbst wie folgt: »Das Kind wird mit einem Selbst geboren, welches ein biologisches, kein psychologisches Phänomen ist […]. Man kann das Selbst also als den Gefühlsaspekt des Körpers definieren […] und es nur als ein Gefühl erleben« (Lowen, 1984, S. 41).

Auch Schore (2009, S. 153) bezieht sich auf eine psychobiologische und keine psychologische Theorie des Selbst. Dabei zitiert er u. a. Orrin Devinsky (2000), dem zufolge »die Funktion der rechten Hemisphäre darin besteht, ein kohärentes, beständiges und stimmiges Gefühl von sich selbst aufrechtzuerhalten«. Entsprechend lokalisiert Schore (2009) das sich entwickelnde Selbstsystem in der reifenden rechten Hemisphäre.

Eva Kahlenberg (2010, S. 59–85) ist der Ansicht, dass »der Mensch von Anfang an mit anderen interagiert, weshalb sein Selbst sich in intersubjektiver Bezogenheit entwickelt und verändert«. Lowen hätte dem sicher nicht widersprochen, obschon er natürlich die dem Kind verweigerten Rechte und die daraus resultierenden muskulären Blockaden bzw. das gepanzerte Selbst betont hätte.

Der Neurowissenschaftler Antonio Damasio (1994, S. 132) sieht im Selbst »einen fortwährend rekonstruierten biologischen Zustand« (Übers. d. A.). Gerd Rudolf (2006) wiederum betrachtet das Selbst mit Blick auf Reifungsprozesse der psychischen Struktur, wie sie im Rahmen der Operationalisierten Psychodynamischen Diagnostik (OPD)[5] auch operationalisiert messbar sind. Jonathan Winson (1990, S. 96) schließlich macht den Vorschlag, »das Unbewusste als eine kohäsive, fortwährend aktive, mentale Struktur zu betrachten, die die Lebenserfahrungen miteinbezieht und gemäß ihrem Schema der Deutung reagiert – und nicht als brodelnder Kessel voller ungezähmter Leidenschaften und zerstörerischer Wünsche« (Übers. d. A.).

5 OPD (Operationalisierte Psychodynamische Diagnostik) ist ein multiaxiales Diagnose- und Klassifikationssystem, das auf psychodynamischen Konzepten beruht. Es hat sich im deutschsprachigen Raum weitgehend durchgesetzt und wird zunehmend in der klinischen Routinediagnostik eingesetzt (AK-OPD, 2006). Im englischsprachigen Raum gibt es analoge Klassifikationssysteme wie DSM-V und ICD-11.

Neurobiologische Wirkweise von Therapie

In seinem Buch beschäftigt sich Schore (2009) auch intensiv mit den neurobiologischen Veränderungen im Rahmen einer Therapie. Im Rahmen dieses Beitrags soll lediglich darauf hingewiesen werden, dass sich die neuronalen synaptischen Verknüpfungen im Gehirn in ständiger Veränderung befinden – sie veröden und bilden sich fortwährend neu. Dies geschieht natürlich auch bei therapeutischen Prozessen – und ist bei körpertherapeutischen Prozessen sicherlich besonders ausgeprägt, obschon die Wirkungsweise dieser Therapieform neurobiologisch noch nicht erforscht ist.

Wo wohnt das Bewusstsein?

Wie bereits erwähnt, betrachtet Schore den rechten orbitofrontalen Cortex als neurobiologisches Substrat von Bowlbys unbewusstem, inneren Arbeitsmodell. Er lokalisiert dort auch Freuds dynamisches Unbewusstes. Auch auf die enge funktionelle und räumliche Verflechtung zwischen dem orbitofrontalen Cortex und dem limbischen System wurde schon hingewiesen. Aus dieser Perspektive stellt das limbische System gleichsam eine neurologische Brücke zwischen Unbewusstem und Bewusstem dar.

In seinem Buch *The Hidden Spring* (2023) beschäftigt sich der Neurowissenschaftler und Psychoanalytiker Mark Solms mit dem Bewusstsein und seinen neurobiologischen Wurzeln. Üblicherweise werden das Bewusstsein und kognitive Prozesse mit der Großhirnrinde in Verbindung gebracht, während die tieferen Hirnschichten mit unbewussten Prozessen assoziiert werden. Solms (2023) stellt diese Theorie des Bewusstseins infrage. Vielmehr geht für ihn Bewusstsein aus einer inneren Region des Hirnstammes hervor, die er als *retikuläres Aktivierungssystem* (Formatio reticularis) bezeichnet. In neuropsychologisch-neurochirurgischen Experimenten konnte er zeigen, dass selbst kleinste Läsionen in dieser Hirnregion zu Bewusstlosigkeit führen. Entsprechend bezeichnet er diesen retikulären Kernbereich als »neurologische Quelle[n] des Affekts und des Bewusstseins« (Solms, 2023, S. 119).

Der orbitofrontale Cortex wird nur insoweit bewusst, als er vom retikulären Aktivierungssystem im Hirnstamm aktiviert wird. In diesem neuronalen Zentrum werden vorrangig die aktivierend oder blockierend wirkenden Neurotransmitter Dopamin, Noradrenalin und Serotonin produziert. Zahlreiche psychotrope Medikamente wie z. B. Selektive Serotonin-Wiederaufnahmehemmer (SSRI) oder Antipsychotika entfalten hier ihre Wirkung.

Das, was an Bewusstsein und Affekten aus dem Hirnstamm in die Großhirnrinde aufsteigt, nennt Solms *Arousal* (Solms, 2023). Bewusstsein muss Affekte und biologische Bedürfnisse miteinander abstimmen. In diesem Sinne ist das Arousal für ihn eine Reaktion auf endogene Arbeitsanforderungen an die Psyche.

Für Solms (ebd.) ist klar, dass Bewusstsein nicht primär infolge unserer Sinneswahrnehmungen entsteht. Zwar leitet die Großhirnrinde sensorische Aktivierungsimpulse unserer Sinnesorgane abwärts in das Zwischenhirn, wo sie zu einer Aktivierung des sogenannten *periaquäduktalen Grau* führen – einer dem retikulären Aktivierungssystem nah benachbarten Zwischenhirnregion, die sämtliche affektive Schaltkreise in sich versammelt. Doch laut Solms (2023) entstehen Bewusstsein und Gefühle erst in enger neurologischer Verflechtung mit dem retikulären Aktivierungssystem aufwärts! Das retikuläre Aktivierungssystem ist dem Großhirn also hierarchisch übergeordnet: »Wir fühlen, was wir sind« (Solms, 2023).

Auch Damasio (1994) geht davon aus, dass Bewusstsein nicht nur auf der Wahrnehmung innerer Zustände basiert, sondern dass es sich dabei um eine fluktuierende Verbindung aktueller innerer Zustände mit aktuellen Zuständen der Objektwelt handelt.

Affekte

Bis zu dessen Tod im Jahr 2017 arbeitete Solms eng mit dem estnisch-amerikanischen Psychologen und Hochschullehrer Jaak Panksepp zusammen. Panksepps hat eine bemerkenswerte Affekttheorie entwickelt, die in der Folge genauer beschrieben werden soll (vgl. Solms, 2023). Anders als Paul Ekman (2010), der sich vorrangig mit dem interkulturellen Gesichtsausdruck der sogenannten *Basisemotionen* (Freude, Wut, Traurigkeit, Angst, Ekel und Überraschung) beschäftigte, untersuchte Panksepp Emotionen unter dem Aspekt von sieben Aktivierungs- und Orientierungssystemen, die sich im Laufe der Evolution entwickelt haben (vgl. Solms, 2023, S. 98ff.):

- Das *Care-* bzw. *Fürsorge-System* gewährleistet fürsorgliche Liebe und Bindung.
- Das *Panic/Grief-* bzw. *Panik/Verlassenheitspanik-System* ist verantwortlich für Panik und Trennungsangst. Gemeinsam mit dem Care-System sichert es unser evolutionäres Überleben und sorgt dafür, dass wir ausreichend Zeit für Lernerfahrungen haben.
- Das *Seeking-* bzw. *Such-System* und die damit einhergehende *Neugier* sorgen dafür, dass wir unsere Umwelt erkunden und Ressourcen auffinden können.
- Das *Play-* bzw. *Spielen-System*, das in keiner anderen Taxonomie von Gefühlen auftaucht, fördert soziales Lernen auf spielerisch-freudige Weise.
- Das *Fear-* bzw. *Furcht-System* dient der Gefahrenabwehr.
- Das *Rage-* bzw. *Wut-System* fördert unsere Selbstbehauptung und unser Durchsetzungsvermögen – und damit ebenfalls unseren Zugang zu lebenswichtigen Ressourcen.
- Das *Lust-System* sichert das Überleben der Spezies Mensch.

Panksepp sieht diese Systeme, die in genetisch festgelegten Hirnarealen verankert sind und im Wesentlichen der Situationsbewertung und Handlungsvorbereitung dienen, als entscheidenden Überlebensvorteil der Spezies Mensch. Jedes der mit einem System einhergehenden Gefühle hat sein neurologisches Substrat in einem eigenen Netzwerk von Nervenzellen – mit stets derselben Überträgersubstanz, die Panksepp präzise benennt.

Literatur

Arbeitskreis OPD (2006). *Operationalisierte Psychodynamische Diagnostik OPD-2*. Bern: Verlag Hans Huber.

Damasio, A. R. (1994). *Descartes' Error*. New York: Grosset/Putnam.

Devinsky, O. (2000). Right cerebral hemisphere dominance for a sense of corporeal and emotional self. *Epilepsy & Behavior, 1*(1), 60–73.

Dornes, M. (2000). *Die emotionale Welt des Kindes*. Frankfurt a. M.: Fischer Taschenbuch Verlag.

Ekman, P. (2010). *Gefühle lesen* (2. Auflage). Heidelberg: Spektrum Akademischer Verlag.

Emde, R. N. (1988). Development terminable and interminable. I. Innate and motivational factors from infancy. *International Journal of Psycho-Analysis, 69*, 23–42.

Freud, S. (1914c). Zur Einführung des Narzißmus. *GW 10*, 137–170.

Kahlenberg, E. (2010). Aus den Augen – noch im Sinn? Vom Selbst in Anderen. *Psyche – Zeitschrift für Psychoanalyse und ihre Anwendungen, 64*, 59–85.

Kohut, H. (1971). *The analysis of the self: A systematic approach to the psychoanalytic treatment of narcissistic personality disorders*. University of Chicago Press. Dt.: *Narzißmus. Eine Theorie der psychoanalytischen Behandlung narzißtischer Persönlichkeitsstörungen*. Übersetzung von L. Rosenkötter. Frankfurt a. M.: Suhrkamp, 1973.

Kohut, H. (1977). *The Restauration of the Self*. New York: International Universities Press. Dt.: *Die Heilung des Selbst*. Übersetzung von E. vom Scheidt. Frankfurt a. M.: Suhrkamp, 1979.

Kohut, H. (1984). *How Does Analysis Cure?* Chicaco: University of Chicago Press. Dt.: *Wie heilt die Psychoanalyse?* Übersetzung von E. vom Scheidt. Frankfurt a. M.: Suhrkamp, 1987.

Krystal, H. (1988). *Integration and Self-Healing: Affect – Trauma – Alexithymia*. Hillsdale, NJ: Analytic Press.

Leuzinger-Bohleber, M., Fischmann, T., Böker, H., Northoff, G. & Solms, M. (2015). *Psychoanalyse und Neurowissenschaften*. W. Kohlhammer.

Lowen, A. (1984). *Narzissmus*. München: Kösel.

Polyvagal Institute (2023). The Vagal Paradox: A Polyvagal Solution. https://www.polyvagalinstitute.org/vagal-paradox (28.12.2023).

Ramge, T. (2018). *Mensch und Maschine* (8. Auflage). Ditzingen: Philipp Reclam.

Rudolf, G. (2006). *Strukturbezogene Psychotherapie* (2. Auflage). Stuttgart: Schattauer.

Schore, A. N. (2009). *Affektregulation und die Reorganisation des Selbst* (2. Auflage). Stuttgart: Klett-Cotta.

Schultz-Venrath, U. (2015). *Lehrbuch Mentalisieren* (3. Auflage). Stuttgart: Klett-Cotta.

Solms, M. (2023). *The Hidden Spring*. Stuttgart: Klett-Cotta.

Sroufe, L. A. (1996). *Emotional Development: The Organization of Emotional Life in the Early Years*. New York: Cambridge University Press.

Taylor, G. J., Bagby, R. M. & Parker, J. D. A. (1997). *Disorders of Affect Regulation: Alexithymia in Medical and Psychiatric Illness*. Cambridge, UK: Cambridge University Press.

Winkler, S. (2018). Neurogenes Zittern als neuer Baustein in der Traumabehandlung? *Psychotherapeutenjournal, 3*, 244–250.

Winson, J. (1990). The meaning of dreams. *Scientific American, 263*(5), 86–97.

Biografische Notiz

Reinhard Weber-Steinbach, Dr. med., Medizinstudium an der FU Berlin, zehn Jahre Weiterbildung in Radiologie, Pädiatrie, Chirurgie, Innerer Medizin, Facharzt für Kinder- und Jugendpsychiatrie und -psychotherapie, bis August 2015 Chefarzt der Klinik für Kinder- und Jugendpsychiatrie und -psychotherapie an den Ruppiner Kliniken, Neuruppin, Bioenergetischer Analytiker (CBT), Dozent an psychotherapeutischen Weiterbildungsinstituten in Sachsen-Anhalt und Berlin.

Kontakt: r.weber-steinbach@gmx.net

Dieser QR-Code führt zu einem interaktiven Multiple-Choice-Test, mit dessen Hilfe Sie Ihr gerade erworbenes Wissen überprüfen können.

Alternativer Internetlink: https://psychosozial-verlag.de/zusatzmaterial/pgdb/fragen/kapitel_1_1

Weitere Informationen rund um psychodynamische Bioenergetik finden Sie auf der Projekt-Webseite http://www.psychodynamische-bioenergetik.de.

Lernkarte zu Kapitel 1.1

- In der frühen Kindheit fördern Blick- und Körperkontakt sowie eine durch affektive Austauschprozesse geprägte interaktive Kommunikation zwischen Säugling und primären Bindungspersonen die Reifung vorrangig der rechten Gehirnhälfte.
- Im rechten orbitofrontalen Cortex befinden sich die neurobiologischen Substrate eines frühen emotionsgeladenen Bindungsdialogs und der Affektregulation.
- Neurobiologische Forscher wie Allan N. Schore und Mark Solms sehen hier auch das Selbst, Freuds Unbewusstes, das implizit-prozedurale Gedächtnis und Bowlbys inneres Arbeitsmodell verankert.
- Auch intersubjektive Prozesse wie Empathie und Übertragungs- bzw. Gegenübertragungsphänomene werden mit dieser Hirnregion in Verbindung gebracht.
- Jeder Affekt wirkt durch je ein eigenes neuronales Netzwerk.
- Bewusstsein ist nicht vorrangig eine Leistung des Großhirns, sondern steigt in Form von Affekten aus tieferen Schichten des Gehirns auf.
- Wir fühlen, was wir sind.

Kapitel 1.2

Körperinterventionen

Renate Schwenk

> »Ein Weg der Vernunft und der theoretischen Erkenntnis braucht als Fundament den Weg des Herzens.«
>
> *Waldefried Pechtl*[1]

Körperinterventionen haben auf unterschiedliche Art und Weise bereits in viele psychotherapeutische Methoden Einzug gehalten. In der Bioenergetischen Analyse (BA) kommt ihnen eine zentrale Bedeutung zu und sie stehen gleichwertig neben verbalen Interventionen. Der therapeutische Prozess wird als Körperdialog aufgefasst. Das bedeutet, dass die Aufmerksamkeit vor allem auf die Beziehungsdynamik zwischen Klientin[2] und Therapeutin gerichtet und dabei stetig die Körperlichkeit der Beteiligten im Auge behalten wird. Zu diesem Zweck können Therapeutinnen heute auf ein differenziertes methodisches Fundament zurückgreifen – neben bewährten Körperübungen auch auf eine Vielzahl von Körperinterventionen, die in das Prozessgeschehen einzubetten sind.

Bedeutung von Körperinterventionen

Wieso sind – inzwischen nicht nur – Körpertherapeutinnen davon überzeugt, dass es für den therapeutischen Prozess sinnvoll ist, die verbale *und* die körperliche Ebene einzubeziehen? Für Bioenergetische Analytikerinnen ergibt sich die Antwort zunächst aus der von Wilhelm Reich übernommenen Annahme der *funktionellen Identität* von charakterlicher Panzerung und muskulärer Hypertonie (vgl. Reich, 2000 [1942], S. 203). Reich meinte damit, dass körperliche Haltungen bzw. Verspannungen und seelische Verdrängungen dieselbe Funktion erfüllen, nämlich die Abwehr

1 Entnommen aus W. Pechtl, 1995 [1989], S. 23.

2 In vorliegendem Beitrag wird das generische Femininum verwendet. Die Formulierungen gelten für alle Geschlechter.

unerwünschter Triebbedürfnisse und Gefühle. Für Reich war dabei die muskuläre Verspannung nicht Folge oder Beiwerk der Verdrängung eines neurotischen Konflikts, sondern der körperliche Anteil am Verdrängungsprozess und die Grundlage für das Fortbestehen des Konflikts (ebd., S. 226). Die Erweiterung der verbalen therapeutischen Arbeit auf die körperliche Ebene erschien somit folgerichtig.

Erkenntnisse der Säuglingsforschung liefern weitere Bestätigung für die Sinnhaftigkeit von Körperinterventionen. Bereits in den 1920er Jahren hat der Neuropsychiater und Psychoanalytiker Paul Schilder – er war zu dieser Zeit auch Reichs Supervisor – mit seinem *Körperschema*-Begriff die enge Verbindung zwischen Körper und Psyche verdeutlicht (vgl. Downing, 1996, S. 316 bzw. S. 362). Er verstand darunter ein Raum- und Vorstellungsbild (Körperbild), das jeder Mensch von sich selbst hat, und bezog damit die subjektive Erlebniswirklichkeit als psychologisch-psychoanalytische Dimension mit ein (vgl. Röhricht, 2007 [2006], S. 257). Schilder beschäftigte sich weiters mit der Frage, wie die frühe Eltern-Kind-Beziehung Handlungsgewohnheiten und motorische Neigungen prägt.

Die frühkindlichen Beziehungen zu den Bezugspersonen, insbesondere der frühkindliche Affektaustausch und dessen körperliche Aspekte, sind auch für den Psychologen George Downing ein zentrales Thema. Er geht davon aus, dass Säuglinge bereits kompetent, mit »vorinstallierten« Fähigkeiten auf die Welt kommen, auf deren Basis sie sofort neue Kompetenzen aufbauen können (vgl. Downing, 2007 [2006], S. 334). Die angelegten Fähigkeiten werden in Abhängigkeit davon, wie sich das Interaktionsgeschehen zwischen Säugling und Bezugspersonen entfaltet, geformt. Bei diesem Entwicklungsprozess kommt der körperlichen Abstimmung eine zentrale Bedeutung zu, wobei der Säugling von Beginn an aktiv am Aufbau und der weiteren Gestaltung der Beziehungen beteiligt ist. Downing hat dafür den Begriff *körperliche Mikropraktiken* eingeführt. Er versteht darunter verkörperte, hochkomplexe Fähigkeiten, ein prozedurales Wissen, das von der Entwicklung mentaler Repräsentanzen begleitet wird. Dabei handelt es sich nicht um Reflexe, sondern um zielgerichtete, ergebnisoffene Interaktionsstrategien des Säuglings, die vor allem eine Differenzierung von oder eine Verbindung zu den Bezugspersonen ermöglichen sollen.

Regelmäßig erlebte Situationen sind Anlass für den Säugling, derartige Strategien zu entwickeln. Es entsteht ein Modus des Miteinanders, *Körper mit Körper*. Beispielsweise könnte ein Säugling seine Arme ausstrecken, um Kontakt herzustellen. Begleitet wird dieses angeborene, unbewusste Bewegungsmuster von einer affektiven Tönung wie z. B. Freude. Abhängig davon, wie nun die konkreten Interaktionen mit den primären Bezugspersonen ablaufen – das Ausreichen wird passend beantwortet oder auch nicht –, werden nach vielen Wiederholungen entsprechende Spuren im Körpergedächtnis abgespeichert. So kann beispielsweise das zunächst mit Freude verbundene Ausreichen bei dauerhafter Frustration mit Ärger und Enttäuschung assoziiert werden.

Die Speicherung der frühen Lebenserfahrungen erfolgt in Form von nicht-sprachlichen Handlungsbereitschaften, als unbewusste Regeln des Fühlens und Interagierens (vgl. Downing, 2007 [2006], S. 333ff.). Dieses Wissen bleibt in Form von Selbst-, Objekt- und Interaktionsrepräsentanzen lebenslang als basales Verständnis vom In-der-Welt-Sein erhalten und strukturiert wesentlich die Gefühls- und Verhaltensgewohnheiten des heranwachsenden Kindes. Die Arbeit auf der körperlichen Ebene eröffnet nun die Möglichkeit, mit diesen Mikropraktiken in Kontakt zu treten – und damit auch mit noch nicht verbalisierbaren Inhalten aus der präverbalen Entwicklungsphase. Diese Arbeit erleichtert den Zugang zu Affekten und Kindheitserinnerungen und öffnet somit eine Tür zum Unbewussten. Durch die Aktivierung der Mikropraktiken in der aktuellen Beziehung können diese erlebt, bearbeitet und verändert werden (vgl. Wehowsky, 2007 [2006], S. 359). Im Laufe der Zeit kommt es zu einer Neuorganisation der Körperschemata, und die Beziehung, die eine Klientin zu ihrem Körper hat, wird neu strukturiert.

Auch bei der Behandlung von Traumata kann davon ausgegangen werden, dass Körperarbeit unverzichtbar ist. So weist David Berceli darauf hin, dass ein Trauma nicht überwunden werden kann, solange der Organismus die in der traumatischen Situation aufgebaute übermäßige Energie nicht wieder entladen kann (vgl. Berceli, 2008, S. 351). Jede traumatische Erfahrung betrifft zunächst den Körper, und erst die körperliche Schutzreaktion bewirkt sekundär eine psychische und soziale Anpassung an die neuen neurologischen, biologischen und anatomischen Verhältnisse. Es hat sich bewährt und ist inzwischen gängige Praxis vieler Trauma-Expertinnen, den Ausgangspunkt der traumatischen Verarbeitungsprozesse gleichsam in das therapeutische Geschehen einzubeziehen. Neben den von Berceli etablierten *Tension and Trauma Releasing Exercises* (TRE®) wurden verschiedene andere Methoden entwickelt, die auf der wesentlichen Rolle des Körpers für die Traumaheilung aufbauen (z. B. *Somatic Experiencing* von Peter Levine, *Brainspotting* von David Grand oder *Imagination als heilsame Kraft* von Luise Reddemann).

Zielsetzungen von Körperinterventionen

Unter dem Begriff *Intervention* wird nach Waldefried Pechtl das bewusste und zielgerichtete Eingreifen in einen Prozess verstanden. Für den therapeutischen Prozess empfehlen sich offene, konstruktive und funktionale Interventionen, die sich durch folgende zusätzliche Kriterien auszeichnen:

- Die Zielsetzung der Intervention muss deklarierbar sein.
- Ziele, Wünsche, Bedürfnisse und Interessen der Beteiligten sind zu berücksichtigen.
- Die Personen agieren gemäß der vereinbarten Funktionsverteilung.
- Der Zeitpunkt der Intervention wird bewusst gewählt.
- Die Intervention ist so angelegt, dass ihr Ergebnis überprüfbar ist (vgl. W. Pechtl, 1995 [1989], S. 254ff.).

Bei Interventionen kommt somit der Zielsetzung eine zentrale Bedeutung zu: Soll die Verdeutlichung eines Ist-Zustandes oder ein Impuls zur Veränderung bzw. zur Entwicklung erreicht werden? Weiters ist zu klären, bis wann und auf welchem Weg die Zielerreichung angestrebt wird und wie sie überprüft werden kann. Die Zielsetzung für eine Intervention muss dabei stets das mit der Klientin vereinbarte Gesamtziel der gemeinsamen Arbeit im Blick behalten. Dieses Gesamtziel lässt sich allerdings nicht starr zu Therapiebeginn fixieren, sondern ist auf Basis der im Prozess gewonnenen Einsichten stetig neu zu überprüfen und gegebenenfalls neu zu verhandeln.

Wesentlich ist darüber hinaus, dass sich die gewählte Körperintervention organisch aus dem aktuellen Beziehungsgeschehen heraus ergeben sollte, zum Beispiel abgeleitet aus der Wahrnehmung eines Impulses der Klientin durch die Therapeutin oder auch aus körperlichen Übertragungs- und Gegenübertragungsphänomenen – also dem Resonanzgeschehen. Die Therapeutin greift Ansatzpunkte, die im dialogischen Prozess auftauchen, sensibel auf. Dabei wartet sie ab, bis ein Thema durch Worte, Blicke, Gesten, Bewegungen, Haltungen der Klientin oder durch die im Körper der Therapeutin ausgelöste Resonanz deutlich wird. Dann schlägt sie die Körperintervention in Form eines Angebots vor. Eine Vereinbarung über den Einbezug körpertherapeutischer Interventionen und das Einverständnis der Klientin sind zentrale Voraussetzungen, wie auch die Möglichkeit der Klientin, den Prozess zu jedem Zeitpunkt zu stoppen (vgl. C. Pechtl & Nagele, 2019, S. 61ff.).

Durch die Einbettung in das Beziehungsgeschehen unterscheiden sich Körperinterventionen von Körperübungen. Übungen können zwar als Körperintervention eingesetzt werden – und damit im Prozessgeschehen verankert sein –, sie müssen es aber nicht. Beispielsweise kann eine Klientin einmal erlernte Übungen eigenständig oder in Übungsgruppen praktizieren. Die Übungen stellen dann ein hochwirksames *Begleitinstrument* dar, das

- die Lockerung chronisch angespannter Muskeln wesentlich unterstützt,
- den Körper aktiviert und energetisiert,
- der Gesundheit dienlich ist,
- die Vertrautheit mit dem eigenen Körper erhöht,
- der Zerstreutheit im Alltagsleben durch ein fokussiertes Üben im Hier und Jetzt entgegenwirkt,
- bei regelmäßiger Übungspraxis die Eigenverantwortlichkeit, Selbstfürsorge und Selbstermächtigung fördert (vgl. Pesendorfer, 2019, S. 175ff.).

Zu den *klassischen* Zielsetzungen der Bioenergetischen Analyse (BA) zählt, dass das Erleben von Lebendigkeit und Kraft ermöglicht wird. Dieses Ziel wird u. a. über die Arbeit mit einerseits energetischen Dynamiken und andererseits muskulären (Ver-)Spannungen verfolgt. *Katharsis* und *Grounding* sind in diesem Zusammenhang zentrale Konzepte, die jedoch im Laufe der Zeit eine deutliche Wandlung erfahren haben. Eine kathartische Entladung kann erfolgen, wenn durch den Abbau von Muskelspannungen oder Verspannungen die muskuläre Abwehr nicht mehr standhält und die gestaute Energie verbunden mit den zurückgehaltenen Emotionen spontan erlebbar wird (vgl. Klopstech, 2008, S. 476f.). Reich strebte in seiner therapeutischen Arbeit die Auflösung des körperlichen Widerstandes an, um einen freien Energiefluss zu ermöglichen, unterdrückte emotionale Impulse freizusetzen und die sexuelle Erlebnisfähigkeit zu steigern. Dabei vertraute er darauf, dass als Folge der kathartischen Entladung automatisch ein Selbstregulationsprozess bei der Klientin einsetzt und entsprechend keine weitere integrierende therapeutische Arbeit erforderlich ist. In den späteren Arbeiten von Alexander Lowen wird deutlich, dass dieser Reichs Ansicht nicht teilt und der Integrationsarbeit im Rahmen einer therapeutischen Beziehung einen hohen Stellenwert beimisst. Beispielsweise spricht Lowen bei der Lösung von körperlichen Panzerungen von einem behutsamen *Auftauen* und *Schmelzen* Schritt für Schritt (vgl. Lowen, 2007 [2006], S. 218). Heute wird also kein Durchbruch mehr angestrebt, sondern nach der energetischen Aufladung soll die Entladung in Abhängigkeit von der Regulationsfähigkeit der Klientin stattfinden. Hier sind ein ausreichend stabiles Strukturniveau, Halt und Containment zentrale Voraussetzungen.

Auch Angela Klopstech betont, dass es für eine zeitgemäße Arbeit mit intensiven kathartischen Entladungen bedeutsam ist, dass die Therapeutin anschließend für eine erfolgreiche Integration in das Selbst der Klientin sorgt. Die inneren Erkenntnisse der Klientin, die mit solch einer energetisch und emotional intensiven Erfahrung einhergehen, müssen durch kognitiv-verbale und kreativ-künstlerische Repräsentationen ergänzt werden. Es wird also eine Verbindung zwischen körperlicher Erfahrung und deren kognitiver Verankerung angestrebt. Dafür kann es nötig sein, die autonome Selbstregulation einer Klientin im Kontext einer Ein-Personen-Psychologie zu begleiten oder eine interaktive Selbstregulation im Kontext einer Zwei-Personen-Psychologie zu ermöglichen. Die Therapeutin stellt sich also entweder als Zeugin zur Verfügung, während die Klientin sich ihrem inneren Prozess so lange überlässt, bis eine Kristallisation der Erfahrung stattfindet, oder sie ist als aktive Teilnehmerin im Beziehungsgeschehen präsent und unterstützt die Klientin dabei, Worte für die gemachte Erfahrung und ihre Bedeutung zu finden (vgl. Klopstech, 2008, S. 463).

Das von Lowen 1954 entwickelte Grounding-Konzept hat ebenfalls eine Erweiterung erfahren. Zunächst war der Begriff eng mit dem Thema der Schwerkraft verbunden, doch dann wurde er um den Aspekt der Selbstwahrnehmung und die soziale bzw. biografische Dimension angereichert. Nach Lowen ist ein Mensch dann geerdet, »wenn er energetisch mit der Grundlage seines Seins, nämlich seinem Körper und der Erde, verbunden ist« (Lowen, 1996, S. 11). Konkret wird beim Grounding durch eine Schwerpunktverlagerung in Richtung des Bodens und durch die Arbeit an chronischen Verspannungen angestrebt, dass die Klientin das Gefühl hat, sicher auf den eigenen Beinen zu stehen. Durch die induzierten, feinen Vibrationen soll sie sich gleichzeitig auch lebendiger fühlen.

Systematik von Körperinterventionen

Natürlich gibt es in der BA neben Katharsis und Grounding viele weitere Zielsetzungen für Körperinterventionen. Um die vielfältigen Interventionsziele und -möglichkeiten nachvollziehbar und übersichtlich zu strukturieren, werden sie nachfolgend den Zeitfenstern, in denen sie im Therapieverlauf vorrangig Verwendung finden, zugeordnet. Selbstverständlich kann es jedoch gute Gründe geben, warum eine Intervention zu einem anderen Zeitpunkt in das Prozessgeschehen eingebettet wird.

Zu den Körperinterventionen werden in diesem Beitrag all jene Interventionen gezählt, die auf die Empfindungs-, die Bewegungs- und die emotionale Ebene zielen. Dabei ist unerheblich, ob dies verbal oder mittels direkter Körperarbeit, ob mit oder ohne Berührung, geschieht.

Körperinterventionen, die sich gut für die Anfangsphase der Therapie eignen

Körperinterventionen, die zu Therapiebeginn Verwendung finden, haben die Aufgabe, den großen Informationsbedarf der Therapeutin für eine Anfangsdiagnose zu stillen. Bei ihrer Diagnose versprachlicht die Therapeutin, was sie wahrnimmt und welche Schlüsse sie daraus zieht. Die Basis dafür sind Informationen, die durch Befragungen (z. B. zu biografischen Gegebenheiten, der derzeitigen Lebens- und Problemsituation, Erkrankungen, Leidensdruck, Krisenhaftigkeit, Ressourcen, Einschränkungen, Erklärungsmustern, Werten oder Zielen) und durch Beobachtungen gewonnen werden. Dabei richtet die Therapeutin ihren Blick unter anderem auf das aktuelle Verhalten und unbewusste Handlungen der Klientin, auf Beziehungsdynamiken und Resonanzphänomene und natürlich auf körperliche Merkmale. Auf der Basis des theoretischen Arbeitsmodells führt diese Einschätzung des Ist-Zustands dann zur Bildung einer Hypothese, die es zu überprüfen und gegebenenfalls zu korrigieren gilt. Die Diagnose ist somit ein Prozess, der am Anfang der Therapie steht und sich in jeder weiteren Sitzung neu ereignet. Alle Rückmeldungen der Klientin bezüglich bisheriger Veränderungen im Rahmen der Therapie fließen ebenso mit ein wie die Einschätzungen der Therapeutin.

Mit Blick auf Körperinterventionen muss in dieser Phase auch bedacht werden, dass

- die Kenntnisse über die Klientin, z. B. in Bezug auf ihr Strukturniveau oder mögliche Traumatisierungen, noch mangelhaft sind,
- das Arbeitsbündnis erst gefestigt und
- das Vertrauensverhältnis noch aufgebaut werden muss.

Zudem sind die Auswirkungen auf das Übertragungsgeschehen noch schwer einschätzbar. Deshalb empfiehlt sich ein schrittweises Heranführen an Körperarbeit, sofern die Klientin nicht bereits über ausreichende körpertherapeutische Erfahrungen verfügt.

Dazu eignen sich unter anderem Fragen zu den Themenbereichen *Körpergeschichte* (körperliche Beschwerden, Erkrankungen, Behandlungen, Operationen, Unfälle, Traumata, Schwangerschaften, körperliche Auffälligkeiten in der Kindheit), *Körperumgang* (Ernährungsgewohnheiten, körperliche Aktivitäten, Sexualität, Körperpflege, Umgang mit Alkohol, Drogen oder Nikotin) oder *Körpererleben* (Wahrnehmung und Orientierung im Raum, Unterscheidung Ich/Du oder Innen/Außen, leibliche Integrität, Fantasien und Einstellungen zum Körper, Körperzufriedenheit) (vgl. Röhricht, 2000, S. 89f.).

Weiters kann es hilfreich sein, wenn die Therapeutin ihre aktuelle Beobachtung zur Haltung, Gestik, Mimik, Atmung oder Stimme der Klientin als gemeinsame Reflexionsbasis zur Verfügung stellt. Hat eine Klientin beispielsweise während ihrer Erzählung die Füße vom Boden hochgezogen und auf die Spitzen gestellt, begleitet von einer Verdrehung im Oberkörper und einer kaum mehr sichtbaren Atmung, so kann die Therapeutin dies zum Anlass für eine angeleitete Erkundung dieser meist unbewussten Bewegungsmuster nehmen. Mögliche Fragestellungen dazu wären: »Ist Ihnen aufgefallen, dass Sie Ihre Sitzposition gerade verändert haben?«, »Wie fühlt sich das für Sie an?«, »Welche Empfindungen nehmen Sie in Ihrem Körper wahr?«, »Womit sind Sie gerade in Berührung?«, »Welche Gefühle haben Sie im Augenblick?«, »Was ist in dieser Position möglich, was nicht?« oder »Gibt es etwas, das Ihr Körper jetzt gerne machen würde?« Eventuell kann die Therapeutin auch eine Fußstellung mit mehr Bodenkontakt vorschlagen und die Klientin überprüfen lassen, ob und was sich dadurch für sie verändert.

Die Therapeutin kann die Klientin auch bitten, ein Bild von ihrem eigenen Körper zu malen. Solch ein Bild kann zusätzlich wertvolle Informationen zur diagnostischen Einschätzung liefern: Welche Körperteile werden dargestellt und welche fehlen? Gibt es eine stimmige Proportionalität oder stechen bestimmte Körperbereiche hervor? Sind Teile des Körpers besonders liebevoll ausgestaltet oder vernachlässigt? Welche Hinweise in Bezug auf die affektive und kognitive Besetzung könnte die Farbgebung liefern? Wie sind die Körperteile miteinander verbunden? Gibt es eine klare Abgrenzung des Körpers?

Vielfältige Einblicke kann auch die Einladung zum gemeinsamen Gehen im Raum liefern. Kann sich die Klientin trotz eventueller Befangenheit auf die Übung einlassen? Darf Verweigerung sein? Lässt sich ein gemeinsamer Rhythmus finden? Gibt die Klientin das Tempo vor, passt sie sich an oder entsteht ein neuer Rhythmus, der für beide stimmig ist? Wie gestaltet sich der Abstimmungsprozess? Welche Distanz erscheint der Klientin angebracht? Darf experimentiert werden, z. B. in Bezug auf Geschwindigkeit, Distanz, Position im Raum oder Arm- und Beinbewegungen? Kann die Klientin Bedürfnisse spüren und verbalisieren?

Körperinterventionen sollten in dieser Therapiephase vor allem Hinweise auf die Ich-Struktur, das Selbsterleben und die Selbstregulation der Klientin liefern. In Kombination mit den Resonanzgefühlen der Therapeutin sind diese Hinweise die Anhaltspunkte für die weitere Arbeit. Fähigkeiten und Potenziale der Klientin sind dabei ebenso zu berücksichtigen wie Schwächen, Defizite und Symptome.

Körperinterventionen, die den Boden für eine vertiefte therapeutische Arbeit bereiten

Dieser Bereich umfasst vor allem Interventionen, die dazu dienen, dass die Klientin

- ihr Grounding findet bzw. erkundet,
- die Fähigkeit entwickelt, sich selbst differenziert wahrzunehmen – auch in Hinblick auf Affekte und Ressourcen,
- ihre Fähigkeit zur Selbstreflexion stärkt.

Wesentlich in dieser Therapiephase ist, dass die Klientin über einen möglichst wenig bedrohlichen Zugang immer vertrauter mit ihrem Körper wird, sodass dieser mit der Zeit als gewohnter Bestandteil der Therapie Verankerung findet. Sobald die Klientin das Zusammenspiel zwischen psychischer, körperlicher und sozialer Ebene erkannt hat und sich ihrer eigenen Körperabwehr bewusst ist, erhöht sich erfahrungsgemäß auch ihre Motivation zur Körperarbeit. Vor allem bei Menschen mit strukturellen Defiziten ist es weiters wichtig, dass die Therapeutin die Klientin darin unterstützt, ihre Grenzen rechtzeitig wahrzunehmen und zum Ausdruck zu bringen sowie ihre Fähigkeit zur Selbstregulation zu erweitern.

Können Klientinnen bereits in dieser frühen Phase zur Teilnahme an einer begleitenden Körperübungsgruppe motiviert werden, so ist das von Vorteil. Dann kann die Auseinandersetzung mit der eigenen Körperlichkeit teilweise aus der Einzeltherapie in das finanziell günstigere Gruppensetting ausgelagert werden. In meiner Arbeit hat sich ein Programm als hilfreich erwiesen, bei dem Übungen aus der BA um Yogaübungen (YO) ergänzt und nach rund 70 Minuten durch eine 20-minütige, körperorientierte Meditation (ME) abgerundet werden. Ich habe dieses Programm BAYOME getauft. Im Fokus stehen dabei:

- Aktivierung der Atmung
- Grounding
- Schulung des Gleichgewichts
- Kreislaufaktivierung
- Mobilisierung der Wirbelsäule durch Drehbewegungen
- Förderung des Ausdrucks
- Muskeldehnung
- Lösung von Verspannungen über Vibrationen

Dabei ermutige ich meine Klientinnen, ausgiebige Pausen zwischen den einzelnen Übungen einzubinden. Diese Verlangsamung ermöglicht vielfach erst ein bewusstes, differenziertes Wahrnehmen der inneren Aktivitäten. Wesentlich erscheint mir, die Aufmerksamkeit der Klientin gezielt immer wieder auf jene Körperaspekte zu lenken, die sie als stabil, verlässlich, wohltuend oder vertraut empfindet.

Steht keine Übungsgruppe zur Verfügung, kommt den vorbereitenden Köperinterventionen im Rahmen des therapeutischen Settings eine noch größere Bedeutung zu.

Bezüglich des Groundings können die Interventionen auf eine Steigerung der energetischen Ladung vor allem in der unteren Körperhälfte abzielen (z. B. Aktivierung der Atmung bei gleichzeitiger Kräftigung der Beine) und/oder das Gefühl fördern, sicher verankert zu sein. Das Hauptaugenmerk kann also in vielfältiger Weise auf den Kontakt zum Boden gelenkt werden, doch auch Becken-, Fall- oder Gleichgewichtsübungen – beispielsweise unterstützt durch ein Balanco®-Gerät – können hilfreich sein.

In Bezug auf eine Verbesserung der Selbstwahrnehmung kann die Therapeutin auf verbale Interventionen zurückgreifen, die darauf abzielen, das Körpererleben mittels einer nicht bewertenden, aufmerksamen Beobachtung zu erforschen. Mögliche Fragen dazu wären: »Was empfinden Sie im Augenblick im Körper?«, »Womit sind Sie in Berührung?«, »Was möchte Ihr Körper jetzt vielleicht tun?« oder »Was fühlen Sie und wo fühlen Sie es?« Auch die *Inneren Techniken* nach Downing (vgl. Downing, 1996, S. 86ff.) empfinde ich als sehr geeignet. Ausgangspunkt dafür sind durch Worte, durch eine Geste oder durch eine Bewegung ausgedrückte momentane Empfindungen der Klientin, die dann durch Verstärkung verdeutlicht und weiter erforscht werden. Die Verdeutlichung kann durch Fragen initiiert werden, z. B. »Mögen Sie die Bewegung vielleicht einige Male wiederholen und schauen, in welche Richtung sie sich entwickeln mag?«, »Wäre es okay für Sie, die Geste etwas zu übertreiben?« oder »Können Sie vielleicht die Faust noch etwas fester ballen und wahrnehmen, was Sie dabei erleben?«. Dabei liegt die Entfaltung des Prozesses – wenn auch durch die Therapeutin angeleitet – in der Hand der Klientin, entspricht ihrem Tempo und benötigt keine Berührung.

Neben Downings Inneren Techniken bieten sich auch Interventionen zur Verdeutlichung der Körperkonturen an. Dabei kann die Klientin ihre Konturen z. B. mit Bällen ertasten, abrollen und abreiben, oder einzelne Körperteile können mit Sandsäcken belegt werden. Möglich ist auch eine taktile und visuelle Selbstexploration vor dem Spiegel. Weiters eignen sich Interventionen, die sich mit der Atmung oder der Regulierung des Energieniveaus beschäftigen, angepasst an den jeweils vorherrschenden energetischen Zustand der Klientin. So braucht es entweder eine Energetisierung mittels Atmung oder – wenn der Organismus über eine zu hohe Ladung verfügt – eine Energieabfuhr durch Bewegung bzw. Ausdruck (vgl. Tonella, 2008, S. 69).

Die Klientin sollte nach und nach mit ihrem Atemmuster vertraut werden. Dies kann im Stehen, Sitzen oder – wie es oftmals leichter fällt – im Liegen erfolgen. Dabei wird die Aufmerksamkeit auf den Ist-Zustand der Atembewegung gelenkt, z. B. auf

- die Dehnung des Zwerchfells,
- den Atemrhythmus,
- das eingeatmete Volumen,
- mögliche Verspannungen oder
- die Übergänge zwischen Ein- und Ausatmung.

Gegebenenfalls kann die Therapeutin die Klientin auch einladen, eine Veränderung ihrer Atmung herbeizuführen, z. B. in Form einer vollständigen Atembewegung, bei der zunächst eine Dehnung im Beckenbereich erfolgt und die Atemluft danach in den Brustkorb und bis hoch zu den Schlüsselbeinen strebt. Eine derart vertiefte Atmung führt meist zu Körperempfindungen wie Prickeln, Zucken oder Zittern und zu kleinen Bewegungsimpulsen. Lernt die Klientin, diese Impulse und Empfindungen wahrzunehmen, zu beschreiben und in ihrer Intensität zu regulieren, so ist dies eine gute Basis für die spätere Auseinandersetzung mit Affekten.

Bei der Arbeit mit Affekten spielt die Atmung eine zentrale Rolle. Einerseits reagiert die Atmung eines Menschen unmittelbar, sobald sich sein emotionaler Zustand verändert, andererseits lässt sich durch die bewusste oder unbewusste Veränderung der Atmung unsere Emotionalität beeinflussen. Mit Blick auf die Affekte geht es zunächst darum, die Klientin dabei zu unterstützen, die Affekte zu spüren, sie wirken zu lassen und beobachtend in ihrem Körper zu verorten. Erst danach kann den Affekten ein passender Name gegeben und erforscht werden, worauf sich beispielsweise Angst, Wut, Traurigkeit oder Freude beziehen. Diese Exploration kann durch Vorschläge wie »Bleiben Sie bei diesem Gefühl und schauen Sie, ob sich Bilder zeigen« oder »Bleiben Sie, wenn möglich, mit Ihrer Wut in Kontakt und finden Sie heraus, ob Ihr Körper eine Bewegung machen will« eingeleitet werden. Ob und in welcher Form (z. B. nur in der Vorstellung oder als reale Handlung) auch ein Ausdruck der Emotion erfolgt, ist im Einzelfall gemeinsam mit der Klientin zu entscheiden. Dabei ist es oft hilfreich, wenn die Therapeutin die Klientin darauf hinweist, dass ein subtiler emotionaler Ausdruck ebenso therapeutisch wirksam ist wie ein stärkerer Ausbruch. Solch ein »schrittweises« Vorgehen verringert die Angst der Klientin vor einem möglichen Kontrollverlust und stärkt ihr Gefühl, eine Wahlmöglichkeit zu haben (vgl. Downing, 1996, S. 92ff.).

Generell lässt sich sagen, dass die Arbeit mit Affekten in dieser frühen Therapiephase weniger auf Entladung als auf ein differenziertes Erkennen und Benennen abzielt. In der BA gelten Vibrationsübungen als Hauptmittel, »um die affektiv-muskulären Blockaden aufzulösen und die im Körper eingefrorenen Gefühle und Erinnerungen in das Bewusstsein zu bringen« (Tasche, 2016, S. 22). Der richtige Zeitpunkt für ihren Einsatz muss sorgsam abgewogen werden.

Speziell bei traumatisierten Menschen oder Menschen mit Angststörungen beginnt in diesem Zeitfenster auch die Suche nach konkreten Maßnahmen, die einer emotionalen Überflutung entgegenwirken können. Auf der Körperebene kann solch eine Maßnahme z. B. eine Kombination aus Atem- und Grounding-Übungen sein, mit einer Verlängerung der Ausatmung mittels Lippenbremse bei gleichzeitiger Druckverstärkung auf die Fußsohlen und dem Lösen des Druckes während der Einatmung. Zur Verbesserung der Affektregulation haben sich aber auch Achtsamkeits- und Entspannungsübungen bewährt, die die innere Distanz fördern.

Körperinterventionen für die fortgeschrittene Therapiephase

Für die Auswahl geeigneter Körperinterventionen in der fortgeschrittenen Therapiephase muss geklärt sein, ob bei der Klientin von einem *neurotischen*, einem *defizitären* bzw. *(entwicklungs-)traumatischen* Verarbeitungsmuster oder von einer *Traumatisierung* ausgegangen werden muss. Zur Einschätzung des Strukturniveaus werden u. a. Kriterien wie die Fähigkeit zur Selbst- und Objektdifferenzierung, die Stabilität des Identitätserlebens, der Realitätsbezug, die Affekttoleranz oder die Reife der Abwehrformen herangezogen (vgl. Maaz, 2007 [2006], S. 742).

> »Im neurotischen Verarbeitungsmuster finden sich Verfestigung, Blockierung, Verspannung als Widerstands- und Abwehrfunktion gegen sexuelle/lustvolle/lebendige Impulse, eingeschränkte Realitätstauglichkeit, persönlichkeitsinterne Grenzen für Handlungsspielräume und Abwehr gegen Erweiterung. Die ausgebildeten Strukturen sind konsistent und mit benachbarten Strukturanteilen verbunden« (C. Pechtl & Trotz, 2019, S. 26).

Liegt ein derartiges Verarbeitungsmuster vor, so befinden wir uns im klassischen Arbeitsbereich der BA. Aufbauend auf den subjektiven Einschätzungen und angebotenen Thematiken der Klientin kann die Therapeutin durch Körperlesen die energetische Dynamik (Atmung, Vitalität, Grounding, Energieniveau) und die muskulären Spannungen (Hypertonie/Hypotonie, Haltemuster, Beweglichkeit, emotionale Ausdrucksfähigkeit) verstehen und durch die Analyse von Widerstand, Übertragung, Gegenübertragung und Resonanz eine stets vorläufige Diagnose erstellen. Diese Einschätzung liefert die Basis für die Interventionsplanung. Tabelle 1.2.1 fasst einige Interventionsmöglichkeiten zusammen.

Tabelle 1.2.1: Mögliche Interventionsziele und Körperinterventionen

	Interventionsziele	Mögliche Körperinterventionen
Schizoides bzw. denkorientiertes Muster	Körperbewusstsein und körperliche Selbstwahrnehmung fördern; lernen, mit Verletzbarkeit zu leben; die Abwertung/Nichtbeachtung des Körpers überwinden	– Fragen zum Körpererleben – innere Techniken nach Downing – Körpersymbole sprachlich verwenden bzw. aufgreifen – ein Körperbild zeichnen – vor dem Spiegel arbeiten – Grounding- und Gleichgewichtsübungen – bewusste An- und Entspannung der Muskulatur – Körperrhythmen wahrnehmen (Puls, Atmung …)
	Fähigkeit zur Selbstfürsorge und -verteidigung verbessern	– Körperkonturen – Grenzen verdeutlichen – Regulation von Nähe und Distanz – geleitete Selbstberührung – Lebensgewohnheiten in Bezug auf Selbstfürsorge und Risikobereitschaft reflektieren – später: Angebote für expressive Bewegungen (Treten, Stoßen, Ziehen) und stimmlichen Ausdruck
	Kontakt zu den Gefühlen (z. B. Wut) und zu anderen Menschen schrittweise auf- bzw. ausbauen	– Zusammenspiel zwischen Körper und Gefühl erlebbar machen (Spaltung überwinden) – Gefühle spüren und lernen, sie zu benennen – Arbeit am Augensegment, am Nacken und am Kopfansatz, am Zwerchfell und an den Gelenken
	verlässliche, respektvolle, einschätzbare und fürsorgliche therapeutische Beziehung anbieten	neue Beziehungserfahrung ermöglichen in Bezug auf: – Vorhersehbarkeit – Vereinbarungs- und Angebotskultur – Beständigkeit – Stoppmöglichkeit

	Interventionsziele	Mögliche Körperinterventionen
Orales bzw. bedürfnisorientiertes Muster	Aufbau von Ausdauer, Kraft und Selbstständigkeit	– Kräftigung/Energetisierung der Beine und Arme – Grounding-, Gleichgewichts- und Atemübungen – vor allem Übungen im Stehen – zu eigenverantwortlichem Üben und Ausdauerbewegungen anregen – Spannungstoleranz aufbauen (z. B. Bogen)
	Realitätsprinzip stärken, Sinnlosigkeit des Anklammerns erkennbar machen	– Körperbotschaften erkennen bzw. benennen lernen – Eigenmächtigkeit erlebbar machen – Belastungsgrenzen erforschen und mögliche Fantasien dazu überprüfen – Körperhaltung und -ausdruck im Spiegel betrachten – Szenen und Handlungen spielerisch erproben (z. B. Aus- und Zugreifen)
	Aggression und Selbstbehauptung verfügbar machen	– stimmlichen Ausdruck fördern – Aggressionsausdrucksübungen (z. B. Schlagen auf den Schaumstoffwürfel, Treten, Kämpfen oder mit dem Ellenbogen stoßen)
	Im Rahmen einer Halt und Sicherheit gebenden Beziehung den Mangel spüren und Schmerz, Trauer und Verzicht annehmen	– Regulation von Nähe und Distanz – Arbeit mit Körperinseln (z. B. Dialog mit dem Stein auf der Brust) – langsam auf der Stelle treten – sich selbst umarmen, wiegen oder schaukeln – Halte- und Berührungsangebote

	Interventionsziele	Mögliche Körperinterventionen
Psychopathisches bzw. kontrollorientiertes Muster	auf den Boden der Realität kommen	– Erhöhung der energetischen Ladung in der unteren Körperhälfte – Arbeit an den Verspannungen an der Schädelbasis, dem Zwerchfell, im Becken und in den Beinen – Druckpunkt-Techniken – Vibrations- und Entspannungsübungen – Grounding-, Gleichgewichts- und Atemübungen
	unreale Überlegenheitsgefühle und Ausagieren erkennbar machen	– Grenzen der eigenen Kraft erfahren und lernen, diese zu akzeptieren – Stresspositionen – Fallübungen – Arbeit mit körperlichen Regressionszuständen
	Kontakt zu Bedürfnissen und zum Brauchen entwickeln; lernen, Kränkungen zu riskieren	– bei Selbstwahrnehmungsübungen den Fokus auf Gefühle/Bedürfnisse richten – Übungen auch mit geschlossenen Augen durchführen (z. B. sich führen oder stützen lassen) – Gesten des Selbst-Respekts
	ein auf Eindeutigkeit und Klarheit basierendes Beziehungsangebot	– Regeln vereinbaren und Abweichungen von den Regeln thematisieren – Funktionsbewusstsein ansprechen und erlebbar machen – Resonanzgefühle zur Verfügung stellen – bei Abwertungen einen passenden Umgang finden

	Interventionsziele	Mögliche Körperinterventionen
Masochistisches bzw. belastungsorientiertes Muster	Streckung der kontrahierten Muskulatur	– Dehnungs- und Vibrationsübungen – Fokus auf Entladung – expressive Körperbewegungen – Arbeit an der Halsmuskulatur, der Schädelbasis, dem Schultergürtel und dem Beckenboden – im Liegen Bälle rechts und links der Wirbelsäule platzieren und dann die Druckpunkte langsam verschieben
	Ausdruck von Gefühlen fördern (vor allem Wut, Ekel und Trauer)	– Aggressions-Ausdrucksübungen (z. B. Fäuste ballen, auf Matratze schlagen, boxen, kicken oder treten) – stimmlicher Ausdruck – in einen Eimer spucken – den Gefühlen in einer Körperhaltung Ausdruck verleihen
	Entwickeln von Durchsetzungskraft, Klarheit und Eigenständigkeit	– durch Selbstwahrnehmung wieder Vertrauen in den eigenen Körper entwickeln – eigene Stärken wahrnehmen – Regulation von Nähe und Distanz – szenische Abgrenzungsübungen – szenisches Bearbeiten von Entscheidungen
	ein vertrauensvolles, ermutigendes und auf Vereinbarungen basierendes Beziehungsangebot etablieren	– Widerstandssignale ansprechen, nachspüren lassen und dafür einen passenden Umgang vereinbaren – Spaß am Üben und einen spielerischen Umgang fördern

	Interventionsziele	Mögliche Körperinterventionen
Rigides bzw. leistungs-orientiertes Muster	Verstandesbastion überwinden und Zugang zum Sich-Gehen-Lassen entwickeln	– Vibrationsübungen – Fallübungen (Augenmerk auf das Liegenbleiben) – Drehbewegungen – Arbeit mit dem Atemstuhl oder der Atemrolle (Dehnung vor allem der Körpervorderseite) – Arbeit mit körperlichen Regressionszuständen – von der Leistung zum spielerischen Tun kommen – Entspannungsübungen
	Erkennen des Getrennt-Seins vom Innersten	– Interventionen zur Selbstwahrnehmung – Kontakt zu Wünschen und zum Sehnen aufnehmen – Verlangsamung
	Schmerz des Verrats annehmen; lernen, ihn zu riskieren	– passende Nähe oder Distanz sichtbar machen – Gefühle verkörpern lassen
	tatsächlichen Kontakt herstellen	– Halt- und Berührungsangebote – Resonanzgefühle zur Verfügung stellen – Rhythmusübungen (Herzschlag, Atmung ...) – Töne summen und Resonanz erspüren

Da die BA in Österreich auch in nicht-psychotherapeutischen Arbeitsfeldern Verwendung findet, wurden hier den klassischen Bezeichnungen der Charakterstrukturen die eher ressourcenorientierten Begriffe nach Reinhold Dietrich zur Seite gestellt (vgl. Dietrich, 2004, S. 14).

Während es bei einem neurotischen Verarbeitungsmuster vor allem um mobilisierende, Blockaden lösende, aufdeckende, Emotionen evozierende und erlebnisaktivierende Interventionen geht, benötigt ein defizitäres oder (entwicklungs-)traumatisches Verarbeitungsmuster eine andere Schwerpunktsetzung. Dieses Muster ist

> »gekennzeichnet durch Verfestigung, Blockierung, Verspannung als Schutzfunktion gegen existenzielle Gefahren des Auseinanderfallens, der Fragmentierung, der Vernachlässigung, der Verletzung durch Gewalt oder Einverleibtwerden. Die ausgebildeten Strukturanteile sind nicht konsistent, sondern brüchig, unverbunden, können assoziativ auftauchen und dissoziativ verschwinden, die Realitätstauglichkeit ist dauerhaft gefährdet, labil oder nur mit stützendem Rahmen möglich, Handlungsspielräume sind auf die Beschäftigung mit der eigenen Befindlichkeit/das Überleben konzentriert« (C. Pechtl & Trotz, 2019, S. 26).

Körperliche Interventionstechniken müssen daher zunächst strukturbildend sein und sie können – wenn überhaupt – erst nach und nach mobilisierend-aufdeckend wirken. Als hilfreich haben sich Interventionen erwiesen, die dem Erspüren des Körpers, der Körperform und der Körpergrenzen dienen. Dabei sind grenzsichernde und schützende Elemente von besonderer Bedeutung. So kann die Klientin beispielsweise angeregt werden, ihren Bereich durch im Therapieraum vorhandene Materialien wie Kissen, Rollen oder Stäbe abzuteilen und sich bei Bedarf auch selbst in Decken zu hüllen. Dann kann, abhängig von der Nähe der Therapeutin oder den gerade aufkommenden Themen bzw. Gefühlen, mit einer Öffnung oder einer weiteren Verschließung der Schutzzone experimentiert werden. Auch kann die Klientin Gesten der Selbstverteidigung oder des Schutzes üben.

Erlebt die Klientin ihren Körper als sehr fremd und bedrohlich, dann ist nach Dorothea und Joachim Galuska eine *austragende* Interventionsqualität wesentlich. Die Autoren verstehen darunter eine strukturbildende Therapie, die Grounding gibt und steuernd in die mangelhafte Selbstregulation eingreift. Dabei ist es wesentlich, die Klientin in ihrer ganzen Intensität zunächst auszuhalten, um dann gemeinsam die Themen zu verarbeiten und gesündere Lösungen *auszutragen* (vgl. Galuska & Galuska, 2007 [2006], S. 591f.). Dazu wird als wirkungsvolle Übung unter anderem das Ausprobieren von unterschiedlichen Fortbewegungs- und Gangarten wie z. B. Rollen, Krabbeln oder bewusstes Abrollen der Füße vorgeschlagen, begleitet durch Hinweise auf die tragende Qualität des Bodens und Sätze wie »Ich bin!« oder »Ich lebe!«.

Bei einem entwicklungstraumatischen Verarbeitungsmuster kann als Körperintervention auch die Auflösung des *cephalen Schocks* nach Robert A. Lewis angestrebt werden. Lewis versteht darunter die Reaktion eines Säuglings auf das fortdauernde Erlebnis einer unzureichend einfühlsamen Beelterung in den ersten Lebensmonaten. Dabei versteift sich der Säugling nach allen ihm verfügbaren Möglichkeiten. Da in den ersten Lebenswochen das neuromuskuläre System rund um den Kopf und den Nacken am weitesten entwickelt ist, muss dieser Bereich nahezu die gesamte Wucht des Schocks aufnehmen (vgl. Lewis, 2008, S. 114). Von erwachsenen Menschen werden die Folgewirkungen oftmals als »Ich kann nicht mehr aufhören zu denken«, »Ich lebe in meinem Kopf« oder »Ich kann meinen Seelenfrieden nicht finden« beschrieben. Als diagnostische Hinweise benennt Lewis einen Eindruck von Starre, einen maskenhaften Gesichtsausdruck und einen Schrecken, der in den Augen der Klientin zum Ausdruck kommt. Weitere Informationen erhält die Therapeutin, indem sie die Klientin bittet, sich auf den Rücken zu legen, und dann den Nacken der Klientin mit den Händen leicht unterstützt. Das Ausmaß der feinen Bewegungen, die sich bei jedem Atemzug auf den Nacken übertragen, lassen erkennen, wie viel Bewegungsfreiheit der Klientin möglich ist. Je geringer diese Freiheit ist und je weniger die Klientin das Gewicht ihres Kopfes den Händen der Therapeutin anvertrauen kann, desto intensiver ist der cephale Schock. Um die Entspannung der Nackenmuskulatur zu unterstützen, kann die Therapeutin den Kopf der Klientin wie in einer Schale vorsichtig halten und von der einen auf die andere Seite wiegen. Wesentlich ist dabei ein vertrauensvoller Rahmen und die anschließende Integration der auftauchenden Körpererinnerungen durch Gespräche (vgl. ebd., S. 122f.).

Mit Blick auf die Verarbeitungsmuster soll als Drittes noch auf Traumatisierungen eingegangen werden. Anders als bei einem Entwicklungstrauma trifft hier die traumatische Erfahrung auf einen Menschen, der bereits über ein ausgebildetes Selbst verfügt. Dabei werden jedoch die bestehenden Verarbeitungsmuster hochgradig überfordert und verändert. Für die Körperarbeit bedeutet das, dass einerseits die körperlichen Auswirkungen des Traumas zu berücksichtigen sind und andererseits die Klientin die Möglichkeit erhalten muss, ihr erschüttertes Selbst wiederaufzubauen. Als Leitfaden für passende Körperinterventionen können die von Regina Trotz beschriebenen Aspekte der bioenergetisch-analytischen Traumabehandlung herangezogen werden (vgl. Kapitel 3.2). Neben Grounding, Schulung des Körpergewahrseins und der Affektregulation benennt sie u. a. die körperliche Verankerung von Imaginationen, eine Anleitung zur Selbstberührung, die Weiterentwicklung abgestoppter Bewegungsabläufe, eine Spiegelung durch das Körpergewahrsein der Therapeutin, die Entladung durch Abzittern (z. B. mithilfe der von Berceli etablierten TRE®-Übungen) und Halt gebende Körperinterventionen (vgl. Trotz, 2019, S. 142ff.).

Bei dem letztgenannten Ansatz spielt Berührung eine zentrale Rolle. Dies wirft die Frage auf, wie Abstinenz in der BA zu verstehen ist:

> »Die BA basiert auf einer Ethik der Berührung, die den Grundsätzen der Eindeutigkeit und der KlientInnenorientiertheit unterliegt. Abstinenz wird fortlaufend an der Frage gemessen, wem und zu welchem Zweck die Berührung dienen soll. Kann diese Frage nicht eindeutig zugunsten der Entwicklungsförderung der/des KlientIn beantwortet werden, so kann auch die Berührung nicht mehr eindeutig sein und ist zu unterlassen. [...] In diesem Verständnis ist Abstinenz als eine Haltung kritischer und selbstbeobachtender Distanz der Bioenergetischen Analytikerin/des Bioenergetischen Analytikers zum Beziehungsgeschehen unter spezieller Beachtung der Gegenübertragungsreaktionen zu verstehen, aber nicht als ein emotional-körperliches Sich-Heraushalten« (C. Pechtl & Nagele, 2019, S. 64f.).

Ein Verzicht auf – oder ein sehr vorsichtiger Umgang mit – Berührung ist nötig, wenn

- Menschen traumatisiert oder belästigt wurden,
- sexuelle Zwangsvorstellungen vorliegen,
- hysteriforme Störungen vorliegen,
- eine ausgeprägte dependente Persönlichkeitsstruktur vorliegt,
- eine strukturelle Ich-Schwäche vorliegt (vgl. Röhricht, 2000, S. 44).

Werden Berührungen innerhalb dieser Grenzen angeboten und erteilt die Klientin die Erlaubnis zu den Berührungen, so sind sie ein wesentlicher

Wirkfaktor in der BA. Beispielsweise können sie somatische Prozesse wie die Lösung von Verspannungen oder die Regulation des Stresspegels in Gang setzen, zur Lenkung der Aufmerksamkeit dienen, Körpergrenzen erfahrbar machen oder Erfahrungen des Gehaltenseins und der schützenden Nähe ermöglichen. In diesem Kontext halte ich den von Thomas Harms im Rahmen seines Emotionelle-Erste-Hilfe-Konzeptes ausdifferenzierten Ansatz des *Sicherheitsaufbaus durch Körperberührung* (vgl. Harms, 2017, S. 165ff.) für gut in die BA integrierbar. Dabei bietet die Therapeutin der Klientin eine Berührung an, wenn dies aus dem Prozessgeschehen heraus sinnvoll erscheint. Diese Berührung sollte von der Klientin als stabilisierend und Sicherheit spendend erlebt werden. Wesentlich ist dabei die gemeinsame Abstimmung: Wo genau soll die Berührung erfolgen? Mit welchem Druck? Wie lange soll sie andauern? Oft ist es hilfreich, die Klientin darauf hinzuweisen, sich Zeit zu nehmen, mehrere Möglichkeiten zu erproben und sich nicht mit halbherzigen Ergebnissen abzufinden.

Diese Intervention ermöglicht ein neuartiges Erleben von innerer Sicherheit und Verbundenheit, zudem schult sie die Selbstwahrnehmung. Einmal etabliert, kann diese *Sicherheitsstation* in überfordernden Stresssituationen immer wieder von der Klientin aufgesucht werden.

Frank Röhricht weist darauf hin, dass eine aufgelegte Hand oberhalb des Brustbeines häufig als Trost spendend erlebt wird, während eine Hand auf der Schulter eher Verständnis und Mitgefühl signalisiert und über der Wirbelsäule eher ein Gefühl von Schutz und Rückendeckung auslöst (vgl. Röhricht, 2000, S. 41).

Spezielle Anforderungen an die Therapeutin

Der Einsatz von Körperinterventionen erfordert von der Therapeutin nicht nur, dass sie sich mit ihrem Abstinenzverständnis auseinandersetzt. Vielmehr muss sie sich auch Klarheit darüber verschaffen, wann sie einen Wechsel von der verbalen auf die körperliche Ebene als sinnvoll erachtet. Nach Christine Pechtl und Joachim Nagele ist er

> »unter anderem dann besonders indiziert, wenn
> ➢ die/der KlientIn auf einer der beiden Ebenen beharrt (Widerstand),
> ➢ der/dem KlientIn eine andere Wahrnehmungsebene angeboten werden soll (z. B. zur Überwindung von Denkblockaden),

- eine verbale Integration von gemachten körperlichen Erfahrungen angestrebt wird,
- unbewusste körpersprachliche Beziehungsangebote der/des KlientIn (z. B. Blickrichtung) über das Ansprechen verdeutlicht werden sollen,
- Unterschiede, zum Beispiel in der eigenen Haltung, spürbar gemacht werden,
- korrigierende Erfahrungen ermöglicht werden sollen (z. B. durch ein Gehalten-, Wahrgenommen-, Aufgefangenwerden) und
- Erweiterung und Intensivierung (z. B. der Atmung oder des Ausdrucks) erfolgen soll« (C. Pechtl & Nagele, 2019, S. 62).

Eine weitere wesentliche Anforderung an die Therapeutin ist die Fähigkeit, laufend die mentale, emotionale, soziale und somatische Ebene der Klientin im Blick zu haben und sich als reales Gegenüber in der therapeutischen Beziehung zur Verfügung zu stellen. Dies setzt eine intensive Körperselbsterfahrung und eine ausführliche therapeutische Berufspraxis voraus. Noch zentraler erscheint mir allerdings – siehe das Eingangszitat – eine wertschätzende, zugewandte Haltung der Therapeutin als Basis für den theoriegeleiteten Einsatz von Körperinterventionen.

Literatur

Berceli, D. (2008). »… dem Körper zu erlauben, sich laufend selbst zu heilen« – David Berceli im Gespräch mit Vita Heinrich-Clauer und Arist v. Schlippe. In V. Heinrich-Clauer (Hrsg.), *Handbuch Bioenergetische Analyse* (S. 343–352). Gießen: Psychosozial-Verlag.

Dietrich, R. (2004). *Analytische Bioenergetik*. Salzburg: Dietrich Verlag.

Downing, G. (1996). *Körper und Wort in der Psychotherapie*. München: Kösel.

Downing, G. (2007 [2006]). Frühkindlicher Affektaustausch und dessen Beziehung zum Körper. In G. Marlock & H. Weiss (Hrsg.), *Handbuch der Körperpsychotherapie* (S. 333–350). Stuttgart: Schattauer.

Galuska, D. & Galuska, J. (2007 [2006]). Körperpsychotherapie im Spektrum der Strukturniveaus. In G. Marlock & H. Weiss (Hrsg.), *Handbuch der Körperpsychotherapie* (S. 585–597). Stuttgart: Schattauer.

Harms, Th. (2017). Emotionelle Erste Hilfe. In Th. Harms (Hrsg.), *Körperpsychotherapie mit Säuglingen und Eltern* (S. 143–179). Gießen: Psychosozial-Verlag.

Klopstech, A. (2008). Im Kontext autonomer und interaktiver Selbstregulation: Katharsis im neuen Kleid. In V. Heinrich-Clauer (Hrsg.), *Handbuch Bioenergetische Analyse* (S. 463–488). Gießen: Psychosozial-Verlag.

Lewis, R. (2008). Der Cephale Schock als Somatisches Verbindungsglied zur Persönlichkeit des Falschen Selbst. In V. Heinrich-Clauer (Hrsg.), *Handbuch Bioenergetische Analyse* (S. 113–128). Gießen: Psychosozial-Verlag.

Lowen, A. (1996). Erdung. In T. Ehrensperger (Hrsg.), *Zwischen Himmel und Erde* (S. 11–17). Basel: Schwabe.
Lowen, A. (2007 [2006]). Die neurotische Charakterstruktur und das bewusste Ich. In G. Marlock & H. Weiss (Hrsg.), *Handbuch der Körperpsychotherapie* (S. 216–220). Stuttgart: Schattauer.
Maaz, H.-J. (2007 [2006]). Körperpsychotherapie bei Frühstörungen. In G. Marlock & H. Weiss (Hrsg.), *Handbuch der Körperpsychotherapie* (S. 741–748). Stuttgart: Schattauer.
Pechtl, C. & Nagele, J. (2019). Wie intervenieren Bioenergetische AnalytikerInnen? In R. Schwenk & C. Pechtl (Hrsg.), *Körper im Dialog* (S. 61–76). Gießen: Psychosozial-Verlag.
Pechtl, C. & Trotz, R. (2019). Zentrale Begrifflichkeiten. In R. Schwenk & C. Pechtl (Hrsg.), *Körper im Dialog* (S. 25–47). Gießen: Psychosozial-Verlag.
Pechtl, W. (1995 [1989]). *Zwischen Organismus und Organisation*. Linz: Veritas Verlag.
Pesendorfer, D. (2019). Den Körper üben. In R. Schwenk & C. Pechtl (Hrsg.), *Körper im Dialog* (S. 173–180). Gießen: Psychosozial-Verlag.
Reich, W. (2000 [1942]). *Die Entdeckung des Orgons – Die Funktion des Orgasmus*. Köln: Kiepenheuer & Witsch.
Röhricht, F. (2000). *Körperorientierte Psychotherapie psychischer Störungen*. Göttingen: Hogrefe.
Röhricht, F. (2007 [2006]). »Körperschema«, »Körperbild« und Körpererleben – Begriffsbildung, Definitionen und klinische Relevanz. In G. Marlock & H. Weiss (Hrsg.), *Handbuch der Körperpsychotherapie* (S. 256–263). Stuttgart: Schattauer.
Tasche, J. (2016). *Körperpsychotherapie zwischen Bioenergetik und Psychoanalyse*. Wiesbaden: Springer.
Tonella, G. (2008). Die Funktionen, Bindungen und Interaktionen des Selbst. In V. Heinrich-Clauer (Hrsg.), *Handbuch Bioenergetische Analyse* (S. 59–111). Gießen: Psychosozial-Verlag.
Trotz, R. (2019). Der Körper erinnert sich – Traumaverarbeitung. In R. Schwenk & C. Pechtl (Hrsg.), *Körper im Dialog* (S. 135–151). Gießen: Psychosozial-Verlag.
Wehowsky, A. (2007 [2006]). Affektmotorische Schemata. In G. Marlock & H. Weiss (Hrsg.), *Handbuch der Körperpsychotherapie* (S. 351–361). Stuttgart: Schattauer.

Biografische Notiz

Renate Schwenk, Betriebswirtin (Mag. rer. soc. oec.), Dynamische Gruppenpsychotherapeutin, Lehrtherapeutin für Bioenergetische Analyse (Österreichische Gesellschaft für körperbezogene Psychotherapie – Bioenergetische Analyse, DÖK), TRE®-Providerin (NIBA), Lebens- und Sozialberaterin. Herausgeberin (mit Christine Pechtl) des Buches *Körper im Dialog*. In freier Praxis tätig als Psychotherapeutin, Coachin und Managementtrainerin in Vorarlberg/Österreich.

Kontakt: r.schwenk18@gmail.com

Dieser QR-Code führt zu einem interaktiven Multiple-Choice-Test, mit dessen Hilfe Sie Ihr gerade erworbenes Wissen überprüfen können.

Alternativer Internetlink: https://psychosozial-verlag.de/zusatzmaterial/pgdb/fragen/kapitel_1_2

Weitere Informationen rund um psychodynamische Bioenergetik finden Sie auf der Projekt-Webseite http://www.psychodynamische-bioenergetik.de.

Lernkarte zu Kapitel 1.2

- In der BA wird der therapeutische Prozess als Körperdialog aufgefasst. Die Aufmerksamkeit richtet sich vor allem auf die Beziehungsdynamik zwischen Klientin und Therapeutin, wobei die Körperlichkeit der Beteiligten ständig im Auge behalten wird.
- Die Bedeutung von Körperinterventionen ergibt sich aus der Annahme der funktionellen Identität von charakterlicher Panzerung und muskulärer Hypertonie und aus der Möglichkeit, Zugang zu Inhalten aus der präverbalen Entwicklungsphase zu erlangen. Darüber hinaus spielen Körperinterventionen eine wesentliche Rolle bei der Trauma-Arbeit und bei der Etablierung einer neuen Realitätsbasis durch leibliche Erfahrungen im Hier und Jetzt.
- Körperinterventionen ergeben sich organisch aus dem aktuellen Beziehungsgeschehen. Sie leiten sich aus der Wahrnehmung der Therapeutin bezüglich der Impulse der Klientin und aus dem Resonanzgeschehen ab. Sie umfassen all jene Interventionen, die auf die Empfindungs-, die Bewegungs- und die emotionale Ebene abzielen. Sie können verbal oder mittels direkter Körperarbeit, mit oder ohne Berührung eingesetzt werden.
- Das Konzept der Katharsis hat im Laufe der Zeit eine deutliche Wandlung erfahren. Heutzutage wird kein Durchbruch, sondern eine auf die Regulationsfähigkeit der Klientin abgestimmte Entladung angestrebt, wobei die Therapeutin dafür sorgen muss, dass die Klientin die damit verbundenen Erfahrungen in ihr Selbsterleben integrieren kann.
- Körperinterventionen, die sich gut zu diagnostischen Zwecken eignen, sind z. B. Fragen zur Körpergeschichte, zum Umgang mit dem Körper oder zum Körpererleben. Auch kann die Therapeutin der Klientin ihre Beobachtungen zur Verfügung stellen und anschließend gemeinsam mit ihr reflektieren, oder sie kann die Klientin bitten, ein Körperbild zu malen, oder sie lädt sie zum gemeinsamen Gehen ein.
- Der Boden für eine vertiefte therapeutische Arbeit wird bereitet durch Körperinterventionen, die dem Grounding und/oder der Fähigkeit, sich differenziert wahrzunehmen (z. B. durch Downings Innere Techniken oder Interventionen zur Verdeutlichung der Körperkonturen bzw. -grenzen) und/oder der Entwicklung von Selbstreflexivität dienen. Dabei spielen Atemübungen und das Erkennen bzw. Benennen von Affekten eine zentrale Rolle.
- Bei Körperinterventionen für die fortgeschrittene Therapiephase muss die Therapeutin klären, ob von einem neurotischen, einem defizitären bzw. (entwicklungs-)traumatischen Verarbeitungsmuster oder von einer Traumatisierung ausgegangen werden muss.

Kapitel 1.3

Heilung durch den oder mit dem Körper

Möglichkeiten und Grenzen der Selbstregulation

Magdalena Glück & Gustav Glück

»Denn *hier*, wo ich bin, ist zumindest ein konkreter Ort, und *dort* nur von *hier* beschreibbar.«

Christian Lehnert[1]

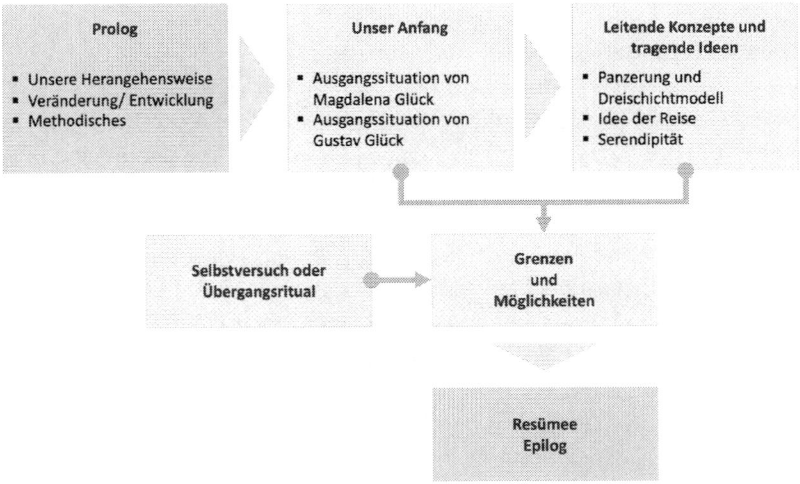

Abbildung 1.3.1: Überblick über den Aufbau des Essays (Copyright M. Glück & G. Glück)

Prolog

Irgendwann ist es passiert und wir sind zu unserem eigenen Experiment geworden – und im Kern dieses Experiments liegt der Umgang mit unseren

1 Entnommen aus Lehnert, 2020, S. 25.

Möglichkeiten und Grenzen. Es ist ein Experiment in dem Sinn, dass wir spüren, schauen und überprüfen, was die Dinge, die wir so tun, mit uns tun. Wir geben den Möglichkeiten wie auch den Grenzen Zeit. Als Inspiration dient uns der wundervolle Satz von Bernhard Waldenfels zu Grenzerfahrungen: »Wären Grenzen der Erfahrung völlig fremd, dann wären sie nicht mehr als Außengrenzen erfahrbar« (Waldenfels, 2012, S. 17; Lehnert, 2022, S. 23). Grenzen sind erfahrbar, erlebbar und beobachtbar. Darüber hinaus sind sie einer kontinuierlichen Veränderung unterworfen.

Möglichkeiten und Grenzen erfahren in einer zukunfts- oder einer vergangenheitsorientierten Betrachtung meist eine unterschiedliche Bewertung. Doch ganz unabhängig von konkreten Bewertungsversuchen entfalten sie die in ihnen schlummernden Potenziale erst im Lauf der Zeit.

Unsere Herangehensweise

Wir waren erst Klienten[2], dann Studierende und irgendwann schließlich Anwender der Bioenergetischen Analyse. Geworden sind daraus eine Bioenergetische Analytikerin und Psychotherapeutin in Ausbildung unter Supervision und ein Psychotherapeut mit einer Fort- und Weiterbildung in Bioenergetischer Analyse. In den fast 30 Jahren, die wir mit der Bioenergetischen Analyse zubrachten, haben wir viel erlebt, beobachtet und geübt. Die Frage für uns war dabei immer: Wie lassen sich Heilung, Selbstregulation (Grounding), Grenzen und Möglichkeiten spürbar darstellen? Sicherlich kann dies durch Fallvignetten und Literatur geschehen. Doch am deutlichsten können wir uns den Phänomenen der Heilung, des Groundings und den damit verbundenen Grenzen und Möglichkeiten durch selbst Erlebtes und Beobachtetes annähern. Wir haben über all die Ausbildungsjahre schriftliche Aufzeichnungen, ähnlich wie Tagebücher, gemacht, die detaillierte Seminarbeschreibungen, Tagesabläufe, Fragestellungen mit Antworten, Körperübungen, Körperarbeiten und Reflexionen enthalten. Für diesen Essay greifen wir immer wieder auf dieses Material zurück.

Lassen Sie uns kurz auf den Titel eingehen: *Heilung durch den oder mit dem Körper – Möglichkeiten und Grenzen der Selbstregulation.* Beim Begriff der Heilung tauchen ganz rasch Wilhelm Reich und Sigmund Freud auf.

2 In vorliegendem Beitrag wird das generische Maskulinum verwendet. Die Formulierungen gelten für alle Geschlechter.

Ursprünglich lautete Freuds Heilungsformel, dass ein Symptom verschwinden muss, wenn der unbewusste Sinn bewusst gemacht wurde. Später korrigierte Freud: »Das Symptom kann, es muß nicht schwinden, wenn der unbewußte Sinn aufgedeckt ist« (Reich, 1987, S. 45). Heilung ist an sich ein schwieriger Begriff. Am ehesten beschreibt er einen Weg, einen Prozess, eine Reise zu einem Gleichgewicht im bio-psycho-sozialen Sinn. Irgendwie setzt Heilung ja ein Ungleichgewicht welcher Art auch immer voraus. In der Bioenergetischen Analyse wird auch von Heilung gesprochen, wenn der Klient von seinen Energieblockaden befreit ist (Carle, 2002, S. 111).

Selbstregulierung hingegen ist, zumindest definitorisch, schon ein Stück einfacher. Selbstregulierung im Sinne der Bioenergetischen Analyse ist Grounding. Dabei geht es nicht nur um Standfestigkeit und Eigenständigkeit, sondern auch um die Wahrnehmung des Körperselbst, das Verbundensein mit der eigenen Geschichte und die Fähigkeit, Beziehungen einzugehen und aufrechtzuerhalten (Clauer, 2009, S. 80; C. Pechtl & Trotz, 2019, S. 24). Von Anbeginn unserer Ausbildung bis heute begleiten uns folgende vier Thesen zur Selbstregulation, die regelmäßig als Thesenplakate auf Seminaren ausgehängt waren und die wir mittlerweile im Schlaf aufsagen können:

- Befürchtungen eintreten lassen
- Selbstverständlichkeiten aussprechen
- Von der Verwirrung zum eigenen Standpunkt
- Den Tod und die Einsamkeit als Ratgeber annehmen

Diese Thesen habe sich uns im Lauf der Jahre Stück für Stück erschlossen. Dabei haben sie sich immer wieder gewandelt. Erstaunlicherweise fand meist dann eine Wandlung statt, wenn zuvor eine Art von Verstehen stattgefunden hatte. Im ersten Moment verleiten die Thesen dazu, sie einfach hinzunehmen und gleich wieder wegzulegen. Wir können uns nicht erinnern, dass sie im Rahmen der Seminare je ausgiebig besprochen worden wären. Sie waren einfach da und begleiteten uns – und wir, die Teilnehmer, haben darüber gerätselt. An Gespräche und Deutungsversuche zu den einzelnen Thesen können wir uns von damals bis in die Jetztzeit erinnern. Noch heute führen wir solche Gespräche – miteinander und auch mit unseren Klienten. Die Thesen haben im Lauf der Jahre etwas Mystisches bekommen. Manche von ihnen erschließen sich rascher, andere etwas langsamer. Zu den Rascheren rechnen wir die These »Von der Verwirrung zum eigenen Standpunkt«. Sie wird später im Text nochmals vorkommen.

»Regulierung« begegnet uns im Rahmen unserer psychotherapeutischen Arbeit regelmäßig, dennoch lässt sich der Begriff nicht so rasch in Zusammenhang mit Heilung, Körper und Selbst bringen. Einige Assoziationen dazu: Regulierung meint das »Kontrollieren eines Prozesses oder von Störungen« oder »eine Maßnahme, um bestimmte Vorgänge, Zustände zu beeinflussen«[3]; Selbstregulation besagt, »dass ein Mensch sich Ziele setzt, die zu Motiven werden und weitere Handlungen anregen, indem er oder sie die zukünftige Befriedigung bewertet, die sie durch die Zielerreichung erfahren wird« (Fisseni, 1998, S. 440f., zit. n. Stangl, 2024). Diese Definitionen erinnern sehr an die – eher technische – Herangehensweisen aus dem sogenannten *Change-Management* (geplante Veränderungsprozesse in Organisationen): Maßnahmen definieren, Ziele erreichen, Maßnahmen bewerten. Nicola Baumann und Julius Kuhl empfehlen, bei Entscheidungen Bedürfnisse, Gefühle und Werte zu berücksichtigen, um sie nachhaltig zu integrieren. Sie sprechen sich dafür aus, innere Stimmen zu überzeugen, statt zu versuchen, diese zu unterdrücken, um auf diese Weise in Übereinstimmung mit den eigenen Bedürfnissen und Überzeugungen handeln zu können (ebd., S. 266). In diesem Zusammenhang ist der Begriff »Regulierung« irreführend – suggeriert er doch ein fest definierbares Ziel mit eindeutig zu ergreifenden Maßnahmen und weniger einen Entwicklungsweg, der ein Spielen mit den aufkommenden Möglichkeiten erlaubt.

Veränderung und Entwicklung

Aufgrund unserer beruflichen Erfahrungen sind wir mit der Grundidee von Veränderung sehr vertraut. Wir durften beide lernen, dass wir Veränderungen zwar gerne initiieren und begleiten, jedoch recht störrisch werden, sobald wir selbst von einer Veränderung betroffen sind. Zudem haben wir immer wieder hautnah miterlebt, dass selbst gewollte, erwünschte und erhoffte Veränderungen etwas mit sich bringen, das vom Ausgangspunkt aus nicht sichtbar war, was sich dann manchmal lästig anfühlte oder gar einen bitteren Beigeschmack auslöste. Die letzten eineinhalb Jahre, in denen der im Folgenden beschriebene Selbstversuch stattfand, haben uns tief bewegt

3 Vgl. Wiktionary-Eintrag »Regulierung«: http://de.wiktionary.org/wiki/Regulierung (15.7.2023).

und Erfahrungen beschert, die wir niemals erahnt hatten, geschweige denn uns überhaupt hatten vorstellen können. Begonnen hat alles wieder einmal als Veränderung, und dann hat Entwicklung stattgefunden.

Bei unseren Betrachtungen differenzieren wir deutlich zwischen den oft synonym verwendeten Begriffen *Entwicklung* und *Veränderung*. Entwicklung sehen wir als einen ergebnisoffenen Prozess, und Veränderung als eine geplante, zielorientierte Vorgehensweise. Beide Begriffe gehen von einer Ist-Situation und einer gewünschten Zielsituation aus. Im Rahmen eines Veränderungsprozesses soll ein Weg von A nach B zuerst gefunden, dann definiert und schließlich auch gegangen werden. Oft haben wir erlebt, dass sich die erwarteten Ziele, sowohl in der organisationalen als auch in der persönlichen Arbeit, nicht so ganz einstellen wollten – und am Ende des Prozesses war man halt an einem anderen Ort als zu Beginn. Der Begriff der Entwicklung wird, zumindest in Organisationen, nicht mehr so gerne verwendet, weil seine Offenheit u. a. die Befürchtung eines damit einhergehenden Kontrollverlusts beinhaltet. Dennoch sind die beiden Begriffe irgendwie untrennbar miteinander verbunden: Wenn Veränderung spür- bzw. sichtbar wird, dann hat Entwicklung stattgefunden.

Methodisches

Selbsterlebtes zur Verfügung zu stellen bedeutet, autoethnografisch zu arbeiten. Hinter allen Textstellen, die wir in der Folge aufführen, stehen persönliche Schlüsselerlebnisse, deren detaillierte Ausführung den Rahmen dieses Essays mehr als sprengen würden. »Als Methode verbindet die Autoethnografie Merkmale der Autobiografie und der Ethnografie« (Ellis, Adams & Bochner, 2010, S. 346). Wie kann man sich das vorstellen? In dem Artikel von Ellis et al. (2010) ist es umfassend beschrieben, hier das Wichtigste in aller Kürze: *Autobiografien* werden nachträglich geschrieben – die Erfahrungen wurden nicht mit der Absicht der Veröffentlichung erlebt und werden *im Nachhinein* zusammengefügt. Am häufigsten werden *Epiphanien* beschrieben, d. h. erinnerte Momente, die als besonders bedeutsam wahrgenommen wurden und die man auch *Schlüsselmomente* oder *Schlüsselerlebnisse* nennen könnte (Ahlers, Vitorelli, G. Glück & Nakshbandi, 2020, S. 7). Im Rahmen einer *Ethnografie* hingegen werden *kulturelle Praktiken* untersucht. Somit schreiben »Autoethnografen retrospektiv selektiv über herausragende Ereignisse, die daraus resultieren, dass sie Teil einer Kultur sind und/oder eine bestimmte kulturelle Identität besitzen« (Ellis, Adams & Bochner, 2010, S. 347).

Mit Blick auf den Titel des Essays möchten wir Ihnen die Anregung mit auf den Weg geben, die höchst simple Idee des Selbermachens und Selberausprobierens zu beherzigen. Werden Sie zum Autoethnografen! Denn aus vielerlei Perspektiven ist es höchst wünschenswert, Methoden und theoretische Ansätze selbst erfahren zu haben. Theoretische Konzepte wollen gelebt und erprobt werden.

Unser Anfang

Beruflich kommen wir ursprünglich aus der Organisationsentwicklung, wo wir Projekte leiteten bzw. Veränderungsprozesse initiierten (neudeutsch: Change-Management). Dabei wurden wir oft mit Widerständen konfrontiert und erlebten, was passieren kann, wenn sich eine Organisation gegen Veränderungen wehrt. Berufsbegleitend arbeiteten wir viele Jahre lang mithilfe der Bioenergetischen Analyse an unseren eigenen Themen und machten uns (auch) am eigenen Körper mit den Wirkweisen dieser Methode vertraut. Wir schlugen verschiedene und doch ähnliche Ausbildungswege ein, sowohl in der Bioenergetischen Analyse als auch in der Psychotherapie. Heute sind die Erfahrungen, die wir über Jahrzehnte im wirtschaftlichen Umfeld gesammelt haben, eine wertvolle Basis unserer therapeutischen Arbeit. Dort haben wir häufig genug die Erfahrung gemacht, dass Ausgangssituationen, die zuerst ganz und gar nicht »fröhlich« aussahen und uns vor scheinbar unüberwindbare Herausforderungen stellten, ungeahnte Möglichkeiten mit sich brachten. Ob im wirtschaftlichen oder im therapeutischen Umfeld: Es erfordert Mut und Hingabe – und sei es aus Verzweiflung – dranzubleiben, zu üben, sich Grenzen zu nähern und für alle Möglichkeiten empfänglich zu bleiben.

Die Ausgangssituation von Gustav Glück

1984 war das Jahr, in dem mein bis dahin an Traumatisierungen reiches Leben auf existenziell traumatisierende Art und Weise ein Ende fand und ein neues Leben seinen Anfang nahm. Ich glaube, es war irgendwann im August, als ich das Spital nach einem mehrwöchigen Aufenthalt verließ und ein ungeahnter Kampf, eine ungeahnte Beschäftigung mit meinen Traumata begann. Was ich damals nicht ahnte und was mir höchstens ein irritiertes Lächeln abgerungen hätte, wenn es mir jemand gesagt hätte: Diese Ausgangssituation sollte die treibende Kraft für meinen Weg zum Psychotherapeuten werden. Damals ging es mir ausschließlich darum, etwas Gutes für mich zu tun bzw. mir Erleichterung zu verschaffen. Irgendwann kam dann die Idee auf, mich heilen zu wollen. Was für ein Unterfangen!

1995 besuchte ich mein erstes Seminar zur Bioenergetischen Analyse: »Zwischen Organismus und Organisation.« Aus heutiger Sicht war es ein wunderbares Einstiegsseminar mit einer gelungenen Mischung aus bioenergetischen Elementen und Gruppendynamik. Ich war sehr beeindruckt. Zum ersten Mal war ich in eine Situation gekommen, in der ich mich so richtig mit mir selbst auseinandersetzen konnte bzw. musste. Anders als bei anderen Seminaren ließen mich diese Erfahrungen danach für längere Zeit nicht los. Sie hatten mich sehr nachdenklich und nachfühlend gemacht. In der Folge besuchte ich eine ganze Reihe von Seminaren zur Bioenergetischen Analyse. In den Jahren 2000 und 2001 absolvierte ich schließlich die sogenannte »Berufsbegleitende Fort- und Weiterbildung in angewandter Bioenergetischer Analyse«. Es war eine unwahrscheinlich spannende und unendlich bereichernde Zeit für mich (G. Glück, 2013, S. 1).

Ich bin tief geprägt von Waldefried Pechtls zielorientiertem Vorgehen: Situationsanalyse, Ziel, Planung, Durchführung und Kontrolle. Das klingt völlig banal, hat es im Detail aber in sich (W. Pechtl, 1995, S. 225ff.). Speziell die Situationsanalyse und die Zielformulierung begleiten mich seit 1995.

Meine Abschlussarbeit im Fachspezifikum Systemische Therapie trägt den Titel: *Vom Trauma zum Psychotherapeuten* (G. Glück, 2021). Ich finde, dass er irgendwie etwas von »Der Weg ist das Ziel« hat – diese häufig gebrauchte und dabei auch so oft missbrauchte Metapher. Mein persönlicher Eindruck ist, dass die Metapher gerne verwendet wird, wenn es keine Zielidee bzw. keinerlei Zugang zu Zielformulierungen gibt und man trotzdem zum Ausdruck bringen möchte, dass man sich bewegt. Halt einen Weg geht. *Den Weg.* Ich selbst habe den Weg gebraucht, um zu einem tief empfundenen persönlichen Ziel zu gelangen: Ich möchte, dass es mir besser geht. (Genau genommen hatte ich es jahrelang so formuliert: Ich möchte, dass es mir nicht mehr so schlecht geht.) Das klingt ganz einfach und ist dann in der Umsetzung doch so schwierig. Niemals wäre ich auf die Idee gekommen, dass mein Leben so einfach und erfüllend sein könnte, wie es heute ist.

Die Ausgangssituation von Magdalena Glück

Im Jahr 2003 hatte ich mit viel Mühe mein altes Leben, inklusive einer destruktiven Ehe, beendet. Der amtliche Scheidungsbescheid kennzeichnete für mich das Ende einer Phase schleichender Traumatisierung. Endlich hatte ich es geschafft, aus einem unerträglichen Hier auszubrechen – ohne eine Vorstellung von einem Dort zu haben. Das neue Hier war mir fremd, ich fühlte mich über weite Strecken ungenügend und einsam. Der neue Job, den ich angenommen hatte, ohne zu wissen, was mich erwartet, sicherte meine Existenz. Doch auch dort musste ich mich erst einfinden. Vieles, das ich während der vorangegangenen Ehejahre als normal erlebt hatte, war im neuen Umfeld sozial auffällig und unangemessen, im besten Fall nur seltsam oder befremdlich.

Ab 2004 begann ich, mich in meinen neuen Lebenswelten langsam heimisch zu fühlen. Meine Zukunftsaussichten erschienen mir erstmals positiv. Erst dann wurde es mir möglich, darüber nachzudenken, wohin ich eigentlich in meinem Leben wollen könnte.

Mein erstes bioenergetisch-analytisches Seminar besuchte ich im Rahmen einer Mitarbeiterausbildung Anfang 2004. Es trug den Titel »Zwischen Organismus und Organisation«. Bis dahin hatte ich wenig bis nichts von dieser Methode gehört – ich wusste lediglich, dass das Seminar deutlich anders ablaufen würde als andere Fachseminare, die ich bis dahin besucht hatte.

Es wurde für mich ein Seminar der ersten Male. Zum ersten Mal im Leben machte ich Körperübungen. Überraschenderweise durfte ich diese Übungen einfach machen, ohne dass jemand meine Haltung korrigiert hätte! Niemand forderte mehr Dehnung, noch eine Wiederholung oder sonst was. Während der Übungen wurde laut geatmet, gestöhnt und gejammert. Irritiert und peinlich berührt von den Geräuschen der anderen Teilnehmer blieb ich still.

Eine weitere neue Erfahrung für mich waren die Reflexions- und Feedbackrunden. Erstmals hörte ich, wie ich auf fremde Personen wirkte, wie es ihnen mit mir erging und wie das von mir Gesagte bei ihnen ankam. Es war ein intensives Wochenende voller Erkenntnisse und überraschend-irritierender Aha-Erlebnisse. Ich weiß nicht mehr genau, was ich mir von dem Seminar erwartet hatte, das Passierte lag jedenfalls außerhalb des damals von mir Vorstellbaren. Am folgenden Montag erschien mir der Kontakt mit meinen Arbeitskollegen seltsam fremd. Es dauerte ein paar Tage, bis ich mich in meinem Umfeld wieder als »normal« empfand – wobei sich dieses Anderssein deutlich angenehmer anfühlte als jenes nach dem Jobeinstieg.

In der Folge besuchte ich regelmäßig bioenergetische Seminare. Die Vorstellung, dass dies der Auftakt meiner langen Reise zur Psychotherapeutin sein könnte, war damals weit jenseits meines Möglichkeitsraumes. Und dennoch: Knapp 20 Jahre später führe ich ein Leben, das für mich 2003 völlig unvorstellbar gewesen wäre.

Abschließen möchte ich meinen »Reisebericht« mit einigen exemplarischen Episoden:

- Anfangs wollte ich die Geschehnisse meiner ersten Ehe einfach nur vergessen. Aufkommende Gefühle und Gedanken schob ich weg und verdrängte sie weitgehend. Doch das klappte nur bedingt. Immer wieder tauchten Facetten auf oder heftige Gefühle nahmen von mir Besitz und leiteten mein Verhalten – sehr zur Verwirrung der Menschen um mich herum. Die Bearbeitung dieses Themas war für mich stets mit großen Widerständen verbunden – unschön, anstrengend, zäh und mühsam. Oft wollte ich nichts mehr damit zu tun haben, die ganze Sache endlich vergessen, abschließen und hinter mir lassen. Doch mit jeder Schleife wurde es einfacher: Die Themen meldeten sich zunehmend sanfter und überwältigten mich nicht mehr.
- Während der Arbeit am Atemschemel ging bei mir eine Verpanzerung auf. Zutage traten Dunkelheit, winselndes Jammern und Ohnmacht. Es dauerte eine ganze Weile, bis mich die liebevoll-geduldige Zuwendung eines Bioenergetischen Analytikers wieder ins Hier und Jetzt zurückbrachte. Danach fand ich weder Worte noch innere Bilder, die das Erlebte beschreiben konnten. Bis heute gibt es keine Worte für dieses Erleben. Nur eines scheint mir sicher: Da war etwas Frühkindliches in diesem Panzer gefangen, und es scheint durch die sanfte Zuwendung geheilt oder zumindest befriedet worden zu sein. Jedenfalls blieben weitere Erfahrungen dieser Art bisher aus, trotz zahlreicher Wiederholungen der Übung am Atemschemel.
- 2018 hatte ich eine wichtige berufliche Erkenntnis, vielleicht eine Nebenwirkung meiner Ausbildung zur Bioenergetischen Analytikerin. Mir wurde klar, dass mein bisheriger Job nichts mehr für mich war – die schönen Jahre waren vorbei. Aber was jetzt? Was tun mit all den gesammelten Erfahrungen und den noch nicht abgeschlossenen Ausbildungen? Irritiert von dieser Erkenntnis und getrieben von einem diffusen Leistungsdruck fasste ich Mut und verließ das Unternehmen. Zuerst verspürte ich große Erleichterung – endlich ausschla-

fen und die Anstrengung der letzten Jahre loswerden! Doch dann folgte der harte Aufprall: Desorientierung und bisweilen existenzielle Ängste. Manche davon überflüssig, aber dennoch vereinnahmend und sehr hemmend. Wieder einmal war ich aus einem unerträglich gewordenen Hier ausgebrochen, ohne eine Idee von einem Dort zu haben. Diesmal betraf es allerdings »nur« mein Berufsleben, während meine anderen Welten stabil blieben und mir einen festen Boden boten, von dem aus ich mich orientieren konnte. Also machte ich das Nächstbeste, schloss ab, was abzuschließen war, verfolgte verschiedene Ideen und verwarf sie wieder, passte Ideen an oder spann sie weiter. Es war ein Suchen und Ausprobieren, das mir einen neuen Weg eröffnete. Wohin dieser Weg führt, weiß ich noch nicht. Doch ich vertraue darauf, dass es gut wird.

➢ Mein Weg zur Psychotherapie war in gewisser Weise ein Weg zur Heilung. Und das, obwohl – oder vielleicht gerade weil – er gar nicht so geplant war. Es war ein Weg der Aussöhnung mit dem Geschehenen – eine neue und deutlich erweiterte Form der Selbstakzeptanz. Heute kann ich Schuldgefühlen und Selbstvorwürfen – den quälenden Dämonen »Kann-nix« und »Bin-dumm«, die ich Zeit meines Lebens mit viel Aufwand zurückgedrängt hatte – vergleichsweise entspannt entgegenblicken. Manchmal suchen sie mich noch heim, doch sie sind deutlich schwächer geworden und lassen sich leichter bannen.

Leitende Konzepte und tragende Ideen

Dieser Essay trat im Januar 2023 in unser Leben. Speziell dieses Unterkapitel haben wir immer wieder durchgekaut. Wir haben uns so lange mit den vielen Ideen und Konzepten, die uns in den letzten Jahrzehnten begegnet sind, auseinandergesetzt, bis sich ein paar wesentliche Grundgedanken herauskristallisiert haben, die wir hier mit Ihnen teilen möchten. Bei der Auswahl haben uns folgende Überlegungen begleitet:

➢ Kennen wir das Konzept oder die Idee schon lange genug bzw. arbeiten wir schon lange genug damit?

➢ Unterstützt das Konzept bzw. die Idee einfach und freudig – vielleicht sogar lustvoll – individuelle Entwicklung?

➢ Steht das Konzept bzw. die Idee für sich allein ganz gut, oder braucht es zum Verständnis Wissen über andere Konzepte?

Panzerung und Dreischichtmodell

In der Dokumentation *Wer hat Angst vor Wilhelm Reich?* geht Annelie Keil davon aus, dass ein Mensch aus Angst und einem Bedürfnis nach Schutz verpanzert, d. h. körperlich und/oder seelisch verhärtet. Dabei interpretiert sie diese Verpanzerung als Mauer und empfiehlt Therapeuten, sich gut zu überlegen, was an deren Stelle treten könnte, bevor sie eingerissen wird.[4]

Jede Verpanzerung hat ihre spezielle Ätiologie und charakterstrukturelle Ausprägung. In diesem Sinne lässt sie sich auch als eine Überlebensstrategie verstehen, d. h. als in einem bestimmten Alter angelerntes Überlebensmuster (Schwieger, 1998). Dabei ist

> »die in der Panzerung gebundene Angst eher das Problem als die freigesetzte Angstempfindung selbst. Wenn sich im Verlauf der Therapie die Panzerung lockert, wird oft starke Angst ausgelöst. Dem Patienten wird geholfen, sich durch die Angstzustände hindurchzuarbeiten, nicht sie zu vermeiden. Das therapeutische Hauptproblem wird dann die Furcht vor starken Emotionen, insbesondere die Furcht vor starken lustvollen Emotionen, von Reich ›*Lustangst*‹ genannt« (Sharaf, 1994, S. 248).

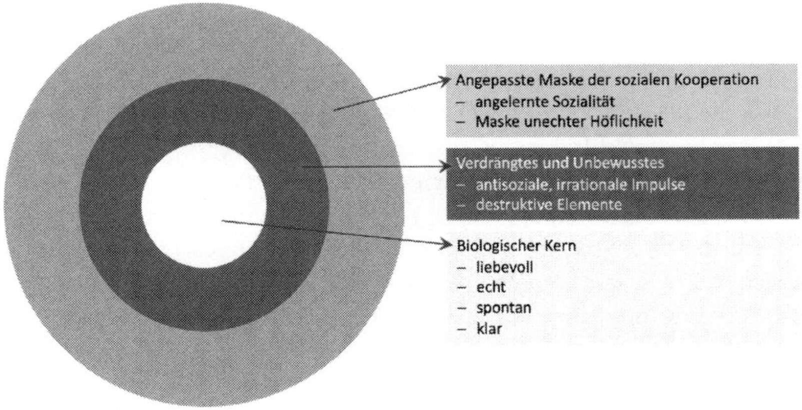

Abbildung 1.3.2: Reichs dreischichtiges Charaktermodell (G. Glück, 2013, S. 96)

4 Vgl. YouTube-Video »Wer hat Angst vor Wilhelm Reich?«, s. https://www.youtube.com/watch?v=kO2z3626pKM (14.12.2023).

Wilhelm Reich beschreibt die Schichten der Charakterstruktur als »autonom funktionierende Ablagerungen der sozialen Entwicklung« (Reich, 1986, S. 11). An der Oberfläche, der äußersten Schicht in Abbildung 1.3.2, sieht er eine Fassade gemachter Sozialität und zwanghafter Höflichkeit. Unter dieser künstlichen Maske der Selbstbeherrschung befindet sich eine Schicht mit dem Freud'schen Unbewussten: Hier werden Verdrängtes, Lüsternheit, Neid, Habgier etc. in Schach gehalten. Reich sieht diese zweite Schicht als Kunstprodukt einer sexualverneinenden Kultur, welche meist als Ödnis und innere Leere empfunden wird. Darunter, im Innersten, befindet sich der biologische Kern des Menschen. In der Tiefe dieses Kerns leben und wirken die Liebesfähigkeit, die spontane Arbeitsfreude, die natürliche Sozialität und die Sexualität. Diese dritte, unwillkürliche Schicht ist gefürchtet, denn sie widerspricht jedem Zug autoritärer Erziehung und Herrschaft. Gleichzeitig sieht Reich im biologischen Kern »die einzig reale Hoffnung, die der Mensch hat, das gesellschaftliche Elend einmal zu bewältigen« (Reich, 1987, S. 175f.). Die drei Schichten haben keinen direkten Kontakt zueinander. Demnach muss ein Impuls aus dem Kern – ein Impuls echter Liebe und wahrer Freude an der Arbeit – durch die Schicht des Freud'-schen Unbewussten dringen, um an die Oberfläche zu gelangen (Reich, 1987, 2010).

Wir sind uns der Tatsache bewusst, dass die Formulierungen »echte Liebe« und »wahre Arbeitsfreude« wie aus der Zeit gefallen wirken. Doch die Idee eines energetischen Kerns, der diese beiden menschlichen Potenziale ausstrahlt, hat uns schon sehr früh fasziniert. Vielleicht kann man sich das Dreischichtenmodell wie das rutherfordsche Atommodell vorstellen: ein strahlender, positiv geladener Kern mit energetischen Impulsen, die durch (negativ geladene) Charakter- und Körperpanzerungen abgepuffert, verändert oder blockiert und letztlich mit Unterstützung der äußersten Schicht – der sozialkompatiblen Fassade – in die Welt gebracht werden. »Es gäbe keine soziale Tragödie des Menschtiers, wenn diese oberflächliche Schicht des Wesens mit dem tiefen natürlichen Kern unmittelbar in Kontakt wäre. Dies ist nun tragischerweise nicht der Fall« (Reich, 1986, S. 11).

Betrachten wir nun den Körper als Gefäß unseres Lebens – gewissermaßen als Fahrzeug für unsere Reise durch dieses Leben (Dietrich & W. Pechtl, 1991, S. 10) – und die charakterstrukturellen Panzerungen als Teil der zweiten, unbewussten Schicht – mit sichtbaren Manifestationen in der äußeren Schicht –, so ergibt sich folgende Kernaussage: »Die Psyche kann vom Körper ebenso beeinflusst werden, wie umgekehrt der Köper von der Psyche beeinflusst wird«[5].

Vielleicht kennen Sie den Ausspruch »Das hat mich ganz schön aus der Spur geworfen«. Als sich zu unseren eigenen Panzerungen eine gewisse Beweglichkeit gesellte und die Panzerungen begannen, elastischer, weicher und damit auch irgendwie bereichernd zu werden, hat es uns bisweilen aus der Spur geworfen. Irgendwohin versetzt. Ein metaphorisch ähnlicher Ausspruch ist »Da hat es mir den Boden unter den Füßen weggerissen« – auch hier wurde die aussprechende Person sehr rasch an einen anderen, unerwarteten Ort versetzt. Im folgenden Zitat zu Wilhelm Reichs Körperarbeit an einem halsstarrigen Patienten wird die körperliche Reaktion auf solch ein Ereignis deutlich spürbar:

> »Die therapeutische Bearbeitung der ›halsstarrigen‹ Haltung des Patienten führt zu einem plötzlichen Zusammenbruch des Widerstands, und der Patient macht drei Tage lang eine Reihe unterschiedlicher vegetativer Schockreaktionen durch: Seine Gesichtsfarbe wechselte unvermittelt von blass zu gelb oder bläulich; seine Haut reagierte mit ähnlichen Farbwechseln und Fleckenbildung; der Herzschlag beschleunigte sich, und es trat Durchfallneigung auf. Alle diese Erscheinungen waren begleitet von einem lebhaften Gefühl des Heiß- und Kaltwerdens, von Prickeln auf der Haut, unwillkürlichem Erschauern und schmerzenden Empfindungen« (Boadella, 2008, S. 126).

Vegetative Schockreaktionen, Farbwechsel der Haut, wechselnde Empfindungen von Hitze und Kälte – solche somatischen Reaktionen können auftreten, wenn sich eine Panzerung auflöst. Auf emotionaler Ebene könnte die Auseinandersetzung mit der Körperlichkeit tatsächlich zu einem mehr oder weniger langen Nicht-mehr-Weiterwissen führen, einer unter Umständen deutlichen Form der Orientierungslosigkeit. Vermutlich auch zu einem emotionalen Überschwemmt-Sein. Und das – wie im Zitat angedeutet – über mehrere Tage hinweg!

5 Entnommen aus »Moshe Feldenkrais: Die Muskulatur der Seele«, s. https://www.youtube.com/watch?v=ol1TTSIlcs8 (13.7.2023, 13:06 min.).

Idee der Reise

Die Idee der Reise begleitet unsere therapeutische Arbeit schon lange als Metapher – und taucht immer wieder auf. Auch Ideen reisen durch die Zeit und verändern sich. In diesem Zusammenhang regen wir eine Auseinandersetzung mit Michel Foucaults »Themenreisen« an. In seinem ersten Werk *Wahnsinn und Gesellschaft* (Foucault, 1973), verfolgt er den Begriff des Wahnsinns und die damit einhergehende (Bedeutungs-)Veränderung über die Jahrhunderte hinweg. Eine packende Geschichte von Exklusion und Macht.

In der Systemischen Therapie hat die Idee der Reise – mit den dazugehörigen Landkarten – einen großen Stellenwert. So beschreibt David Denborough therapeutische Arbeit als eine *Identitätsreise*, er bietet Übungen dazu an und betont, dass länger andauernde Phasen von Orientierungslosigkeit und Verwirrung ein unvermeidlicher Teil der Reise sind (Denborough, 2017, S. 110). Menschen, die sich »auf die Reise« machen, verlassen das »alte Land« und brechen in ein »neues Land« auf. Daniel Voigt verwendet dazu das Bild, wonach sie dabei den »Fluss der Veränderung« durchqueren (Voigt, 2021). Die meisten Klienten, die wir bei solchen Reisen begleitet haben, pendeln eine Zeit lang zwischen dem alten und dem neuen Land hin und her. Das Neue ist unbekannt und verwirrend; das Alte ist zwar bekannt und bietet Orientierung, funktioniert jedoch nicht mehr so richtig. Es geht um das Grundthema »Von der Verwirrung zum eigenen Standpunkt«.

Der Schweizer Raumplaner und Künstler Lucius Burkhardt schreibt: »Moderne Verkehrsmittel neigen dazu, die Reise unbedeutend und abstrakt werden zu lassen. Der Flug, den sich die Pioniere vornehmlich als Fahrt, weniger als zielgerichtetes Verkehrsmittel vorgestellt hatten, ein hochgradig abstraktes Mittel, um rasch zum Ziel zu kommen« (Burckhardt et al., 2015, S. 266). In diesem Sinne ist eine therapeutische Reise eher eine mittelalterliche Reise zu Pferd oder gar zu Fuß – vielleicht von Trier nach Venedig, was heute als Wanderung etwa drei Wochen dauern würde, um 1650 herum aber wahrscheinlich noch länger. Alle paar Tage erreichten die Wandersleute unbekannte Gebiete, eine veränderte Vegetation, neue Sprachen und andere Gepflogenheiten. Bei solch einer Reise dürften Verwirrung und eine gelegentliche Orientierungslosigkeit also völlig normal gewesen sein. Heute können wir über das Internet Bilder von nahezu jedem Fleck der Erde einsehen – was die Idee der Reise völlig verändert hat.

Geduldig durch Gestrüpp und Dickicht. Bisweilen ist es dornig und mühsam. Das letztliche Reiseziel ist zwar wichtig, tritt jedoch angesichts des Ungemachs und der alle Aufmerksamkeit in Anspruch nehmenden Begegnungen mit Fremdheit über weite Strecken der Reise in den Hintergrund. Schnell ist anders.

Bei therapeutischen Reisen kommt auch die Grenze des Alltagswissens hinzu, die Peter Berger und Thomas Luckmann (1987) in ihrem Buch *Die gesellschaftliche Konstruktion der Wirklichkeit* beleuchten – teilweise trocken wie altes Knäckebrot, doch mit wunderbaren Ideen wie eben der Grenze des Alltagswissens. Mich, Gustav, begleitet diese Idee seit Mitte der 1980er Jahre. Ich stelle mir diese Grenze als Mauer rund um eine Stadt vor. In der Stadt lebt man, dort kennt man sich aus. Innerhalb der Stadtmauern gilt die Routinewirklichkeit der Alltagswelt. Eine schöne, wenn auch begrenzte Welt. Doch was, wenn die Routinewirklichkeit ins Wanken gerät oder gar zerstört wird? Ja, was dann? Dann erreichen wir die Grenzen des Alltagswissens und müssen die Mauer überwinden. Diesen Teil der Persönlichkeitsentwicklung – die Überwindung der Mauer – habe ich selbst wiederholt als sehr anstrengend und beängstigend erlebt. Wie ist es jenseits dieser Mauer? Welche Gefahren lauern dort auf mich? Da bewegen wir uns auf ähnlich unbekanntem Terrain wie damals die mittelalterlichen Wanderer auf ihrer wochenlangen Reise von Trier nach Venedig. Vieles ist fremd, und gleichzeitig eröffnet die Überwindung der Mauer des Alltagswissens neue Möglichkeitsräume. Grenzerfahrungen und die anschließende Integration der erfahrenen Grenze sind immer ein »Stirb und Werde«.

Serendipität

Serendipität, auch »glücklicher Zufall« genannt, ist eng mit dem sogenannten Kolumbus-Effekt verwandt (Bianchi, 2018, S. 49ff.). Dieser Effekt beschreibt, wie man etwas findet, während man nach etwas ganz anderem sucht. Der Namensgeber für den Effekt, der Entdecker Christoph Kolumbus, ist dafür ein Paradebeispiel: Er hat Indien gesucht und Amerika gefunden. Erstmals literarisch benannt wurde das Phänomen der Serendipität im Jahr 1754 vom britischen Künstler und Schriftsteller Horace Walpole, als er von den Abenteuern dreier junger Prinzen aus Serendip (einem alten persischen Namen für Sri Lanka) berichtete: Auf ihren Reisen entdecken die Prinzen immer wieder – durch Zufälle und Scharfsinn – Dinge, nach denen sie überhaupt nicht gesucht hatten (vgl. Walpole, 2003)! Drei Merkmale charakterisieren die Serendipität, die sich an den Prinzen vollzieht (Bianchi, 2018, S. 50; Stoeber, 2015, S. 266):

1. Die Prinzen begeben sich auf Reisen, d.h. sie sind in Bewegung und voller Forscherdrang. Erst ihre aktive Suche ermöglicht die Entdeckungen!
2. Sie messen auch peripheren, zufälligen und ungeahnten Beobachtungen eine Bedeutung bei.
3. Durch ihren Scharfsinn (Verstandesschärfe, Weisheit, Assoziationsvermögen) erkennen sie unerwartete Ereignisse und verwandeln sie in neues Wissen.

Forscherdrang, Beobachtung von Peripherem und Scharfsinn, der unerwartete Ereignisse in neues Wissen wandelt – diese Eigenschaften finden sich in den Körperübungen der Bioenergetischen Analyse unmittelbar wieder und sollten ganz bewusst gefördert werden.

Dem Bild des aufmerksamen Forschens, des Findens von Ungeahntem und Unerwartetem, stellen wir die *Spur* im Sinne Derridas zur Seite. Spuren stellen weder eine An- noch eine Abwesenheit dar (Engelmann, 2015, S. 21). Wenn wir im Wald die Spur eines Tieres sehen, ist das Tier durch seine Spur irgendwie da und gleichzeitig natürlich auch nicht. In der Therapie folgen wir selten Hasen oder Rehen, sondern eher inneren Bildern, Stimmungen, Empfindungen und intensiven Gefühlen.

Hier schließt sich der Kreis zu dem bei der Panzerung vorgestellten Ausspruch »Das hat mich ganz schön aus der Spur geworfen«. Dabei stellen sich zwei Fragen. Erstens: Wo bin ich jetzt, wenn ich aus der Spur geworfen wurde? Und zweitens: Muss ich wieder zurück in die ursprüngliche Spur? Vielleicht wurde ich ja auf eine neue Spur gesetzt und muss mich nur kurz orientieren, um dann der neuen Spur folgen zu können!

Serendipität ist eine unserer Lieblingsmetaphern geworden, nicht zuletzt, weil sie so wunderbar mit der Idee der Reise harmoniert. Zudem beschreibt Serendipität sehr gut das Erleben im Rahmen des Selbstversuchs, um den es im folgenden Unterkapitel geht.

Selbstversuch/Übergangsritual

Schöner könnten wir es nicht sagen:

> »Wir wollen zu Beginn betonen, daß die Übungen kein Therapieersatz sein können. Sie sind nicht geeignet tiefe emotionale Probleme zu lösen, die nor-

malerweise professionelle Hilfe erfordern. […] Aber ob Sie nun eine Therapie machen oder nicht, die regelmäßige Ausführung dieser Übungen wird Ihre Lebendigkeit und Lebensfreude deutlich erhöhen« (Lowen & Lowen, 1990, S. 13).

Alle Ereignisse und Veränderungen, die wir hier unter dem Begriff des Selbstversuchs zusammenfassen, wurden aus Gustavs Wunsch geboren, Schmerzen loszuwerden – also den Körper zu heilen – oder zumindest schmerzfrei zu werden, um wieder schlafen zu können. Die Auswirkungen, die dieser Wunsch auf unser restliches Dasein hatte, waren – gelinde gesagt – unerwartet und überraschend. In dem Sinn bezeichnen wir den Selbstversuch mittlerweile als *Übergangsritual* (Schweitzer, Weinhold & Schlippe, 2020, S. 276).

Aufgrund jahrelanger Fehlbelastungen, u. a. durch eine sitzende Bürotätigkeit, hatten sich bei Gustav starke Schmerzen in den Schultern und im Nacken ausgebildet. Gleichzeitig war ihm körperliche Betätigung in unterschiedlichster Ausprägung ein lebenslanger Begleiter gewesen: In Jugendjahren war er meistens mit dem Fahrrad unterwegs gewesen, später im Studium bzw. im Arbeitsleben machte er Krafttraining und ging viel joggen oder inlineskaten, um einen Ausgleich für seine kopflastigen Tätigkeiten zu haben. Als er dann mit der berufsbegleitenden Fort- und Weiterbildung in Bioenergetischer Analyse begann, an seinen Panzerungen zu arbeiten, geriet das Thema der Bewegung unmittelbar in den Fokus seiner Aufmerksamkeit. Nach der Ausbildung trat es zwar wieder etwas in den Hintergrund, blieb ihm aber dennoch erhalten. Erst mit den Coronalockdowns um das Jahr 2020 herum verabschiedete sich die Bewegung aus seinem Alltag. Das Ergebnis: Bewegungslosigkeit. Hinzu kam eine berufliche Freistellung, mit der Perspektive, sein gewohntes Berufsleben komplett aufzugeben. Plötzlich war Gustavs Arbeitswoche auf eine etwa zwei Tage füllende, nebenberufliche Tätigkeit reduziert! Damit hatte er auf einmal Zeit im Überfluss, doch es fehlten ihm Ideen, seine Tage sinnvoll – oder zumindest erfreulich – zu füllen. Gustavs persönliche, bis dahin gut gepflegten Möglichkeitsräume erodierten spürbar und hinterließen in ihm eine massive Leere.

Im Jänner 2022 hatten sich Gustavs Nackenschmerzen so verschlimmert, dass er entschied, einige physiotherapeutische Übungen in seinen Tagesablauf zu integrieren. Anfangs fiel es ihm extrem schwer, sich zu motivieren. Fast täglich diskutierte er mit sich selbst, teilweise sogar stundenlang. Es war einfach leichter, sitzen zu bleiben, als in Bewegung zu kommen. Doch er ließ sich nicht entmutigen und zog die Übungen, trotz innerer Dialoge, so regelmäßig wie möglich durch. Die Wirkung war offensichtlich: Seine Schmerzen ließen spürbar nach. Diese ersten Erfolgserlebnisse erleichterten ihm dann das Weitermachen.

Im Lauf der Zeit gesellte sich einfaches Tai-Chi hinzu. Hier übte Gustav neue Bewegungsabläufe ein, arbeitete an seinem Gleichgewichtssinn und erlangte ein verbessertes Körperbewusstsein. Irgendwann fiel ihm auf, dass trotz der früheren, bioenergetischen Körperübungen noch einige charakterstrukturelle Eigenheiten – z. B. die ungleiche Belastung der Fußsohlen – haften geblieben waren. Gleichzeitig meldeten sich zentrale Lebensthemen. Entsprechend entschied er, auch passende bioenergetische Körperübungen in sein tägliches Übungsprogramm einzubinden: einerseits, um dem gewohnheitsmäßigen Gebrauch seines Körpers entgegenzuwirken, andererseits, um seine charakterstrukturellen Verhärtungen neuerlich zu bearbeiten. Parallel dazu setzte er sich sowohl innerlich-kognitiv als auch im Austausch mit sorgsam ausgesuchten Personen mit den aufgekommenen Themen auseinander. Klammheimlich schlichen sich dabei Leichtigkeit und Freude in Gustavs tägliches Körperübungsprogramm ein, was sich auch sehr positiv auf seinen neu entstehenden Alltag auswirkte.

Ein weiteres zentrales Thema dieser Phase waren unsere unterschiedlichen Lebensrhythmen. Während mein, Magdalenas, Arbeitstag in der Regel frühmorgens begann, schlief Gustav deutlich länger. Das führte zu verschobenen Tag-Nacht-Rhythmen, wie wir sie zuvor nie erlebt hatten. Ich konnte seine körperlichen Veränderungen beobachten und neidete ihm die Zeit und die Muße der täglichen Übungen – schließlich schlummerte auch in mir der sehnsuchtsvolle Wunsch, eine ähnliche Veränderung hin zu mehr Beweglichkeit und Lebendigkeit zu erfahren. Doch mein straffer Arbeitsalltag erschwerte eine Integration täglicher Körperübungen. Während Gustav die Zeiteinheiten für die einzelnen Abschnitte erprobte, deren Kernelement die notwendigen Physio-Übungen blieben, gelang es mir, mich seinen Übungen ein- bis zweimal wöchentlich anzuschließen und diese zunehmend auf meine eigenen Bedürfnisse anzupassen. Zwar etwas langsamer, aber dennoch stetig wurde auch mein innerer Kampf leichter und es zeigten sich vergleichbar positive Effekte. Mittlerweile haben wir einen auf unsere individuellen Bedürfnisse abgestimmten Satz an Körperübungen in unseren Alltag verankert – eine »runde« Mischung aus Tai-Chi, Yoga, krankengymnastischen Übungen und bioenergetischer Körperarbeit. Dabei arbeiten wir mit Körperspannung und dem Eigengewicht. Je nach den Anforderungen des Tages können die Einheiten zwischen 20 und 45 Minuten variieren.

Für Gustav sind die Einheiten das Grundgerüst seiner Tagesstruktur, während ich mich hauptsächlich am Wochenende damit beschäftige. Trotz dieser unterschiedlichen Häufigkeit beobachten wir beide:

- ein verbessertes körperliches Wohlbefinden,
- eine fröhlichere Gesamtstimmung,
- ein verändertes, verbessertes Grounding, das sich dennoch stets wandelt,
- unsere Körper ruhen deutlich unangestrengter in ihrer individuellen Aufrichtung als jemals zuvor,
- manchmal lösen sich ganz unerwartet Panzerungen, die – bisweilen sehr eindrücklichen – inneren Bildern Platz machen.

Ganz nebenbei haben wir durch die gemeinsame Reflexion der Körperübungen und den Austausch über unsere verschiedenen Lebenssituationen tiefe, neue Einblicke in uns selbst und den anderen erhalten. So gesehen haben erst diese Körperübungen und unsere Beschäftigung mit ihren Begleiterscheinungen es uns möglich gemacht, diesen Text zu schreiben.

An sich ist die Sache mit den Körperübungen ganz einfach: Der zeitliche Aufwand beziffert sich auf 20 bis 35 Minuten an vier oder fünf Tagen pro Woche. Und doch ist es so schwierig! Für uns hat es lang gedauert, bis sich aus der lästigen Pflicht ein Gefühl des Wohlbefindens entwickelt hat. Mittlerweile hat sich bei uns beiden ein neues Gleichgewicht eingestellt und uns sind neue Möglichkeitsräume erwachsen, mit denen wir niemals gerechnet hätten.

Grenzen und Möglichkeiten

Was haben wir auf unseren Reisen entdeckt? Eine wichtige Aussage haben wir schon in unseren jeweiligen Ausgangssituationen beschrieben: Aus damaliger Sicht lag es jenseits unserer Vorstellungskraft, dass sich unsere Leben so positiv entwickeln würden, wie sie es getan haben. Grenzen und Möglichkeiten bewegen sich aufeinander zu wie Diesseits und Jenseits, und doch werden sie sich nie berühren (vgl. Lehnert, 2022, S. 25).

Weite Strecken unseres Weges waren ein »Hin-zu« – sehr zielorientiert und mit vorheriger Situationsanalyse. Im Lauf der Jahre hat sich dafür ein Bild des Lebens als Spirale eingestellt. Bei Reich ist die Spirale eine der wichtigsten Bewegungsformen der Orgonenergie. Auch in anderen Kulturen ist die Spirale ein wichtiges Symbol (Seiler, 1992, S. 27). Bei einer Spirale gibt es keine Rückschritte, sondern nur ein Vorwärts. Auch was sich manchmal vielleicht wie ein Rückfall – oder ein »Rück-irgendwas« – anfühlt, ist letztlich dennoch ein Schritt nach vorne, mit all der Erfahrung, die wir bisher gemacht haben, und mit all der Vergangenheit, die vergangen ist. Die Kugeln am Rand der in Abbildung 1.3.3 gezeigten Entwicklungsspirale stehen stellvertretend für die Lebensthemen. Vermutlich kennen Sie das: ein Thema, das immer wieder im Leben auftaucht, jeweils auf einem höheren Niveau und dadurch ein wenig anders geartet ...

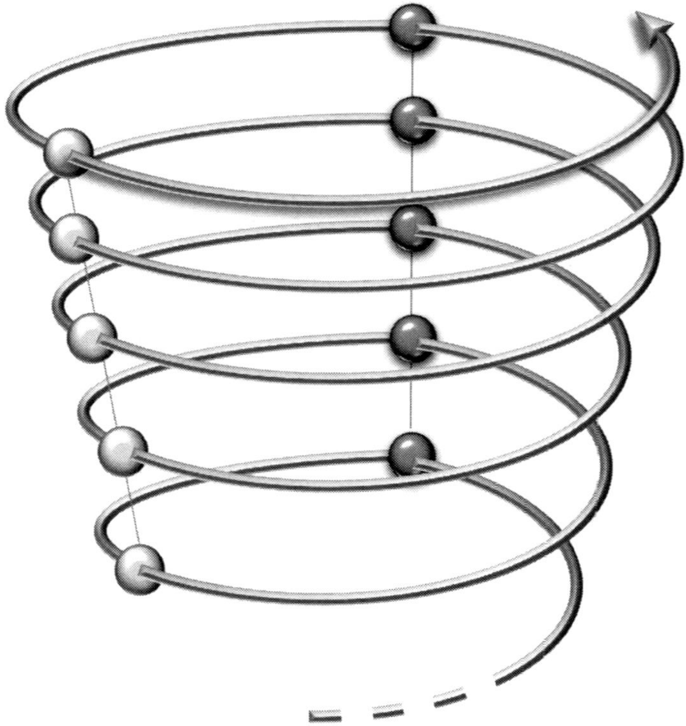

Abbildung 1.3.3: Die Entwicklungsspirale (Copyright M. & G. Glück)

Wir erleben dieses Spiralbild in unserer Realität – und in der therapeutischen Arbeit – ganz häufig: Themen, die immer wieder auftauchen. Bei manchen unserer Lebensthemen müssen wir zwischenzeitlich schmerzlich lächeln und uns eingestehen, dass sie uns wohl noch eine ganze Weile – ein ganzes Leben lang? – begleiten werden. So wie bei Ängsten, die auch nie zur Gänze verschwinden werden und mit denen man letzten Endes sein Auskommen finden muss (Voigt, 2021).

Die Grenze, die sich hinter dem Spiralbild versteckt, ist das *Loswerden*. Mittlerweile haben wir den Glauben daran verloren. Das mag schmerzhaft sein, doch es ermöglicht uns eine befreite Zeit »zwischen den Kugeln«. In Momenten, in denen der Wunsch des Loswerdens in den Vordergrund drängt – als hätte es die Themen nie gegeben –, stellt sich meist die Frage: »Ist das Thema heute weg oder versteckt es sich irgendwo?« Dadurch bleibt es irgendwie im Raum. Denn wann ist ein Thema »echt« weg? Und wie könnte man das überhaupt überprüfen? Stattdessen üben (und empfehlen) wir geduldig die von Voigt (2021, S. 17) beschriebene Haltung: »Wenn es da ist, dann kümmere ich mich darum.« Üben im Rahmen des Möglichen, wie Moshe Feldenkrais es nennt.

Doch was sind Grenzen, speziell dann, wenn man sie erfährt? Waldenfels zu Grenzerfahrungen:

> »[I]nwiefern sind Grenzen Bestandteil der Erfahrung? Wären sie der Erfahrung völlig fremd, so wären sie nicht mehr als Außengrenzen erfahrbar; wären sie ihr völlig zugehörig, so wären sie keine Grenzen der Erfahrung mehr, sondern nur noch Binnengrenzen. Als Grenzwesen ist der Mensch in einer heiklen Zwischenlage, die ihn weder im Innen noch im Außen zur Ruhe kommen lässt« (Waldenfels, 2012, S. 17).

In einem seiner Bücher bemüht Reinhold Dietrich eine tolle Metapher für seine unguten, »aufgebenswerten« Eigenschaften: Er nennt sie »meine Schweine« (Dietrich, 1993). Dabei betont er, dass auch die unangenehmsten Erfahrungen ihren Beitrag dazu geleistet haben, dass er zu der Person geworden ist, die er heute ist. Loswerden funktioniert nicht so einfach. Er empfiehlt, manchmal lieber nachzusehen, wo sich die »Schweine« gerade herumtreiben.

Dazu eine Anekdote aus Gustavs Leben:

> »Es gab da vier Trolle namens Habnix, Kannnix, Binnix und Darfnix. Die machten Gustav das Leben schwer. Manchmal sogar sehr schwer. Sie prü-

> gelten ihn, wenn es sie danach gelüstete, verspotteten ihn und warfen ihm immer wieder Knüppel zwischen die Beine. Gustav zog sich eine Rüstung an. Eine strahlende Rüstung. Eine gute Rüstung. Aber auch die Rüstung konnte ihn letztlich nicht schützen. Heute sind die vier Trolle kleine Kobolde, die manchmal auftauchen und ihn ärgern. Er kann sie dann wegschnippen. Mit einem Finger kann er sie wegschnippen. Sie haben ihn begleitet; und wie es in Zukunft mit ihnen weitergeht, wird er ja sehen. Einen guten Teil seiner Rüstung hat Gustav wieder abgelegt. Wie es mit der Restrüstung weitergeht, wird er auch sehen.«

Und die Moral von der Geschichte: Manchmal behält man etwas auch deshalb bei, weil man sich so sehr daran gewöhnt hat, es zu haben.

»Denn *hier* wo ich bin, ist zumindest ein konkreter Ort, und *dort* nur von *hier* beschreibbar« (Lehnert, 2020, S. 25). *Hier* als Ausgangspunkt eines Weges, einer Reise, einer Spur – vielleicht die Teilnahme an einem Seminar, vielleicht regelmäßige Körperübungen, vielleicht irgendein anderer Ausgangspunkt. *Dort* ist vorerst eine Fantasie, eine Vision, ein Traum. Manchmal wird etwas dazu überlegt. Vielleicht Ziele gesetzt und eine Situationsanalyse gemacht, sich vielleicht mit Wünschen, Befürchtungen oder Interessen auseinandergesetzt. Bei nahezu allen bioenergetischen Seminaren haben wir binnen kürzester Zeit, meist in weniger als zwei Tagen, ein *Dort* erreicht. Lassen Sie uns dieses erreichte *Dort Hier 2* nennen. Dieses neue *Hier 2* war – zumindest in denkbarer Form – in keiner Möglichkeit des ursprünglichen *Hier* vorhanden. Im *Hier 2* machen wir Erfahrungen und haben Erkenntnisse, die deutlich außerhalb unseres ursprünglichen Möglichkeitsraumes liegen und sich damit in unterschiedliche Lebenskontexte einschreiben. Dazu eine sehr persönliche Fallvignette – wobei der Begriff »Fall« wunderbar doppeldeutig ist:

Eine Körperarbeit bei einem Seminar etwa im Jahr 2000

Zwei Personen sitzen im Abstand von etwa einem Meter auf dem Boden, beide haben ihren Rücken an die Wand gelehnt. Die Lücke zwischen ihnen ist mit Polstern und Decken zu einer weichen Kuhle ausgeformt. Eine dritte Person stützt sich auf die Schultern der vor ihm sitzenden Personen, sodass ihr Körper über der Kuhle schwebt – eine leichte Liegestützposition. Möglicherweise durchgestreckte Gelenke werden von den Trainern korrigiert, sodass nach der Korrektur weder die Knie noch die Ellenbogen fixiert sind. Binnen weniger Minuten beginnt die sich stützende Person am ganzen Körper zu vibrieren. Mit der Zeit geht das Vibrieren in ein heftiges Schütteln über. Die Aufgabe der sich stützenden Person besteht darin, so lange in der Position zu verharren, bis sie »fällt«, d.h. in die weiche Kuhle hinabfällt.

Ich, Gustav, weiß nicht mehr, wer von den Teilnehmern damals wirklich »gefallen« ist. Ich selbst war es nicht, denn ich habe mich an einem Punkt der Unerträglichkeit aktiv fallen lassen. Eine tiefe Erkenntnis. Tiefer, als ich es jemals erwartet hätte. Heute – über 20 Jahre später – fällt mir dazu ein: nicht die Kontrolle abgeben, nach oben fallen. Dieses Thema hat mich seit damals verlässlich begleitet. Anstrengende Kontrollstrukturen, die sich durch mein Leben gezogen haben. Ein gut trainierter Umgang mit Menschen und ein gut trainierter Umgang mit der dazugehörigen Angst vor Menschen. Ich hätte damals sicher viel und lange darüber reden können, aber das wäre niemals so eindrucksvoll gewesen, wie es diese konkrete Erfahrung des Nicht-Fallenlassen-Könnens damals für mich war.

In solchen Momenten geht es darum, einen kurzen Blick hinter den eigenen Horizont zu werfen und dabei eine erste Idee von der möglichen Leichtigkeit und Einfachheit des Lebens zu erhaschen. Eine Ahnung von »Etwas« zu bekommen. Eine Spur, die sich auftut.

Nach unserer Erfahrung liegt Heilung irgendwo hinter dem Horizont. Wir mögen uns noch so sehr darauf zubewegen, letztlich wird sie immer hinter dem Horizont bleiben. Für uns ist Heilung ein andauernder Prozess – eine Reise, auf die man sich begibt und auf die man sich einlassen muss, ohne zu wissen, wo (und ob!) man ankommen wird. Ohne zu wissen, was auf dem Weg dorthin geschieht und welchen Herausforderungen man dabei begegnet. Das klingt ein wenig mystisch, und so ist es auch gemeint. Denn die Idee der Selbstheilung ist in letzter Konsequenz eine mystische Idee. Denken Sie nur an die Fälle von Spontanheilungen, die hin und wieder durch die Medien geistern: Sie werden – mehr oder weniger kritisch – hinterfragt und landen dann je nach Gusto des Zuhörers irgendwo in einer mystischen Kategorie wie »Wunder« oder »Scharlatanerie«.

Resümee

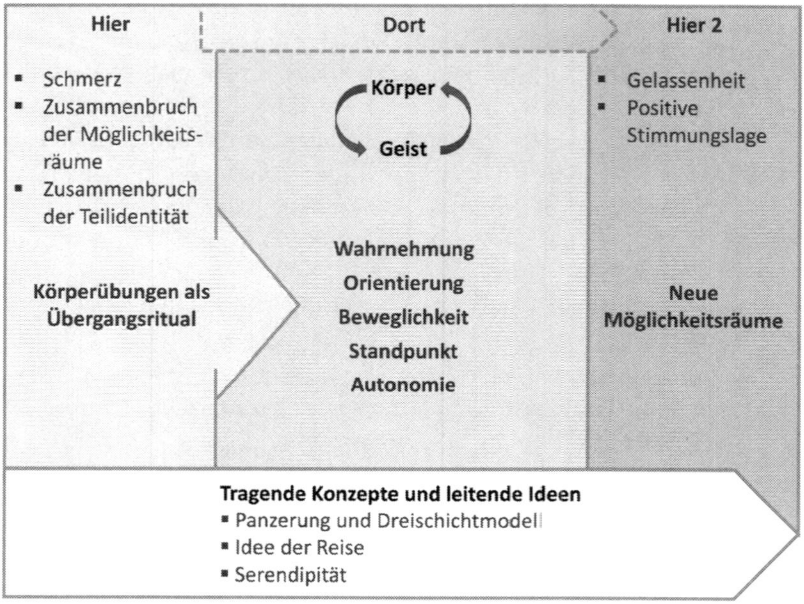

Abbildung 1.3.4: Grafische Darstellung des Erlebten bzw. Beschriebenen (Copyright M. & G. Glück)

Innerhalb von etwa eineinhalb Jahren haben konsequent durchgeführte, bioenergetische Körperübungen, die auf unsere charakterstrukturellen Eigenheiten und physiologischen Notwendigkeiten ausgerichtet und um kräftigende und bewegende Übungen ergänzt wurden, unsere Körperhaltung deutlich verbessert. Diese Verbesserung in Kombination mit einer neu gewonnenen inneren Balance brachten uns mehr Gelassenheit und eine überwiegend positive Grundstimmung.

Die Möglichkeiten, die aus solchen regelmäßigen und auf die individuellen Bedürfnisse zugeschnittenen Körperübungen erwachsen, sind deutlich weitreichender, als wir es je vermutet hätten. Sowohl körperlich als auch emotional ist ein Wandel deutlich spürbar. In keiner Phase unseres Lebens haben wir uns so häufig gewundert: »Ich weiß nicht, was ich erwartet habe – aber *das* sicher nicht!« Das neue *Hier* (= *Hier 2*), das wir erreicht haben, war aus der Perspektive unseres ursprünglichen *Hier* nie als mögliches *Dort* denkbar.

Begrenzend bzw. blockierend wirkten vor allem innere Bilder und alte Leitsätze. Anfangen, Machen, Dranbleiben, Durchhalten und sich etwas Gutes tun – diese kontroversen Themen waren in der »Reisezeit« unsere ständigen Begleiter. Auch heute tauchen sie immer wieder auf und sorgen dafür, dass uns der Stoff für innere Auseinandersetzungen nicht ausgeht.

Abbildung 1.3.4 zeigt unsere Erfahrungen und Beschreibungen nochmals kompakt in der Übersicht.

Epilog

> »Grundsätzlich gilt, dass, wo eine Krankheit nicht ererbt und wo nicht ein organischer Schaden vorliegt [...] jeder Mensch potenziell gesund ist und bloß nicht weiß, wie er es werden soll.«[6]

Wenn jeder Mensch potenziell gesund ist, ohne es zu wissen, dann sind Körperübungen – im Sinne einer charakterstrukturellen Erweiterung – ein möglicher Pfad zu dieser Gesundheit. Da in der Bioenergetischen Analyse davon ausgegangen wird, dass Körper und Psyche eine Einheit darstellen, darf man sich auf lange Sicht auf eine positive Wechselwirkung verlassen. Manchmal stellt sich jedoch ein Gefühl der Sattheit ein. Dann ist es an der Zeit, innezuhalten, »Es« zur Ruhe kommen zu lassen und zu schauen, was gerade da ist bzw. wo man angekommen ist. Dann kann man das *Hier*, an dem man gerade ist, einfach mal gut sein lassen.

6 Entnommen aus »Moshe Feldenkrais: Die Muskulatur der Seele«, s. https://www.youtube.com/watch?v=ol1TTSllcs8 (13.7.2023, 17:22 min.).

Literatur

Ahlers, C., Vitorelli, N., Glück, G. & Nakshbandi, A. (2020). *Die Anderen sind wir: Eine Anleitung zum Umgang mit kultureller Uneindeutigkeit.* Göttingen: Vandenhoeck & Ruprecht.

Baumann, N. & Kuhl, J. (2013). Selbstregulation und Selbstkontrolle. In W. Sarges (Hrsg.), *Management-Diagnostik* (S. 263–270). Göttingen: Hogrefe Verlag.

Bauman, Z. (2005). *Moderne und Ambivalenz.* Hamburg: Hamburger Edition.

Berger, T. & Luckmann, P. (1987). *Die gesellschaftliche Konstruktion der Wirklichkeit.* Frankfurt a. M.: Fischer Taschenbuch Verlag.

Bianchi, P. (2018). Einen Kunstsinn suchen und finden. In B. Dieter (Hrsg.), *Vom Sinn der Kunst* (Bd. 253, S. 44–57). Köln: Kunstforum International.

Boadella, D. (2008). *Wilhelm Reich: Pionier des neuen Denkens.* Darmstadt: Schirner Verlag.

Burckhardt, L., Ritter, M. & Schmitz, M. (2015). *Warum ist Landschaft schön? Die Spaziergangswissenschaft.* Berlin: Martin Schmitz Verlag.

Carle, L. (2002). Das Beziehungsgeschehen in der Psychotherapie. In M. Koemeda-Lutz (Hrsg.), *Körperpsychotherapie – Bioenergetische Konzepte im Wandel* (S. 88–116). Basel: Schwabe Verlag.

Clauer, J. (2009). Zum Grounding-Konzept der Bioenergetischen Analyse. *Psychoanalyse & Körper, 15* (II), 79–102.

Denborough, D. (2017). *Geschichten des Lebens neu gestalten. Grundlagen und Praxis der narrativen Therapie.* Göttingen: Vandenhoeck & Ruprecht.

Dietrich, R. (1993). *Hilfen für Beziehung, Beruf und Alltag.* Salzburg: Dietrich Verlag.

Dietrich, R. & Pechtl, W. (1991). *Energie durch Übungen.* Salzburg: Dietrich Verlag.

Ellis, C., Adams, T. & Bochner, A. (2010). Autoethnografie. In G. Mey & K. Mruk (Hrsg.), *Handbuch Qualitative Forschung in der Psychologie* (S. 471–492). Wiesbaden: VS Verlag für Sozialwissenschaft.

Engelmann, P. (2015). Einführung: Postmoderne und Dekonstruktion. Zwei Stichwörter zur zeitgenössischen Philosophie. In P. Engelmann (Hrsg.), *Postmoderne und Dekonstruktion. Texte französicher Philosophen der Gegenwart* (S. 5–32). Stuttgart: Philipp Reclam Verlag.

Fisseni, H. J. (1998). *Persönlichkeitspsychologie – Ein Theorienüberblick.* Göttingen: Hogrefe.

Foucault, M. (1973). *Wahnsinn und Gesellschaft.* Frankfurt a. M.: Suhrkamp Verlag.

Glück, G. (2013). *Wilhelm Reich – Vom Orgasmus zum Orgon.* Unveröffentlichte Dissertation, Sigmund Freud Privat-Universität, Wien.

Glück, G. (2021). *Vom Trauma zum Psychotherapeuten.* Unveröffentlichte Abschlussarbeit, Österreichische Arbeitsgemeinschaft für Systemische Therapie & Systemische Studien (ÖAS), Wien.

Koemeda-Lutz, M. (2002). *Körperpsychotherapie – Bioenergetische Konzepte im Wandel.* Basel: Schwabe Verlag.

Laska, B. A. (1981). *Wilhelm Reich.* Reinbek: Rowohlt Verlag.

Lassek, H. (1997). *Orgontherapie. Heilen mit der reinen Lebensenergie. Ein Handbuch der Energiemedizin.* München: Scherz Verlag.

Lehnert, C. (2022). *Ins Innere hinaus. Von den Engeln und Mächten.* Berlin: Suhrkamp Verlag.

Lowen, A. & Lowen, L. (1990). *Bioenergetik für Jeden. Das vollständige Übungshandbuch.* München: Wilhelm Goldmann Verlag.

Pechtl, C. & Trotz, R. (2019). Zentrale Begrifflichkeiten. In R. Schwenk & C. Pechtl (Hrsg.), *Körper im Dialog. Theorie und Anwendungsfelder der Bioenergetischen Analyse* (S. 28–48). Gießen: Psychosozial-Verlag.
Pechtl, W. (1995). *Zwischen Organismus und Organisation: Wegweiser und Modelle für Berater und Führungskräfte*. Linz: Veritas Verlag.
Reich, W. (1986). *Die Massenpsychologie des Faschismus*. Köln: Verlag Kiepenheuer & Witsch.
Reich, W. (1987). *Die Funktion des Orgasmus. Sexualökonomische Grundprobleme der biologischen Energie. Die Entdeckung des Orgons* (Band I). Köln: Verlag Kiepenheuer & Witsch.
Reich, W. (2010). *Charakteranalyse*. Köln: Anaconda Verlag.
Schrödinger, E. (2011). *Was ist Leben? Die lebende Zelle mit den Augen des Physikers betrachtet*. München: Piper Verlag.
Schweitzer, J., Weinhold, J. & Schlippe, A. (2020). Rituale. In T. Levold & M. Wirsching (Hrsg.), *Systemische Therapie und Beratung – das große Lehrbuch* (S. 272–276). Heidelberg: Carl-Auer Systeme Verlag.
Schwieger, C.H.-J. (1998). *Charakter als Überlebensstrategie. Persönlichkeitsentwicklung in der Bioenergetik*. München: Kösel Verlag.
Seiler, H. (1992). Spiralform, Lebensenergie. Moderne Physik und Archäologie auf den Spuren eines Zusammenhangs. *Emotion, 10*.
Sharaf, M. (1994). *Wilhelm Reich. Der heilige Zorn des Lebendigen*. Berlin: Simon & Leutner Verlag.
Stangl, W. (2024). Online Lexikon für Psychologie & Pädagogik – Selbstregulation. https://lexikon.stangl.eu/622/selbstregulation (5.8.2024).
Stoeber, M. (2015). Serendipity – Vom Glück des Findens. *Kunstforum International, 236*, 258–259.
Voigt, D. (2021). *Ängste, Panik, Sorgen*. Heidelberg: Carl-Auer Systeme Verlag.
Waldenfels, B. (2012). *Hyperphänomene: Modi hyperbolischer Erfahrung*. Berlin: Suhrkamp Verlag.
Walpole, H. (2003). The Letters of Horace Walpole, Earl of Orford – Volume 2. Projekt Gutenberg. https://gutenberg.org/ebooks/4610 (5.8.2024).

Biografische Notizen

Magdalena Glück, M.Sc., Bioenergetische Analytikerin, Psychotherapeutin in Ausbildung unter Supervision (KIP), Pferdewirtin und Westernreitwartin, zertifizierte Trainerin für pferdegestütztes Coaching. Im Zentrum ihrer Arbeit steht die persönliche Entwicklung des Individuums; dabei betrachtet sie sich als Wegbegleiterin und Impulsgeberin. Arbeit in freier Praxis.

Gustav Glück, Mag. Dr., Studien der Betriebswirtschaft und Psychotherapiewissenschaft, Systemischer Therapeut, Fort- und Weiterbildungen in angewandter Bioenergetischer Analyse. Im therapeutischen Prozess betrachtet er sich als Reisebegleiter – und manchmal auch als Reiseleiter. Arbeit in freier Praxis.

Webseite: http://www.institut-entwicklung-mit-glueck.at

Diese QR-Codes führen zu einem interaktiven Multiple-Choice-Test, mit dessen Hilfe Sie Ihr gerade erworbenes Wissen überprüfen können (oben), und zu einigen offenen Fragen, die zum Nachdenken über das gerade Gelesene anregen (unten).

Multiple-Choice-Test
Alternativer Internetlink:
https://psychosozial-verlag.de/zusatzmaterial/pgdb/fragen/kapitel_1_3

Offene Fragen
Alternativer Internetlink:
https://psychosozial-verlag.de/zusatzmaterial/pgdb/fragen/kapitel_1_3/oq

Weitere Informationen rund um psychodynamische Bioenergetik finden Sie auf der Projekt-Webseite http://www.psychodynamische-bioenergetik.de.

Lernkarte zu Kapitel 1.3

- Ein therapeutischer Prozess ist mit einer mittelalterlichen Reise zu Fuß oder zu Pferd vergleichbar. Relativ bald erreicht man unbekanntes Gebiet, ist verwirrt und ab und an orientierungslos. Langsam arbeitet man sich durch das Gestrüpp und Dickicht der Psyche. Über weite Strecken nehmen Ungemach und Begegnungen mit Fremdheit die volle Aufmerksamkeit des Reisenden in Anspruch.
- Die äußerste Schicht von Wilhelm Reichs dreischichtigem Charakterstrukturmodell ist die Fassade gewachsener Sozialität und zwanghafter Höflichkeit. Darunter verborgen liegt das Verdrängte bzw. das Freud'sche Unbewusste. Im Zentrum verbirgt sich der biologische Kern, Heimat der natürlichen Sozialität, Liebesfähigkeit, Sexualität und spontanen Arbeitsfreude. Die drei Schichten haben keinen direkten Kontakt zueinander. Ein Impuls aus dem biologischen Kern wird von den Charakter- und Körperpanzerungen umgeschrieben und mit den Möglichkeiten der Fassade in die Welt gebracht.
- Serendipität erfordert eine Lebensbewegung voller Forscherdrang, denn erst wenn man sucht, kann man auch etwas entdecken. Durch Scharfsinn lassen sich unerwartete Ereignisse erkennen und in neues Wissen umwandeln.
- Im Bild des Lebens als Entwicklungsspirale gibt es keine Rückschritte, nur ein Vorwärts. Was sich wie ein Rückfall anfühlt, ist in Wirklichkeit ein Schritt nach vorne.
- Individuell auf die Charakterstruktur und körperliche Notwendigkeiten abgestimmte Körperübungen, ergänzt durch kräftigende und beweglichkeitsfördernde Übungen, führen zu einer deutlichen Verbesserung der Körperhaltung und des Gesamtbefindens – sofern sie regelmäßig und konsequent durchgeführt werden.

Kapitel 1.4

Gruppen-Körper-Psycho-Therapie

Interpersonelle Arbeit mit und durch Gruppen

Maria Majce-Egger

»Die Entwicklung eines Kindes braucht ein ganzes Dorf.«
N.N.

In der Bioenergetischen Analyse wird in verschiedenen Settings mit Gruppen gearbeitet. Unterschiedlich ist dabei der Kontext, die Betrachtungsweise und die Nutzung von Gruppensettings und ihren speziellen Dynamiken. Dieser Artikel versucht zu beschreiben, wie sich die Dynamik der gesamten Gruppe entfaltet, wie Zugehörigkeit, Bindung und Nähe entstehen können, und wie sich Kontaktschwierigkeiten der einzelnen Gruppenmitglieder oder Konfliktgeschehen gruppal darstellen. Wie kann die Gruppe – im Sinne Wilfred R. Bions – arbeitsfähig werden und ihr Gemeinsames finden?

Ausgehend von der Annahme, dass es nicht *den* Menschen, sondern nur *die* Menschen gibt (Pluralität), und dass wir immer mehr oder weniger in eine Gruppierung, ein soziales Netz, eingebunden sind und Entwicklungsmöglichkeiten vorfinden oder missen, wird in diesem Artikel die Wirksamkeit von Gruppen im Vordergrund stehen. Denn jede Entwicklung ist durch die Umwelt geprägt. Fähigkeiten und Störungen entstehen im interpersonalen Geschehen und sind deshalb auch im Kontakt bzw. Austausch wahrnehmbar und veränderbar.

Grundlegende Modelle

Bevor ich die konkrete Arbeitsweise mit Gruppen näher beschreibe, möchte ich einige sozialpsychologische, psychoanalytische und interpersonelle Konzepte benennen.

Da die Gruppe als Ganzes etwas anderes ist als die Summe ihrer Mitglieder, ist die Gruppe auch nicht die Summe der individuellen Fähigkeiten und Einschränkungen ihrer Mitglieder. Wenn sich Personen in einer Gruppe zusammenfinden, entsteht ein neues interpersonelles System.

Menschen in Gruppen bilden automatisch ein Netzwerk bewusster und unbewusster Kommunikation. Da Menschen soziale Wesen sind und ihre Entwicklungsmöglichkeiten vom jeweiligen Umfeld abhängig sind, steht kein Individuum außerhalb eines Gruppenkontextes. Psychische Krankheiten bzw. Einschränkungen sind somit ein Hinweis auf Probleme des sozialen Netzwerks. Diese Probleme aktivieren sich in Therapiegruppen, werden dort sichtbar und wirksam. Nach Ulrich Schultz-Venrath und Helga Felsberger (2016, S. 14) ist die Gruppe als zentraler entwicklungspsychologischer Baustein jedoch in den meisten Psychotherapien noch nicht angekommen.

Nach Trigant Burrow, dem Begründer der Gruppenanalyse, kann das sozietäre Wesen Mensch nicht isoliert in Einzeltherapie erforscht und verändert werden, sondern braucht die *Gruppe als Bezugssystem*. Burrow spricht in diesem Kontext von »sozialen Erwartungsfeldern« (Burrow, 2015 [1926]). Über Bezogenheit und Bewegung innerhalb der Gruppe kann die soziale Erwartung jedes einzelnen Gruppenmitglieds und auch seine Gestaltung im sozialen Feld wahrgenommen werden.

Kurt Lewin beschreibt das Verhalten einer Person als Funktion von Person und Feld/Umwelt, wobei das Feld durch anziehende und abstoßende Kräfte entsteht und von anderen Feldern umgeben ist, die Impulse für Veränderungen geben. Die Feldtheorie ist eine Methode, um Kausalbeziehungen zu analysieren: »Eine Gruppe lässt sich als dynamische Ganzheit charakterisieren: das bedeutet, dass eine Veränderung im Zustand eines Teils den Zustand jedes anderen Teils verändert« (Lewin, 1953 [1940], S. 128). Er versteht die *Gruppe als Sozial- und Kräftesystem*, ein autonomes Sozialsystem, das auf die laufenden Abstimmungsprozesse, die sogenannten Rückkopplungsprozesse, seiner Mitglieder zurückzuführen ist. Weiters kennzeichnet er eine Gruppe durch *Kohäsion* – den inneren Zusammenhalt – und durch *Lokomotion* – die organisierte Bewegung in Richtung auf ein Ziel.

Der Feldbegriff wird von Bion (1999 [1961]) aufgegriffen und um den archaischen Bereich des Psychischen erweitert. Der Aufgabenorientierung einer Gruppe wirken unbewusste kollektive Prozesse entgegen, die Bion *Grundannahmen* nennt und die in allen Gruppen auftreten. Dabei laufen reife und frühe (primitive) Mechanismen parallel ab. Die sogenannte *Arbeitsgruppe* orientiert sich dabei an der Realität und widersteht den regressiven Wünschen, während die *Grundannahmegruppe* die Realität ignoriert, regrediert und magische Vorstellungen entwickelt. Überwiegt der zweite Aspekt, verhält sich die Gruppe, als sei sie hilflos oder abhängig oder einer Bedrohung ausgesetzt, der sie mit Kampf oder Flucht begegnen muss, oder sie entwickelt eine gemeinsame utopisch-messianische Hoffnung. Basis für diese Formen der Gruppenregression ist die Bindungsbereitschaft *(Valenz)* in der Gruppe. Demnach ist Bions Modell auch ein psychosomatisches Feldmodell, das typische Kombinationen von somatischen und psychischen Symptomen in Abhängigkeit von sozialen Feldern sieht *(Feldabhängigkeit)*. In diesem *protomentalen System*, in dem Somatisches und Mentales weitgehend undifferenziert sind, können Konflikte sowohl körperlich als auch psychisch zum Ausdruck kommen. »Ein Konflikt kann demnach als Projektion in die Umwelt oder als Projektion ins Somatische verarbeitet werden« (Fliedl, 2002, S. 40).

Auf Bion geht auch das *Container-Contained-Modell* zurück, das sowohl die psychische Entwicklung als auch Austauschprozesse zwischen Personen beschreibt. Dabei versteht Bion projektive Identifikation als frühe Form nicht nur der Abwehr, sondern auch der Kommunikation, d.h. als Vorläufer des Denkens. Die Bezugsperson fühlt die Not des Kindes und antwortet, indem sie die Notlage in Erträgliches umwandelt und benennt. *Containing* bezeichnet dabei die projektive Identifikation und anschließende Bearbeitung durch die Bezugsperson, ist also ein aktiver Prozess des Aufnehmens, In-sich-Bewahrens, Verstehens und Benennens. »Containing durchläuft gewissermaßen eine Evolution *vom ausschließlich Interpersonellen zum Intrapsychischen*, von einer realen Beziehungserfahrung hin zu einer mentalen Struktur« (Crepaldi, 2018, S. 43).

Über die Erfassung der psychischen Entwicklung und der psychischen Realität des Einzelnen beschreibt Bions Container-Contained-Modell auch zwischenmenschliche, affektive Austauschprozesse, z.B. die Umbildung primitiver emotionaler Erfahrungen in abstrakte, dem Denken zugängliche mentale Gebilde.

Im therapeutischen Prozess sind Therapeut*in und Klient*in, Therapeut*innen und Gruppenteilnehmer*innen wechselseitig mit Containing befasst. Wesentlich sind hierbei der intrapsychische Umbildungsprozess und der intersubjektive Austausch, der das Benennen bisher nicht artikulierbarer Erfahrungen bewusst fördert. Diese Form der Begegnung bildet ein intersubjektives Feld. Im Ergebnis führen Containing bzw. eine stimmige Affektspiegelung der Bezugsperson(en) zu einer sicheren Bindung und einer erstarkenden Mentalisierungsfähigkeit (Fonagy & Target, 2007, S. 375).

Hierbei ist Affektspiegelung als mentales Feedback mit Bions Container-Funktion vergleichbar, und Mentalisieren bedeutet die Fähigkeit, bei anderen Menschen wie bei sich selbst Affekte, Wünsche, Gedanken und Überzeugungen, die dem Handeln zugrunde liegen, vermuten zu können.

Auch Sigmund H. Foulkes (1974, S. 32ff.) geht davon aus, dass das soziale Wesen Mensch immer in einen Gruppenkontext eingebunden ist. Für ihn bilden Personen in Gruppen automatisch ein Netzwerk bewusster und unbewusster Kommunikation, wobei die Mitglieder die Knotenpunkte (ähnlich Neuronen) des Netzwerks bilden. Eine psychische Erkrankung weist somit auf Probleme des sozialen Netzwerks der betreffenden Person hin. Das zugehörige Feld – das Gewebe von Kommunikation und Beziehung in einer Gruppe – nennt Foulkes *Gruppenmatrix*. Eine »Gruppe zeigt charakteristische Feldphänomene, die man in den Feldern der Einzelanalyse so in der Regel nicht vorfindet. Es gibt gemeinsame Widerstände der Gruppe, gemeinsame unbewusste Fantasien und kollektive Übertragungsphänomene« (Potthoff, 2022, S. 31). Diese Gruppenmatrix wird durch die Beiträge ihrer Mitglieder bestimmt und entwickelt sich idealerweise im therapeutischen Prozess hin zu einem freien Austausch und psychischer Gesundheit. Übertragungen werden auf der Selbst- und Objektebene transformiert und erreichen dadurch eine andere Qualität.

Lewins Feldbegriff wird auch von Madeleine und Willy Baranger (1993) übernommen und auf die analytische Zwei-Personen-Situation übertragen, die sie als *dynamisches Feld* bezeichnen, in dem beide Personen die jeweils andere beeinflussen und so ein Drittes entsteht. Klient*in und Therapeut*in sind über Resonanzen wie z.B. Aufregung oder Müdigkeit auch auf der Körperebene verbunden. In diesem dynamischen Feld findet ein ständiger Austausch von projektiven bzw. introjektiven Identifizierungen und projektiven Gegenidentifizierungen statt. Später beziehen sich die Barangers auf Maurice Merleau-Pontys Theorie der *Verkörperlichung des Feldes*, »die von einer Feldbindung zunächst auf körperlich-sensorischer Ebene ausgeht, die sich spontan einstellt und unbewusst bleibt« (Potthoff, 2022, S. 40). George Atwood, Bernard Brandchaft und Robert Stolorow (Stolorow et al., 1994) übernehmen später den Begriff des *intersubjektiven Feldes* und sprechen von *Ko-Konstruktionen* im therapeutischen Prozess.

Auch die Postbionianische Feldtheorie von Antonio Ferro und Guiseppe Civitarese (2015) greift den Feldbegriff der Barangers auf und verbindet ihn mit Bions Überlegungen, indem sie eine Erfahrungsverarbeitung nach Bions Container-Contained-Modell zugrunde legt. Das Kind projiziert unerträgliche Erfahrungen (Beta-Elemente) in die Mutter, die sie in umgewandelter, erträglicher Form an das Kind zurückgibt (Alpha-Elemente). In diesem Sinne wirken Therapeut*innen als aufnehmende Container, die das Unerträgliche »verdauen« und in bekömmlicherer Form zur Verfügung stellen. Allerdings können auch Klient*innen Container für Therapeut*innen sein.

Was in der Theorie der intersubjektiven Psychoanalyse das Feld ist, wird in anderen therapeutischen Methoden als *relationale* oder *interpersonale Matrix* (Mitchell, 1988) bezeichnet. Auch wenn diese Denkschulen ursprünglich die Zweierbeziehung in der Therapie im Blick hatten, treffen die Beschreibungen des Dazwischen auch für Gruppen zu (Näheres zur Differenzierung der unterschiedlichen Theorien siehe Potthoff, 2022).

Die neuere intersubjektive Theoriebildung fügt noch eine dritte Dimension hinzu: und zwar das Feld, das durch die Beiträge von Klient*in und Therapeut*in neue, aus der aktuellen Situation heraus entstehende Eigenschaften aufweist. So beschreibt Ferros Konzept des bipolaren Feldes die therapeutische Zweierbeziehung als *potenzielles Feld gegenseitiger Projektionen*. In der Begegnung kommen bewusst und unbewusst Haltungen und Einstellungen, Erwartungen und Zielvorstellungen, Hoffnungen und Ängste, Rollenvorgaben u. v. m. zum Tragen. Sie wirken auf die andere Person, rufen in ihr Reaktionen hervor und schaffen auf diese Weise eine Situation der Bezogenheit. Das entstehende bipolare Feld wird mit zunehmender Begegnungsdauer immer differenzierter ausgearbeitet. Faktoren dafür, dass sich solch ein Feld überhaupt ausbilden kann, sind die Beteiligung beider Personen, Wechselseitigkeit, Kontextabhängigkeit und eine immer wiederkehrende Neuverhandlung.

Die Intersubjektivität ist dabei das Medium, in dem sich der Prozess entfaltet (Ermann, 2017). Was konstruktiv zum Prozessgeschehen beiträgt und was nicht, richtet sich nach dem Entwicklungsniveau des Gegenübers – das Spektrum reicht von eher handelnd über neue Erfahrungen bis zu einer Reflexion bzw. Analyse des Prozesses.

In Gruppen entsteht eine Vielzahl solcher bipersonaler Felder. In der Summe bilden sie das multipersonale Gruppenfeld – ein interaktionelles Feld, das der Gruppe als Resonanzboden dient.

Seit Entdeckung der Spiegelneuronen-Netzwerke durch Giacomo Rizzolatti im Jahr 1999 steht uns eine neurobiologische Grundlage zur Beschreibung von Gruppendynamiken zur Verfügung, die die Konzepte von Lewin, Bion und Foulkes bestätigt und wertvoll erweitert. Demnach ermöglichen motorische und audiovisuelle Spiegelneuronen intuitives Verhalten, indem sie die Aktivität einer Person im Gehirn ihres Gegenübers spiegeln und dadurch die Handlung ohne kognitives Nachvollziehen verstehbar machen. »Analog zu Spiegelungsprozessen im menschlichen Gehirn kann die psychosoziale Induktion in der Gruppe auch als Ausdruck eines gruppalen, sozialen Gehirns verstanden werden« (Sollmann, 2013, S. 155).

Konstitutive Faktoren des intersubjektiven Feldes sind Bi- bzw. Multipersonalität, Wechselseitigkeit im Prozess und Abhängigkeit vom Kontext (vgl. Ermann, 2017, S. 97). Die Idee, wonach sich individuelle Probleme in Gruppen als interpersonelle Beziehungsstörungen zeigen, die dann im Hier und Jetzt der Gruppensituation mithilfe von Resonanzphänomenen transformiert werden können, ist nach meiner Erfahrung sehr hilfreich, um Gruppendynamiken in der Tiefe zu verstehen.

Intersubjektivität ist immer auch *Interkörperlichkeit*. »Die Innenwelt eines anderen kann nur in einem dialogischen Prozess erschlossen werden, der die Selbstwahrnehmung als Mittel der Fremdwahrnehmung einschließt. Wir nehmen andere über resonante Zustände wahr« (Geuter, 2019, S. 8). Doch Resonanz kann nur entstehen, wenn durch die Schwingung des einen Körpers die Eigenfrequenz eines anderen Körpers angeregt wird. Therapie ist ein Raum verkörperter Intersubjektivität. Alles, was in Gruppen eingebracht wird, wartet auf Containing und Resonanz.

Die Gruppe als eigener psychotherapeutischer Faktor

»In dieser interpersonellen Sichtweise […] ist die Beziehung, das Dazwischen, das Feld, das durch Begegnung entsteht, im Fokus der Aufmerksamkeit« (Majce-Egger, 2024, S. 232). Die Komplexität des Systems Gruppe kann als »Feld«, das über Übertragungs- und Gegenübertragungsphänomene hinausreicht, erfasst werden. Dabei ist die Gruppe nicht nur als Rahmen der therapeutischen Arbeit zu verstehen, sondern es findet Therapie *durch* die Gruppe statt. In diesem interpersonellen Ansatz stellen gruppendynamische Prozesse einen eigenständigen psychotherapeutischen Wirkfaktor dar (Yalom, 2005).

In diesem Kontext muss zwischen der »Gruppe«, in der eine Positionierung der einzelnen Mitglieder deutlich wird, und einer »Wir«-Beziehung unterschieden werden. Zugehörigkeit setzt ein Wir-Gefühl und ausreichende Bindung voraus, andernfalls wäre es nur eine zufällige Menge von Personen, die sich im gleichen Raum befinden. Eine Gruppe im engeren

Sinn weist eine innere Positionierung und Differenzierung ihrer Mitglieder auf: Alle Gruppenmitglieder haben eine gemeinsame Haltung gegenüber der sie umgebenden Umwelt entwickelt bzw. können ein gemeinsames Ziel verfolgen, indem sie zum Beispiel gemeinsame Projektionen auf ein Gegenüber, eine andere Gruppe oder eine Idee entwickeln (Schindler, 1964).

Arbeit mit der Gruppe ist eine Analyse sowohl der ganzen Gruppe als auch der einzelnen Mitglieder der Gruppe. »Wir« bedeutet Bezogenheit von Subjekten aufeinander durch Gemeinsamkeit gegenüber einem dritten Etwas, das beide miteinander teilen – etwa ein Gefühl, eine Vorstellung, ein Urteil oder einen Genuss (Dornes, 1997, S. 147f.). Hans Bosse differenziert zwischen *Ich-im-Wir-Störungen* und *Wir-im-Ich-Störungen* und beschreibt, wie kollektive und individuelle Subjektivität miteinander verknüpft ist (Bosse, 2018, S. 28). Was ist die Gabe der Gruppe an den Einzelnen und was die Gegengabe des Einzelnen an die Gruppe? Die Person handelt also gleichzeitig als Ego, als Ich-im-Wir, gemäß ihrem Interesse an Gruppenzugehörigkeit und als Vertreterin der Gruppe, als Wir-im-Ich. Störungen werden unbewusst durch Delegation an Sündenböcke, Externalisierung oder Hoffnung auf Erlösung (siehe Bion!) abgewehrt. Der Fachbegriff der Kohäsion bezeichnet dabei die Qualität eines auf das Wir gerichteten Beziehungsgefüges der Gruppe.

In Ausbildungsgruppen können auch Einzelarbeiten unter Anwesenheit der gesamten Gruppe stattfinden, um einerseits ein Lernen am Modell zu ermöglichen und andererseits das eigene therapeutische Vorgehen als »Fallarbeit« vor der Gruppe zu zeigen. Dies ist in unserer therapeutischen Gruppenpraxis – d.h. im Kontext des bioenergetischen Trainings – jedoch nicht üblich.

Das Spezifische von Gruppentherapie ist jedenfalls, dass sich die Teilnehmenden an die anderen Mitglieder und nicht nur an die Therapeut*innen richten. Miteinander zu kommunizieren – verbal und nonverbal – stellt immer ein gemeinsames Feld her, einen neuen Raum, ein Drittes. Entsprechend sind Gruppen komplexe Interaktionsgebilde, in denen etwas Gemeinsames – das dynamische Unbewusste der Gruppe – entsteht, das durch Resonanz ausgelöst wird und Resonanz auslöst und in körperlichen Reaktionen beobachtet werden kann.

> »Vom Einzelnen aufgebrachte Themen erzeugen bei allen Gruppenmitgliedern eine Wirkung vergleichbar dem Mitschwingen der Saiten eines Musikinstrumentes. Auf welcher Ebene der Einzelne mitschwingt, hängt von

> seinem jeweiligen Entwicklungsstand und seiner aktuellen Problematik ab. Die Resonanz begründet die Ausbreitung eines Themas in der Gruppe und trägt zur Wirksamkeit von Gruppentherapie durch die Bearbeitung gemeinsamer Themen bei« (Potthoff & Wollnitz, 2014, S. 146).

Das Erleben und Verhalten einer Person entsteht in einer komplexen Interaktion mit der Umwelt. Die Anziehungskraft der Gruppe – und somit Bindung und Zugehörigkeit – stellt sich dabei über die gemeinsame Bearbeitung folgender Bereiche her:

- Macht/Einfluss/Mitbestimmung (oben – unten)
- Zugehörigkeit (drinnen – draußen)
- Zuneigung/Intimität (Nähe – Distanz)

Diese drei Dimensionen des Sozialraums Gruppe (Yalom, 1970; Amann, 2001) veranschaulichen mögliche Kernkonflikte der Gruppe im Raum der Aushandlungsmöglichkeiten. Welche spezifische Konfliktkonfiguration in einer Gruppe dominant wird, hängt davon ab, welche soziale Induktion (dynamische Verbindung) zu den anderen Mitgliedern möglich ist (Majce-Egger, 2019, S. 82).

Wie bei jeder Gruppenbildung bringen auch in bioenergetisch-analytischen Gruppen die einzelnen Personen ihre individuelle Geschichte in die Gruppe ein – ihre Einstellungen und Haltungen, ihren Habitus, ihre Wünsche, Bedürfnisse und Ziele und somit ihren persönlichen Grad an sozialer Bezogenheit. »Diese permanent dialektisch verlaufenden Integrationsprozesse kreieren auf der psychologischen Ebene die ›Gruppenatmosphäre‹, auf der muskulären und vegetativen Ebene das ›energetische Feld‹ und primär auf der muskulär-motorischen Ebene den ›Gruppenkörper‹« (Thielen, 2013, S. 48).

Die Grundkonflikte der einzelnen Personen bilden sich in einem dominanten, gemeinsamen Konflikt ab, der sich dann im Gruppengeschehen als Widerstands-, Abwehr- bzw. Schutzphänomen darstellt. Demnach findet die Gruppe (unbewusst) ihre gemeinsame Vermeidungsstrategie, indem sie ein – den meisten Teilnehmenden – bekanntes soziales Feld inszenieren, ihren spezifischen sozialen Körper (Majce-Egger, 2019, S. 85). Beispiele für Kernkonflikte der Gruppe sind u. a.:

- Wunsch nach Sicherheit versus Angst vor Festlegung
- Wunsch nach Leitung versus Angst, manipuliert zu werden
- Wunsch nach Nähe versus Angst vor Zurückweisung

Auf diese Weise wird auch der Grad des gemeinsamen sozialen Groundings in der Gruppe bestimmt (Majce-Egger, 2006).

Kann in einer bioenergetisch-analytischen Gruppe zum Beispiel eine deutliche Bevorzugung der Dimension Nähe/Intimität/Zuneigung beobachtet bzw. wahrgenommen werden, bedeutet das nicht, dass bei allen Mitgliedern dieser bedürfnisorientierte charakterstrukturelle Anteil dominant ist. Vielmehr ist dies ein Hinweis, dass über diese Konfiguration im Hier und Jetzt eine energetische, dynamische, soziale Induktion zwischen den Gruppenteilnehmer*innen möglich ist. Das wäre etwa eine Gruppe, deren Mitglieder viele Wünsche an die Gruppenleiter*innen haben, von diesen viel Unterstützung einfordern und auch erwarten, dass all ihre Wünsche erfüllt werden. Das kann in der Gegenübertragung bzw. im sozialen Feld der Gruppe durchaus schmeichelhaft für die Therapeut*innen sein – sie fühlen sich wichtig und unentbehrlich und sie versorgen ausgiebig. An diesem Beispiel, bei dem die Gruppe in der Abhängigkeit bleibt, zeigt sich die Multipersonalität, die Wechselseitigkeit im Prozess und die Abhängigkeit der Therapeut*innen vom Kontext der Gruppe. Die individuellen Probleme der Gruppenmitglieder zeigen sich indes als interpersonelle Beziehungsstörungen. Obwohl die Therapeut*innen intensiv Hilfe anbieten, entsteht kaum Zufriedenheit in der Gruppe. Entweder verstärken sich Sehnsucht und Forderungen der Teilnehmer*innen, oder es werden zum Beispiel bei einigen Personen angrenzende charakterstrukturelle Anteile deutlich. Letzteres könnte zwar einen Wechsel der Dimension bringen, doch die dominante Gruppenstrukturierung – der orale Gruppenkörper – wird nicht bearbeitet. Hier könnte eine mögliche Interventionsrichtung sein, diese anderen, angrenzenden Anteile aufzugreifen, um den dominanten Anteil zu verdeutlichen, andere Fähigkeiten aktuell erlebbar zu machen und die dominante Gruppenstruktur ins Bewusstsein zu rufen.

Theoretisch kann eine Gruppe folgende Entwicklungsphasen durchlaufen:

- erste Orientierung
- Aushandlung und Differenzierung
- Interdependenz
- gemeinsames Grounding im Gruppenkörper

Dabei kann sie theoretisch alle Charakterstrukturen nutzen. Einer sogenannten gesunden Gruppe – oder, wie wir in der DÖK-Gesellschaft[7]

7 Österreichische Gesellschaft für körperbezogene Psychotherapie – Bioenergetische Analyse (DÖK).

scherzhaft sagen, einer »charakterlosen« Gruppe – stehen alle Charakterstrukturen zur Verfügung, die sie situationsadäquat nutzen kann. Meist zeigt sich aber die Bevorzugung einer oder zweier Strukturformation(en), ein gemeinsamer Hauptkonflikt, eine gemeinsame Abwehrstruktur mit ihrer spezifischen Schutzfunktion (Majce-Egger, 2019, S. 79f.).

»Die seelischen Prozesse des Individuums gelten als von der Gruppe organisiert« (Bosse, 2018, S. 21). Möglich wird dies, weil die Mitglieder der Gruppe sich selbst als Teil der Gruppe internalisiert haben. Jedes einzelne Mitglied fühlt sich der Gruppe zugehörig und hängt in seiner Aktivität von ihr ab. Es kann den Prozess der Gruppe mitgestalten oder sich gegen die Bewegungsrichtung der Gruppe richten, sich verweigern oder dagegen agieren. Da jedes Mitglied unterschiedliche Wünsche an das gemeinsame Gruppengeschehen hat, sind Aushandlungsprozesse (Konflikte) unvermeidlich, um zu einem gemeinsamen Vorgehen zu finden. Durch die Koordinierung der Kräfte in der Gruppe, durch die Abstimmung auf Gemeinsames, kann dann ein Gefühl von Zugehörigkeit entstehen.

Besondere Aufmerksamkeit benötigen Personen, die diese Zugehörigkeit zur Gruppe verweigern, indem sie sich isolieren. Ihnen fehlt häufig die Fähigkeit, ihre Forderungen und Wünsche an die Gruppe zu formulieren bzw. auszuhandeln. So zerstören etwa Traumata die Kohäsionsfähigkeit und damit die Wir-Bildung der betroffenen Person – ihre Fähigkeit zur Zusammenarbeit bricht zusammen, wie die im nächsten Unterkapitel beschriebene Fallvignette eindrücklich zeigt.

Durch die Strukturierung der Gruppe werden seelische Prozesse im Individuum angestoßen. Inszenierungen einzelner Gruppenmitglieder sind somit auch immer Gruppenleistungen. Jedes Gruppenmitglied ist Protagonist*in des gemeinsamen Unbewussten. Jede Äußerung und Handlung einer Person ist gleichzeitig ein individuelles Thema und ein kollektives Thema der Gruppe. In diesem sozialen Feld sind auch die Gruppentherapeut*innen unbewusst Mitwirkende. Daher besteht ein wesentlicher Teil der therapeutischen Arbeit darin, das Gruppengeschehen laufend zu reflektieren und Unbewusstes bewusst zu machen.

Schon Säuglinge sind unbewusst soziale Akteur*innen: Sie handeln rückbezüglich und zielgerichtet, und sie speichern soziale Erfahrungen in ihrem Körper. Sowohl die Gruppenmitglieder als auch die Gruppe als Ganzes haben die Fähigkeit, sich unbewusst zielorientiert zu bewegen. »Die Gruppe kann […] unbewusst zielgerichtet als Akteur handeln, vergleichbar dem noch nicht zur Mentalisierung fähigen Baby oder Kleinkind« (Bosse,

2018, S. 68). Durch diese unbewusste Kommunikation der Gruppe, die körperlich und nonverbal abläuft, wird geklärt, wie die mentale, emotionale, soziale und zeitliche Realität der Gruppe beschaffen sein soll.

Zusammenfassend lässt sich sagen, dass das »dynamische Feld« der Gruppe mehr ist als die Summe seiner Komponenten. Es ist ein Drittes, das im Unbewussten der Beteiligten liegt und durch gegenseitige Einflussnahme und Resonanz koproduziert wird.

Beispiel einer Körperarbeit zu Resonanz und Integration

Ich beschreibe hier eine Sequenz in einer Gruppe, bei der das gemeinsame Erleben und Erforschen der körperlichen und psychischen Resonanzen im sozialen Bezug der Gruppe im Fokus stand. Diese Art der Körperarbeit setze ich häufig als Diagnose-Instrument ein, auch in kürzerer Form als die hier beschriebene, für die ich 45 bis 60 Minuten eingeplant hatte.

Unter Körperarbeit verstehe ich einen bewussten Impuls mit einer bestimmten entwicklungsorientierten Zielsetzung, eine Intervention zur Verdeutlichung und eventuell Unterbrechung üblicher Reaktionsmuster. Körperübungen hingegen sind für mich Bewegungsabfolgen, Körperhaltungen oder Atemmuster, die die Teilnehmer*innen absichtslos wiederholen, bis von selbst ein Wandel eintritt. Beide Formen können in Abstimmung mit dem aktuellen Gruppenniveau und den speziellen charakterstrukturellen Anteilen der Gruppe angeboten werden.

Zur besseren Einordnung muss hinzugefügt werden, dass das hier beschriebene Gruppenseminar kurz nach den durch die Corona-Pandemie bedingten Lockdowns stattfand. Im Anschluss an die Körperarbeit hatten wir geplant, die Gruppen-Rhythmen (Atmung, Bewegtheit, Potenziale) in Abhängigkeit von der aktuellen Umwelt gemeinsam zu reflektieren:

> Nach einführenden Körperübungen, die zur Orientierung im Raum und zum Aufwärmen dienen, führen wir die Körperarbeit ein – langsames gemeinsames Laufen in Takt und Rhythmus. Meine Kollegin und ich starten gemeinsam mit der Gruppe, um einen ersten gemeinsamen Rhythmus zu finden. Die nächste Aufgabenstellung ist, dass jede Person den gemeinsamen Rhythmus verlassen, ihren eigenen Rhythmus zulassen und halten soll, um später in das Gemeinsame zu finden. Nach einer gewissen Zeit steigen wir zwei Therapeutinnen

aus dem Rhythmus aus, lassen die Gruppe ohne uns ihren Rhythmus entwickeln und bestimmen nur die Wechsel zwischen Gruppen- und Einzelrhythmus.

Das Gemeinsame der Gruppe entwickelt sich nur mühsam, es bleibt durchgängig angestrengt und brüchig. Dabei entstehen ein paar eher bizarre Soloauftritte, die jedoch nicht aufgegriffen werden. Die Erleichterung, die ein gemeinsamer Gruppenrhythmus bringen könnte, wird von den Teilnehmer*innen kaum genutzt. Jede*r bleibt für sich – den Impulsen Einzelner wird nur zögerlich gefolgt, sodass sie nach kurzer Zeit wieder verebben. Versuchte »Führung« findet kaum und nur nach längeren, diffusen Rhythmussequenzen statt. Auch der eigene Rhythmus bleibt angestrengt und kann nur von wenigen Teilnehmer*innen zur Entspannung oder Energetisierung genutzt werden. Die Gruppenrhythmen führen kaum zu fließenden Bewegungen. Die Gruppe findet zu keinem Zeitpunkt eine gemeinsame Pulsation, und es bilden sich auch keine Subgruppierungen. Alle Teilnehmer*innen bleiben allein in der Gruppe und folgen konsequent der Aufgabenstellung.

Im dynamischen Feld dieser Gruppe waren die selbstregulatorischen Fähigkeiten, die den einzelnen Personen grundsätzlich zur Verfügung standen, sehr eingeschränkt:

- unbewusste Anziehung war nur auf einem instabilen psychischen Strukturniveau möglich
- Kontakt und Nähe wurden gemieden
- Rückzug und Ängstlichkeit dominierten

»Krisenhafte Ereignisse können kurzfristig oder dauerhaft die Stabilität des Strukturniveaus einer Person beeinträchtigen. […] Charakterstruktur ist nicht immer gleich stabil, sie kann mehr oder weniger brüchig werden, sogar zeitweilig oder ganz zusammenbrechen, desintegriert sein« (C. Pechtl, 2023, S. 100). Da in dieser Zeit nach den Coronalockdowns mehrere Gruppen ähnlich reagierten, wage ich eine diagnostische Einschätzung der Auswirkung der Lockdown-Phasen auf die Einzelnen und ihre Kontaktmöglichkeiten in Gruppen. Durch die Coronakrise wurden die neurotischen Charakteranteile destabilisiert und durch frühere psychische Verarbeitungsmuster verdrängt, sodass die Teilnehmer*innen den Resonanzboden der Gruppe nur eingeschränkt als Halt gebendes Interaktionsfeld nutzen konnten.

Auch die anschließende Paar-Körperarbeit, bei der je zwei Teilnehmer*innen mit vertiefter Atmung »in Zeitlupe« aufeinander zugehen sollten, verdeutlichte die Distanzierung und Scheu vor Begegnung. Die Schutzhaltungen lockerten sich jedoch durch die Unterstützung der gesamten Gruppe, die sich im Kreis um die beiden Protagonist*innen positionierte und gemeinsam vertieft atmete. So wurden zaghafte, berührende Begegnungen möglich. Offenbar konnte die atemunterstützende Gruppe bei dieser Variante der Paar-Körperarbeit als stabilisierender Halt wahrgenommen werden.

> »Gerade durch die verlangsamte Bewegung kommt es zu einer intensiven, in der Regel auch bewusst wahrgenommenen Energiemobilisierung. Dies geht einher mit der Gleichzeitigkeit der Erfahrung von subtiler Auf- und Entladung. Diese dient der (Selbst-)Diagnostik, sowie der Integration von Körper-Selbst-Erfahrung« (Sollmann, 2009, S. 110).

In der folgenden Reflexion wurde die hemmende Wirkung der Pandemie in Bezug auf die Lebendigkeit und ihre Begegnungsmöglichkeiten deutlich. »Oje, so eingefroren sind wir beisammen« – in dieser Aussage einer Teilnehmerin wurde der vorherrschende Überlebensmodus der einzelnen Gruppenmitglieder besonders deutlich.

Das intersubjektive Geschehen, das sich in dieser Gruppe entwickelte, stellte ein Schutzphänomen vor Kontakt (und damit einer möglichen Corona-Ansteckungsgefahr) dar. In der Reflexion konnte der unbewusste Gruppenkonflikt zwischen dem Wunsch nach Nähe und Halt und der Angst vor Nähe und Gefahr bewusst gemacht werden. Die Befürchtungen der Einzelnen führten in der Gruppe zu einer gemeinsamen – anstrengenden – Abwehrhaltung. Offenbar waren die neurotischen Strukturen der Teilnehmer*innen auf ein früheres Strukturniveau abgerutscht. Da die Gruppenidentität jedoch über die Aktivierung gemeinsamer charakterstruktureller Anteile entsteht und vom dominanten Strukturniveau der Gruppenmitglieder abhängt, war diese Gruppe anfangs nicht in der Lage, ihr Miteinander bewusst zu verhandeln oder spielerisch abzustimmen. Stattdessen stellte sich die aktuelle (Un-)Möglichkeit des Gemeinsamen auf der unbewussten Ebene dar.

Die Frage, welche Interventionen in solch einer Situation konstruktiv sein können, hängt stark vom Entwicklungsniveau der Gruppenteilnehmer*innen ab. Frühe Störungen brauchen mehr handelnde Interventionen, um über Neuerfahrungen eine Umorganisation des prozeduralen Unbewussten anzuregen. Im konkreten Fallbeispiel war dies unsere Anregung an die Teilnehmer*innen, durch langsames Aufeinander-Zugehen mit Blickkontakt in Verbindung zu treten. Bei reiferen, neurotischen Störungen stünde die Analyse des Gruppengeschehens im gemeinsamen Dialog im Zentrum. Im konkreten Fallbeispiel war solch eine gemeinsame Reflexion erst nach der zweiten Körperarbeit – dem Aufeinander-Zugehen – möglich.

Diese Fallvignette verdeutlicht, wie die Entwicklung der Gruppenidentität durch eine Aktivierung gemeinsamer struktureller Anteile im Hier und Jetzt ermöglicht wird, in Abhängigkeit und Wirksamkeit der aktuellen sozialen Umwelt. Die Strukturierung des Sozialraums Gruppe erfolgte bevorzugt über die Dimension der Zugehörigkeit, denn alle Teilnehmer*innen machten bei den angebotenen Körperarbeiten mit. Dabei tauchten fast keine Impulse von Macht und Einflussnahme auf, und das Alleinsein wurde einer Annäherung an andere Teilnehmer*innen vorgezogen. Über unbewusste, energetische Austausch- und Abstimmungsprozesse fand diese Gruppe ihre spezifische Vermeidungs- bzw. Abwehrstruktur und formte ihren *Gruppenkörper*. Die Grundkonflikte der einzelnen Personen fanden sich dabei im gemeinsamen Gruppenkonflikt »Wunsch nach Nähe versus Angst vor Ansteckung« wieder. Diese Beobachtungen liegen der Gruppendiagnose zugrunde (Majce-Egger, 2019, S. 85).

Ulrich Sollmann fasst den Prozess und die Dynamik einer körperorientierten Gruppenpsychotherapie unter folgenden Aspekten zusammen (Sollmann, 2006, S. 829):

- das Gruppengeschehen ist als sich wechselseitig bedingender Interpretationsprozess zu sehen
- die Arbeit in der Gruppe basiert auf dem Aspekt der psychosozialen Induktion
- das sich verdichtende Verstehen in der Gruppe wird als therapeutisches Handlungskonzept genutzt

Der Rahmen und die Arbeitsvereinbarung

Wesentliche Voraussetzung für die gemeinsame therapeutische Arbeit ist es, dass die Therapeut*innen zu Beginn die Methodik, die der Bioenergetischen Analyse zugrunde liegt, und das spezifische Arbeitskonzept (z. B. Seminar, Jahresgruppe) vorstellt. Ein Überblick über verschiedene

Arbeitsweisen – z. B. Gruppen-, Triaden-, Paar- oder Einzelarbeit – und die geplante Abfolge von Körperübungen, Körperarbeit bzw. thematischer Arbeit und Gesprächen ergänzt diese Informationen. Anschließend ist die Zustimmung zu einer gemeinsamen Arbeitsvereinbarung einzuholen, welche die situationsabhängigen Funktionen der Trainer*innen/Therapeut*innen (Beraten, Begleiten, Anleiten) und der Teilnehmenden (aktive Mitarbeit) sowie die Arbeitszeiten und Räume (eventuell auch Arbeit im Freien) festlegt. Weiters ist sorgsam zu prüfen, ob alle Gruppenmitglieder körperliche Berührungen erlauben, und es muss klargestellt werden, dass ein ausgesprochenes »Stopp« immer zu berücksichtigen ist. Erst mit dieser Vereinbarung kann die gemeinsame Arbeit begonnen werden. Die verschiedenen Phasen des prozessorientieren Arbeitens im Gruppensetting sind in Tabelle 1.4.1 zusammengefasst.

1. Die Anfangsphase: Diagnostischer Prozess auf Gruppenkörperebene

Personen, die an einer körperorientierten Gruppe teilnehmen, haben unterschiedliche Motivationen, z. B.

- wollen sie Spannungen abbauen,
- wollen sie an körperlich-psychischen Einschränkungen arbeiten,
- wollen sie sich selbst erfahren,
- wurde ihnen die Teilnahme von ihren Therapeut*innen empfohlen.

Was ihre Interessen und Bedürfnisse sind, ist allerdings zu Beginn der Gruppenarbeit unbekannt. Kaum jemand will sich bewusst in die Abhängigkeit einer Gruppe begeben – und doch wird genau diese Gruppe zu wirksamen Veränderungen beitragen.

Auch die Prozessentwicklung der Gruppe ist nicht vorhersehbar. In der Anmeldephase für die Gruppe werden manche Wünsche, Bedürfnisse, Forderungen und Ängste einiger Teilnehmer*innen deutlich und führen zu einer ersten Hypothesenbildung in Bezug auf einzelnen Personen. Die Ankunft und das Eintreten in den Gruppenraum geben dann die nächsten Hinweise. Wird Kontakt aufgenommen? Kommt es zu Begrüßungen und Begegnungen oder bleibt es eher kontaktlos? Letzteres Verhalten hat sich durch die Coronapandemie und die damit einhergehenden Rückzugsnotwendigkeiten eher verstärkt.

Tabelle 1.4.1: Analyse von Gruppenprozessen (Majce-Egger, 2019, S. 89)

Prozessorientiertes Arbeiten	
Erste diagnostische Hypothese	– Gruppenatmosphäre bzw. -stimmung – Dynamik und energetisches Niveau des Gruppenkörpers – charakterstrukturelle Haltemuster und Bewegungsimpulse – Grounding – Ressourcen – Vermeidung – Nähe-Distanz-Regulierung – körperliche Resonanzphänomene
Arbeit an angrenzenden Strukturanteilen	– erfahrbares soziales Grounding in den Charakterstrukturen – Atmung, Stand und Haltung – Bewegung – emotionaler Ausdruck – Verdeutlichung der Ressourcen von Personen und Gruppe → **Sicherheit der Gruppe fördern**
Verdeutlichen und Akzeptieren des Ist-Zustands	– Rhythmen – Raum-Zeit-Muster – psychosoziale Resonanz – Verdichtung oder Defizit? – Gruppenkonflikt und Ambivalenz → **Akzeptieren des Ist-Zustands**
Diagnostische Überprüfung und Hypothese	Charakterstruktur und Strukturniveau: – Aufbau von Struktur – Halt geben oder Widerstandsanalyse und Konfliktarbeit: – Körperarbeit in der dominanten Gruppenstruktur – Gruppenkernkonflikt (personal – interpersonal – gruppal) – Aktivierung, Energetisierung → **Lösen von Blockierungen**
Verdichtung	– Analyse – Reflexion – Wiederholung und Verdichtung → **Umsetzung und Transfer**

Körperübungen

Die ersten gemeinsamen Körperübungen dienen dem Wahrnehmen und Erleben des Ist-Zustands und zur Unterstützung der Akzeptanz dieses aktuellen Zustands. Resonanzphänomene der Gruppenleiter*innen geben erste diagnostische Hinweise darauf, wie die Gruppe mit Themen wie Sichtbarwerden, energetische Ladung, Anstrengung oder Leichtigkeit umgeht:

- Wie ist das Grounding der einzelnen Teilnehmer*innen?
- Wie ist ihre Atmung, Beweglichkeit, Lautstärke, Raumeinnahme, Stimmung?
- Können die Teilnehmer*innen der Anleitung folgen?
- Welche Abweichungen werden sichtbar?
- Welche unbewussten Abstimmungs- und Ansteckungsphänomene treten in der Gruppe auf?
- Bewegen sich alle vergleichsweise kontaktlos und vermeiden eine Verbindung?
- Findet eine unausgesprochene Affektabstimmung innerhalb der Gruppe statt?

Resonanzen der Therapeut*innen

Gegenübertragungsphänomene der Therapeut*innen sind zu reflektieren, da körperliche Resonanzen darauf hinweisen, wie Affekte der Gruppe durch interpersonale Bezogenheit reguliert werden können und was in dieser Gruppe zu erarbeiten ist (Majce-Egger, 2019, S. 91). »Resonanz wird als eine innere Reaktion des Therapeuten beschrieben, die ein körperliches Mitschwingen beinhaltet, und in Verbindung mit dem neurowissenschaftlichen Modell der Spiegelneuronen als Grundlage der Empathie diskutiert« (Geuter, 2015, S. 302):

- Welche Impulse, Gefühle und Empfindungen nehmen die Therapeut*innen bei sich wahr?
- Ist das Arbeiten leicht oder mühsam?
- Welche Bilder und Assoziationen tauchen auf?

2. Die Verdeutlichung des Ist-Zustands – oder die Suche nach dem Gemeinsamen

Jeder Strukturwandel erfordert das Erkennen und Akzeptieren der aktuellen Realität, um Handlungsspielräume zu erweitern und eine Veränderung zu bewirken (W. Pechtl, 1989). Erst wenn das, »was ist«, angenommen werden kann, ist eine sichere Positionierung im Sozialraum Gruppe und Entwicklung möglich. Körperarbeit wird hier als Impuls eingesetzt, der die vorhandenen Fähigkeiten und Einschränkungen verdeutlicht und so die Akzeptanz erleichtert.

Erst nach der Erstdiagnose kann mit der Arbeit an angrenzenden charakterstrukturellen Anteilen begonnen werden. Mit dem (oder den) dominanten strukturellen Anteil(en) zu beginnen, führt erfahrungsgemäß direkt in den Widerstand, ohne dass dafür ausreichendes Grounding der Einzelpersonen sowie der Gruppe bestehen würde. Entsprechend ermöglicht die Arbeit mit den – an die hypothetisch angenommenen Hauptstrukturen – angrenzenden charakterstrukturellen Anteilen der Gruppe die Überprüfung bzw. Korrektur der Erstdiagnose. Zu diesem Zweck greifen Therapeut*innen Inhalte, die den Teilnehmer*innen bekannt bzw. bewusst sind, auf und setzen diese zum Beispiel in szenische Körperarbeit um. Dabei ist sicherheitsgebender, struktureller Halt wesentlich, um Vertrauen aufzubauen und Akzeptanz zu ermöglichen. In diesem Prozess werden sowohl die Fähigkeiten als auch die Einschränkungen der gesamten Gruppe deutlich.

Im Gruppenprozess kann die Kontaktaufnahme bzw. -vermeidung der einzelnen Personen gut bei der Art ihrer Wahl von Partner*innen für Körperarbeiten oder bei Aufgabenstellungen in Paaren, Triaden oder Subgruppierungen beobachtet werden:

- Wer wählt bevorzugt wen?
- Ist die Auswahl beliebig?
- Wer lässt sich wählen, wählt aber nicht selbst?
- Wer bleibt übrig?
- Wen meidet die Gruppe?
- Wen schließt sie aus?
- Womit will sich die Gruppe demnach nicht auseinandersetzen?
- Welche Themen verkörpert diese Person für die Gruppe?
- Werden Paarübungen bevorzugt?
- Wie kommen die Teilnehmer*innen mit der Arbeit in Triaden zurecht?

Die letzten beiden Fragen weisen dabei besonders deutlich auf das vorherrschende Entwicklungsniveau und mögliche Bindungsformen hin.

- Wie kann Resonanz den Partner*innen zur Verfügung gestellt werden?
- Kann empathisch auf den*die Partner*in reagiert werden?
- Kann Mentalisierungsfähigkeit wirksam werden, oder finden bevorzugt projektive Austauschprozesse statt?
- Was ist in dieser Gruppe möglich, und was wird vermieden?
- Wie kann das Feld der Gruppe, die gemeinsame unbewusste Kreation des Dazwischen, eingeordnet werden?
- Verhält sich die Gruppe in Bezug auf die Therapeut*innen abhängig, konflikthaft oder nicht beachtend?

Gruppen strukturieren sich als »ein Kraftfeld, das den einzelnen Personen abhängig von deren eigener Persönlichkeitsstruktur sowohl Handlungsspielraum ermöglicht, wie auch Grenzen setzt. In unterschiedlichen Kontexten können wir unterschiedlich (körperlich) handeln« (Pesendorfer & C. Pechtl, 2018, S. 38). Das bedeutet, dass im Feld der Gruppe – abhängig von ihrer Möglichkeit der Kohäsion und Valenz – nicht alle Anteile der einzelnen Personen wirksam werden können, sondern eine unbewusste Verbindung über gemeinsame Aspekte hergestellt wird.

Im Rahmen der Gruppenarbeit ist abzuklären, auf welchem Strukturniveau die Gruppe ihre charakterstrukturellen Anteile leben und nutzen kann (C. Pechtl, 2023, S. 101):

- gut integriert (neurotisches Niveau) mit reifen Abwehrmechanismen und kontrollierbaren Emotionen bzw. inneren Konflikten,
- mäßig bis gering integriert (Borderline) mit primitiven Abwehrmechanismen und schwer kontrollierbaren äußeren Konflikten bzw. Energieeinbrüchen,
- besteht bei einigen Personen die Gefahr der Desintegration?

Häufig zeigen sich die entsprechenden Auffälligkeiten in Subgruppen besonders deutlich. Die damit verbundenen Einsichten sind dann für die weitere Arbeit in der Gesamtgruppe von Nutzen, indem z. B. Möglichkeiten der unterschiedlichen Strukturniveaus für die jeweils andere Subgruppe erlebbar werden und eventuell als Erweiterung zum Tragen kommen können.

3. Diagnostische Überprüfung und Arbeit an der Erweiterung bzw. Entwicklung

Strukturaufbau

»Niemalsgedachtes und Niegewusstes müssen zunächst belebt werden, um sie dann weiter zu entwickeln« (Tasche & Weber-Steinbach, 2018, S. 194). »Wenn die innere Struktur des Systems brüchig ist oder wird, geht es nicht mehr um das Aufweichen von Grenzen, die Irritation von Überzeugungen, das Konfrontieren mit den körperlichen [...] Widerständen, um das Zulassen intensiverer Emotionen und Konflikte, um Katharsis, sondern um Stabilisierung« (C. Pechtl, 2023, S. 102). Siehe hierzu den Gruppenrhythmus in der oben beschriebenen Fallvignette, bei der eine vorübergehende – von der Umwelt induzierte – Destabilisierung der Gruppe erkennbar ist.

Besonders zu beachten sind in dieser Phase die Wahrnehmung der Affekte und ihrer Spiegelung sowie die Differenzierung zwischen Außen- und Innenwahrnehmung.

In dieser Phase haben Interventionen das Ziel, Halt zu geben, zu stabilisieren und Räume für ein spielerisches Ausprobieren neuer Handlungsweisen zu eröffnen (berühren, um neue Erfahrungen zu ermöglichen). Die Haltung der Therapeut*innen ist dabei ein »da sein« – dabei sein und Unterstützung bieten. Körperarbeit findet bevorzugt in Paaren statt.

Widerstandsanalyse und Konfliktarbeit

Bei stabilen Charakterstrukturen kann erweiternd und als Gegenüber gearbeitet werden, um den emotionalen Ausdruck zu unterstützen. Auf der Gruppenebene kann Raum für Auseinandersetzungen zur Verfügung gestellt werden. Die Haltung der Therapeut*innen ist dabei eher begleitend, bisweilen auch konfrontierend als Gegenüber. Körperarbeit sollte bevorzugt in Triaden stattfinden, da diese Bindungsform produktiv konflikthaft ist.

4. Überprüfung und Verdichtung

Nach jeder Phase der Körperarbeit muss der*die Therapeut*in ihre diagnostische Hypothese überprüfen:

- ➢ Wo gab es Abweichungen?
- ➢ Kam etwas Neues dazu?
- ➢ Welche unbewussten Abwehrmechanismen wurden gruppal sichtbar?
- ➢ Was ist bei der Zielrichtung der Interventionen neu zu beachten?

In einer Als-ob-Situation können Beziehungsmuster inszeniert und umgestaltet werden, wobei auch die nonverbale, körperliche Kommunikation in der Gruppe auf ein interpersonales bzw. auf die Gruppe bezogenes transpersonales Unbewusstes hinweist. Da psychische Krankheit als multipersonales Phänomen zu verstehen ist, kann sie sich in Gruppen besonders deutlich darstellen bzw. durch Vermiedenes oder Fehlendes sichtbar werden. In dieser Phase können Therapeut*innen durch verschiedene Spielformen die Grenzen zwischen Bewusstem und Unbewusstem ausloten lassen, z. B. Improvisieren mit Melodien und Rhythmen, Jam-Sessions, ein zwangloses Zusammenspiel oder Kontakt-Improvisationen. Im gemeinsamen Spiel kann das Gegenüber als getrenntes und zugleich verbundenes Wesen erfahren werden.

Im Sozialraum Gruppe kann der zu bearbeitende Gruppenkernkonflikt deutlich werden. Mit Blick auf die Gruppenentwicklung ist dann zu beachten, dass in allen drei Dimensionen (Macht – Intimität – Zugehörigkeit) Konflikte zu lösen bzw. auszuhandeln sind (Majce-Egger, 2019). Dabei findet Entwicklung gleichermaßen auf der Gruppen-, Beziehungs- und Einzelebene statt, und Entwicklungen auf der einen Ebene unterstützen die Entwicklung auf anderen Ebenen.

5. Reflexion

Nach Paar- oder Triaden-Körperarbeiten ist ein Austausch in der kleinen Formation wichtig, um das Erlebte, das Wahrgenommene und die Resonanz der jeweiligen Partner*innen auch sprachlich zu erfassen und das Gemeinsame zu erkennen. Im Gegensatz zu diesem intimen Gesprächsrahmen ist der Austausch in der gesamten Gruppe vergleichsweise öffentlicher. In der Gruppe können auch Reflexionshilfen angeboten und Wahrgenommenes verdeutlicht werden. Die dabei deutlich werdenden Erweiterungen und Entwicklungen sind dann die Grundlage für die weitere Interventionsrichtung der Therapeut*innen.

Nach jeder Körperarbeit-Sequenz ist von den Therapeut*innen eine Überprüfung des aktuellen Ist-Zustands der Gruppe vorzunehmen – in Form einer »Theragnose«, d.h. einer prozessualen Diagnostik, wonach fortlaufend Hypothesen zur Gruppensituation gebildet werden. Erst auf dieser Basis findet die weitere Interventionsplanung statt. Jeder Intervention folgt die Überprüfung ihrer Wirkung und eine eventuelle Modifikation der diagnostischen Einschätzung. Dabei ist stets die Zielrichtung der gewählten Intervention zu beachten: Ist eine Wiederholung und Verdichtung sinnvoll, oder steht eher die Arbeit an der Differenzierung von Affekten in der Gruppe an?

In der Arbeit mit Gruppen wiederholen sich die Schritte 1 bis 5 fortlaufend. Am Ende der gemeinsamen Arbeit ist eine gemeinsame Reflexion des Gesamtprozesses und der Transfer in die Alltagswelt einzuplanen.

Literatur

Altmeyer, M. & Thoma, H. (2006). *Die vernetzte Seele. Die intersubjektive Wende in der Psychoanalyse*. Klett-Cotta.

Amann, A. (2001). Gruppendynamik als reflexive Vergemeinschaftung. In K. Antons, A. Amann, G. Clausen, O. König & K. Schattenhofer (Hrsg.), *Gruppenprozesse verstehen. Gruppendynamische Forschung und Praxis* (S. 28–39). Leske + Budrich.

Baranger, M. (1993). The Mind of the Analyst: From Listening to Interpretation. *International Journal of Psycho-Analysis, 74*, 15–24.

Bion, W.R. (1999 [1961]). *Erfahrungen in Gruppen und andere Schriften*. Fischer.

Bosse, H. (2018). *Das Verhältnis von Wir und Ich. Erfahrungen aus Gruppenanalyse und Gruppenpsychotherapie*. Psychosozial-Verlag.

Burrow, T. (2015 [1926]). Die Gruppenmethode in der Psychoanalyse. *Gruppenpsychotherapie und Gruppendynamik, 51*(1), 18–27.

Crepaldi, G. (2018). *Containing*. Psychosozial-Verlag.

Dornes, M. (1997). *Die frühe Kindheit. Entwicklungspsychologie der ersten Lebensjahre*. Fischer.

Ermann, M. (2017). *Der Andere in der Psychoanalyse. Die integrative Wende*. Kohlhammer.

Ferro, A. & Civitarese, G. (2015). *The Analytic Field and its Transformations*. Karnac.

Fliedl, R. (2002). Von der Gruppe zum Einzelnen. Eine Einführung in Bions Theorie der Affekte und des Denkens. In B. Dolleschka (Hrsg.), *Visionen und Wege. Jahrbuch für Gruppendynamik und Dynamische Gruppenpsychotherapie, Band 4: Gruppenkompetenz und Einzelarbeit* (S. 27–48). Krammer.

Fonagy, P. & Target, M. (2007). *Psychoanalyse und die Psychopathologie der Entwicklung*. Klett-Cotta.

Foulkes, S.H. (1974). *Gruppenanalytische Psychotherapie*. Kindler.

Geuter, U. (2019). *Praxis Körperpsychotherapie. 10 Prinzipien der Arbeit im therapeutischen Prozess*. Springer.

Geuter, U. (2015). *Körperpsychotherapie. Grundriss einer Theorie für die klinische Praxis.* Springer Verlag.
Lewin, K. (1953 [1940]). *Die Lösung sozialer Konflikte. Ausgewählte Abhandlungen über Gruppendynamik.* Christian Verlag.
Majce-Egger, M. (2006). Group Concepts – Grounding in the Social Environment. *The European Journal of Bioenergetic Analysis and Psychotherapy, 3,* 23–36.
Majce-Egger, M. (2014). Gruppenkörper – der kommunizierende Körper. https://www.bioenergetische-analyse.org/gruppenkoerper-der-kommunizierende-koerper (3.6.2023).
Majce-Egger, M. (2019). Der kommunizierende Gruppenkörper. Bioenergetisch-analytische Arbeit mit Gruppen. In R. Schwenk & C. Pechtl (Hrsg.), *Körper im Dialog. Theorie und Anwendungsfelder der Bioenergetischen Analyse* (S. 77–94). Psychosozial-Verlag.
Majce-Egger, M. (2024). Gruppenprozesse analysieren. Gruppenmodelle – Beobachtung – Prozessanalyse. In M. Majce-Egger, K. Zajec, C. Pechtl & G. Eckert (Hrsg.), *Leben und Denken in Gruppen. Gruppendynamik und Dynamische Gruppenpsychotherapie* (S. 112–133). Facultas.
Mitchell, S.A. (1988). *Relational Concepts in Psychoanalysis. An Integration.* Harvard University Press.
Pechtl, C. (2023). Einbrüche – Ausbrüche. Aktuelle Überlegungen zur Konzeption der Charakterstrukturen. *Körper – Tanz – Bewegung, 11,* 94–106.
Pechtl, W. (1989). *Zwischen Organismus und Organisation.* Veritas Verlag.
Pesendorfer, D. & Pechtl, C. (2018). Praxis der körperbezogenen Beratung. Mensch Arbeit Organisation. *Supervision, 36*(3), 35–40.
Potthoff, P. (2022). *Psychoanalytische Feldtheorien. Auf dem Weg zu einem schulenübergreifenden Paradigma.* Psychosozial-Verlag.
Potthoff, P. & Wollnitz, S. (2014). *Die Begegnung der Subjekte. Die intersubjektiv-relationale Perspektive in Psychoanalyse und Psychotherapie.* Psychosozial-Verlag.
Schindler, R. (1964). Personalisation der Gruppe. In M.L. Edelweiss, R. Tanco-Duque & S. Schindler (Hrsg.), *Personalisation* (S. 67–78). Herder.
Schultz-Venrath, U. & Felsberger, H. (2016). *Mentalisieren in Gruppen.* Klett-Cotta.
Sollmann, U. (2006). Gruppenprozesse in der Körperpsychotherapie. In G. Marlock & H. Weiss (Hrsg.), *Handbuch der Körperpsychotherapie* (S. 828–838). Schattauer.
Sollmann, U. (2009). Zeitlupenbewegung (Slow-Motion-Movement SMM). In M. Thielen (Hrsg.), *Körper – Gefühl – Denken. Körperpsychotherapie und Selbstregulation* (S. 105–113). Psychosozial-Verlag.
Sollmann, U. (2013). Seine Würfel, Deine Couch und ich. Rolle und Funktion von Körper zwischen Psychotherapie und Gesellschaft. In M. Thielen (Hrsg.), *Körper – Gruppe – Gesellschaft. Neue Entwicklungen in der Körperpsychotherapie* (S. 145–159). Psychosozial-Verlag.
Stolorow, R.D., Atwood, G. & Brandchaft, B. (1994). *The Intersubjective Perspective.* Jason Aronson.
Tasche, J. & Weber-Steinbach, R. (2018). *Bioenergetik als mentalisierende Körperpsychotherapie. Beiträge zum psychodynamischen Verständnis einer leibhaften Affektivität.* Vandenhoeck & Ruprecht.
Thielen, M. (2013). Der Körper im Feld der Gruppe. Charakteristika der Körpergruppenpsychotherapie. In M. Thielen (Hrsg.), *Körper – Gruppe – Gesellschaft. Neue Entwicklungen in der Körperpsychotherapie* (S. 41–66). Psychosozial-Verlag.

Yalom, I. D. (1970). *Theorie und Praxis der Gruppenpsychotherapie.* Klett-Cotta.
Yalom, I. D. (2005 [1983]). *Im Hier und Jetzt. Richtlinien der Gruppenpsychotherapie.* btb Verlag.

Biografische Notiz

Maria Majce-Egger, klinische Psychologin und Gesundheitspsychologin, Psychotherapeutin (DG, KP), Certified Bioenergetic Therapist (IIBA), Lehrtherapeutin und -trainerin für Bioenergetische Analyse (DÖK – Österreichische Gesellschaft für körperbezogene Psychotherapie – Bioenergetische Analyse), Lehrtherapeutin für Dynamische Gruppenpsychotherapie (DG), Lehr-Supervisorin, Gruppendynamik-Trainerin (ÖAGG – Österreichischer Arbeitskreis für Gruppentherapie und Gruppendynamik). Publikationen zur therapeutischen und beratenden Arbeit mit Gruppen. Tätig in freier Praxis in Wien.

Webseiten:
https://www.bioenergetische-analyse.org/maria-majce-egger;
https://www.gruppendynamik.oeagg.at

Lernkarte zu Kapitel 1.4

- Jedes Individuum ist in ein soziales Netzwerk eingebunden, das förderlich oder hemmend sein kann. Kein Individuum steht außerhalb eines Gruppenkontexts (Pluralität).
- Eine Gruppe ist nicht die Summe der individuellen Fähigkeiten ihrer Mitglieder, sondern ein neues interpersonelles System (Gruppenkörper).
- Personen bilden in Gruppen automatisch ein Netzwerk bewusster und unbewusster Kommunikation. Dieses Interaktionsfeld wird durch Resonanz ausgelöst und ist auf muskulärer-motorischer Ebene beobachtbar.
- Im interpersonellen Ansatz stellen Gruppenprozesse einen eigenständigen psychotherapeutischen Wirkfaktor dar. Die Gruppe ist ein zentraler entwicklungspsychologischer Baustein, der Erweiterung, Entwicklung und Energetisierung ermöglichen oder behindern kann.
- Die Entwicklungsmöglichkeiten einer Person sind vom jeweiligen Umfeld abhängig. Psychische Einschränkungen und Krankheiten sind ein Hinweis auf Probleme im sozialen Umfeld. Welche Konfliktkonfiguration in einer Gruppe dominant wird, hängt u. a. davon ab, welche dynamische Verbindung zwischen den Gruppenmitgliedern möglich ist.
- Resonanz zwischen den Mitgliedern führt zur Ausbreitung eines Themas innerhalb der Gruppe. Durch Mitschwingen in der Gruppenstruktur werden seelische und körperliche Prozesse des Individuums angestoßen.
- Gruppenidentität entwickelt sich über die Aktivierung gemeinsamer charakterstruktureller Anteile. Je nach Charakterstruktur und Entwicklungsniveau kommt es dabei zu einer Auseinandersetzung mit den drei Dimensionen Macht, Zugehörigkeit und Intimität.
- Die Grundkonflikte der einzelnen Personen bilden sich in einem dominanten, gemeinsamen Konflikt ab, der sich im Gruppenprozess körperlich und sozial als spezifisches Abwehrmuster bzw. Schutzphänomen darstellt. Die Gruppe inszeniert ihren sozialen Körper über Atmung und Bewegung, Energiefluss und Blockierung, Kontakt und Rhythmus.

Teil 2:
Behandlungstheoretische, entwicklungspsychologische und -psychopathologische Kernelemente der psychodynamischen Bioenergetik

In der Bioenergetik der Gegenwart überschneiden sich biologische, psychologische, psychopathologische, behandlungstheoretische und historische Entwicklungslinien. Da es bisher kein bioenergetisch-psychodynamisches Kompendium gab, das diese Linien mit Blick auf die Praxis der Bioenergetischen Analyse (BA) erläutert, war es in der Vergangenheit insbesondere für berufliche QuereinsteigerInnen sehr mühevoll, sich die entsprechenden Kompetenzen anzueignen. Es ist ein besonderes Anliegen dieses Buches, hier Abhilfe zu schaffen. Deshalb widmet sich der zweite Teil dieses Buches den psychodynamischen, strukturell-psychoanalytischen, interpersonalen und humanistischen Wissensbausteinen, welche die Geschichte und Gegenwart der bioenergetischen Praxis prägen und für ein mehrdimensionales Verstehen bioenergetischer Prozesse unverzichtbar sind.

Den Anfang macht mit Jens Tasche einer der beiden Herausgeber dieses Buches. In seinem Essay »Psychodynamisches Verstehen in der Bioenergetischen Analyse« arbeitet er zentrale Begriffe der aktuellen psychodynamischen Theoriebildung heraus und stellt sie bioenergetischen Konzepten gegenüber. Auf dem Hintergrund seiner mehr als 40-jährigen Erfahrung als Therapeut, Coach, Supervisor und Buchautor plädiert er leidenschaftlich für eine selbstbewusste und dabei gleichzeitig diskursoffene BA.

In ihrem Essay »Von der Trieborientierung zur Beziehung – Das Konzept der Charakterstrukturen im Wandel der Zeit« weist Christine Pechtl am Beispiel des Charakterstrukturkonzepts nach, wie aktuell dieses und andere Kernelemente der BA sind, wenn ihre triebpsychologischen Ursprünge präzise hergeleitet, ergänzt und mit psychodynamischen Theorieansätzen verknüpft werden. Ihr innovatives Modell stärkt das Charakterkonzept der BA enorm. Wir sind der Autorin sehr dankbar, dass sie uns neben ihrem immensen Fachwissen auch ihre umfassende Berufserfahrung

u. a. als Sozialarbeiterin, Psychotherapeutin, Supervisorin, Organisationsberaterin, Trainerin und Buchautorin zur Verfügung stellt.

Die Bindungstheorie kombiniert ein überaus schlüssiges entwicklungspsychopathologisches Modell mit einem pragmatischen Diagnoseschema, das sich auf individueller, Gruppen- und Organisationsebene gleichermaßen anwenden lässt und auch angewandt werden sollte, um strukturelle Verbesserungen z. B. hinsichtlich der Konflikt- und Selbstorganisation einleiten zu können. Eine bindungstheoretische Perspektive hatte Dorota Wejner bereits 20 Jahre lang als Managerin, Trainerin, Mediatorin und Change Leader in ihrer Arbeit mit Unternehmen und Organisationen eingenommen. Als Bioenergetische Analytikerin konzentriert sich die Warschauerin in ihrem Essay »Bioenergetische Analyse und Bindungstheorie« nun auf das »bindungstheoretische Kerngeschäft«, d. h. die Ebene der individuellen Entwicklungspsychologie, und zeichnet die grundlegende Bedeutung der Bindungstheorie für alle (körper-)psychotherapeutischen Methoden nach. Dabei arbeitet sie eine Verbindung zwischen den verschiedenen Bindungsstilen und der bioenergetischen Charaktertypologie heraus, die ebenso plausibel wie notwendig für einen zeitgemäßen BA-Ansatz ist. Als Herausgeber der deutschen Ausgabe sind Carsten Holle und Jens Tasche sehr stolz darauf, dass sie Dorota Wejner als Mitherausgeberin sowohl für die englische als auch für die polnische Ausgabe des Buches gewinnen konnten und damit die Internationalität des Projektes nun auch im Herausgeberteam repräsentiert ist.

Die Behandlungskonzepte moderner psychodynamischer Schulen werden heute maßgeblich von der Relationalen Psychoanalyse bzw. der vor etwa 30 Jahren durch sie eingeleiteten intersubjektiven Wende beeinflusst. Wir sind stolz, dass wir Dieter Rau-Luberichs für dieses wichtige Thema gewinnen konnten. In seinem Essay »Der bewegte Körper in Beziehung: Bioenergetik und intersubjektive Psychoanalyse« beschäftigt er sich mit den Möglichkeiten und auch Schwierigkeiten, die durch den relationalen Ansatz entstehen können. Als Körperpsychotherapeut, psychologischer Psychotherapeut, Dozent, Supervisor und Autor untersucht er, gleichermaßen therapeutisch-praktisch wie theoretisch fundiert, die Bedeutung dieses Ansatzes für die Körperpsychotherapie. Sein Beitrag erhellt die brückenbauende Funktion des intersubjektiven Verstehens, wodurch sich vielfältige Optionen für eine methodenübergreifende Konzeptualisierung von Therapie eröffnen.

Mit ihrer Vision der individuellen Selbstermächtigung, ihrem kritischen Blick auf die Gesellschaft als wesentliche Ursache von psychischem Leid und ihrem positiven Menschenbild ist die Humanistische Psychologie bis heute ein wichtiges Fundament der BA. Für die Würdigung der durch sie geprägten psychohistorischen Epoche können wir uns keinen geeigneteren Autor vorstellen als Ulrich Sollmann. Als langjähriger Bioenergetischer Analytiker, Executive Coach in Wirtschaft und Politik, Gastprofessor der Shanghai University und Buchautor beschreibt er in seinem Essay »Bioenergetische Analyse zwischen Tiefenpsychologie und Humanistischer Psychologie – ein Blick zurück« das Zusammenspiel von psychodynamischen und humanistisch-psychologischen Perspektiven und verknüpft dabei den damaligen Zeitgeist mit seinen persönlichen Erlebnissen. So bringt er vor allem jüngeren Generationen das außergewöhnliche Momentum einer Bewegung nahe, die alle therapeutischen Prozesse erlebnisorientiert verstand und eng mit dem Wunsch der Menschen nach persönlichem Wachstum, Sinnfindung und einer besonderen Form gesellschaftlicher Praxis verknüpft war. Ein ebenso fundiertes wie lebendiges Finale dieses Buchteils!

Kapitel 2.1

Psychodynamisches Verstehen in der Bioenergetischen Analyse

Jens Tasche

> »Ich selber wirken? Nein, ich will verstehen. Und wenn andere Menschen verstehen, im selben Sinn, wie ich verstanden habe, dann gibt mir das eine Befriedigung wie ein Heimatgefühl.«
>
> *Hannah Arendt*[1]

Bioenergetische Analytiker[2], die in ihrer therapeutischen Arbeit psychodynamisches Wissen nutzen, stoßen immer wieder auf die theoretischen Differenzen, die zwischen der Bioenergetischen Analyse (BA) und der Psychoanalyse (PA) mit ihren verschiedenen Schulen bestehen. Anhand zentraler bioenergetischer und psychodynamischer Begriffe möchte dieser Essay Gemeinsamkeiten und Unterschiede, die zwischen beiden Ansätzen bestehen, untersuchen und erläutern. Auf diesem Wege will es dazu beitragen, dass das bioenergetische Therapiegeschehen auch aus einer psychodynamischen Perspektive betrachtet werden kann.

Organismische Abwehr und Ich-Abwehrmechanismen

Mit dem Verständnis einer *funktionellen Identität* herrscht im Theoriemodell der BA die Auffassung vor, dass die psychische Entwicklung des Menschen entscheidend durch organismische Abwehrmuster – d.h. eine gleichzeitig körperlich-muskulär und psychisch wirkende Abwehr – geprägt ist. Dabei versteht die BA die Fähigkeit des Menschen, Affekte und Impulse körperlich unterdrücken zu können, generell als eine dem

1 Entnommen aus »Günter Gaus im Gespräch mit Hannah Arendt«, s. https://www.youtube.com/watch?v=iZILhvVX_C0 (6.3.2024).

2 In vorliegendem Beitrag wird das generische Maskulinum verwendet. Die Formulierungen gelten für alle Geschlechter.

Überleben dienende psycho-biologische Funktion, mit deren Hilfe das Versagen von Eltern/Pflegepersonen, insbesondere in den frühen Entwicklungsphasen, kompensiert werden kann. Doch dieser Prozess hat einen Preis in Form von chronifizierten muskulären Blockierungen, die das Affekt- und Impulserleben dauerhaft einschränken und die Entwicklung bzw. natürliche Entfaltung des Selbst behindern.

Die BA ist grundsätzlich davon überzeugt, dass solche Einschränkungen mit jeder psychischen Störung einhergehen. Da sie alle psychischen Leiden – mit Ausnahme von Akuttraumatisierungen – als die Summe kindlicher Versagungserfahrungen versteht, bilden die organismischen Blockaden, die sich als komplexe Muster im Körper, im Selbsterleben und in den sozialen Interaktionsformen des betreffenden Menschen abbilden, den Mittelpunkt des therapeutischen Interesses. Aus diesem Verständnis heraus arbeitet die BA mit einem Cluster von fünf Persönlichkeitstypen, die jeweils durch spezifische körperlich-muskuläre Panzerungen charakterisiert sind. Dabei werden alle charakterlichen Abwehrhaltungen als organismische Deformierungen verstanden, die bioenergetisch durchgearbeitet und aufgelöst werden können. Dieses Behandlungsverständnis eröffnet dem Klienten die Möglichkeit, seine natürlichen Potenziale doch noch vollständig zu entfalten (vgl. Kapitel 1.3 von Magdalena und Gustav Glück).

Auch in den Vorstellungen der PA sind psychische Abwehrmechanismen von Beginn an aktiv – und allmählich akzeptiert die Gegenwartspsychoanalyse auch die Existenz organismischer Abwehrprozesse. So bestätigt die Mentalisierungstheoretikerin Svenja Taubner die Auffassung der BA, wonach körperliche Abwehrmechanismen die frühesten Abwehrformen sind, die ein Kind nutzen kann: »Da der Säugling selbst noch nicht über reife Abwehrstrategien verfügt, wird er negative Affekte durch direktes Verhalten zu regulieren versuchen. Dabei stehen ihm nur rudimentäre[3] Verhaltensprogramme wie Vermeidung, Kämpfe, Einfrieren und selbstverletzendes Verhalten zur Verfügung« (Taubner, 2015, S. 81). Doch trotz der Bedeutung, die zeitgenössische Vertreter der PA affektiv-körperlichen Prozessen zubilligen, wurde die Existenz und Relevanz muskulär organisierter Abwehr bislang noch nicht in die psycho-

3 Der Begriff »rudimentär« (verkümmert, unvollständig entwickelt) wurde hier von Frau Taubner unglücklich gewählt. Ich gehe davon aus, dass sie die ursprünglichen, stark im Biologischen wurzelnden Verhaltensprogramme meint.

analytischen Erklärungsmodelle aufgenommen. Vielmehr begnügt man sich damit, negative vorsprachliche Erfahrungen neurologisch als rechtshemisphärisch entstandene Selbstpathologien zu verstehen, und vertraut darauf, dass diese im Rahmen einer einfühlsamen, Halt gebenden therapeutischen Beziehung gefühlt und anschließend in symbolische Formen umgewandelt werden können.

Gleichzeitig stimmen PA und BA aber grundsätzlich darin überein, dass Abwehrmechanismen der Entlastung vom Impuls- und Affektgeschehen dienen und die soziale Funktionsfähigkeit des Selbst stabilisieren. Dabei konzentriert sich die PA auf die mentalen Fähigkeiten zur Abwehr. Derzeit unterscheidet sie über 30 bekannte Ich-Abwehrmechanismen[4] und differenziert diese nach ihrem Funktionsniveau. Während frühe, unreife Abwehrmechanismen in direktem Zusammenhang mit psychischen Störungen stehen, werden die reiferen Varianten als wesentliche Voraussetzung für ein befriedigendes Selbstwertgefühl und eine hinreichend stabile Arbeits-, Beziehungs- und Liebesfähigkeit betrachtet. Erst eine reife Abwehr macht es möglich, den ständigen Strom von Triebimpulsen in ein sozial funktionsfähiges Selbsterleben zu integrieren (vgl. Kapitel 2.2 von Christine Pechtl).

Aus der Perspektive der PA erfolgt die Transformation der im unbewussten Triebgeschehen wurzelnden Affekte und Impulse in eine vitale, soziale und zielorientierte Lebensgestaltung durch eine Reifung der *intrapsychischen Struktur*, die sich parallel zu den Abwehrmechanismen entwickelt. Entgegen den Annahmen der BA geht die PA davon aus, dass ein Versagen der Eltern/Pflegepersonen nicht zu charakterstrukturellen Deformationen, sondern zu einer Beeinträchtigung der strukturellen Reifung führt. In der Folge stehen dem betroffenen Menschen überwiegend unreife, dysfunktionale Abwehrmechanismen zur Verfügung, was im Allgemeinen mit einer eingeschränkten Konflikt- und Affektregulationsfähigkeit einhergeht. In Abbildung 2.1.1 ist das unterschiedliche Verständnis von Abwehrmechanismen in der BA und der PA nochmals übersichtlich dargestellt.

---

4 Vgl. Wikipedia-Eintrag »Abwehrmechanismus«: http://de.wikipedia.org/w/index.php?title=Abwehrmechanismus (6.3.2024).

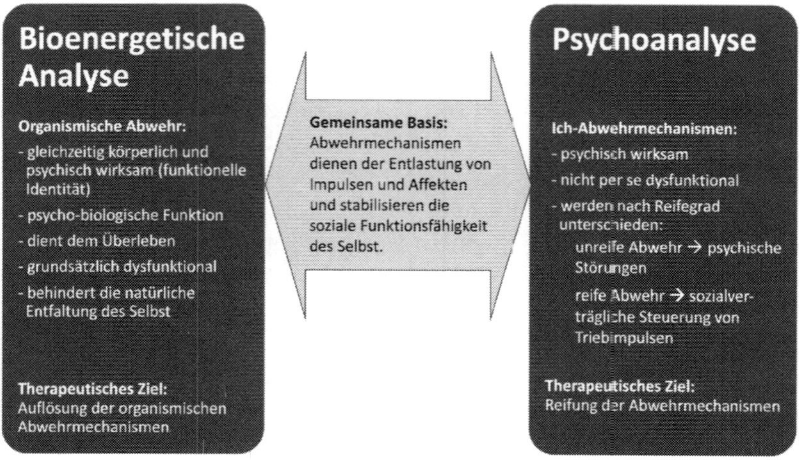

Abbildung 2.1.1: Zum unterschiedlichen Verständnis von Abwehrmechanismen in der BA und der PA

Sexualätiologie

Wie der frühe Sigmund Freud und Wilhelm Reich betrachtete auch Alexander Lowen Sexualität als das Hauptproblem der Menschen. Lange Zeit kämpfte er für die Beibehaltung des psychosexuellen Triebmodells in der BA, d. h. für ein Verständnis, das in Störungen der Sexualität die zentrale Ursache für psychische Leiden sieht. Noch in den späten 1980er Jahren startete er unter dem Titel *Back to Basics* eine Initiative, um das Trainerkollegium des Internationalen Instituts für Bioenergetische Analyse (IIBA) wieder auf die »Sexualätiologie der Neurosen« als zentrales Konzept der BA einzuschwören (vgl. Lowen, 1988, S. 1). Dennoch ist seither in der BA die theoretische und praktisch-therapeutische Auseinandersetzung mit der Bedeutung von Sexualität für die psychische Gesundheit deutlich zurückgegangen. Trotz jüngerer Bemühungen und Initiativen von Bioenergetischen Analytikerinnen wie Helen Resneck-Sannes, Rossana Colonna, Patricia Moselli oder Rosaria Filoni (vgl. Filoni, o. J.) muss wohl festgestellt werden, dass das Thema Sexualität im therapeutischen Alltag der Bioenergetischen Analyse einen erheblichen Bedeutungsverlust erlitten hat (vgl. Resneck-Sannes, 2018).

Charakteranalyse

Die von Lowen entwickelte Typenlehre ist in einer Zeit entstanden, in der die westlichen Gesellschaften noch von einem hochmoralischen Kulturklima geprägt waren. Das zentrale Erziehungsziel war Gehorsam. Die psychische Entwicklung bzw. Reifung des Kindes war von strengen elterlichen, kirchlichen, schulischen und auch allgemein gesellschaftlichen Forderungen und den damit verbundenen Über-Ich-Ansprüchen geprägt. Eine Unterdrückung bzw. Bestrafung von sexuellen Bedürfnissen war weithin akzeptiert. Letztlich bestand Erziehung häufig in nichts anderem »als in einer oberflächlichen Anpassung oder Unterwerfung unter die je vorfindlichen Normen, ohne dass dies zu einer Umbildung der innerlichen Triebstruktur« führte (Brumlik, 2006, S. 168). Die damit einhergehenden Angst- und Wutgefühle ließen bei den Kindern muskuläre Verpanzerungen und ausgeprägte Körperhaltungen entstehen.

Wenn alle Phasen der kindlichen Entwicklung durch eindeutige, gesellschaftlich vorgegebene bzw. akzeptierte pädagogische Forderungen wie »schreien lassen« (schizoid), »nicht verwöhnen« (oral), »Gehorsam durchsetzen« (anal) oder »sexuelle Aktivitäten beschämen und bestrafen« (ödipal) geprägt sind, liegt es nahe, dass eine vergleichsweise einheitliche körperlich-mentale Persönlichkeitstypologie entsteht. Heute, 70 Jahre später, herrscht in den meisten westlichen Gesellschaften jedoch ein im Vergleich zu damals weitaus permissiveres Kulturverständnis, ein völlig veränderter Umgang mit Sexualität und ein Verzicht auf strenge erzieherische Über-Ich-Gebote vor. In der Folge lassen sich die von Lowen beschriebenen Charakterformationen – d. h. die Einheit von emotionalen, sozialen und körperlichen Haltungen, denen bestimmte Stufen der kindlichen Entwicklung zugeordnet werden können – nur noch selten beobachten. Dies stellt die Bioenergetische Analyse vor das Problem, dass sich ein Großteil der Menschen, die gegenwärtig Hilfe in den bioenergetischen Praxen suchen, nicht mehr sinnvoll in Lowens Persönlichkeitslehre einordnen lässt. Ihre muskulären Blockierungen bilden nicht mehr den charaktertypischen Körperausdruck und sie leiden auch nicht mehr vorrangig an den Folgen ihrer unterdrückten Sexualität. Stattdessen korreliert ihre organismische Abwehr mit einer Vielzahl von entwicklungsbezogenen psychischen Störungen, die in der PA auf strukturelle Defizite zurückgeführt werden.

Das Modell der bioenergetischen Charakter-Psychopathologie hat stark an Erklärungskraft eingebüßt und wird von Körperpsychotherapeuten anderer reichianischer Schulen kaum noch genutzt (vgl. Kapitel 2.2 von Christine Pechtl). Offenbar lässt der gesellschaftliche Wandel, der immer schon den Charakter und den Körper des Menschen beeinflusst hat, nicht mehr die aus der Vergangenheit vertrauten Muster entstehen. Kindliche Versagungserfahrungen bzw. das Scheitern an Entwicklungsaufgaben organisieren sich heute anders und bilden andere Cluster. Die Theoriekonzeption der BA droht in eine Sackgasse zu geraten.

Trieb

Während sich die BA bis heute auf Freuds ursprüngliche Trieblehre bezieht, hat diese Lehre in der PA in den letzten Jahrzehnten stark an Bedeutung verloren. Insbesondere die Selbstpsychologie ersetzt die Vorstellung des Triebes durch Lichtenbergs Theorie der Motivationssysteme (vgl. Lichtenberg et al., 2000, S. 13). Unterstützung erhält die traditionelle Vorstellung der BA in jüngerer Zeit aber durch Experten wie den führenden Vertreter der Neuropsychoanalyse, Allan N. Schore, der meint: »Psychobiologische und neurobiologische Studien im letzten Jahrzehnt weisen klar darauf hin, dass das Triebkonzept, das in den letzten 20 Jahren vernachlässigt wurde, wieder in das zentrale Konstrukt der psychoanalytischen Theorie eingeführt werden sollte« (Schore, 2007, S. 207).

Doch auch, wenn die BA durch diese Forschungsergebnisse auf eine naturwissenschaftliche Bestätigung ihrer Methode hoffen kann, besteht ein wesentlicher Unterschied zwischen der Konzeptualisierung des Triebes bei Freud und bei Reich. Während Freud in seiner Schrift *Das Unbehagen in der Kultur* den Triebverzicht als notwendiges und wesentliches Merkmal der Zivilisationsentwicklung beschreibt (vgl. Freud, 1930a, S. 486ff.), war für Reich ein Fortschritt der Zivilisation an die ungehemmte Entfaltung des Triebes gebunden. Aus Reichs Sicht beinhaltet der Sexualtrieb eine libidinöse Moral, die unter humanen Bedingungen ein allumfassendes, soziales, spontanes sowie lust- und liebevolles Miteinander ermöglicht. Aus seiner Sicht werden diese natürlichen Triebbestrebungen in den modernen Gesellschaften durch die Ausbeutung des Menschen deformiert und der Einzelne ist gezwungen, sich einer ihm fremden Moral zu unterwerfen, was zur Unterdrückung der ursprünglichen Selbstverwirklichungsimpulse führt und für das Entstehen von psychischen Störungen verantwortlich ist (vgl. Kapitel 2.4 von Dieter Rau-Luberichs).

Die Vorstellung eines menschlichen Triebes, der – wenn man ihn nur lässt – in umfassender Weise Impulse und Affekte des Selbst zu regulieren vermag, scheint bis heute das Denken in der BA zu prägen. Vermutlich ist sie von Reichs freudomarxistischen Überzeugungen und der damit verbundenen Utopie einer freien und gleichen kommunistischen Gesellschaft nicht zu trennen. Doch Utopien sind immer Ausdruck des Zeitgeistes; jede Epoche entwickelt ihre eigenen Vorstellungen vom Menschen und vom idealen Leben (vgl. Kapitel 4.4 von Jens Tasche).

Selbst

Abwehr und Trieb begründen in der BA die Vorstellung von einem Selbst, das als identisch mit dem Körper verstanden wird. Folglich besteht die BA auf der zentralen Rolle, die der Körper bei der Entstehung von Psychopathologien spielt. Auch hier darf sie sich durch die Neuropsychoanalyse bestätigt fühlen, die fordert: »Der biologische Organismus, der Körper, sollte in den Kern der Selbstpsychologie eingebaut werden« (Schore, 2007, S. 154).

Vermutlich gehen heute alle Schulen der PA davon aus, dass das Selbst aus einer primären Matrix auftaucht und durch reale Erfahrungen geprägt wird (Milch, 2006, S. 86) und dass »für das Auftauchen des Selbst mehr erforderlich ist als angeborene Tendenzen, Erfahrungen zu organisieren. Erforderlich ist die Anwesenheit von Anderen – technisch als *Objekte* beschrieben –, die bestimmte Erfahrungen zur Verfügung stellen, die das Auftauchen und Weiterbestehen des Selbst ermöglichen« (Schore, 2007, S. 152).

Die Wichtigkeit der versorgenden Umwelt für eine »gesunde« (Selbst-) Entwicklung wird von der BA und der PA gleichermaßen betont. Dennoch bestehen in Bezug auf die Konzeptualisierung des Selbst deutliche Unterschiede. So bilden in der BA Trieb, Körper und Selbst eine Einheit, die sich im Rahmen der kindlichen Entwicklung in ständigem Austausch mit der Umwelt durch die orale, anale und ödipale Entwicklungsstufe hindurch entwickelt. Ein Versagen der Umwelt führt in dieser Vorstellung zu einer Hemmung der affektiven Ausdrucks-, Erlebnis- und Kommunikationsmöglichkeiten. Dabei wird die Funktion der Affekt- und Beziehungsregulation zwar gehemmt, aber nicht geschädigt. Vielmehr gehört diese Funktion im Verständnis der BA zum biologischen Kern des Menschen. Sobald die organismischen Blockaden aufgelöst sind, entsteht eine Balance zwischen Grounding, Ausdruck und Containment, und eine natürliche Affektsteuerung kann sich entfalten. Dieses entwicklungspsychologische Modell lässt das Konzept einer intrapsychischen, zur Bewertung und Regulation von Impulsen bzw. Affekten fähigen Struktur, wie sie die Vorstellungen des Selbst in der PA prägt, tatsächlich überflüssig erscheinen.

Die abweichenden Selbstkonzepte in der BA und der PA führen insbesondere dazu, dass affektregulatorischen Kompetenzen sehr unterschiedliche Bedeutungen für die Entwicklung psychischer Störungen beigemessen werden. Im Gegensatz zur BA nehmen die aktuellen Konzepte der PA überwiegend an, dass die frühen Pflegeleistungen der Bezugspersonen vor allem für den Aufbau intrapsychischer Fähigkeiten benötigt werden. Durch ein Umweltversagen wird also nicht die Entfaltung, sondern die *Reifung* des Selbst gestört – mit strukturellen Defiziten als Folge. So geht die moderne PA davon aus, dass bereits früheste, vorsprachliche Interaktionen als Beziehungserfahrungen internalisiert werden und Repräsentanzen formen, die als Modell für den zukünftigen sozialen Umgang mit den eigenen Affekten und Bedürfnissen dienen. Dieser basale Wachstumsprozess, den die PA unter dem Oberbegriff *Entwicklung struktureller Fähigkeiten* zusammenfasst, ist für die psychische Reifung des Kindes unverzichtbar und bildet die Bausteine der psychischen Struktur (vgl. Kapitel 1.1 von Reinhard Weber-Steinbach). In Tabelle 2.1.1 sind die wesentlichen Unterschiede zwischen BA und PA mit Blick auf Trieb, Abwehr, Selbst und Struktur übersichtlich zusammengefasst.

Affektregulation

Die Fähigkeit, Affekte und Beziehungen angemessen zu regulieren, gilt heute in der PA als Schlüsselkompetenz, wenn es um die Vermeidung von psychopathologischen Entwicklungen geht. Diese Auffassung wird von Schore gestützt: »Sowohl klinische Untersuchungen als auch Forschungsmodelle betonen [...] nicht nur die Wichtigkeit des Affekts, sondern auch der Affektregulation in der psychologischen und biologischen Entwicklung« (Schore, 2007, S. 163). Und der niederländische Psychiater Bessel van der Kolk formuliert eindeutig, dass »fast alles psychische Leiden in irgendeiner Form entweder etwas mit dem Aufbau funktionstüchtiger und befriedigender Beziehungen oder mit Problemen hinsichtlich der Regulierung von Erregungszuständen zu tun hat« (van der Kolk, 2018 [2015], S. 96).

Tabelle 2.1.1: Zusammenfassung der wesentlichen Unterschiede zwischen BA und PA

	Bioenergetische Analyse	Psychoanalyse
Trieb	– Befreiung des Triebes – beinhaltet die natürliche Regulation von Affekten	– Triebverzicht lässt eine intrapsychische Struktur entstehen, mit deren Hilfe Affekte regulierbar werden
Abwehr	– organismische Abwehr entlastet das Selbst, führt jedoch zu körperlichen und seelischen Deformierungen	– Ich-Abwehrmuster entlasten das Selbst – unreife Formen sind Ausdruck von psychischen Störungen – reife Formen sind Ausdruck gesunder Stabilität
Selbst	– entfaltet sich durch Beachtung kindlicher Rechte – ein Umweltversagen (Trauma, Konflikt, Mangel) kann zu Charakterpathologien führen	– reift durch Beziehungserfahrungen und Bildung intrapsychischer Repräsentanzen – ein Umweltversagen (Trauma, Konflikt, Mangel) kann zu strukturellen Defiziten führen
Struktur	– ist identisch mit dem Selbst – kann nur Charakterdeformationen und keine behandlungsbedürftigen strukturellen Defizite aufweisen	– ist Ausdruck des Selbst – kann strukturelle bzw. behandlungsbedürftige Defizite aufweisen

Auch aus einer psychodynamischen Perspektive ist die Auflösung von Ich-Abwehrmechanismen wichtig. Im Gegensatz zur BA nimmt die PA aber nicht an, dass dies zu einer natürlichen Affektregulation führt. Vielmehr stellt sie die für den Aufbau intrapsychischer Instanzen erforderliche *therapeutische Beziehung* in den Mittelpunkt ihres Denkens. So werden die meisten Psychoanalytiker vermutlich der Auffassung ihres Kollegen Charles Spezzano zustimmen, für den die

> »analytische Beziehung heilt, indem sie sich die Methoden der Verarbeitung und Affektregulierung, auf die sich der Patient zum psychologischen Überleben verließ, zu eigen macht und sie dann verändert. Der Mechanismus dieser Veränderungen besteht aus einer – im Vergleich zu vorher – verbesserten Affektregulation mit Hilfe der Analyse, mit anschließender Modifikation dessen, was man, klassisch ausgedrückt, als die unbewussten affektregulatorischen Strukturen des Patienten bezeichnen könnte« (Spezzano, zit. n. Schore, 2007, S. 55).

Diese Betrachtungsweise wird insbesondere dann wichtig, wenn dem erlebten Leiden Erfahrungen zugrunde liegen, die zwar körperlich-affektiv repräsentiert sind, jedoch keine semantische Struktur gefunden haben (vgl. Ermann, 2014, S. 106). Für solche Fälle verfügt die BA zwar über ein beeindruckendes Repertoire zur Mobilisierung vorsprachlicher Affekte (vgl. Kapitel 1.2 von Renate Schwenk), aufgrund ihres Heilungsverständnisses ist ihre Behandlungstechnik jedoch nicht auf Integrations- bzw. Transformationsprozesse, wie sie für die strukturelle Reifung erforderlich sind, ausgerichtet. Vielmehr vertraut die BA auf die tiefe, mitfühlende Begegnung zwischen Therapeut und Klient, welche die Mobilisierung der vorsprachlichen Erfahrungen begleitet. Im Verständnis der BA reichen *Gesehenwerden* und die *Anerkennung des frühen Leids* aus, um die jedem Menschen innenwohnenden Selbstheilungskräfte zu aktivieren.

Selbsterleben und optimale Frustration

Die körperliche Basis von Affekten wird heute in der PA nicht mehr bestritten und ist durch jüngere neurobiologische bzw. psychoanalytische Forschungsergebnisse bestätigt. So betont der Neurowissenschaftler Antonio R. Damasio, dass »Emotionen eine ausdrucksvolle Erscheinungsform der Triebe und Instinkte seien« (Damasio, zit. n. Schore, 2007, S. 44), und Schore stellt fest, dass das Ich nur »im Kontext eines ganzheitlichen psychobiologischen Organismus funktioniert« (Schore, 2007, S. 217). Schore ist ganz einer Meinung mit Marta Kutas und Kara D. Federmeier: »Wir nehmen Informationen über unsere Körper auf und interagieren mit der Welt, und unsere Körper verändern sich mit der kognitiven und emotionalen Verarbeitung« (Kutas & Federmeier, zit. n. Schore, 2007, S. 287).

Eine ganze Reihe von – insbesondere jüngeren – Klienten schließen jedoch einen großen Teil ihres Selbsterlebens aus diesem Interagieren mit der Welt aus. Zwar haben sie durchaus Zugang zu ihren Affekten, doch sie scheitern daran, für sich ein Lebensgefühl zu gestalten, in dem das angestrebte Selbstwertempfinden mit ihren Wünschen nach Erlebnisintensität, Autonomie und Bindungssicherheit stabil verbunden ist. Ihre Gefühlswelt nehmen sie nicht als Chance, sondern eher als eine Behinderung beim Erreichen ihrer Lebensziele wahr:

Der 24-jährige Kevin, ein gut aussehender, sportlicher und lebendig wirkender junger Mann, kann sich zu Recht als erfolgreicher Verführer betrachten. Er hat keinerlei Schwierigkeiten, soziale oder sexuelle Kontakte zu knüpfen. Allerdings erlebt er sich als unfähig, diese Kontakte in dauerhafte Beziehungen bzw. ein stabiles persönliches Netzwerk zu überführen. Spannungen und Unlust stellen für ihn eine unerträgliche Belastung dar, da sie die Gefahr einer Konfrontation mit seinen inneren Verlassenheitsängsten verstärken. Er ist überzeugt, dass das Leben nur Sinn macht, wenn er Wege findet, sich von dieser »dunklen Seite« seines Erlebens zu befreien. Frauen, Männer, Drogen, Gruppen und auch die bioenergetische Körperarbeit sieht er vorrangig als Angebote, die er konsumiert, um sich nicht tiefer fühlen zu müssen. Sein Leben wirkt intensiv, stellt aber eine Flucht vor einer emotionalen Realität dar, die er weder ertragen kann noch will. Auch mangelnde Bestätigung führt ihn nicht zu einer Konfrontation mit seinem inneren Zustand, sondern lässt ihn regelmäßig in starke narzisstische Depressionen fallen, aus denen er sich nach einiger Zeit durch neue Verführungs- bzw. Konsumanstrengungen wieder herauskämpft.

Auf mein Angebot, sich tiefer mit seinen Verlassenheitsängsten auseinanderzusetzen und diese im Rahmen einer therapeutischen Beziehung durchzuarbeiten, reagiert Kevin mit Unverständnis. In seinem Abwehrkonzept hat auch der Bioenergetische Analytiker eine Funktion: Er soll ihn von allem, was die Erfüllung seiner narzisstischen Ideale blockiert, befreien. Für einen therapeutischen Bündnispartner, der ihm hilft, Spannungen und Unlust als Teil von Beziehungen zu erleben und zu ertragen, kann er in seinem Kosmos keinerlei Bedarf erkennen.

Für identitätssuchende, ich-orientierte Klienten wie Kevin reicht es nicht mehr aus, wenn der Bioenergetische Analytiker einen körpertherapeutischen Zugang zu den eingefrorenen Affekten anbietet – zumal ungelebte Affekte bei Weitem nicht mehr in dem Ausmaß zu muskulären Blockaden führen, wie es vor 70 Jahren die Regel war. Kevin leidet nicht an einem starren Charakterpanzer. Auch eine Verweigerung kindlicher Rechte, wie sie noch vor ein paar Jahrzenten die Alltagskultur in der westlichen Welt bestimmten, lässt sich bei ihm nicht beobachten. Sein Störungsbild kann eher durch einen Mangel an *optimaler Frustration* erklärt werden.

Das Konzept der optimalen Frustration durch die Eltern ist von Heinz Kohut in den Theoriekorpus der PA eingeführt worden. Es »erlaubt [...] dem Kind, diese idealisierten Elternimagos und das Größen-Selbst langsam abzubauen und in seine reifenden psychischen Strukturen zu überführen« (Tiedemann, 2007, S. 256). Im Fall von Kevin ist dieser Transformationsprozess nicht gelungen. Kevin wird in seinem Erleben weiterhin von einem kindlich-narzisstischen Größen-Selbst bestimmt – das ihn allerdings nicht vor den normativen Ansprüchen seiner Umwelt und den damit verbundenen Konflikten schützt.

Kevins Belastungen haben aber nichts mehr mit kirchlich-religiösen Geboten oder tradierten Erziehungsvorstellungen zu tun. Vielmehr handelt es sich großteils um aktuelle, gesellschaftliche und überwiegend über soziale Netzwerke vermittelte Forderungen, deren korrekte Einhaltung über die Zugehörigkeit zur favorisierten Subkultur und damit über die Stabilisierung des Identitätsgefühls entscheidet. Dabei verfügt die virtuelle Gemeinschaft über ein beachtliches Instrumentarium an Disziplinierungsmitteln: *Cancel-Culture*, *Ghosting* und der Vorwurf des *Gaslightings* oder *Bashings* sind neue Formen der Sanktionierung, die die individuelle Selbstorganisation und die Affektregulation in erheblichem Umfang belasten.

Für zahlreiche jüngere, ihre eigene Identität suchende Klienten stellen nicht internalisierte, sondern *externe* oder auch *externalisierte Forderungen* ein massives Konfliktpotenzial dar. Der Umgang damit ist nicht nur schwierig, weil ein Großteil der digital vermittelten Forderungen zu Themen wie Klima, Rassismus oder Gender intellektuell bejaht wird, sondern auch, weil das kollektive Über-Ich weniger einschränkende Gebote formuliert und eher in massiv-rigider Form einen korrekten Umgang mit Freiheit und Wahlmöglichkeiten fordert. So darf sich Kevin geschminkt und im Kleid durch die Welt bewegen und mit Unterstützung der gesamten Internetgemeinschaft Akzeptanz dafür einfordern, während das Tragen von Dreadlocks eine Ächtung seiner Community wegen kultureller Aneignung zur Folge haben könnte. Dieses kollektive Über-Ich verbindet hypermoralische Anforderungen mit einem vielfältigen Angebot von Lebens-, Arbeits- und Geschlechtervarianten. Neue Konzepte, die eine Befreiung des Triebes von der traditionellen Einbettung in eine liebevolle, monogame Partnerschaft versprechen, stehen zur Verfügung. Heute werden *Polyamorie*, *Situationship* oder *Friendship with Benefits* als legitime Formen der sexuellen Selbstverwirklichung verstanden.

Die Verbindung von Moral und Wahl stellt jedoch auch massive Anforderungen an die Affektorganisation bzw. -regulation – und trifft dabei nicht selten auf Menschen, die durch eine strukturelle Unreife, einen Mangel an Selbstvertrauen und eine geringe Fähigkeit, Gefühle von Ablehnung, Trennung und Verlassenheit bewältigen zu können, geprägt sind. Wer nicht in der Lage ist, die Ansprüche und Forderungen der Jugendkultur mit der verlangten, Selfie-geeigneten performativen Leichtigkeit zu erfüllen, hat versagt. Entsprechend verändert sich die psychophysische Abwehr. Heute wird die nicht abgeführte Triebenergie viel weniger in muskulären Blockaden gebunden, sondern sie wird – ähnlich wie das Über-Ich – externalisiert. So bestimmen Ablenkungen in vielfältiger Form die psychische Abwehr. Nicht selten verlagern sich große Teile der eigenen Identität in die virtuelle Welt des Internets (vgl. Kapitel 4.2 von Martin Herberhold). Auch sind – neben dem bereits seit Jahrtausenden bewährten Konsum stimmungsaktivierender Substanzen – mediale Angebote wie Internetspiele, YouTube, TikTok oder digitale Kontaktbörsen zu unverzichtbaren Formen der Spannungsregulation geworden.

Doch unreife Abwehrmuster sind dysfunktional. So ist das Selbsterleben vieler jüngerer Menschen hauptsächlich geprägt von depressiv-resignativen Affektzuständen und der Unfähigkeit, Unlust zu ertragen bzw. zu überwinden – was dann auch meist der Anlass ist, warum sie die Praxis eines Bioenergetischen Analytikers aufsuchen.

Trotz der Vielzahl von sexuellen Kontakten ist Kevin weit davon entfernt, eine für sich selbst befriedigende Lebensform gefunden zu haben. Seine Selbstpathologie besteht vorrangig in einer Unfähigkeit, Trennungen und Abschiede zu ertragen. Dieses Defizit ließ bei ihm zwar keinen charaktertypischen Körperausdruck entstehen, doch seine Angst führt dazu, dass er sich ständig vor einer Vertiefung seiner Kontakte schützen muss.

Bioenergetische Übungen führen durchaus zu einer affektiven Belebung und auch regressiven Wünschen, mit denen sich Kevin bereitwillig in Gruppen und Workshops einbringt. Eine tiefere Auseinandersetzung mit seinen unbewussten, affektregulatorischen Strukturen gelingt dabei jedoch nicht. In einem flexiblen Zusammenspiel schützen organismische und unreife Ich-Abwehrmechanismen Kevin vor der bewussten Wahrnehmung unerträglicher Enttäuschungen, aber auch vor dem Zusammenbruch eines Selbstkonzepts, das in seiner unbewussten Vorstellung für sein Überleben unbedingt erforderlich ist.

Störungsmodelle

Der kulturelle und gesellschaftliche Wandel hat den Fokus körperpsychotherapeutischen Handelns von der Mobilisierung auf die Regulation der Affekte verschoben. Dies stellt die BA vor neue theoretische und praktische Herausforderungen. Auch wenn der führende Vertreter der Relationalen Psychoanalyse, Stephen A. Mitchell (2003, S. 29), die triebpsychologischen Vorstellungen der BA durch seine Aussage »Der Trieb bezeichnet [...] eine körperbezogene sexuelle oder aggressive Strebung, die in dichten, affektiv gefärbten Interaktionen mit den frühen Bezugspersonen geformt wird« bestätigt, stellt die bioenergetische Beschränkung auf Charakterpathologien und die Vorstellung einer Trieb-Körper-Selbst-Einheit ein großes Hindernis für die therapeutische Arbeit dar, wenn es um den Aufbau affektregulierender Strukturen geht. Vermutlich ist das moderne Störungsverständnis der PA, wonach intrapsychische Konflikte, traumatische Erfahrungen und mangelnde Unterstützung beim Aufbau affektregulierender Strukturen die psychische Entwicklung gefährden, längst ein selbstverständlicher Teil der bioenergetischen Praxis geworden (vgl. Kapitel 1.2 von Renate Schwenk und Kapitel 2.2 von Christine Pechtl). Bestandteil der bioenergetischen Lehre ist diese Perspektive, die die charakteranalytische Konzeption hervorragend ergänzt, jedoch nicht.

Konfliktbedingte Störungen

Wie bereits erwähnt, basiert Lowens gesamtes entwicklungspsychologisches Behandlungsverständnis auf der triebpsychologischen Annahme der *Sexualätiologie der Neurosen*, d. h. auf der Vorstellung, dass psychische Störungen in der Unterdrückung der menschlichen Sexualität wurzeln (vgl. Tasche, 2016, S. 24f.). Basierend auf diesem klassischen Modell geht die BA davon aus, dass

- ein entwicklungsgeschichtlicher Mangel an Möglichkeiten zur Triebbefriedigung chronische Spannungen zur Folge hat,
- energetische Entladungen diese Verpanzerung und damit den psychosexuellen Konflikt auflösen,
- Heilung in dem Maße entsteht, in dem der ursprüngliche, freie Fluss der Triebenergie wieder erfahrbar wird.

Auf diese Weise kann der erwachsene Klient sein *wahres Selbst* erleben, sich von den verinnerlichten elterlichen Ansprüchen befreien und eine natürlichere, stärker mit den eigenen Affekten verbundene Haltung gegenüber dem Leben einnehmen.

Die intensiven Gefühle und Körperempfindungen, die im Rahmen der bioenergetisch-kathartischen Prozessarbeit durchlebt, durchlitten und zum Ausdruck gebracht werden (vgl. Kapitel 1.3 von Magdalena und Gustav Glück), sind das Ergebnis einer Auflösung bzw. eines Zusammenbruchs der organismischen Abwehr. Sie zeigen eindrücklich, welche Rolle der Körper für die Affekte bzw. Affektregulation spielt. Häufig gehen sie – zumindest für kurze Zeit – mit einem hohen Maß an gefühlter Vitalität einher, sodass der Protagonist eine Vorstellung davon bekommt, in welch enormem Ausmaß er seine affektive Lebendigkeit unterdrückt und wie viel seines Potenzials er ungenutzt lässt.

Während also die BA von einer *Triebunterdrückung* ausgeht, nimmt im Verständnis der PA der *Triebverzicht* eine zentrale Rolle ein. Entsprechend werden auch konfliktbedingte Störungen abweichend konzeptualisiert: Die PA versteht darunter alle intrapsychischen Spannungen, die im Kontext von Freuds zweitem topischen Modell zwischen dem Ich und dem Es, dem Ich und dem Über-Ich und dem Es und dem Über-Ich entstehen können (vgl. Tyson & Tyson, 1997, S. 123). Grundsätzlich sieht sie in diesen intrapsychischen Konflikten den Motor für die Selbstentwicklung. Aus Sicht der PA ist der Mensch bipolar aufgebaut und die »Entwicklung des Einzelnen stellt einen dialektischen Prozess dar, innerhalb dessen diese potenziell unvereinbar erscheinenden Gegensätzlichkeiten bzw. Bipolaritäten immer wieder integriert oder – besser gesagt – ausbalanciert werden, wodurch Erneuerung, Dynamik, Fortschritt und Differenzierung gewährleistet sind« (Mentzos, 2009, S. 29).

Zu Konflikten kommt es u. a., wenn am Lustprinzip orientierte Triebabkömmlinge – also affektive Impulse – in das Bewusstsein treten, nach unmittelbarer Bedürfnisbefriedigung streben und dabei auf bereits verinnerlichte bzw. aktuelle unlusterzeugende Ansprüche der Umwelt oder auch auf ein reales Versagen treffen. In der Folge werden Triebwünsche verdrängt bzw. unbewusst gemacht, weil ihr Bewusstwerden Angst, Beschämung oder schuldhafte Gefühle nach sich ziehen würde (vgl. Storck, 2018, S. 103). Diese vermeintlich unerträglichen Impulse müssen durch die Entwicklung innerer Repräsentanzen gebunden werden. So muss die Vorstellung einer versorgenden Mutter und einer versagenden Mutter zum

Bild einer *hinreichend gut versorgenden Mutter* zusammengefügt werden. Scheitert die Bildung von Repräsentanzen, besteht eine große Gefahr, dass die unlustvolle energetische Ladung in Form von inadäquaten Kompromissbildungen zu pathologischen Symptomen führt.

Interessanterweise weist der Psychoanalytiker Timo Storck (2018) darauf hin, dass es nach Freud neben der Affektabfuhr und der Bildung von Repräsentanzen oder Symptomen noch ein drittes Schicksal des Affektes gibt, nämlich, dass der Affekt *eingeklemmt* ist. Das bedeutet, dass die »Abfuhrprozesse, die im Zentrum der Affektkonzeption stehen, […] nicht möglich [sind]. Es gibt eine Art von Affekt- oder Triebstau, weil die Abfuhr das Ich bedrohen würde, zum Beispiel, weil sie ängstigend ist« (Storck, 2018, S. 105). Dieses psychodynamische Modell erlaubt eine veränderte Perspektive auf die bioenergetisch-kathartische Prozessarbeit. Für Bioenergetische Analytiker erscheint es hochplausibel, dass es sich bei den »eingeklemmten Affekten« um Impulse und Erfahrungen handelt, die – wie auch Taubner (2015) meint – durch eine Aktivierung früher Verhaltensprogramme eingefroren werden. Genauso plausibel ist, dass diese frühen Ängste im Leben von Erwachsenen immer noch wirksam sind. Im Rahmen einer körperpsychotherapeutischen Behandlung können sie im *intersubjektiven Feld* in enger Kooperation mit dem Bioenergetischen Analytiker erlebt, analysiert und überwunden werden. So fließt die freigesetzte Triebenergie in eine weitere Reifung von Repräsentanzen und Abwehrmechanismen. Beispielsweise könnte eine schamhaft unterdrückte sexuelle Lust im Rahmen der Therapie lebendig werden, das Selbstbild des Klienten verändern und dann sein Leben wertvoll bereichern, weil die Lust jetzt im Kontext eines vorhandenen, relativ reifen Abwehrsystems steuerbar ist.

Traumabezogene Störungen

In den letzten 30 Jahren ist in der bioenergetischen Praxis ein von Lowens klassischer Sicht abweichendes Störungsverständnis entstanden, wonach die mobilisierten Affekte nicht mehr als Ausdruck sexueller Triebimpulse, sondern unabhängig von der Charakteranalyse als Beleg für unzureichend verarbeitete traumatische Erfahrungen gedeutet werden. Nach diesem Verständnis erreicht man durch die bioenergetischen Prozesse Traumatisierungen, die dem Bewusstsein bisher nicht zugänglich waren, und ermöglicht so eine mentale Aufarbeitung des »eingefrorenen Schrecks«. Traumapsychologen weisen allerdings darauf hin, dass die aktivierenden bioenergetischen Körpertechniken zu einer Retraumatisierung führen können – vor allem, wenn es sich um ein sexuelles Trauma handelt und/oder die Betroffenen starke strukturelle Defizite aufweisen.

Entscheidend ist, was man unter Trauma versteht. So hält es der Psychoanalytiker Martin Hirsch (2018 [2004]) für notwendig, zwei Arten von Traumata zu unterscheiden:

- chronische *familiäre Traumata*, die eher zu Persönlichkeitsstörungen führen
- akute, einmalige *Extremtraumatisierungen*, die in jedem Alter auftreten können und zu posttraumatischen Belastungsstörungen führen

Psychische Traumata im Sinne von Extremtraumatisierungen – die durchaus auch innerhalb der Familie geschehen können – werden als Ergebnis einer Konfrontation mit einem überwältigenden Affekt verstanden, der einen unerträglichen Zustand herbeiführt und eine Desorganisation bzw. sogar Vernichtung aller psychischen Funktionen auszulösen droht (vgl. Schore, 2007, S. 109). Der Traumatisierte steckt fest,

> »die Verbindung zwischen dem Selbst aus der Zeit vor dem Trauma und dem posttraumatischen Selbst [wird] durchtrennt [... Er] ist nun einzig durch das Trauma definiert, das sich immer und immer wieder aufs Neue abspielt. Jede Resilienz, über die er vor dem Ereignis vielleicht verfügte, ist ihm abhandengekommen. [...] Das ›Feststecken‹ repräsentiert paradoxerweise eine Vermeidung des Nachdenkens über das Trauma in all seiner Komplexität und folglich auch der Notwendigkeit, sich mit dem schmerzvollen Affekt zu konfrontieren« (Allan et al., 2015, S. 497).

Je stärker sich Klienten aufgrund einer erlittenen Intrusion von der Vergangenheit verfolgt fühlen,

> »desto stärker neigen sie dazu, auf verschiedene Vermeidungsstrategien zu rekurrieren, um sich vor dem schmerzlichen Affekt zu schützen. Eine der häufigsten Strategien ist der Versuch, jeden Gedanken an das Trauma zu unterdrücken. Diese Strategie bleibt allerdings mit Sicherheit erfolglos, denn je entschlossener man einen Gedanken zu unterdrücken versucht, desto häufiger stellt er sich ein« (ebd., S. 499).

Die bewussten und unterdrückten Affekte, die sich an den traumatischen Vorfall knüpfen, sind für die Genesung von zentralem Stellenwert. Deshalb besteht das Behandlungsziel in diesen Fällen vorrangig im achtsam-vorsichtigen therapeutischen Heranführen an die angsterzeugenden Erfahrungen und Affekte. »Das Trauma ist integriert, wenn es affektgetragen erinnert werden kann, ohne dass durch die Erinnerung Symptome ausgelöst werden und dass jemand sich nach der Trauma-Exposition mit Alkohol oder Medikamenten betäuben, schneiden oder anderweitig aus seinem Erleben aussteigen muss« (Sachse, 2004, S. 265).

Für extremtraumatisierte Menschen gibt es in der Regel spezialisierte Therapiemethoden. Da die Integration von belastenden bzw. als unerträglich empfundenen Affekten fast immer das Herzstück der Behandlung bildet, weisen diese Verfahren eine große Nähe zu den Heilungsvorstellungen der BA auf. Wenn jedoch traumatisierte Klienten im Rahmen einer bioenergetischen Therapie behandelt werden, kommt es nicht nur auf ein tragfähiges therapeutisches Bündnis zwischen dem Klienten und dem Bioenergetischen Analytiker und eine achtsam-vorsichtige Anwendung der affektaktivierenden Körpertechniken an. Vielmehr muss gewährleistet sein, dass der Klient vor dem Eintritt des Traumas über eine relativ gut entwickelte affektregulatorische Kompetenz verfügte. Nur dann kann realistisch erwartet werden, dass die psychische Abwehrorganisation nach der Auflösung der Überforderungsstarre wieder erfolgreich ihre affektregulierend-integrierende Aufgabe übernimmt und den Klienten vor einer möglichen Retraumatisierung schützt (vgl. Kapitel 3.2 von Regina Trotz).

Strukturbedingte Störungen

Aufgrund der zentralen Bedeutung der Charakterlehre ist im Theoriekorpus der BA bis heute keine intrapsychische Struktur, die Defizite aufweisen kann, konzeptualisiert worden. Dies scheint mir der wichtigste Grund dafür zu sein, dass es der Methode bisher nicht gelungen ist, sinnvolle und theoretisch fundierte Behandlungsstrategien für narzisstische oder Borderline-Persönlichkeitsstörungen zu entwickeln. Dabei sind erhebliche Zweifel angebracht, ob die in der BA angenommene Trieb-Körper-Selbst-Einheit tatsächlich mit einer so starken Affektregulationsfähigkeit ausgestattet ist, wie Reich und später auch Lowen es annahmen. Zu häufig lässt sich in der therapeutischen Praxis beobachten, dass regressive körpertherapeutische Prozesse zwar in beeindruckender Weise die Annahme bestätigen, wonach das Versagen von Pflegepersonen eng mit dem Entstehen von psychischen Störungen zusammenhängt, diese Prozessarbeit jedoch im Alltag der Betreffenden zu keiner Persönlichkeitsreifung bzw. Neuregulation von Affekten und Beziehungen führt. Es ist deshalb zu beachten, dass bioenergetische Prozesse bei Klienten mit einer unzureichend ausgebildeten Affektregulationsfähigkeit im besten Falle ergebnislos bleiben, jedoch auch zu mehr oder minder starken Destabilisierungen des gesamten Selbstgefühls führen können. Damit wird das wesentliche Ziel jeder psychodynamischen Therapie verfehlt, nämlich das Anheben der aktivierten Gefühle »von einer primitiven, präsymbolischen, sensomotorischen Erfahrungsebene hin auf eine reife, symbolische, repräsentationale Ebene und zur Entwicklung einer selbstreflexiven Position, die die Wichtigkeit und die Bedeutung dieser Affekte beurteilen kann« (Schore, 2007, S. 319).

Im gemeinsamen Verständnis der BA und der PA reift Angeborenes emotional, intellektuell, sozial und körperlich mit Unterstützung einer versorgenden Umwelt. Im Verständnis der PA entstehen auf diesem Wege innere Bilder vom Selbst *(Selbstrepräsentanzen)*, vom Anderen *(Objektrepräsentanzen)* und von Beziehungen *(Beziehungsrepräsentanzen)*, die allmählich ein konstantes Selbst- und Objekterleben und damit die Ausbildung einer *psychischen Struktur* ermöglichen. Dieser Entwicklungsprozess lässt sich als eine allmähliche Herausbildung von Funktionen konzeptualisieren, die mit anderen Funktionen verknüpft werden. »Sie verbinden sich schließlich zu den relativ stabilen strukturellen Organisationen des Es, Ich und Überich, die untereinander, aber auch in Verbindung zur Außenwelt, ein dynamisches Gleichgewicht aufrechterhalten« (Tyson & Tyson, 1997, S. 45). Im Rahmen dieser Entwicklung reift auch der Umgang mit Affekten – von ihrer frühesten Form, bei der sie rein als Körpersensationen erlebt werden, hin zu subjektiven Zuständen, die allmählich verbal artikuliert werden können (vgl. Schore, 2007, S. 141).

Im deutschen Sprachraum hat die *Operationalisierte Psychodynamische Diagnostik* (OPD) breite Anerkennung als psychodynamisches Diagnosesystem gefunden. Es besteht aus fünf Achsen:

- Krankheits- und Beziehungserleben (Achse I)
- Beziehung (Achse II)
- Konflikt (Achse III)
- Struktur (Achse IV)
- psychische und psychosomatische Störungen (Achse V)

In der Achse IV wird die psychische Struktur anhand der fünf Dimensionen *Wahrnehmung, Steuerung, Abwehr, Kommunikation* und *Bindung* beschrieben.[5] Mit Ausnahme der Dimension Abwehr enthält jede Dimension je einen Bezug auf das Selbst und die Objekte, und jeder der Bezüge wird um jeweils drei Unterpunkte ergänzt. Abbildung 2.1.2 zeigt das entsprechende Modell in der Übersicht.

Folgt man dem OPD-Modell (vgl. AK-OPD, 2023, S. 193), so kann immer dann von einer *stabilen psychischen Struktur* gesprochen werden, …

- … wenn der Klient eine vergleichsweise sichere Vorstellung bezüglich seiner eigenen Identität und ausreichende Fähigkeiten zur Selbstreflexion und Affektdifferenzierung hat. Zudem muss er die eigene Person und die eigenen Gefühle klar von anderen Personen und deren Gefühlen unterscheiden und gute und schlechte Eigenschaften, die er bei seinem Gegenüber wahrnimmt, tolerieren und zu einem einheitlichen Bild verbinden können *(Dimension Wahrnehmung)*.
- … wenn der Klient Impulse steuern, Affekte tolerieren, sein Selbstwertgefühl auch im Falle von erlebten Enttäuschungen immer wieder stabilisieren und die Beziehung zum Anderen vor seinen eigenen destruktiven Impulsen schützen kann. Zudem muss er das Empfinden und Verhalten des Anderen antizipieren und in der Beziehung seine eigenen und die Interessen des Anderen ausreichend berücksichtigen können *(Dimension Steuerung)*.
- … wenn das Selbst über reife Abwehrmöglichkeiten verfügt, die eine vielseitige, erlebnisreiche und beziehungsorientierte Lebensgestaltung ermöglichen *(Dimension Abwehr)*.
- … wenn Fantasien und Affekte lustvoll – d. h. auch körperlich – erfahren werden können und von einer emotionalen Kontaktfähigkeit und der Bereitschaft, Intimität in einer empathischen Form zu leben, begleitet werden *(Dimension Kommunikation)*.
- … wenn Beziehungen in innere Repräsentanzen transformiert werden können, die sich dann situationsangemessen für die Regulation von

5 Auf der Strukturachse wird das »strukturelle Verarbeitungsvermögen« eines Klienten mithilfe der fünf genannten Kompetenzen eingeschätzt, inklusive der Bindungs- bzw. Beziehungskompetenz. Auf der *Beziehungsachse* (Achse II) wird hingegen das tatsächliche Kommunikationsverhalten des Klienten in Gegensatzpaaren wie angreifen vs. lieben, ignorieren vs. beschützen oder Kontrolle vs. Autonomie eingeschätzt – hier geht es also um Kategorien interpersonellen Verhaltens.

Affekten nutzen lassen und so eine vertrauensvolle Bindung an den Anderen – die auch wieder gelöst werden kann – ermöglichen *(Dimension Bindung)*.

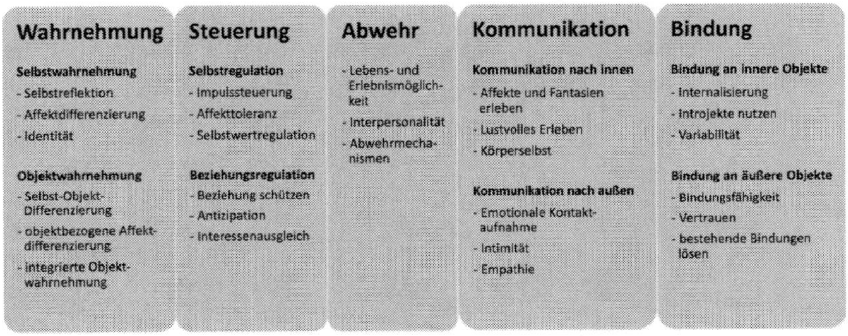

Abbildung 2.1.2: Die fünf Dimensionen der psychischen Struktur im OPD-Modell

Zusammenfassend lässt sich sagen: Der *Konflikt-Trauma-Struktur-Cluster* ist eine wirkungsvolle Ergänzung des charakteranalytischen Modells der BA, die dem Bioenergetischen Analytiker zusätzliche Tools zur Einordnung der affekt-, beziehungs- und erregungsregulatorischen Kompetenzen eines Klienten zur Verfügung stellt. Auch die Annahme einer dem Selbst innewohnenden reifenden Struktur, über die sich im Körper wurzelnde affektive Triebimpulse im Sinne eines stabilen Selbst- und Beziehungserlebens regulieren lassen, die aber auch Defizite aufweisen kann, eröffnet eine neue psychodynamische, entwicklungspsychologische und entwicklungspsychopathologische Perspektive auf die körpertherapeutische Arbeit, die das charakteranalytische Verstehen wertvoll unterstützt (vgl. Kapitel 2.2 von Christine Pechtl).

Über- und Unterregulierung von Affekten in der Charakteranalyse

Auch unter den veränderten gesellschaftlichen und kulturellen Bedingungen gibt es keinen Anlass, an der funktionalen Identität von körperlichen und psychischen Prozessen oder an der Entstehung von charaktertypischen Mustern zu zweifeln. Allerdings wird sich die BA damit

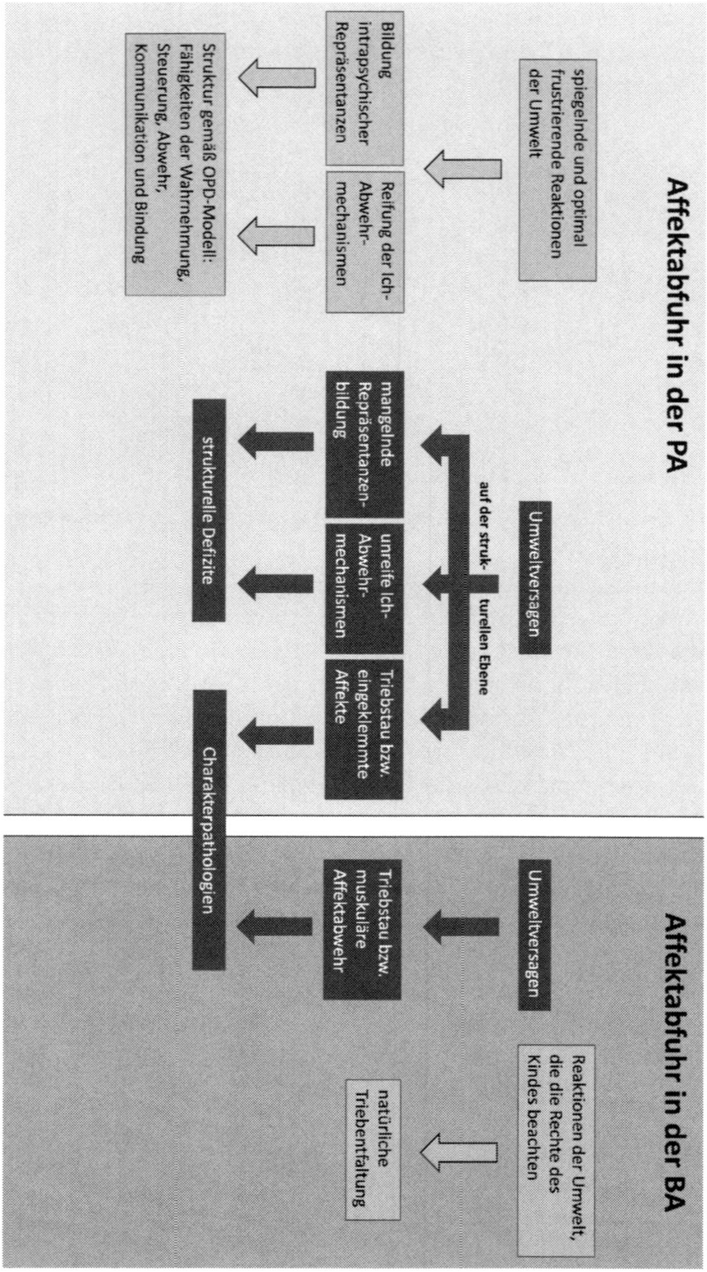

Abbildung 2.1.3: Affektabfuhr und Affektschicksal in der BA und in der PA

auseinandersetzen müssen, dass die psychische Entwicklung nicht nur durch eine scham- und schuldbezogene Überregulierung, sondern auch durch eine *Unterregulierung* von Affekten und Impulsen geprägt sein kann – eben weil die auf den jeweiligen psychosexuellen Entwicklungsstufen erforderlichen Verzichts- und Internalisierungsprozesse nicht in einem ausreichenden Maß bewältigt wurden (vgl. Kapitel 4.4 von Jens Tasche).

Eine durch den Mangel an optimaler Frustration entstandene Unterregulierung von Affekten und Impulsen auf der oralen, analen und ödipalen Entwicklungsstufe führt auch zu veränderten charakterlichen Grundthemen. So kann sich das orale »Ich bekomme nicht genug« in ein »Ich will nicht verzichten«, das masochistische »Ich genüge nicht« in ein »Ich vermeide die Herausforderungen, weil ich ein Versagen nicht ertragen kann« und das rigide »Ich kann mich nicht hingeben« in ein »Ich will ein Leben ohne Zurückweisung und Ausgrenzung« wandeln. Ganz sicher bleibt auch mit einem weniger ausgeprägten Muskelpanzer der Körper die Basis der bio-psycho-sozialen Selbstentwicklung. Doch um dem veränderten Krankheitspanorama gerecht zu werden, müssen in der bioenergetischen Therapie die körperpsychotherapeutischen Prozesse gerade bei jüngeren Klienten deutlich stärker aus einer psychodynamisch-strukturtheoretischen Perspektive betrachtet und bearbeitet werden. Dabei rücken mangelhaft ausgebildete Repräsentanzen und unreife Ich-Abwehrmechanismen zunehmend in den therapeutischen Fokus (vgl. Abb. 2.1.3).

Damit verändert sich der Fokus der bioenergetischen Therapie. Statt Selbstentfaltung rücken der Übergang vom Lust- zum Realitätsprinzip und der Abschied von kindlichen Entwicklungsfixierungen und lustvoll-phantasmatischen Forderungen an die Welt in den Fokus. Dabei muss der Bioenergetische Analytiker seinen Klienten auch schmerzhafte Realitäten erkennen, durchleiden und bewältigten lassen. Die Transformation von therapeutischen Beziehungserfahrungen in interne Repräsentanzen und die Schaffung neuer Formen der Affekt- und Beziehungsregulation können nur gelingen, wenn die Aktivierung von Bindungsbedürfnissen mit einem Abschied von symbiotischen Liebeserwartungen einhergeht und wenn Wut- und Hassgefühle mit der Notwendigkeit, Trennungen zu akzeptieren, konfrontiert werden.

Fazit

Das theoretische Modell der BA hat sich in sieben Jahrzehnten kaum verändert. Anders als auf der therapeutisch-praktischen Ebene hat die BA die durch gesellschaftliche Veränderungen und ein sich wandelndes Krankheitspanorama ausgelösten Herausforderungen auf der theoretischen Ebene kaum angenommen. Dabei bilden Entwicklungsbelastungen heute nicht mehr die gleichen charakterpathologischen Cluster wie früher; und auch die Idee eines sozialkompetenten, affektregulierenden Triebes, mit dessen Hilfe sich organismische Abwehrmuster auflösen und damit psychische Störungen heilen lassen, ist nicht geeignet, um *moderne Leiden* wie narzisstische oder Borderline-Persönlichkeitsstörungen nachhaltig zu behandeln. Nicht zuletzt ist die Annahme einer Trieb-Körper-Selbst-Einheit, die nur deformiert werden und keine strukturellen Defizite aufweisen kann, überholt.

Andererseits bestätigt die Gegenwartspsychoanalyse – insbesondere die Neuropsychoanalyse – viele Grundannahmen der BA. Obwohl bei zentralen Begriffen wie Charakter, Abwehr, Trauma, Konflikt, Struktur oder Störungsmodell nach wie vor deutliche Verständnisunterschiede zwischen der BA und der PA bestehen, kann der BA eine Nutzung der PA als Bezugswissenschaft unbedingt empfohlen werden. Insbesondere der Konflikt-Trauma-Struktur-Cluster und das Konzept struktureller Störungen, unter denen heute ein signifikanter Anteil des bioenergetischen Klientels leidet, ergänzen die Grundkonzepte der BA – funktionale Identität, Atmung, Grounding und Ausdruck – in hervorragender Weise und erlauben ein tieferes Verständnis wie auch verbesserte Behandlungsmöglichkeiten.

Wie vor 70 Jahren scheint die wesentliche Ursache der meisten psychischen Störungen darin zu liegen, dass es dem Kind und den Eltern nicht gelingt, eine Bindung zu etablieren, die einen sicheren Rahmen für das spannungsreiche Wechselspiel zwischen Autonomie und Beziehung bietet und insbesondere die Bewältigung lustvoll-vitaler und schmerzhaft-enttäuschender Erfahrungen unterstützt. Während dieser Rahmen früher durch die Unterwerfung des Kindes unter die elterlichen Forderungen ersetzt wurde, besteht das Problem heute wohl eher darin, dass das erforderliche bindungsbezogene Einschwingen auf kindliche Bedürfnisse und Nöte durch die bequemere Befriedigung kindlicher Wünsche ersetzt wird. Mit anderen Worten: Das Kind bekommt, was es will, und nicht, was es braucht.

Literatur

Allan, J.G., Lemma, A. & Fonagy, P. (2015). Trauma. In A.W. Bateman & P. Fonagy (Hrsg.), *Handbuch Mentalisieren* (S. 477–506). Gießen: Psychosozial-Verlag.

Arbeitskreis OPD (2023). *OPD-3. Operationalisierte Psychodynamische Diagnostik. Das Manual für Diagnostik und Therapieplanung*. Bern: Hogrefe.

Brumlik, M. (2006). *Sigmund Freud. Der Denker des 20. Jahrhunderts*. Weinheim und Basel: Beltz.

Ermann, M. (2014). *Der Andere in der Psychoanalyse. Die intersubjektive Wende*. Stuttgart: Kohlhammer.

Filoni, R.M. (ohne Datumsangabe). *Bioenergetik und Gender, Liebe, Sex und Beziehung*. Institutsinterne Veröffentlichung des IIBA, Barcelona.

Freud, S. (1930a). *Das Unbehagen in der Kultur. GW XIV*, 419–505.

Hirsch, M. (2018 [2004]). *Psychoanalytische Traumatherapie. Das Trauma in der Familie: Psychoanalytische Theorie und Therapie schwerer Persönlichkeitsstörungen*. Stuttgart: Schattauer.

Lichtenberg, J.D., Lachmann & F.M., Fosshage, J.L. (2000). *Das Selbst und die motivationalen Systeme. Zu einer Theorie psychoanalytischer Technik*. Frankfurt a.M.: Brandes & Apsel.

Lowen, A. (1988). Opening Address on Narcissism, Sexuality and Culture. *Bioenergetic Analysis, 3*(2), 1–23.

Mentzos, S. (2009). *Lehrbuch der Psychodynamik. Die Funktion der Dysfunktionalität psychischer Störungen*. Göttingen: Vandenhoeck & Ruprecht.

Milch, W. (2006). Frühes Trauma und die Fähigkeit zur Mentalisierung: Fairbairn – Fonagy. In B.F. Hensel, D.E. Scharff & E. Vorspohl (Hrsg.), *W.R.D. Fairbairns Bedeutung für die moderne Objektbeziehungstheorie* (S. 85–102). Gießen: Psychosozial-Verlag.

Mitchell, S.A. (2003). *Bindung und Beziehung. Auf dem Weg zu einer relationalen Psychoanalyse*. Gießen: Psychosozial-Verlag.

Resneck-Sannes, H. (2018). Historical and Contemporary Psychoanalytic and Bioenergetic Perspectives of Sexuality. Let's Bring it Back into the Therapy Room. *Bioenergetic Analysis, 28*, 11–26. http://doi.org/10.30820/0743-4804-2018-28-11

Sachse, U. (2004). *Traumazentrierte Psychotherapie*. Stuttgart: Schattauer.

Schore, A.N. (2007). *Affektregulation und die Reorganisation des Selbst*. Stuttgart: Klett-Cotta.

Storck, T. (2018). *Trieb*. Stuttgart: Kohlhammer.

Tasche, J. (2016). *Körperpsychotherapie zwischen Bioenergetik und Psychoanalyse. Zum Zusammenwirken von Reife und Lebendigkeit*. Wiesbaden: Springer.

Taubner, S. (2015). *Konzept Mentalisieren*. Gießen: Psychosozial-Verlag.

Tiedemann, J. (2007). Die intersubjektive Natur der Scham (Dissertation). http://refubium.fu-berlin.de/handle/fub188/4758 (19.8.2024).

Tyson, P. & Tyson, L.R. (1997). *Lehrbuch der psychoanalytischen Entwicklungspsychologie*. Stuttgart: Kohlhammer.

Van der Kolk, B. (2018 [2015]). *Verkörperter Schrecken. Traumaspuren in Gehirn, Geist und Körper und wie man sie heilen kann*. Lichtenau: G.P. Probst Verlag.

Biografische Notiz

Jens Tasche, Dipl.-Sozialarbeiter, Bioenergetischer Analytiker (CBT), Autor des Buches *Körperpsychotherapie zwischen Bioenergetik und Psychoanalyse*, Herausgeber (mit Dr. med. Weber-Steinbach) des Buches *Bioenergetik als mentalisierende Körperpsychotherapie*, in freier Praxis in Berlin tätig.

Webseite: https://www.bioenergetik-berlin.de

Dieser QR-Code führt zu einem interaktiven Multiple-Choice-Test, mit dessen Hilfe Sie Ihr gerade erworbenes Wissen überprüfen können.

Alternativer Internetlink:
https://psychosozial-verlag.de/zusatzmaterial/pgdb/fragen/kapitel_2_1

Weitere Informationen rund um psychodynamische Bioenergetik finden Sie auf der Projekt-Webseite http://www.psychodynamische-bioenergetik.de.

Lernkarte zu Kapitel 2.1

- Die Bioenergetische Analyse (BA) nimmt eine funktionale Identität von Körper und Psyche an. Die psychische Entwicklung wird von Beginn an von einer organismischen, d. h. gleichzeitig körperlich und psychisch wirkenden Abwehr begleitet. Entwicklungsmängel aktivieren die organismische Abwehr und führen zu einem Charakterpanzer.
- Auch die Psychoanalyse (PA) geht von der Existenz organismischer Abwehrprozesse aus, hat die muskulär organisierte Abwehr jedoch nicht in ihre Erklärungsmodelle aufgenommen.
- BA und PA stimmen darin überein, dass Abwehr der Entlastung vom Affekt- und Impulsgeschehen dient und die Funktionsfähigkeit des Selbst stabilisiert.
- Im Verständnis der PA ermöglicht eine reife Abwehr, den Strom von Triebimpulsen in ein funktionsfähiges Selbsterleben umzuwandeln, während unreife Abwehrmechanismen eng mit psychischen Störungen in Zusammenhang stehen.
- Die BA nimmt an, dass die Auflösung der organismischen Abwehr dazu führt, dass sich ein zur Affekt- und Beziehungsregulation fähiger Trieb in natürlicher Form entfalten kann.
- Die PA nimmt eine psychische Struktur an, die sich parallel zu den Abwehrmechanismen entwickelt und auch Defizite aufweisen kann, die die affektregulatorischen Kompetenzen beeinträchtigen.
- Die Fähigkeit, Affekte und Beziehung zu regulieren, ist eine Schlüsselkompetenz für das Vermeiden pathologischer Entwicklungen.
- Ein verändertes Erziehungsverhalten hat dazu geführt, dass die im Rahmen der kindlichen Entwicklung auftretenden Störungen heute in einem geringeren Maße zu einer Überregulation der Affekte und damit zu einem starren Charakterpanzer führen. Stattdessen kommt es vermehrt zu einer Unterregulation der Affekte, die ihre Ursache in einem Mangel an optimaler Frustration durch die Eltern hat.
- Optimale Frustration ist eine Grundvoraussetzung für die Umwandlung positiver Beziehungserfahrungen in affektregulierende Strukturen.
- Für die Behandlung struktureller Störungen sollte das charakteranalytische Theoriemodell der BA um den psychoanalytische Konflikt-Trauma-Struktur-Cluster ergänzt werden.
- Die vom Arbeitskreis OPD ausgearbeitete Konzeption einer Struktur, die Wahrnehmungs-, Steuerungs-, Abwehr-, Kommunikations- und Bindungskompetenzen umfasst, erweist sich bei der Behandlung von Klienten, die von einer Unterregulierung der Affekte betroffen sind, als hilfreich.

Kapitel 2.2

Von der Trieborientierung zur Beziehung

Das Konzept der Charakterstrukturen im Wandel der Zeit

Christine Pechtl

»Jeder Fortschritt kommt durch die Erkenntnis eines Problems zustande, das mit früheren Denk- und Behandlungsmethoden nicht verstanden und gelöst werden konnte«
Alexander Lowen[1]

Modelle und theoretische bzw. praktische Konzepte sind immer auch Kinder ihrer Zeit, da der gesellschaftliche Kontext das Wahrnehmen relevanter Themen ermöglicht. Bereits Gedachtes und Erforschtes bildet dabei den Boden der Auseinandersetzung. Für die Wissenschaft des Menschlichen – und noch mehr des Psychischen, d. h. der Psychotherapie – stehen neue gesellschaftliche und individuelle Herausforderungen bzw. Leidenszustände im Fokus. Gesellschaftliche Veränderungen modifizieren immer auch die Themen und den konkreten Ausdruck des Leidens.

Im vorliegenden Artikel wird versucht, das klassisch-tiefenpsychologische Konzept der Charakterstrukturen und seine Weiterentwicklungen mit den Bedingungen ihrer Entstehung in Verbindung zu bringen. Sigmund Freud, Wilhelm Reich und Alexander Lowen haben jeweils in Zeiten großer Umbrüche gelebt und gearbeitet. Ihre Konzepte waren Ausdruck der damals bestehenden Spannungsfelder und müssen daher in einer veränderten gesellschaftlichen Situation ein Stück weit neu gedacht werden (vgl. hierzu – und immer wieder – den Beitrag von Jens Tasche in Kapitel 4.4).

Im 18. Jahrhundert setzte eine tiefgreifende Veränderung der europäischen und nordamerikanischen Gesellschaften ein. Die industrielle Revolution mit ihren technischen Neuerungen, der Aufstieg des Industriekapitalismus, die beginnende Demokratisierung, sich entwickelnde Nationalstaaten, eine immer schnellere Urbanisierung und revolutionäre Bewegungen veränderten die Welt. Die Moderne kann dabei als Gesche-

1 Entnommen aus Lowen, 1992 [1958], S. 17.

hen des Konflikts und des Widerstreits gesehen werden (vgl. Reckwitz, 2021a). Heute strapazieren immer schnellere Entwicklungsanforderungen die Menschheit und ihre Strukturen des Zusammenlebens.

> »Am Anfang jeder Phase oder Version der modernen Gesellschaft steht der Versuch einer Kontingenzöffnung via Kritik am Status Quo, der als ungenügend modern angeprangert wird. Es folgt die zum Teil hart erkämpfte Etablierung neuer Strukturen, bis sich eine neue Hegemonie (Kontingenzschließung und Universalisierung) herausbildet, die neue Kritik provoziert, usw. – ad infinitum« (Reckwitz, 2021a, S. 77).

Diese Entwicklung lässt sich auch bei den Konzepten des Menschlichen beobachten: Krankheit konnte anders als gottgegeben gedacht werden, die Psyche rückte in den Fokus der Betrachtung und das Denken des Unbewussten wurde möglich.

Sigmund Freud und Wilhelm Reich – eine Kontroverse

Wilhelm Reich begegnete Sigmund Freud 1918 als 20-Jähriger. Freud war bereits etabliert und hatte sein Verständnis der Psychoanalyse durch breite Bündnisse in der psychoanalytischen Gemeinschaft abgesichert. Gerade war der Erste Weltkrieg zu Ende gegangen, Europa hatte sich völlig neu strukturiert, und Wien war nicht mehr die Hauptstadt eines Vielvölkerstaates, sondern eines kleinen und – aus der Sicht vieler – nicht überlebensfähigen Kleinstaates. Die Monarchie als Staatsform war beendet und die demokratisch an die Macht gekommenen Sozialisten modernisierten die Gesellschaft in sozialer, ökonomischer und pädagogischer Hinsicht. Frauenrechte wurden eingefordert, das Patriarchat schien erstmals unter Druck zu kommen. Gesamtgesellschaftlich war die bürgerliche Moderne geprägt durch eine restriktive (Sexual-)Moral und gesellschaftlich vorgegebene Lebensentwürfe, aus denen ein Ausbruch nur schwer denkbar war. Zu Beginn der psychoanalytischen Bewegung war eine Infragestellung dieser Einschränkungen durchaus ein wesentlicher Motor, wie in den frühen Werken Freuds deutlich wird (vgl. z. B. Freud, 1896c). »Eines der Leitmotive des Zeitgeists war der Drang, unter der Oberfläche verborgene oder unbekannte Kräfte der menschlichen Seele, der sozialen Verhältnisse und der Natur zu erforschen« (Sharaf, 1994, S. 74).

Anfangs wurde Reich in der psychoanalytischen Gesellschaft von Freud als Nachwuchshoffnung sehr gefördert. 1922 wurde auf Vorschlag von Reich das psychoanalytische Seminar gegründet – ein Supervisionsangebot für junge Psychoanalytiker*innen, das sich erstmals systematisch mit Therapieverläufen auseinandersetzte. Zentraler Fokus des Interesses war dabei die Erforschung des Widerstandes der Patient*innen und deren typischer Abwehrmuster.

> »Durch klinische Beispiele konnte Reich in zunehmendem Maße aufzeigen, dass all diese Widerstandsmuster in der Übertragung als latente Zweifel, Misstrauen und Feindseligkeit dem Analytiker gegenüber auftraten. Das Aufdecken dieser latenten Negativität erschien Reich als eine der vordringlichsten Aufgaben im therapeutischen Prozess« (Büntig, 2007, S. 45).

Die Auseinandersetzung mit den Widerstandsphänomenen führte Reich direkt zur Charakteranalyse. Er brachte die Bildung des Charakters mit der ödipalen Verdrängung verbotener Triebregungen, die aus Angst vor Strafe erfolgt, in Verbindung. Das Zusammenspiel der Charakterwiderstände nannte Reich *Charakterpanzer* (Reich, 1989 [1933]): »Der charakterliche Panzer entstand als chronisches Ergebnis des Aufeinanderprallens von Triebansprüchen und versagender Außenwelt und bezieht aus den aktuellen Konflikten zwischen Trieb und Außenwelt seine Kraft und fortdauernde Daseinsberechtigung« (ebd., S. 201). Die vorherrschende Sexualmoral führte zur neurotischen Konfliktvermeidung, inneren Konflikten, Triebstau und daraus folgend zu nur schwer erträglichen körperlichen und psychischen Zuständen. Für Reich diente der Charakterwiderstand beim Erwachsenen der

- Vermeidung von Unlust,
- Herstellung und Aufrechterhaltung des psychischen (wenn auch neurotischen) Gleichgewichts,
- Verzerrung verdrängter oder Verdrängung vorausgegangener Triebquantitäten,
- Bindung frei flottierender Angst (vgl. Reich, 1989 [1933], S. 84).

Bei der Analyse des Widerstandes war Reich der körperliche Ausdruck wichtig, d. h. das nonverbale Verhalten, das sich im Gesichtsausdruck, in der Körperhaltung und in Bewegungsmustern seiner Patient*innen zeigte. Er beschrieb den genitalen/neurotischen Charakter, den vornehmen Charakter, den hysterischen Charakter, den Zwangscharakter, den phallisch-narzisstischen Charakter und den masochistischen Charakter. In den Beschreibungen der einzelnen Charaktertypen wird deutlich, dass Reich sehr mit der Verdrängung sexueller Bedürfnisse und dem Verbot des Ausdrucks derselben beschäftigt war. Die von ihm beschriebenen Charaktere bewegen sich im Wesentlichen auf dem Niveau der ödipalen Phase und lassen die früheren Schritte der psychosexuellen Entwicklung noch unbeleuchtet.

Den Aufbau der Persönlichkeit, mit dem der*die Analytiker*in bei der Arbeit mit Patient*innen konfrontiert ist, beschrieb Reich in drei Schichten (ebd., S. 72ff.):

➢ An der Oberfläche liegt eine Schicht der Fassade und Zurückhaltung, die von Höflichkeit, falscher Freundlichkeit und Nachgiebigkeit geprägt ist.
➢ Darunter gibt es die Schicht der – teils verdrängten – sekundären Triebe und Bedürfnisse mit all ihrer Negativität.
➢ Im Kern sah Reich die Schicht der primären Bedürfnisse.

Die folgende Fallvignette verdeutlicht, wie Reich durch konsequente Widerstandsanalyse zum inneren Kern vorzudringen gedachte:

> »Ein 30-jähriger Mann suchte die Analyse auf, weil ihn ›das Leben nicht so recht freute‹. Er wußte nicht anzugeben, ob er sich krank fühlte, eigentlich glaubte er gar nicht, daß er einer Heilung bedurfte; […] später stellte sich heraus, daß seine Potenz sehr mangelhaft war; er verkehrte nur recht selten, wagte sich an Frauen nur schwer heran, beim Verkehr blieb er unbefriedigt und litt überdies an einer ejaculatio praecox. […] Sein Auftreten und Gebaren verrieten auf den ersten Blick den schwer gehemmten und unterdrückten Menschen. Er sah beim Sprechen nicht in die Augen, sprach leise, gedrückt, unter vielen Stockungen und mit verlegenem Räuspern. […] Jede Sitzung begann stets mit den gleichen Sätzen: ›Wie soll das werden, ich spüre nichts, die Analyse hat keinen Einfluss auf mich‹. […] Es war ja mittlerweile auch der geheime Doppelsinn der Klage ›Nichts dringt in mich ein‹ klargeworden; diese Klage war ein Ausdruck seiner zutiefst verdrängten passiv-femininen Übertragungswünsche nach einem analen Verkehr. […] Seine derzeitige Femininität sei vermutlich ein Ausweichen vor der aggressiven Männlichkeit; […] daß die Grundlage seines Minderwertigkeitsgefühls ein Impotenzgefühl sei« (Reich, 1989 [1933], S. 89ff.).

Reich beschäftigten im Zusammenhang mit dem Charakterpanzer auch der vegetative Ausdruck der Person, der Atemrhythmus und muskuläre Verspannungen. Für ihn war klar, dass es einen Zusammenhang zwischen der Verdrängung auf psychischer Ebene und der körperlichen Haltung gab. In *Die Funktion des Orgasmus* beschrieb er die *funktionale Identität* (Reich, 2000 [1942]). Dabei sah er Muskelverkrampfungen nicht nur als Folge kindlicher Konfliktsituationen, sondern auch als die körperliche Seite der Verdrängung, als Beitrag zu ihrer dauerhaften Aufrechterhaltung. Für Reich sind die muskuläre und die charakterliche Panzerung funktional ident: »Psychisches wie Körperliches fungieren vegetativ sowohl als einander bedingende als auch einheitliche Systeme« (ebd., S. 264).

Mit seinem Interesse an der weiteren Erforschung der Zusammenhänge zwischen Psyche und Physis und der Sexualität im Besonderen traf Reich auf eine Psychoanalyse, die von der Verführungstheorie (vgl. Freud, 1896c) – also der Überzeugung, dass hysterische Erkrankungen die Folge von sexuellen Übergriffen bzw. sexuellem Missbrauch im Kindesalter sind – Abstand genommen hatte und die herrschende bürgerliche (Sexual-)Moral nicht mehr hinterfragen wollte. Sie befand sich bereits wieder in der Phase der Kontingenzschließung (Reckwitz, 2021a), in der die gesellschaftliche Anerkennung Vorzug gegenüber weiterer Infragestellung erhielt. Inzwischen ist auch Freuds Absicherung der herrschenden Geschlechterrollen mittels antiker Mythen massiv von feministischen Psychoanalytiker*innen infrage gestellt worden (vgl. Alpert, 1991; Rohde-Dachser, 1992). Freud war von einer defizitären Entwicklung von Frauen ausgegangen und hatte seine wesentlichen ödipalen Konzepte rund um den Penisneid und die Kastrationsangst formuliert. Für ihn führte die Angst vor Kastration dabei zur Internalisierung patriarchaler Moralvorstellungen, und mangels der Befürchtung ihrer Kastration waren Mädchen seiner Meinung nach zu weniger Entwicklung fähig. Vielmehr ging er davon aus, dass das weibliche Genitale abgespalten und negiert wird. Auch schätzte er gering, dass Kinder in der damaligen (und heutigen) Gesellschaft überwiegend von Frauen aufgezogen und versorgt wurden – mit der später noch ausführlicher beschriebenen Folge, dass er alle Vorstellungen über frühkindliche Entwicklung ausschließlich rekonstruktiv aus Krankengeschichten und dem Erleben in der Psychoanalyse entwickelte. Diese Vorstellungen generalisierte er durch Rückgriffe auf antike Mythen aus dem ebenfalls patriarchalen Griechenland, z. B. den Ödipus- oder den Elektra-Mythos.

Endgültig in Konflikt mit Freud geriet Reich mit seiner Infragestellung des Todestriebes. Diesen Trieb hatte Freud zur Erklärung des Masochismus und ganz allgemein infolge der Gräuel des Ersten Weltkriegs als Gegensatz zur Libido in sein psychoanalytisches Modell aufgenommen. Reich hingegen sah die destruktiven Tendenzen des*der Masochist*in als gegen sich selbst gerichtete Libido, die nach außen keinen Ausdruck finden konnte (vgl. Sharaf, 1994, S. 213). Während Reich von der Idee beseelt war, über die Befreiung aus der sexuellen Unterdrückung emanzipatorische Entwicklungen in der Gesellschaft zu unterstützen, ging Freud von einem fast gegensätzlichen Verhältnis zwischen Individuum und Gesellschaft aus:

> »Infolge dieser primären Feindseligkeit der Menschen gegeneinander ist die Kulturgesellschaft beständig vom Zerfall bedroht. Das Interesse der Arbeitsgemeinschaft würde sie nicht zusammenhalten, triebhafte Leidenschaften sind stärker als vernünftige Interessen. Die Kultur muss alles aufbieten, um den Aggressionstrieben der Menschen Schranken zu setzen, ihre Äußerungen durch psychische Reaktionsbildung niederzuhalten« (Freud, 1930a, S. 471).

Auch Reichs politisches Engagement als Kommunist lehnte Freud – ein Unterstützer des Ständestaates (vgl. Geuter, 2007, S. 20) – strikt ab. Letztendlich führten diese Kontroversen und natürlich auch die gesamte politische Situation dazu, dass Reich Wien verließ. Im Jahr 1934 kam es zum Ausschluss Reichs aus der psychoanalytischen Gemeinschaft. Seither wurde – und wird bis heute – die Zugehörigkeit der Bioenergetischen Analyse zum psychodynamischen Cluster immer wieder infrage gestellt, trotz Freuds unmissverständlicher Aussage »Jede Forschungseinrichtung, welche diese beiden Tatsachen [Übertragung und Widerstand] anerkennt und sie zum Ausgangspunkt ihrer Arbeit nimmt, darf sich Psychoanalyse heißen, auch wenn sie zu anderen Ergebnissen als den meinigen gelangt« (Freud, 1914d, S. 54).

Reichs Einbezug des Körpers in das psychoanalytische Denkgebäude blieb für zukünftige körperorientierte Psychotherapeut*innen als zentrale Basis erhalten. Seine Schriften, besonders die *Charakteranalyse* (Reich, 1989 [1933]), seien allen Leser*innen als Literatur ans Herz gelegt.

Die fünf Charakterstrukturen nach Alexander Lowen

Alexander Lowen war ein Schüler von Reich (Lehranalyse von 1942 bis 1945). In seinen Büchern beschrieb er immer wieder seine Faszination an Reichs Arbeit, sowohl praktisch als auch theoretisch. Reichs Weiterentwicklungen in Richtung der Orgon-Therapie wollte Lowen jedoch nicht mittragen. Vielmehr blieb er Reichs Charakteranalyse treu, systematisierte und entwickelte sie weiter, indem er sie u. a. mit kindlichen Entwicklungsthemen verband (vgl. Lowen, 1987 [1975]). Reichs im Wesentlichen ödipale Charaktere ergänzte Lowen um die präödipalen schizoiden, oralen und psychopathischen Charakterstrukturen (vgl. Lowen, 1958). Auch brachte er die Entstehung der Charakterstrukturen neben der Tabuisierung der Sexualität mit einer Verletzung allgemeiner Freiheitsrechte durch die Eltern in Verbindung.

> »Neurose ist ein Bruch in den Bedingungen der Reifung und eine Verletzung der Grundrechte. Die Charakterabwehr ist eine verzweifelte Maßnahme, die darauf abzielt, diese Rechte mit verschiedenen Mitteln wiederzuerlangen, um so das Überleben zu sichern und das Wachstum fortsetzen zu können. Sie erlaubt dem Organismus ein begrenztes Funktionieren, welches angesichts des Traumas sonst nicht möglich wäre« (Boadella, 1991, S. 43).

Lowen entwickelte seine wesentlichen Theorien in der Zeit nach dem Zweiten Weltkrieg – siehe vor allem sein Buch *Körperausdruck und Persönlichkeit* aus dem Jahr 1958 (Lowen, 1992 [1958]). Infolge der Erschütterung durch das Entstehen autoritärer, diktatorischer Regimes in vielen (europäischen) Staaten wurde zu dieser Zeit die bürgerliche Moral mehr oder weniger radikal infrage gestellt. Auch Reich kam mit seiner Kritik sowohl an der sexuellen Unterdrückung als auch den kapitalistischen Verhältnissen wieder in Mode (vgl. z. B. Marcuse, 1974 [1955]). Gesamtgesellschaftlich wurde das Konzept der bürgerlichen Kleinfamilie hinterfragt und es wurden neue Formen des Zusammenlebens bzw. des Umgangs miteinander erprobt. Ganz allgemein sahen die Menschen Freiheit, Demokratie und Selbstbestimmung als hohe Werte an. Rigide Erziehungsvorstellungen sahen sich starker Kritik ausgesetzt und ein neues Verhältnis zwischen Eltern und Kindern wurde denkbar.

Auch in der Psychotherapie ging es um den Ausbruch aus alten Mustern – Experimente und Katharsis traten in den Vordergrund des Interesses. »Während Reich im Sinne der ersten Freud'schen Triebtheorie die

Befreiung der Sexualität als zentral ansah, spricht Lowen von der Befreiung einer gehemmten Lebensenergie oder Vitalität. Ziel der Behandlung ist nicht die orgiastische Potenz, sondern die allgemeine Freude am Leben« (Geuter, 2007, S. 21). Folgende Fallvignette aus Lowens Buch *Körperausdruck und Persönlichkeit* verdeutlicht diese neue Perspektive:

> »Der Patient war das älteste von drei Kindern einer Familie, in der es ständig Reibereien gab. Das Familieneinkommen reichte kaum weiter als zur Deckung der notwendigen Ausgaben. [...] Sein Vater hatte häufig heftige Zornausbrüche, zeigte aber sonst wenig Interesse an der Familie. [...] Er charakterisierte die Haltung der Mutter als ›klebriges Bemuttern‹. [...] In Beantwortung einer Frage von mir bemerkte der Patient, die deutlichsten Gefühle in seiner frühen Kindheit seien Enttäuschung und Einsamkeit gewesen. [...] Er hatte eine gut entwickelte Gestalt, war etwas größer als der Durchschnitt, mit einem entsprechenden Körperbau. Die stärkste Störung seiner physischen Erscheinung war ein eingedrücktes Brustbein, mit dem eine Auswölbung der unteren Rippen verbunden war, was ihm eine ›Hühnerbrust‹ verschaffte. [...] Die Schultern waren hochgezogen. Der Hals war dünn [...]. Das Zwerchfell wurde hochgehalten und war kontrahiert. Der Bauch unterhalb war flach und es schien ihm an Fülle zu fehlen [...]. Schon auf Grund der früher aufgetretenen Depressionen wäre die Diagnose von Oralität gerechtfertigt. Man könnte weitergehen und die gesamte Charakterstruktur als oral bezeichnen. Das würde heißen, daß das beherrschende Verhaltensmuster von Oralität bestimmt wäre. Einerseits haben wir die Bemerkung des Patienten über tiefsitzende Gefühle der Einsamkeit, der Enttäuschung und der Hilflosigkeit. Andererseits ist da der Narzißmus, das offensichtliche Bedürfnis nach Aufmerksamkeit und Lob und der Wunsch gefüttert zu werden. [...] Mein Patient hatte das Gefühl, er müsse sich eine andere Partnerin suchen. Seine Frau gebe ihm nicht genug. [...] Jeder neuen Liaison sah er mit Erregung und Begeisterung entgegen. Keine seiner Affären hatte Bestand. Immer mehr wurde der Patient zu der Erkenntnis gezwungen, daß sein Problem in ihm selber steckte« (Lowen, 1992 [1958], S. 199ff.).

Lowen beschreibt hier die Entstehungsbedingungen einer oralen Fixierung: Deprivation, Angst und Überfürsorglichkeit. Dabei setzt er die Fixierung mit der lebenslangen Suche nach Versorgung und Unterstützung von außen in einen Zusammenhang, der weit über das klassische Verständnis von neurotischer Symptomatik hinausgeht.

> »Bei den klassischen Neurosen wurde eine integrierte Persönlichkeit durch unangemessene Handlungen und Impulse gestört. Bei den modernen Neurosen ist jedoch nicht die Rede davon, daß man es mit einer bisher stimmigen Persönlichkeit zu tun hat, die lediglich durch ein plötzliches Ereignis gestört worden ist, sondern mit einer, die offenkundig verzerrt oder verformt oder jedenfalls so an der Krankheit beteiligt ist, daß keine Grenze mehr zwischen ›Persönlichkeit‹ und ›Symptom‹ besteht« (Lowen, 1992 [1958], S. 170).

Lowen beschrieb die Flucht vor dem Schmerz und das Streben nach Lust als *Primärorientierung*, wobei Schmerz zum Rückzug und zur Abkapselung, Lust hingegen zur Öffnung und zum spontanen Ausgreifen führt (vgl. Lowen, 1987 [1975], S. 116ff.).

Für Lowen führen neurotische Reaktionen auf (früh)kindliche Einschränkungen, Kränkungen und Verletzungen zu einer Körperhaltung, die aktiv versucht, weniger verletzlich zu sein, Konflikte mit dem Umfeld zu vermeiden und in der momentanen Umwelt zu überleben. Diese Haltung bietet eine gewisse Sicherheit, da unpassende, bedrohliche oder konflikthafte Gefühle, Wünsche und Impulse zurückgehalten werden können. Charakterstrukturen im Sinne von Lowen können aber auch als Einschränkung bzw. Unmöglichkeit, sich auszudrücken und befriedigende Beziehungen zu leben, erlebt werden – als Beeinträchtigung von Freiheit. Sie reduzieren den Spielraum der betreffenden Person. Vor allem reduzieren sie aber die zur Verfügung stehende Energie – einerseits durch verminderte Atmung und Beweglichkeit, andererseits durch die in der muskulären Anspannung festgehaltene Energie.

Den Begriff der (Lebens-)Energie verband Lowen mit traditionell naturwissenschaftlichen Konzepten:

> »Egal, ob man mit Reich in der Frage einer speziellen Energie übereinstimmt oder nicht, kann kein Zweifel darüber bestehen, dass eine biologische Energie alle lebendigen Funktionen antreibt. Die Energiemenge, die eine Person zur Verfügung hat, und die Art und Weise, wie sie diese Energie verwendet, sind wichtige Gesichtspunkte, um die Persönlichkeit und den Charakter zu verstehen« (Lowen, 2008, S. 32).

Muskuläre Anspannung blockiert den Energiefluss und senkt das Energieniveau. Eine Erhöhung des Energieniveaus durch vermehrte Atmung und

Tabelle 2.2.1: Charakterstrukturen nach Alexander Lowen (Lowen, 1992 [1958]; Dietrich, 1990; Keleman, 1992; Boadella, 1991; Koemeda-Lutz, 2002)

	Schizoid	**Oral**	**Psychopathisch**	**Masochistisch**	**Rigid**
Zeitraum der Entstehung	bis 1 Jahr	bis 2 Jahre	bis 4 Jahre	bis 4 Jahre	bis 6 Jahre
Erogene Zonen und libidinöse Entwicklungsstufen	okular; oral	oral	oral; anal	oral; anal	anal; genital
Kernaussage	Ich werde vernichtet!	Ich bekomme zu wenig bzw. das Falsche!	Ich brauche dich nicht!	Ich leide! Ich muss brav sein!	Ich darf nicht lieben!
Körperlich-energetische Halte- und Abwehrmuster	Hold-together	Hold-on	Hold-up	Hold-in	Hold-back
Psychosoziale (Lösungs-)Muster	Rückzug	Abhängigkeit	Manipulation	Unterordnung	Zurückhaltung
Verletztes primäres Recht	zu existieren	sicher zu sein	frei zu sein	unabhängig zu sein	zu wollen und zu wünschen

eine Lockerung der muskulären Anspannung legt hingegen verdrängte Gefühle frei und ermöglicht einen lebendigen Ausdruck. »Der Selbst-Ausdruck besteht aus der freien, natürlichen und spontanen Aktivität des Körpers und gehört, wie auch der Selbsterhaltungstrieb, zu den angeborenen Eigenschaften aller lebendigen Organismen« (Lowen, 1987 [1975], S. 228). Für Lowen bestand das vorrangige Therapieziel darin, wieder eine Verbindung mit dem lebendigen Selbst herzustellen und die Abwehr aufzutauen. Dabei ging es ihm einerseits um das rückwärtsgewandte analytische Verstehen der körperlichen bzw. psychischen Abwehr, andererseits versuchte er, die Atmung zu vertiefen und muskuläre Verspannungen zu lockern, um Vibrationen und damit Katharsis zu ermöglichen. Auch sein Grounding-Konzept verweist auf diese vorwärtsgewandte Haltung, die Patient*innen nicht regressiv auf die Couch, sondern progressiv auf die Füße zu bringen (vgl. Lowen, 2007, S. 216ff.). Dabei ging Lowen nicht davon aus, dass die Person der Charakter ist, sondern dass Menschen für sie typische charakterstrukturelle Fixierungen haben: »Bioenergetik-Therapeuten fassen den Patienten natürlich nicht als Charaktertyp auf. Wir sehen ihn als einzigartiges Individuum, dessen Streben nach Lust mit Angst einhergeht, gegen die er bestimmte typische Abwehrbastionen errichtet hat« (Lowen, 1987 [1975], S. 118).

In Tabelle 2.2.1 sind die Charakterstrukturen nach Alexander Lowen nochmals übersichtlich zusammengefasst. Genau wie bei Reich sei den geneigten Leser*innen das Studium der Originalliteratur empfohlen.

In weiterer Folge widmete sich Lowen der Beschreibung charakterstruktureller Diagnostik und Therapie zu den Themen Liebe und Orgasmus (1980 [1965]), Depression (1991 [1975]), Angst (1989 [1980]), Lust (1979 [1970]), Narzissmus (1992 [1984], frühe Vernichtungserfahrungen (1984 [1967]) und Freude (1995 [1993]).

Für die Weiterentwicklung des Charakterstrukturkonzepts relevante Veränderungen

Seit Lowen die Charakterstrukturen und deren Entstehungsbedingungen beschrieben hat, fand sowohl in der Wissenschaft als auch gesellschaftlich auf verschiedenen Ebenen ein Paradigmenwechsel statt. Einige für die Weiterentwicklung des Konzepts der Charakterstrukturen wesentliche Entwicklungen seien hier herausgegriffen.

Säuglingsforschung

In der Säuglingsforschung richteten die Forschenden erstmals einen direkten Beobachtungsblick auf die Entwicklung von Säuglingen im Kontakt mit ihren primären Bezugspersonen, statt wie früher die frühkindliche Phase mittels Krankengeschichten zu rekonstruieren. Dies hat unser Verständnis über die Entwicklung der Persönlichkeit stark verändert. Martin Dornes (1999) bezeichnet den Säugling nicht ohne Grund als kompetent, von Beginn an aktiv an Beziehung interessiert und an deren Herstellung bzw. Ausgestaltung beteiligt. Von Beginn an werden mehr als die Hälfte der beobachteten Interaktionen vom Säugling ausgelöst (vgl. Lichtenberg, 1991).

Wenn wir Säuglinge und deren Bezugspersonen beobachten, sehen wir gemeinsame Bewegungen des Körpers, ein Sich-Hinwenden und -Abwenden, Augenkontakt, Lächeln, Tönen und andere emotionale Ausdrücke. Der dafür nötige Wechsel von An- und Entspannung ganzer Muskelgruppen ist dem Säugling schon zur Herstellung erster Kontakte mit den Bezugspersonen möglich. Atemrhythmen und sogar der Herzrhythmus werden unbemerkt synchronisiert. Zwischen Bezugsperson und Kind entwickelt sich eine Art Tanz – ein gemeinsames, anregendes und idealerweise lustvolles Kontaktspiel. Diese basalen Bewegungs- und Haltemuster, die George Downing (2007) *körperliche Mikropraktiken* nennt, sind das Ergebnis von frühen Abstimmungsprozessen innerhalb der Beziehung. Die lebenslang handlungsleitend bleibenden Muster sind Teil des prozeduralen Unbewussten, also nicht leicht aktiv zugänglich. Ein oft angeführtes Beispiel dazu: Wir wissen, wie wir Rad fahren, doch sobald wir darüber nachdenken, wird auch Vertrautes schwer zu reproduzieren (vgl. ebd., 2007). Diese verkörperten Muster bilden die Basis für die Herausbildung der Charakterstrukturen. In den frühen Beziehungen wird unmittelbar körperlich erfahren, wie ein affektiver Zustand aktiv aufrechterhalten, intensiviert oder unterdrückt werden kann (vgl. Downing, 2000, S. 29ff.). »Der Säugling muss körperliche Mikropraktiken aufbauen, die sich das zu Nutze machen, was ihm am Stil der Mutter optimal entgegenkommt, und gleichzeitig Lösungen schaffen, was für ihn daran problematisch ist« (Downing, 2007, S. 336). So bildet sich beim Kind eine Erwartungshaltung aus, wie das Leben und seine Umwelt mit ihm umgehen.

Die Beobachtungen der Säuglingsforscher*innen bestätigten eine Annahme von Wilfred R. Bion, einem Objektbeziehungstheoretiker der Kleinianischen Schule. Bion ging davon aus, dass bereits im Säuglingsalter eine basale Kommunikation zwischen dem Säugling und der zentralen Bezugsperson besteht. Der Säugling projiziert Gefühle und (körperliche) Zustände – Bion nennt sie *Beta-Elemente* – auf seine Bezugsperson, die diese unerträglichen Zustände als Container verdaut, in sogenannte *Alpha-Elemente* umwandelt und in verträglicherer Form an das Kind zurückgibt (vgl. Bion, 1992 [1962], S. 54ff.). Dabei lernt der Säugling den Umgang mit inneren Spannungszuständen (z. B. Hunger) auf einer konkreten Ebene (indem er gefüttert wird); gleichzeitig bildet sich ein innerer eigener Container, mit dessen Hilfe der Säugling mit zukünftigen Spannungszuständen umgehen kann, indem er sie reguliert, unterdrückt, ausdrückt oder erneut projizierend-unverdaut an andere Menschen weitergibt.

Im Unterschied zu Melanie Klein sieht Bion in der projektiven Identifikation keine Abwehr oder Fantasie, sondern einen interpersonalen Prozess – eine frühe und basale Form der Kommunikation. Fehlt ein geeigneter Container, so bleibt das Kind Ängsten von überwältigender Intensität ausgesetzt, die sich unter anderem auf die Entwicklung von Denkprozessen auswirken können. Projektive Identifikation ist dabei ein Geschehen auf ganz basaler körperlicher Ebene – ein »Verstehen ohne Worte« (vgl. hierzu auch das Kapitel 1.4 von Maria Majce-Egger).

Neurobiologie

Inzwischen ist bekannt, dass frühe Erfahrungen Einfluss auf die Gehirnentwicklung haben. Das Gehirn entwickelt sozusagen Bilder und Landkarten von wichtigen Ereignissen bzw. Abläufen. Als Voraussetzung für diese Speicherung muss dem Geschehen ein Wert beigemessen werden.

> »Die kartierten Muster stellen das dar, was wir als bewusste Lebewesen als Anblicke, Klänge, Gerüche, Geschmack, Schmerz, Freude und Ähnliches kennen – oder kurz gesagt als Bilder. Die Bilder in unserem Geist sind die derzeitigen Gehirnkarten von allem und jedem in unserem Körper und in unserer Umgebung« (Damasio, 2013, S. 82).

Erlebte Interaktion wird sensorisch im und am Körper wahrgenommenen, und Signale über diese Interaktionen werden mit Lage- bzw. Zustandsveränderungen verbunden. Durch Wiederholungen von Interaktionsmustern – oder wenn einem Ereignis ein großer Wert beigemessen wird –

bilden sich im Gehirn zugehörige neuronale Muster, die durch jede weitere Interaktion aktiviert und ausdifferenziert werden. Dabei ist das Verhältnis von Körper und Umwelt, sozusagen die Lage im Gravitationssystem der Erde, wesentlich – Bioenergetische Analytiker*innen würden sagen: das *Grounding*. Die Orientierung erfolgt über das Nervensystem und Interaktionserfahrungen strukturieren das Gehirn vor. Paul Schilder (1950 [1935]), in dessen Klinik Wilhelm Reich einige Zeit gearbeitet hatte, bezeichnet das erlebte Körperbild als *Landkarte der Triebregungen*. »Das Bewusstsein der Körperlichkeit, das dreidimensionale Bild des Selbst, wird nach Schilder aus den taktilen, kinästhetischen und optischen Informationen konstruiert« (Joraschky & von Armin, 2009, S. 184).

Bewusstsein entsteht auch auf dieser Ebene in Beziehung, und zwar in Wechselwirkung zwischen Körper, Geist und Umwelt. Gehirnzustände sind dabei körperlichen Zuständen und den damit verbundenen Emotionen zugeordnet. Sie bilden ein *Muster*, das über weitere Erfahrungen auf allen Ebenen veränderbar ist. »In einer zweiten Dimension werden Wahrnehmungen aus dem eigenen Organismus zu einem *Körperschema* zusammengefügt (assoziiert). Somit wird, was Nichtfachleute zunächst überraschen mag, auch der eigene Körper im Gehirn durch ein selbst erzeugtes inneres Bild *repräsentiert*« (Bauer, 2013, S. 54). Die Vorstellung einer Handlung – oder deren Beobachtung bei einer anderen Person – aktiviert in unserem Gehirn ähnliche Gehirnareale und in der Folge in unserem Körper ähnliche Haltungen und Emotionen. Wir erleben diese Handlungen wie eigene Handlungen, können uns einfühlen und passend reagieren (Spiegelneuronen). Auf diese Weise teilen wir unsere Muster mit anderen Menschen und beeinflussen damit deren Bilder von der Welt und von sich selbst.

Der Wunsch nach Planbarkeit und Logik, d. h. die Suche nach Mustern, ist für unsere Entwicklung unabdingbar (vgl. Dornes, 1999, 2003, 2004, 2005). In der Amygdala (Mandelkern) werden

> »Erinnerungsspuren darüber abgespeichert, ob Ereignisse oder Situationen für den eigenen Körper angenehm oder schädlich beziehungsweise unangenehm (aversiv) waren. Mit seinem *Wissen* und seiner Fähigkeit, bei Bedarf tiefer gelegene Hirnzentren zu alarmieren, beteiligt sich der Mandelkern entscheidend an der Bewertung neuer Situationen und Ereignisse« (Bauer, 2013, S. 52).

Das Gehirn ist damit wesentlich an der Ausbildung unserer Haltung uns selbst und der Welt gegenüber beteiligt.

Folgen für das Verständnis der Charakterstrukturen

Die Erkenntnisse der Säuglingsforschung und der Hirnforschung legen nahe, dass charakterstrukturelle Muster nicht nur eine Folge sexueller Erfahrungen und der Notwendigkeit, diese zu verdrängen, sind – wie von Reich und Lowen beschrieben –, sondern wesentlich und schon viel früher von ersten Beziehungs- und Bindungserfahrungen bedingt werden. Von Beginn der menschlichen Entwicklung an gibt es neben den libidinösen Wünschen auch einen Wunsch nach Nähe und Beziehung. Entsprechend kann heute von wesentlich früheren Entwicklungsfenstern für die Entstehung der charakterstrukturellen Muster ausgegangen werden.

> »Zieht man jedoch die neurologische Reifung und die interpersonelle Interaktion mit in Betracht, erscheint klar, dass das Kind gegen Ende seines 2. Lebensjahres alle grundlegenden affektiven Komponenten der traditionellen fünf Phasen der Charakterentwicklung erworben hat. Das bedeutet nicht, dass die Persönlichkeit im Alter von 2 Jahren völlig ausgebildet ist. Vielmehr wird der Prozess ihrer Reifung und Differenzierung fortgesetzt, solange neue kortikale und somatische Möglichkeiten entstehen. Ab dem Alter von 2 Jahren entsteht eine linkshemisphärische verbale Identität, die mit der Entwicklung der Sprache und der Differenzierung der Kognition und der motorischen Fähigkeiten einhergeht« (Bentzen, 2007, S. 326).

Die charakterstrukturellen Erfahrungen sind also bereits mit knapp drei Jahren im Wesentlichen durchlaufen und unsere Bindungsmuster etabliert. Jetzt entwickelt sich dazu sozusagen ein Überbau. Dieser Prozess wird inzwischen häufig als *Mentalisierung* bezeichnet (vgl. Fonagy et al., 2013, S. 35ff.). Kurz gesagt entwickelt sich dabei – aufbauend auf den vorher beschriebenen, frühen körperlichen Erfahrungen – die Wahrnehmung eigener Gefühle durch das Kind. Die Spiegelung der kindlichen Affekte durch die Eltern und ihr übertriebenes Markieren von Emotionen als wahrgenommene, aber nicht ihre eigene Emotion ermöglicht dem Kind ein Wissen darüber, dass alle Menschen Emotionen haben und danach handeln.

Das Handeln von Anderen – und unser eigenes Handeln – hat eine Intention und hängt mit der psychischen Verfassung der handelnden Person zusammen. Erste Bezugspersonen können das Verhalten eines Kindes wahrnehmen und bewerten – oder übersehen. Auf diesem Wege lernen Kinder, was in ihrer Umwelt möglich ist und was nicht. Elterliches Verhalten und kindliche Versuche, damit umzugehen, bewirken einen emotionalen und kognitiven Überbau der basalen körperlichen Erfahrungen: Wir entwickeln die den Charakterstrukturen zugehörigen Haltungen und Überzeugungen (vgl. Weber-Steinbach, 2018, S. 20ff.). Gleichzeitig bildet sich auch der psychische Apparat (Freud, 1923b), der unsere Möglichkeiten der psychischen Informationsverarbeitung bestimmt. Wir übernehmen vertraute Muster, welche die Muster in unser Informationsverarbeitung bedingen und unsere Reaktionen auf neue Erfahrungen vorstrukturieren. Diese Muster sind die Basis unserer *inneren Arbeitsmodelle* für Beziehungen (vgl. Strauß, 2006, S. 45ff.). »Als Verkörperung von Antrieben und Erfahrungen in Beziehungskontexten bilden diese Schemata eine Grundlage der Beziehungsgestaltung und tragen damit auch zum Verständnis von Übertragungs- und Gegenübertragungsphänomenen bei« (Wehowsky, 2007, S. 352).

In späteren Entwicklungsphasen entstehen Strategien rund um

- Autonomie, Abgrenzung und Wiederannäherung (aufstehen, gehen, weggehen, Nein sagen, zurückkommen),
- Kooperation und Kontrolle,
- den Umgang mit Triangulierungsprozessen.

Noch später entwickeln sich Strategien, die als Nuancen innerhalb der kulturellen Untergruppe entstehen und sozial normativ sind, z. B. wie benehme ich mich in der Peergroup, wenn ich jemanden attraktiv finde, wenn mich jemand attraktiv findet oder bei Übergriffen oder Leistungsanforderungen (vgl. Downing, 2007, S. 333ff.).

> »Charakterstrukturen sind mit diesem Blickwinkel nicht mehr nur das Produkt innerer neurotischer Abwehrvorgänge und Konflikte, sondern auch Ausdruck früh erlebter Beziehungsmuster und ihrer Internalisierung. Zu den Trieben im klassisch psychoanalytischen Sinn und damit zur Sexualität als wesentlichem Grundbedürfnis kommen Bindung und Kontakt und deren Aufrechterhaltung« (Pechtl, 2023, S. 99).

Tabelle 2.2.2 zeigt die bioenergetischen Charakterstrukturen unter Einbeziehung entwicklungspsychologischer Erkenntnisse.

Tabelle 2.2.2: Charakterstrukturen unter Einbeziehung entwicklungspsychologischer Erkenntnisse (nach Bentzen, 2000; Dietrich, 2004; Pechtl & Angerer, 2019)

	Denkorientiert (schizoid)	**Bedürfnisorientiert (oral)**	**Kontrollorientiert (psychopathisch)**	**Belastungsorientiert (masochistisch)**	**Leistungsorientiert (rigid)**
Grundangst	wieder das Grauen von Vernichtungsgefühlen erleben	wieder verlassen werden	wieder manipuliert und verführt werden	wieder gedemütigt werden	wieder verraten/verletzt werden
Körperliche Grundmuster	zusammenreißen, zusammenhalten	an sich halten, sich an anderen festhalten	sich hoch-, darüber und aufrecht halten	in sich halten, drinnen halten, aushalten	sich (Herz und Liebe) zurückhalten
Entstehungszeitraum	25. Schwangerschaftswoche bis 3. Lebensmonat	Geburt bis 18. Lebensmonat	9. Lebensmonat bis 2. Lebensjahr	15. Lebensmonat bis 4. Lebensjahr	ab 18. Lebensmonat
Entwicklungsthema in Beziehungen	Abstimmung von Atmung, Herzschlag und Bewegung	Versorgung, Nähe, Berührung	Bezogenheit in der Autonomie	Autonomie in der Bezogenheit	Triangulierung

Gesellschaftliche Herausforderungen heute

Die Auf- und Ausbrüche der 1968er-Generation haben unsere Gesellschaft nachhaltig verändert. Gesamtgesellschaftlich ist einiges an Sicherheit verloren gegangen: Biografien und Beziehungen sind brüchiger geworden, Stress entsteht heute weniger durch konstanten Anpassungsdruck, sondern durch eine Beschleunigung des Lebenstempos, multiple und sich teilweise widersprechende Anforderungen sowie die Notwendigkeit zur Selbstinszenierung als einzigartiges Wesen. Die Belastung ist also weniger dem Umgang mit innerer Anpassung und ungelebten Wünschen geschuldet, sondern eher der Notwendigkeit, sozial angepasste Bilder der Innerlichkeit darzustellen (vgl. Reckwitz, 2021b). Gesellschaftlich akzeptiertes Verhalten ist immer weniger konkret als Vorschrift vorgegeben, sondern muss selbst entwickelt und immer wieder neu mit dem Umfeld verhandelt werden. Neue Möglichkeiten des Ausbruchs aus vorgegebenen Mustern sind Chance und Herausforderung zugleich.

Gesellschaftliche Institutionen können ihren Auftrag, uns Halt und Sicherheit zu geben, immer weniger erfüllen. Berufliche Biografien sind nicht mehr vorgegeben und linear; häufige Wechsel in Bezug auf Beruf, Lebensort und Lebensform sind normal. Der moderne Mensch ist gefordert, sich auf immer neue Anforderungen einzustellen bzw. ihnen sogar proaktiv zu begegnen. (Paar-)Beziehungen halten selten lebenslang. Überhaupt haben wir wechselnde Beziehungen in immer neuen Rollen. Einmal geschaffene Sicherheiten bleiben nicht bestehen – unsere Identität ist zur Dauerbaustelle geworden. Kontingenzöffnung und Kontingenzschließung (Reckwitz, 2021a) gehen beinahe ineinander über. Auch der weiter oben beschriebene Wunsch nach gewohnten Mustern gerät unter Druck: Die zunehmende Beschleunigung gesellschaftlicher Veränderungen strapaziert unsere innere Stabilität und führt zu Burnout und Depression (vgl. Ehrenberg, 2015).

Der französische Soziologe Pierre Bourdieu beschreibt die grundsätzliche Bedingtheit unserer Möglichkeiten durch unsere Stellung im sozialen Gefüge der Gesellschaft. Als *Habitus* definiert er dabei das »System der organischen und mentalen Dispositionen und der unbewussten Denk-, Wahrnehmungs- und Handlungsschemata, das die Erzeugung von Gedanken, Wahrnehmungen und Handlungen bedingt« (Bourdieu, 1979, S. 40). Soziale Akteur*innen sind mit gewissen Anlagen ausgestattet, die für ihr Denken und Handeln konstitutiv sind. Diese Anlagen sind in den Körper eingeschrieben und nur schwer veränderbar – sie sind ein *Know How*, implizites Wissen. Der Habitus ist weder angeboren noch frei wählbar, sondern beruht auf individuellen und kollektiven Erfahrungen – unserer (gemeinsamen) Geschichte. Das heißt, wie wir uns verhalten und ausdrücken können, hängt unmittelbar mit der Umgebungssituation bzw. der Gesellschaft zusammen.

> »Es handelt sich um ein kohärentes System von Handlungsschemata, das als System von Grenzen sowohl der Wahrnehmungen, Gedanken, Vorstellungen als auch in praktischen Handlungen tätig ist. Habitus ist somit ein Mechanismus, der die Reproduktion der Struktur und somit der Machtverteilung gewährleistet. Das habituelle System repräsentiert verinnerlichte Gesellschaft, leitet spezifische Handlungsstrategien und wird als relativ stabiler, unbewusster, automatisch funktionierender Orientierungssinn wirksam« (Majce-Egger, 2009, S. 252).

Die Persönlichkeit braucht Zeit, um sich in Wiederholungen und Variationen von Erfahrung zu verkörpern. Zeit, die immer weniger zur Verfügung steht. »Wenn der operative Modus dynamischer Stabilisierung zu einer permanenten Beschleunigung der materiellen, sozialen und kulturellen Reproduktionsmechanismen von Gesellschaft führt, dann kann das nicht ohne Folgen für die psychische Konstitution, aber auch für den Körper und Charakter der Subjekte bleiben« (Rosa, 2021, S. 212). Andererseits ermöglicht uns die Gesellschaft gegenwärtig eine große Bandbreite persönlichen Ausdrucks. Gesellschaftliche Kategorien wie Klasse, Rasse oder Geschlecht verflüssigen sich. Über Bildung und andere gesellschaftliche Veränderungsprozesse wandelt sich der Habitus in einem Experimentierfeld, in dem gleichzeitig emanzipative und reproduktive Praktiken entwickeln werden. Dadurch entsteht ein Spannungsfeld.

Am Beispiel des Geschlechts kann gut verdeutlicht werden, wie sich die Rahmenbedingungen der eigenen Verortung verschoben haben. Auf allen Ebenen – dem kulturellen Geschlecht bzw. der Geschlechtsidentität (auf Englisch: *gender*), dem biologischen Geschlecht (auf Englisch: *sex*) und der Orientierung des sexuellen Begehrens (auf Englisch: *desire*) – beginnt unsere Gesellschaft, aus den traditionellen Dichotomien auszubrechen (vgl. Butler, 1991). Viele Formen von Gender werden ausprobiert, verkörpert und gelebt. Die Frage, wie inneres Erleben und äußerliches Darstellen mit der Reaktion des Umfeldes stimmig vereinbar sind, stellt Menschen vor große Herausforderungen. »Um Subjekte zu begreifen und zu rekonstruieren, muss man sich auf die Ebene ihrer Selbstproduktion in ihrem routinisierten körperlichen Verhalten begeben, in dem sie ihr eigenes Subjektsein *darstellen* und *in die Welt setzen*« (Reckwitz, 2021b, S. 107). Aufgrund mangelnder Vorbilder, internalisierter Muster und der hohen Geschwindigkeit der Veränderungen wird es immer schwieriger, diese Routinen auszubilden. Dieser Entwicklung trägt der vorliegende Artikel mit der Verwendung des Gendersternchens Rechnung: einerseits in der Benennung der damit verbundenen Entwicklungs- und Integrationsherausforderungen, andererseits aber auch im Angebot der Sichtbarmachung.

Beziehungen zwischen Eltern und Kindern haben sich seit Reich und auch seit Lowen verändert. Heute richtet sich das Erziehungsverhalten nach dem individuellen Kind und folgt weniger vorgegebenen Normen, z. B. in der Sauberkeitserziehung. Hierarchien zwischen Eltern und Kindern verschwinden und Auseinandersetzungen sind möglich. Standen früher Einschränkungen und konstanter Druck im Vordergrund des Erziehungsgeschehens, geht es heute um das Unterstützen von Potenzialen – oder, überspitzt gesagt, um die narzisstische Aufwertung der Eltern durch das »perfekte« Kind. Erziehungsnormen sind nicht mehr handlungsleitend: Eltern sind auf ihre persönlichen Haltungen und Vorlieben zurückgeworfen und inszenieren ihre zunehmende Unsicherheit im Umgang mit den neuen Herausforderungen. Halt gebende Muster können sich immer weniger entwickeln. Spaltung und Abwertung des Fremden greift um sich. Diese Veränderungen stellen – teils massive – Angriffe auf unsere psychische Stabilität dar, mit beobachtbaren Folgen. Aktuelle Leidenszustände der Klient*innen wie unkontrollierbare Ängste, innerliche und äußerliche Zusammenbrüche, Burnout, Identitätsunsicherheiten oder soziale Haltlosigkeit können damit in direkte Verbindung gebracht werden und bedürfen neuer Antworten.

Strukturniveau

Frühe Bindungserfahrungen und deren innere Repräsentanzen bilden den Hintergrund für die Stabilität unserer Identität. Gelingt es uns nicht, innerhalb der frühkindlichen Beziehung mit unseren Bezugspersonen stabile Muster des eigenen Umgangs mit Spannungszuständen (Bion) zu entwickeln, oder werden diese durch traumatische oder deprivierende Erfahrungen mehr oder weniger zerstört, kann sich keine stabile Persönlichkeit auf neurotischem Niveau bilden. »Als Persönlichkeit eines Menschen bezeichnet man die für ihn charakteristischen, dauerhaften und gewohnheitsmäßigen Muster seines Verhaltens, seiner Kognition, seiner Emotionen, seiner Motivation und der Art seiner Beziehung zu anderen« (Caligor & Clarkin, 2013, S. 10). So ließe sich aus heutiger Sicht auch die Charakterstruktur einer Person beschreiben. In Ergänzung dazu schreibt Margit Koemeda-Lutz:

> »Persönlichkeit kann aufgefasst werden als Konfiguration von interagierenden, selbstorganisierenden Prozessen auf verschiedenen Ebenen – zellulär, elektrophysiologisch, emotional, muskulär-verhaltensmäßig, geistig-gedanklich. Es handelt sich um Ordnungen von hoher Unwahrscheinlichkeit, die im ständigen Wandel und ständigen Schwankungen unterworfen sind. Jede Persönlichkeit ist ein offenes System und kann daher unvorhersehbare Entwicklungen vollziehen« (Koemeda-Lutz, 2002, S. 134).

Zur Beurteilung der beschriebenen Veränderbarkeit scheint mir die Frage der Stabilität eben dieser Persönlichkeit hilfreich – mit anderen Worten, das *Strukturniveau*. Parameter für das Strukturniveau sind (vgl. Pechtl & Trotz, 2019, S. 45):

- Stabilität der Identität,
- Fähigkeit zur Realitätsprüfung,
- Stimmigkeit und Stabilität der Objektbeziehungen,
- Umgang mit Affekten,
- Empathiefähigkeit,
- Stabilität der Charakterstruktur als ein erlerntes Modell zur Abwehr von Konflikten und Affekten,
- Konsistenz des Körperselbst, des Körpererlebens und des Körperbildes.

Im Kontakt mit Klient*innen kann nicht von einem immer gleichen Strukturniveau ausgegangen werden. Es kann schwanken und in Krisensituationen mehr oder weniger zusammenbrechen. Konflikthafte Beziehungen, (traumatische) Veränderungen, aber auch – mit einem bioenergetisch-analytischen Hintergrund – körperliche Einbrüche (Bandscheibenvorfälle, Verletzungen, Infarkte …) und Einbrüche des Energieniveaus (chronische Erkrankungen, Long-Covid, Burnout …) können dazu führen, dass die neurotische Abwehr nicht mehr (ausreichend) funktioniert. »Es besteht eine dynamische Beziehung zwischen der Stabilität oder der Instabilität gesellschaftlicher Strukturen, der jeweils vorherrschenden ideologischen Systeme dieser Gesellschaft und – bei einer Identitätsdiffusion – der individuellen Anfälligkeit für Gruppenregression« (Kernberg, 2006, S. 18).

Die aktuelle gesellschaftliche Gesamtverfassung hat auch Einfluss auf die Stabilität der einzelnen Gesellschaftsmitglieder.

Die Operationalisierte Psychodynamische Diagnostik 2 (OPD-2), ein Diagnosemanual mit psychodynamischem Hintergrund, das im deutschsprachigen Raum breite Verwendung findet, beschreibt in Anlehnung an Otto Kernberg (1992) vier Stufen des Strukturniveaus: gut, mäßig, gering und desintegriert (vgl. »Achse IV – Struktur« in Arbeitskreis OPD, 2014, S. 120). Parameter zur Einschätzung des Strukturniveaus ist die Fähigkeit zur Strukturierung des psychischen Binnenraums, zur Selbstregulation, zur Empathie, zur realistischen Selbst- und Fremdwahrnehmung, zur Affektkontrolle und zur Bindung an innere und äußere Objekte. Je geringer das Strukturniveau, desto geringer ausgeprägt sind die oben genannten Fähigkeiten einer Person. In seinen ergänzenden Modulen benennt die OPD-2 das Körpererleben als zentralen Hinweisgeber zur Einschätzung des Strukturniveaus. Die Autor*innen bemängeln jedoch, dass der Körper zwar »von den frühesten Lebenserfahrungen an in Interaktion eingebettet [ist] und sich aus ihnen entwickelt« (OPD-2, 2014, S. 489), sein Erleben auf unbewusster Ebene jedoch empirisch nur schwer zugänglich ist. In den Interviews orientieren sie sich an der Wahrnehmung bzw. dem Erleben des eigenen Körpers und dem der frühen Bezugspersonen, der körperlich wahrnehmbaren Kommunikation und der Inanspruchnahme des Körpers zur psychischen Regulation. Die Möglichkeit der Bioenergetischen Analyse, die therapeutische Beziehung durch das Erfassen unbewusster Aspekte der eigenen Körperlichkeit (z. B. Atemmuster, Spannung, Haltung oder Bewegung) zu vertiefen, könnte hier als wesentliche Erweiterung gesehen werden.

Intersubjektivität

Die Wahrnehmung von Beziehung – und damit auch der psychotherapeutisch-beraterischen Beziehung – hat sich seit Reich und Lowen wesentlich verändert. Der abstinente Analytiker (absichtlich nicht gegendert), der durch die Beobachtung von Übertragungen weiß, was für die Klient*innen gut ist, kann so nicht mehr gedacht werden. Moderne konstruktivistische Konzepte gehen davon aus, dass wir uns Bilder und Modelle von der Welt konstruieren, die uns dann ein Verharren in unserer Lebenssituation bzw. ein Überleben in ihr ermöglichen. Die individuellen Beschreibungen des Erlebens sind dabei nicht als objektive Tatsachen anzusehen, sondern orientieren sich an dem, was im gegenwärtigen System kommunizierbar ist. Das gemeinsame Agieren verändert die Beziehung und letztlich auch die beteiligten Personen.

Inzwischen ist diese konstruktivistische Sichtweise auf Beziehungen auch in der Psychoanalyse angekommen:

> »Die analytische Situation [stellt] eine Situation der engen gegenseitigen Beeinflussung von Analytiker und Analysand dar, wobei sich eine emergente neue Gestalt herausbildet, zu der zwar beide Beteiligte des analytischen Prozesses mit ihrer Person und ihren bewussten und unbewussten Phantasien beitragen, die aber neue Eigenschaften aufweist, die vom Analytiker und Analysand ko-kreiert werden« (Potthoff, 2022, S. 35f.).

Im gemeinsamen Handeln entsteht also ein Drittes – ein gemeinsames Feld (vgl. Kapitel 2.4 von Dieter Rau-Luberichs). Stephen A. Mitchell (2003) nennt dieses Feld *relationale Matrix*.

Mit einer »intersubjektiven Brille« können unsere frühen Beziehungs- und Bindungsmuster deutlicher wahrgenommen und ihr Ausdruck angeregt werden:

> »Nach meinem Triangulierungskonzept konstituiert sich Anerkennung nicht erst in der Vermittlung durch Sprache, sondern bereits in einem frühen, nonverbalen Entwicklungsstadium, das dem Kind in der Entwicklung mit der Mutter (oder mit anderen Bezugspersonen) die emergente Erfahrung eines miteinander geteilten Verhaltensmusters, einen gemeinsamen Rhythmus vermittelt« (Benjamin, 2016, S. 76).

Charakterstrukturelle Diagnosen im Sinne Lowens als Einschränkungen, Blockaden und Widerstände der Klient*innen greifen vor diesem Hintergrund zu kurz. Denn: »Übertragung und Gegenübertragung haben demzufolge stets zwei Autoren – den Patienten und den Psychoanalytiker. Solche subjektiven *Kontaminierungen* des Materials durch die eigene Person müssen vom Analytiker erkannt werden, indem er von einem bestimmten Wahrheitsgehalt in der Wahrnehmung seines Patienten ausgeht« (Altmeyer & Thomä, 2016, S. 22). Downing beschreibt die Beziehung zwischen Säugling und Bezugsperson als *Zwei-Körper-Feld* (Downing, 2007, S. 336), das durch die Möglichkeiten beider Beteiligter verändert wird. Ähnliches geschieht in der therapeutischen Beziehung – gerade in der Bioenergetischen Analyse, wo durch den Einbezug des Körpers dieses Zwei-Körper-Feld fast zwangsläufig entsteht und die Körpergeschichte der beiden Beteiligten reinszeniert.

Charakterstrukturelle Diagnostik sagt also neben der Einschätzung der Klient*innen auch etwas über den*die Analytiker*in und noch mehr über deren Beziehung im Hier und Jetzt aus. Eine Veränderung der Beziehung lässt andere Beziehungsmuster in den Vordergrund treten und erleichtert so möglicherweise den Zugang zu frühkindlichen Beziehungserfahrungen. Vielleicht hat diese erweiterte Sichtweise dazu geführt, dass sich heute viele Körpertherapeut*innen nicht mehr auf die Charakterstrukturen beziehen. Ulfried Geuter schreibt dazu: »Obwohl ich sowohl in meiner körperpsychotherapeutischen wie meiner psychoanalytischen Ausbildung gelernt habe, charakterstrukturelle Diagnosen zu stellen, arbeite ich zunehmend weniger mit diesem Modell« (Geuter, 2015, S. 369). Das Modell der Charakterstrukturen kommt in seinem Buch *Praxis der Körperpsychotherapie* auf 457 Seiten nicht explizit vor.

Ich möchte im Folgenden eine andere Vorgangsweise – und damit eine Rückbesinnung auf die psychodynamischen Wurzeln der Methode – anbieten.

Das Strukturniveau der Charakterstruktur

> Die Klient*in kommt mit massiven Panikzuständen zu mir. Gefühle überschwemmen sie, sie bekommt keine Luft, ihr wird schwindlig und ihr Herz rast. Sie fühlt sich fremd im eigenen Körper, ihre bisherigen Strategien des Umgangs mit sich und anderen scheinen nicht mehr hilfreich. Sie ist neu in der Stadt, schildert aber auch eine frühe Heimatlosigkeit, da ihre Eltern aufgrund ihrer Berufe weltweit unterwegs waren. Sie wird stetig vom Gefühl begleitet, anders als die anderen zu sein. Sie schildert sich als unfähig, Konflikte zu führen, erlebt sich immer als schuldig und ungenügend.
>
> Trotz ihrer Größe schaut sie mich von unten her Hilfe suchend an. Sie ist sehr dünn und schon lange untergewichtig. Sie erlebt auch immer wieder anorektische Phasen und ekelt sich vor Essen. Sie isst nicht vor und mit anderen Menschen. Ihre Atmung ist sehr reduziert, sie schnappt kurz nach Luft und nimmt sich sehr wenig davon. Ihre Muskeln sind wenig sichtbar, sie wirkt weich und kraftlos.
>
> Später wird deutlich, dass die Klient*in ihren Körper sehr unattraktiv findet, wenn er mehr weibliche Formen hat, und sie auch deshalb hun-

gert. Es ist offen, ob sie lieber ein Mann sein möchte. Sie lebt in einer lesbischen Fernbeziehung. Früher kam es häufiger zu Alkohol- und Drogenkonsum, derzeit aufgrund der Kontrollverlustangst kaum mehr.

Eine klassisch-charakterstrukturelle Diagnostik mit dem Blick auf die neurotische Abwehr- und Konfliktmuster scheint hier wenig hilfreich. Charakterstrukturen bieten auf den ersten Blick eine Einordnung nach Themen, die Klient*innen beschäftigen – sei es der schizoide Rückzug oder die orale Gier, eine Über- oder Unterordnung oder der Verzicht auf große Nähe. Unter Einbeziehung der oben beschriebenen Indikatoren zur Einschätzung des Strukturniveaus können sie aber auch den Blick auf die aktuelle Stabilität des Systems schärfen.

Unabhängig vom Konfliktthema können sich Charakterstrukturen in ihrer Stabilität verändern. Sie können sich auf einem neurotischen Niveau bewegen – im Sinne von überdauernden körperlichen bzw. psychosozialen Mustern, die der betreffenden Person helfen, sich in Beziehungen zu bewegen, nicht mit unaushaltbar vielen negativen/verbotenen Gefühlen konfrontiert zu sein und Konflikte nicht mit dem nahen Umfeld, sondern innerlich auszutragen. Diese Muster werden durch konstanten Druck von außen (Gesellschaft) und Gegendruck von innen (eigene Bedürfnisse, verkörperte Beziehungserfahrungen) aufrechterhalten. Sie geben uns Sicherheit und das Gefühl, unser Leben bewältigen zu können – auch wenn sie uns natürlich einschränken. Auf diesem Niveau hat Lowen (2007) seine Beschreibung der Charakterstrukturen angesiedelt. Seine Klient*innen haben die damit verbundenen Leidenszustände geschildert und nach Veränderungen im Bereich vermehrten Ausdrucks und neuer Möglichkeiten gesucht.

Im Gegensatz dazu zeigt die obenstehende Fallbeschreibung das Leiden an einem Einbruch – wenn nicht Zusammenbruch – der neurotischen Abwehr. Die Sicherheit in Bezug auf die eigene Persönlichkeit ist infrage gestellt. In solchen Fällen, wenn die Stabilität einer Persönlichkeit durch äußeren oder inneren Stress, zu großen Druck, widersprüchliche Zug- und Druckkräfte oder emotionale Leere verlorengeht, bewegt sich die Persönlichkeit auf einem mäßig bis gering integrierten Strukturniveau. Auch frühkindliche Deprivation kann dazu führen, dass ein stabiles Selbst gar nicht erst entsteht. Bleiben einem Kind ausreichende Übungsmöglichkeiten für seine Selbstregulation verwehrt, kann es keine eigenen körperlichen Mikropraktiken ausbilden. Der scheinbare neurotische Überbau hat dann wenig Boden.

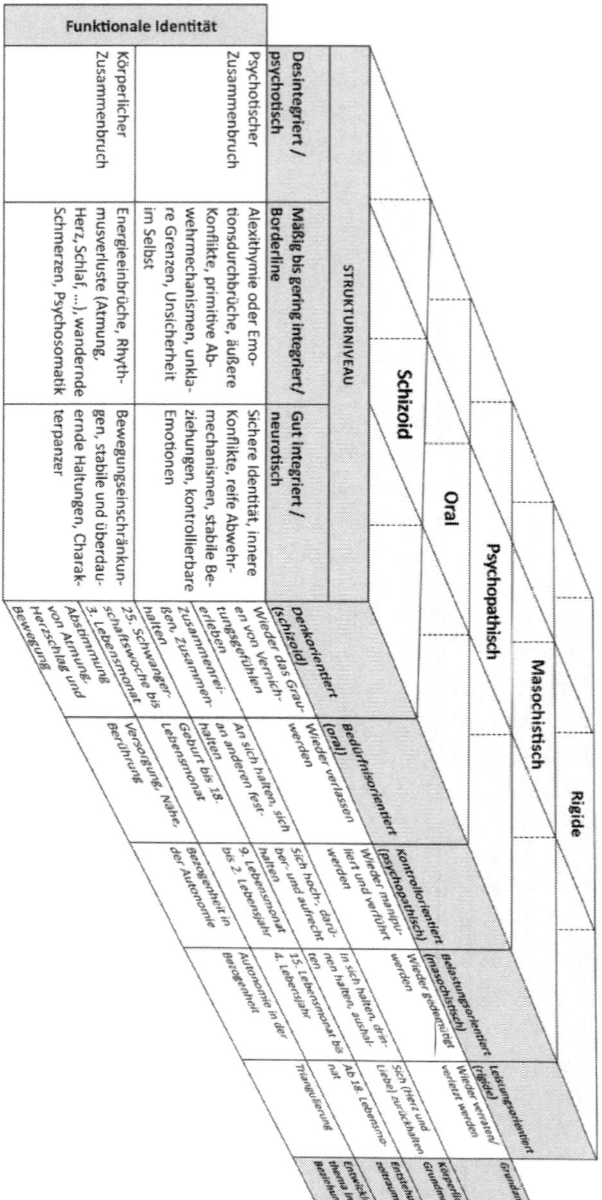

Abbildung 2.2.1: Charakterstrukturen in Verbindung mit dem Strukturniveau

Menschen, deren Persönlichkeit ins Wanken geraten ist, berichten von Emotionsdurchbrüchen – vor allem Angst und Wut. Sie können sich nicht mehr stabil in Beziehungen bewegen oder verlässlich zwischen sich und anderen unterscheiden. Primitive Abwehrmechanismen wie Spaltung oder Projektion stehen im Vordergrund. Auf körperlicher Ebene gehen – ganz im Sinne von Reichs funktionaler Identität – Energieeinbrüche, körperliche Zusammenbrüche oder der Verlust von Rhythmen (z. B. Atmung, Herz, Schlaf) damit einher oder sogar voraus. Dorothea und Joachim Galuska konstatieren, dass »insbesondere das Gefühl der Grenze, der Mitte der Körperform als männlicher oder weiblicher Körper, das Körpergefühl der verschiedenen unterschiedlichen Körperbereiche und der körperliche Kontakt zu anderen Menschen gestört sind« (Galuska & Galuska, 2007, S. 589). Funktionale Identität heißt in diesem Kontext, dass die Identitätsunsicherheit, die Unklarheit der eigenen Grenzen und die emotionale Überflutung zusammenhängen mit körperlicher Unsicherheit, einer »Reduktion« bzw. »Manipulation« des Körpers (z. B. durch flache Atmung, Hungern oder selbstverletzendes Verhalten), muskulärer Instabilität und vermindertem Containment:

> »Auch das lässt sich in der neuen Konzeption der Charakterstrukturen verstehen, nicht dahingehend, dass die Themen der Charakterstrukturen nicht mehr wichtig sind, sondern dass die neurotische Struktur nicht mehr hält. Ganz im Sinne der funktionalen Identität gehen dabei Einbrüche auf körperlicher und psychischer Ebene Hand in Hand, bedingen sich und lösen sich aus. Energieeinbrüche z. B. mit Long Covid verändern auch die psychische Stabilität. Charakterstruktur ist nicht immer gleich stabil, kann mehr oder weniger brüchig werden, sogar zeitweilig oder ganz zusammenbrechen, desintegriert sein. Eine solche Diagnose hat Folgen für den Umgang mit dem Klient*innensystem« (Pechtl, 2023, S. 101f.).

Abbildung 2.2.1 zeigt in der Übersicht, wie sich die bioenergetischen Charakterstrukturen und das Strukturniveau wertvoll bereichern. Beispielhaft könnte eine Person mit einem oralen/bedürfnisorientierten Thema auf neurotischem Niveau gelegentlich am Abend nach der Arbeit ein beruhigendes Glas Wein trinken und vielleicht von Eifersuchtsmomenten in der Beziehung berichten. Bei einem mäßigen oder geringen Strukturniveau könnten (zunehmende) Alkoholexzesse vorkommen, vielleicht verbunden mit emotionalen Durchbrüchen oder anderen Kontrollverlusten. Auf dem desintegrierten Niveau käme es zu einem völligen Zusammenbruch auf körperlicher und psychischer Ebene bis zum Alkoholdelir.

In der Interventionsplanung geht es dann nicht mehr – wie seinerzeit bei Lowen – um das Aufweichen von Grenzen, den kathartischen Ausdruck der unterdrückten Gefühle, das Infragestellen neurotischer Haltungen und die Konfrontation mit körperlichen/psychischen Abwehrorganisationen bzw. dem Widerstand (Reich). Vielmehr stehen Stabilisierung, Zentrierung und der Aufbau von Containment und neuen Strukturen im Vordergrund (vgl. Kapitel 1.2 von Renate Schwenk). Laut Angela Klopstech (2008) bietet die kathartische Erfahrung durch die Lockerung des Muskelpanzers für den »gut funktionierenden Neurotiker« die wertvolle Möglichkeit, ein Gefühl des Gelöst-Seins zu erfahren und eine Neuorganisation anzustoßen. Doch »[für] ein fragiles Ich, das sich mit Müh und Not in dieser Welt behauptet, würde die gleiche Intervention sehr wahrscheinlich nicht in Katharsis, sondern im Chaos enden, keine Öffnung, sondern einen Rückzug und ein Verschließen bewirken oder eine Dissoziation hervorrufen« (Klopstech, 2008, S. 478f.). Andererseits ermöglichen neue Erfahrungen basaler körperlicher Abstimmung ebenfalls den Aufbau neuer Handlungsmuster. »Diese Interaktionserfahrungen werden intern repräsentiert und können, wenn sie ausreichend stabilisiert und in die inneren Vorgänge und Abläufe einer Person integriert sind, Alternativen zum bisherigen Verhalten bieten« (Kammerer-Pink, 1994, S. 29).

Der Klient*in wurden zuallererst Grounding-Übungen im Sinne des Sich-Situationen-Stellens, des Halt-im-Boden-Findens und des Halt-in-sich-Findens angeboten. Auch Körperarbeit zu den Themen Abgrenzung und Selbstschutz in Variationen – mit dem Ziel, neue körperliche Mikropraktiken in diesem Bereich zu etablieren – war lange ein Teil der Therapie. Auch das Verbinden der inneren und äußeren Körperwahrnehmung über Atemübungen, Imaginationen und Arbeit mit dem Spiegel war wesentlich. Langsam konnte die Klient*in wieder ein stabileres Selbstempfinden entwickeln, ihre Angst und die Panikattacken reduzierten sich. Durch die Kräftigung auf muskulärer Ebene – die Klient*in wurde z. B. zu Wanderungen im Umfeld ermutigt – wurden ihr Containment, ihre Ausdauer und ihre Abgrenzungsmöglichkeiten gestützt.

In der Gegenübertragung wurde die Klient*in »spürbarer« und in ihren inneren und äußeren Konturen deutlicher. Ihr Hilfe suchender Ausdruck im Blick wurde für die Klient*in selbst wahrnehmbar, zudem gelang es ihr zunehmend, mehr Eigenständigkeit auszudrücken. Je mehr die Klient*in sich als männlich erlebte und zeigte, desto geringer wurden their Ängste. Their Fremdheitsgefühle bezüglich their Körpers reduzierten sich. Am Ende dieses mehrere Jahre dauernden Prozesses entschied er sich für einen offiziellen Wechsel der Geschlechtsidentität.

Charakterstrukturen als intersubjektives Beziehungskonzept

Die Klientin ersucht bei mir therapeutische Begleitung, weil sie mit einer neu angetretenen Leitungsfunktion massiv überfordert ist. In der Beziehung zum Vater ihrer Kinder war sie stets die Alleinverdienerin, und auch für die Kindererziehung war sie allein zuständig. Mittlerweile sind sie getrennt. Die Söhne studieren, leben aber weiterhin bei der Mutter, ohne sich an den Alltagsaufgaben zu beteiligen.

Die Klientin ist die ältere Tochter einer alleinerziehenden Mutter. Sie wuchs gemeinsam mit ihrer jüngeren Schwester bei der Mutter auf. Da die Mutter ganztags berufstätig war, musste die Klientin häufig den Haushalt, die Betreuung der kleinen Schwester und ihrer selbst übernehmen. Immer war ihr Tun zu wenig: Sie schaffte es nicht, ihre Mutter zufriedenzustellen. Körperlich besonders auffällig sind schwere Verspannungen im oberen Rücken: Ihr Kopf ist eingezogen und die Schultern nach vorne eingerollt. Es fällt ihr schwer, genug Luft zu bekommen. Immer wieder hat sie schwere Migräneanfälle.

Eine Szene in der gemeinsamen Arbeit ist richtungsweisend. Auf die schweren Verspannungen reagierend biete ich Druckarbeit am Rücken an. Die Klientin stimmt zu und erträgt die heftigen Schmerzen. Sie hat das Gefühl, zerdrückt zu werden, und hat Angst, dass ich etwas in ihr kaputt mache. Sie stöhnt und jammert. Trotzdem machen wir weiter – ich mit der Idee, dass damit die Verspannungen gelockert und mehr Bewegung möglich werden könnte; sie mit der Idee, dass ich schon wisse, was für sie gut sei. Sie fand, dass sie meine Behandlung nur aus- bzw. durchhalten müsse und zu empfindlich bzw. schwach sei.

Damit hatten wir gemeinsam die wesentliche Szene ihrer Kindheit hergestellt. Erst meine Ermutigung, anderen Impulsen als dem kindlichen Brav-Sein zu folgen, machte es der Klientin möglich, zu einem

> Knurren anzuheben, sich gegen den Druck meiner Hände aufzurichten und mich schlussendlich abzuschütteln. In Variationen dieser Emanzipationsbewegung gelang es ihr, sich aufzurichten, tiefer zu atmen und sich aus dem Gefühl, brav sein zu müssen, zu lösen.

Neben Haltungen – und damit der Persönlichkeit von Individuen – können Charakterstrukturen auch Beziehungsthemen beschreiben (vgl. Pechtl, 2023, S. 103):

- im Umgang mit Nähe und Versorgung, entweder in der Abwehr der Bedürfnisse (schizoid) oder im endlosen Suchen nach Unterstützung (oral),
- im Umgang mit Autonomiebestrebungen, entweder im Versuch der Vermeidung von Nähe und Einfluss/Manipulation (psychopathisch) oder in der braven Unterordnung unter Aufgabe des Eigenen (masochistisch),
- im Umgang mit Triaden (Bevorzugt- und Ausgeschlossen-Sein), im Erleben von Neid, Eifersucht, Leistung und Anerkennung und im Umgang mit Sexualität und Liebe (rigid).

Diese Themen nehmen in der Bioenergetischen Analyse von Menschen und menschlichen Systemen ihren Raum ein. Sie sind nicht allein die Themen der Klient*innen, sondern Ausdruck des intersubjektiven Geschehens – und damit Fragen, die Therapeut*innen und Klient*innen gemeinsam und in Beziehung zueinander beantworten müssen. Diese basalen Beziehungsthemen sind immer nur im Zusammenspiel mehrerer Beteiligter erleb- und veränderbar. Wir als Bioenergetische Analytiker*innen mit unseren bewältigten und unbewältigten Erfahrungswelten sind auch dabei. Entsprechend spielt es eine große Rolle, wie wir z. B. auf eine Konkurrenzansage reagieren oder einem Wunsch nach Versorgung begegnen. Auch wir können nicht *nicht* kommunizieren (Watzlawick et al., 1990) – vor allem, wenn wir körperlich aktiv beteiligt sind. Maria Majce-Egger beschreibt genau das in ihrem Artikel zum Gruppenkörper: »Die – meist unbewussten – Grundkonflikte der einzelnen Personen finden sich in einem dominanten, gemeinsamen Konflikt, der sich im Gruppengeschehen als spezifisches Widerstands-/Abwehr-/Schutzphänomen darstellt« (Majce-Egger, 2019, S. 84). Hier ist sowohl das Bewusste – das Denk- und Sagbare – als auch das Unbewusste eine intersubjektive Ko-Kreation, wir interagieren im Downing'schen Zwei-Körper-Feld.

Indem sie den Fokus auf die jeweiligen Beziehungsthemen richtet, gibt uns die »charakterstrukturelle Brille« in Bezug auf das (bewusste und unbewusste) Beziehungsgeschehen Halt und Orientierung. Werden wir im gemeinsamen Tun rational, vernünftig und leistungsorientiert? Oder zurückhaltend unpersönlich? Verfolgen wir einander? Flüchten wir voreinander? Werten wir uns ab oder auf? Oder versuchen wir, uns zu kontrollieren? Sind wir brav oder endlos bedürftig? Und in welcher Rollenverteilung? Wo reinszenieren wir gemeinsam Altes aus beider/aller Lebensgeschichten? Und wo gibt es Platz für Neues. Körperliche (Gegen-)Übertragungsreaktionen können dabei Hinweise auf unbewusstes Geschehen geben. Wann übernehmen wir den Atemrhythmus der Klient*innen? Wann taucht Schwindel auf? Wann beginnen Kopfschmerzen? Wo geht der Blick hin? Wo taucht Spannung oder Kraftlosigkeit auf? Wo taucht der Wunsch nach Berührung auf? Oder Abwehr und Ekel?

Sabine Trautmann-Voigt und Bernd Voigt schreiben dazu: »Die Wechselwirkung zwischen Psyche und Körper ermöglicht zum einen die dialogische Erfassung psychischer Zustände durch Formen der Bewegungsanalyse und zum anderen die Einflussnahme auf kognitive und emotionale Zustände durch spezifische Bewegungs- und Handlungsangebote« (Trautmann-Voigt & Voigt, 2008, S. 197). Erst wenn die Vorstellung von wissenden Behandler*innen im Kontakt mit bedürftigen Klient*innen zurückgelassen werden kann, wird das Einlassen auf gemeinsame Bewegungs-, Handlungs- und Beziehungsexperimente möglich. Bei dieser gemeinsamen Suchbewegung kann charakterstrukturelle Diagnostik im Sinne einer Diagnose der geteilten Beziehung Orientierung geben. Dies gilt sowohl für die therapeutische Zweiersituation als auch für Familien, Gruppen, Teams und Organisationen, wie in Kapitel 1.4 von Maria Majce-Egger beschrieben.

Abschließende Gedanken

Das Modell der Charakterstrukturen ist mit der Entwicklung der Körperpsychotherapie und ihren psychodynamischen Wurzeln untrennbar verbunden. Mit dem zunehmenden Fokus auf frühe Störungen schien es als Konzept der neurotischen Entwicklung zunehmend seine Berechtigung zu verlieren. Gerade die neueren Erkenntnisse bezüglich der Persönlichkeitsentwicklung, die auf einen wesentlichen Einfluss der frühen körperlichen Beziehungserfahrungen hinweisen, sind eine späte Bestätigung von Reichs

Annahme der funktionalen Identität. Aus heutiger Sicht sind aber nicht mehr nur die Abwehr- und Widerstandsmuster der Person auf körperlicher und psychischer Ebene funktional identisch, sondern auch ihre innere Stabilität: Die Fähigkeit der Person, Spannung aufzubauen und zu halten, und ihre Fähigkeit zur Emotionsregulierung haben Implikationen auf körperlicher und psychischer Ebene.

Durch die Verknüpfung der charakterstrukturellen Muster mit dem Strukturniveau einer Person lässt sich das Charakterstrukturmodell gut in eine strukturelle Diagnose einbauen. Mit seiner Verbindung von körperlichen Phänomenen und (Gegen-)Übertragung war und ist das Modell Ausdruck eines psychodynamischen Verständnisses von Bioenergetischer Analyse, und es ist in der Arbeit mit frühen Störungen hilfreich. Mit Blick auf charakterstrukturelle Beziehungsthemen gibt das Modell Orientierung in einem intersubjektiven Konzept von Bioenergetischer Analyse.

Literatur

Alpert, J. (1991). *Psychoanalyse der Frau jenseits von Freud*. Springer.

Altmeyer, M. & Thomä, H. (2016). Einführung: Psychoanalyse und Intersubjektivität. In M. Altmeyer & H. Thomä (Hrsg.), *Die vernetzte Seele. Die intersubjektive Wende in der Psychoanalyse* (3. erw. Auflage, S. 7–31). Klett-Cotta.

Arbeitskreis OPD (2014). *OPD-2. Operationalisierte Psychodynamische Diagnostik. Das Manual für Diagnostik und Therapieplanung* (3. überarb. Auflage). Hans Huber.

Bauer, J. (2013). *Das Gedächtnis des Körpers. Wie Beziehungen und Lebensstile unsere Gene steuern* (akt. u. erw. Ausgabe). Piper.

Benjamin, J. (2016). Tu ich, oder wird mir getan? Ein intersubjektives Triangulierungskonzept. In M. Altmeyer & H. Thomä (Hrsg.), *Die vernetzte Seele. Die intersubjektive Wende in der Psychoanalyse* (3. erw. Auflage, S. 65–107). Klett-Cotta.

Bentzen, M. (2007). Formen des Erlebens: Neurowissenschaft, Entwicklungspsychologie und Somatische Charakterbildung. In G. Marlock & H. Weiss (Hrsg.), *Handbuch der Körperpsychotherapie* (S. 304–328). Schattauer.

Bion, W.R. (1992 [1962]). *Lernen durch Erfahrung*. Suhrkamp.

Boadella, D. (1991). Stress und Charakterstruktur. In D. Hoffmann-Axthelm (Hrsg.), *Der Körper in der Psychotherapie. Körper & Seele, Band 2* (S. 36–89). Transform.

Bourdieu, P. (1979). *Zur Soziologie der Symbolischen Formen*. Suhrkamp.

Büntig, W. (2007). Das Werk von Wilhelm Reich. In G. Marlock & H. Weiss (Hrsg.), *Handbuch der Körperpsychotherapie* (S. 41–60). Schattauer.

Butler, J. (1991). *Das Unbehagen der Geschlechter*. Suhrkamp.

Caligor, E. & Clarkin, J.F. (2013). Ein Objektbeziehungsmodell der Persönlichkeit und der Persönlichkeitspathologie. In J.F. Clarkin, P. Fonagy & G.O. Gabbard (Hrsg.), *Psychodynamische Psychotherapie der Persönlichkeitsstörungen. Handbuch für die klinische Praxis* (S. 2–34). Schattauer.

Damasio, A. (2013). *Selbst ist der Mensch. Körper, Geist und die Entstehung des Menschlichen Bewusstseins*. Pantheon.
Dietrich, R. (1990). *Analytische Bioenergetik. Bilder, Geschichten und Strukturen*. Eigenverlag.
Dietrich, R. (2004). *Analytische Bioenergetik*. Eigenverlag.
Dornes, M. (1999). *Der kompetente Säugling* (9. Auflage). Fischer Taschenbuch.
Dornes, M. (2003). *Die frühe Kindheit; Entwicklungspsychologie der ersten Lebensjahre* (7. Auflage). Fischer Taschenbuch.
Dornes, M. (2004). Über Mentalisierung, Affektregulierung und die Entwicklung des Selbst. *Forum der Psychoanalyse, 2*, 175–197.
Dornes, M. (2005). Mentalisierung, psychische Realität und die Genese des Handlungs- und Affektverständnisses in der frühen Kindheit. In C. Rohde-Dachser & F. Wellendorf (Hrsg.), *Inszenierungen des Unmöglichen* (2. Auflage; S. 297–338). Klett-Cotta.
Downing, G. (2000). Gedanken zur Sexualität. In T. Ehrensperger (Hrsg.), *Bioenergetik im Spannungsfeld der Geschlechter. Liebe, Erotik, Sexualität in der Körperpsychotherapie* (S. 29–50). Schwabe.
Downing, G. (2007). Frühkindlicher Affektaustausch und dessen Beziehung zum Körper. In G. Marlock & H. Weiss (Hrsg.), *Handbuch der Körperpsychotherapie* (S. 333–350). Schattauer.
Ehrenberg, A. (2015). *Das erschöpfte Selbst. Depression und Gesellschaft in der Gegenwart* (2. erw. Auflage). Campus.
Fonagy, P., Luyten, P., Bateman, A., Gergely, G., Strathearn, L., Target, M. & Allison, E. (2013). Bindung und Persönlichkeitsstörung. In J. F. Clarkin, P. Fonagy & G. O. Gabbard (Hrsg.), *Psychodynamische Psychotherapie der Persönlichkeitsstörungen. Handbuch für die klinische Praxis* (S. 35–84). Schattauer.
Freud, S. (1896c). Die Ätiologie der Hysterie. *GW I*, 425–459.
Freud, S. (1914d). Zur Geschichte der Psychoanalytischen Bewegung. *GW X*, 43–113.
Freud, S. (1923b). *Das Ich und das Es. GW XIII*, 237–292.
Freud, S. (1930a). *Das Unbehagen in der Kultur. GW XIV*, 419–505.
Galuska, D. & Galuska, J. (2007). Körpertherapie im Spektrum des Strukturniveaus. In G. Marlock & H. Weiss (Hrsg.), *Handbuch der Körperpsychotherapie* (S. 585–597). Schattauer.
Geuter, U. (2007). Geschichte der Körperpsychotherapie. In G. Marlock & H. Weiss (Hrsg.), *Handbuch der Körperpsychotherapie* (S. 17–32). Schattauer.
Geuter, U. (2015). *Praxis Körperpsychotherapie. 10 Prinzipien der Arbeit im therapeutischen Prozess*. Springer.
Joraschky, P. & von Armin, A. (2009). Der Körperbildskulpturtest. In P. Joraschky, T. Loew & F. Röhricht (Hrsg.), *Körpererleben und Körperbild* (S. 183–191). Schattauer.
Kammerer-Pink, E. (1994). Das Erleben des Säuglings. In P. Geißler (Hrsg.), *Psychoanalyse und Bioenergetische Analyse. Im Spannungsfeld zwischen Abgrenzung und Integration* (S. 25–30). Peter Lang.
Keleman, S. (1992). *Verkörperte Gefühle*. Kösel.
Kernberg, O. (1992). *Schwere Persönlichkeitsstörungen: Theorie, Diagnose und Behandlungsstrategie*. Stuttgart: Klett-Cotta.
Kernberg, O. (2006). Neue Überlegungen zur Frage der Identität. In A. Remmel, O. Kernberg, W. Vollmoeller & B. Strauß (Hrsg.), *Handbuch Körper und Persönlichkeit. Entwicklungspsychologie, Neurobiologie und Therapie von Persönlichkeitsstörungen* (S. 3–21). Schattauer.

Kernberg, O. (2013). *Schwere Persönlichkeitsstörungen. Theorie, Diagnose, Behandlungsstrategien* (8. Auflage). Klett-Cotta.
Klopstech, A. (2008). Im Kontext autonomer und interaktiver Selbstregulation: Katharsis im neuen Kleid. In V. Heinrich-Clauer (Hrsg.), *Handbuch Bioenergetische Analyse* (S. 463–488). Psychosozial-Verlag.
Koemeda-Lutz, M. (2002). Ein psychosomatisches Persönlichkeitsmodell: Charakterstrukturen. In M. Koemeda-Lutz (Hrsg.), *Körperpsychotherapie – Bioenergetische Konzepte im Wandel* (S. 117–138). Schwabe.
Lichtenberg, J. D. (1991). *Psychoanalyse und Säuglingsforschung*. Springer.
Lowen, A. (1979 [1970]). *Lust. Der Weg zum kreativen Leben*. Kösel.
Lowen, A. (1980 [1965]). *Liebe und Orgasmus. Persönlichkeitserfahrung durch sexuelle Erfüllung*. Kösel.
Lowen, A. (1984 [1967]). *Der Verrat am Körper*. Rowohlt Taschenbuch.
Lowen, A. (1987 [1975]). *Bio-Energetik. Therapie der Seele durch Arbeit mit dem Körper* (erw. Neuausgabe). Scherz.
Lowen, A. (1989 [1980]). *Angst vor dem Leben. Über den Ursprung seelischen Leidens und den Weg zu einem reicheren Dasein*. Goldmann.
Lowen, A. (1989 [1988]). *Liebe, Sex und dein Herz*. Kösel.
Lowen, A. (1991 [1975]). *Depression. Ursache und Wege der Heilung*. Goldmann.
Lowen, A. (1992 [1958]). *Körperausdruck und Persönlichkeit*. Goldmann.
Lowen, A. (1992 [1984]). *Narzissmus. Die Verleugnung des wahren Selbst*. Goldmann.
Lowen, A. (1995 [1993]). *Freude. Die Hingabe an den Körper und das Leben*. Kösel.
Lowen, A. (2007). Die neurotische Charakterstruktur und das bewusste Ich. In G. Marlock & H. Weiss (Hrsg.), *Handbuch der Körperpsychotherapie* (S. 216–220). Schattauer.
Lowen, A. (2008). Was ist Bioenergetische Analyse. In V. Heinrich-Clauer (Hrsg.), *Handbuch Bioenergetische Analyse* (S. 31–47). Psychosozial-Verlag.
Majce-Egger, M. (2009). Chaos und Struktur in großen Gruppen-Prozessen in Großgruppen und Plenarveranstaltungen. Das Gruppendynamik-Mühldorf-Modell. In L. Lehner, A. Sanz & R. Trotz (Hrsg.), *Prozesse verstehen und gestalten. Zur Praxis der Gruppendynamik und Gruppenpsychotherapie. Visionen und Wege. Jahrbuch für Gruppendynamik und Dynamische Gruppenpsychotherapie* (S. 247–268). Krammer.
Majce-Egger, M. (2019). Der kommunizierende Gruppenkörper. Bioenergetisch-analytische Arbeit mit Gruppen. In R. Schwenk & C. Pechtl (Hrsg.), *Körper im Dialog. Theorie und Anwendungsfelder der Bioenergetischen Analyse* (S. 77–94). Psychosozial-Verlag.
Marcuse, H. (1974 [1955]). *Eros and Civilisation. A Philosophical Inquiry into Freud*. Beacon Press.
Mitchell, S. A. (2003). *Bindung und Beziehung. Auf dem Weg zu einer relationalen Psychoanalyse*. Psychosozial-Verlag.
Pechtl, C. (2023). Aktuelle Überlegungen zum Konzept der Charakterstrukturen. *Körper – Tanz – Bewegung, 11*(3), 94–106. http://doi.org/10.2378/ktb2023.art14d
Pechtl, C. & Angerer, K. (2019). Die fünf Charakterstrukturen im Überblick. In R. Schwenk & C. Pechtl (Hrsg.), *Körper im Dialog. Theorie und Anwendungsfelder der Bioenergetischen Analyse* (S. 25–48). Psychosozial-Verlag.
Pechtl, C. & Trotz, R. (2019). Zentrale Begrifflichkeiten. In R. Schwenk & C. Pechtl (Hrsg.), *Körper im Dialog. Theorie und Anwendungsfelder der Bioenergetischen Analyse* (S. 25–48). Psychosozial-Verlag.
Potthoff, P. (2022). *Psychoanalytische Feldtheorien. Auf dem Weg zu einem schulenübergreifenden Paradigma*. Psychosozial-Verlag.

Reckwitz, A. (2021a). Gesellschaftstheorie als Werkzeug. In A. Reckwitz & H. Rosa (Hrsg.), *Was leistet die Gesellschaftstheorie?* (S. 23–150). Suhrkamp.
Reckwitz, A. (2021b). *Subjekt* (4. Auflage). transcript.
Reich, W. (1989 [1933]). *Charakteranalyse*. Kiepenheuer & Witsch.
Reich, W. (2000 [1942]). *Die Funktion des Orgasmus: Sexualökonomische Grundprobleme der biologischen Energie* (7. Auflage). Kiepenheuer & Witsch.
Rohde-Dachser, C. (1992). *Expedition in den dunklen Kontinent. Weiblichkeit im Diskurs der Psychoanalyse*. Springer.
Rosa, H. (2021). Best Account. Skizze einer systematischen Theorie der modernen Gesellschaft. In A. Reckwitz & H. Rosa (Hrsg.), *Was leistet die Gesellschaftstheorie?* (S. 153–1253). Suhrkamp.
Schilder, P. (1950 [1935]). *The Image and the Appearance of the Human Body*. New York: International Universities Press.
Sharaf, M. (1994). *Wilhelm Reich. Der heilige Zorn des Lebendigen. Die Biographie*. Simon & Leutner.
Strauß, B. (2006). Bindung und Persönlichkeitsentwicklung – Ergebnisse klinischer Bindungsforschung. In A. Remmel, O. Kernberg, W. Vollmoeller & B. Strauß (Hrsg.), *Handbuch Körper und Persönlichkeit. Entwicklungspsychologie, Neurobiologie und Therapie von Persönlichkeitsstörungen* (S. 45–63). Schattauer.
Trautmann-Voigt, S. & Voigt, B. (2008). Gruppenpsychotherapie im rhythmisch-dynamischen Handlungsdialog. Mentalisierung im Spiegel der Bewegung. In M. Hirsch (Hrsg.), *Die Gruppe als Container. Mentalisierung und Symbolisierung in der analytischen Gruppenpsychotherapie* (S. 193–232). Vanderhoeck & Ruprecht.
Watzlawick, P., Beavin, J & Jackson, D. (1990). *Menschliche Kommunikation* (8. unv. Auflage). Hans Huber.
Weber-Steinbach, R. (2018). Intersubjektivität, Mentalisierung und Neuropsychoanalyse – eine Einführung. In J. Tasche & R. Weber-Steinbach (Hrsg.), *Bioenergetik als mentalisierende Körperpsychotherapie. Beiträge zum psychodynamischen Verständnis einer leibhaftigen Affektivität* (S. 20–34). Vanderhoek & Ruprecht.
Wehowsky, A. (2007). Affektmotorische Schemata. In G. Marlock & H. Weiss (Hrsg.), *Handbuch der Körperpsychotherapie* (S. 351–361). Schattauer.

Biografische Notiz

Christine Pechtl, Dipl.-Sozialarbeiterin, Psychotherapeutin, Supervisorin, Organisationsberaterin in freier Praxis, Lehrende und Ausbildungsleiterin für Bioenergetische Analyse (Österreichische Gesellschaft für körperbezogene Psychotherapie – Bioenergetische Analyse, DÖK), Certified Bioenergetic Trainer (IIBA), Lehrtherapeutin für Dynamische Gruppenpsychotherapie (Österreichischer Arbeitskreis für Gruppentherapie und Gruppendynamik, ÖAGG), Mediatorin, Supervisorin (ÖVS), Lebens- und Sozialberaterin.

Webseite: http://www.körper-psychotherapie.at

Dieser QR-Code führt zu einigen offenen Fragen, die zum Nachdenken über das gerade Gelesene anregen.
Alternativer Internetlink:
https://psychosozial-verlag.de/zusatzmaterial/pgdb/fragen/kapitel_2_2/oq

Weitere Informationen rund um psychodynamische Bioenergetik finden Sie auf der Projekt-Webseite http://www.psychodynamische-bioenergetik.de.

Lernkarte zu Kapitel 2.2

- Persönlichkeitsstrukturen und damit verbundene Leidenszustände sind immer ein Abbild der gesellschaftlichen Rahmenbedingungen und Herausforderungen.
- Reich beschreibt als erster Psychoanalytiker die funktionale Identität von körperlichen und psychischen Abwehrvorgängen.
- Freud und Reich entzweiten sich bei der Frage, ob der Mensch einen destruktiven Kern (Todestrieb) hat, der durch Sozialisation erst gesellschaftstauglich gemacht werden muss, oder ob der Mensch im Kern konstruktiv und liebend ist.
- Die Charakterstrukturen nach Lowen sind – aufbauend auf der funktionalen Identität – Beschreibungen körperlicher und psychischer Abwehr- und Widerstandsmuster auf neurotischem Niveau.
- Lowens Charakterstrukturen folgen in der Entstehungshistorie frühkindlichen Entwicklungsanforderungen. Lowen spricht von schizoider, oraler, psychopathischer, masochistischer und rigider Charakterstruktur. Reinhold Dietrich folgend können die Strukturen weniger pathologisierend als denkorientierte, bedürfnisorientierte, kontrollorientierte, belastungsorientierte und leistungsorientierte Charakterstrukturen bezeichnet werden.
- Die Säuglings- und Bindungsforschung legt einen sehr frühen Entwicklungsbeginn der Charakterstrukturen nahe. Später werden die Strukturen durch einen kognitiven Überbau gefestigt.
- Auch frühe Störungen und eine strukturelle Diagnose nach OPD-2 lassen sich charakterstrukturell abbilden. Hier bieten der körperliche Zugang der Bioenergetischen Analyse und die funktionale Identität des körperlichen und psychischen Unbewussten eine erweiterte Perspektive.
- Ein intersubjektives Beziehungsverständnis in der Bioenergetischen Analyse erleichtert den Blick auf frühe Störungen der Klient*innen.
- Eine bessere Orientierung in der interaktionellen Matrix wird möglich, wenn charakterstrukturelle Themen als Beziehungsthemen verstanden werden.

Kapitel 2.3

Bioenergetische Analyse und Bindungstheorie

Dorota Wejner[1]

> »Alle Prozesse, die letztlich zu therapeutischen Veränderungen in der Seele des Patienten führen, werden durch Phänomene in einer Zwei-Personen-Beziehung ausgelöst, also durch etwas, das grundsätzlich zwischen zwei Menschen geschieht, nicht nur in einem von ihnen.«
>
> *Michael Balint*[2]

Persönliches Vorwort

Im dritten Jahr meiner Qualifikation zur Bioenergetischen Analytikerin (CBT) machte ich, ohne über irgendeine andere psychologische oder psychotherapeutische Vorbildung zu verfügen, meine erste Erfahrung als Therapeutin. Vor der Ausbildungsgruppe und meinem Ausbilder sollte ich auf der Basis dessen, was ich bis dahin in meiner Ausbildung gelernt hatte, eine Sitzung mit einem unbekannten Klienten durchführen. Nach dem Ende der Sitzung fragte mich der Ausbilder: »Woher kam diese ganze Psychodynamik?« Damals konnte ich die Frage nicht genau beantworten, doch ich dachte mir, dass es wahrscheinlich aus meinen eigenen Ressourcen und Veranlagungen kam.

Später, nachdem ich meine eigene Praxis eröffnet hatte, sagte mein Supervisor in Bezug auf einen meiner Klienten: »Vielleicht ist das kein bioenergetischer Klient«. Ich fragte mich sofort: »Wie soll ich dann mit diesem Klienten arbeiten?« Schließlich war die Bioenergetische Analyse (BA) das einzige therapeutische Werkzeug, das ich bis dahin erlernt hatte!

---

1 Aus dem Englischen übersetzt von Tobias Schwaibold.

2 Entnommen aus Balint, 2014 [1970], S. 18. Zahlreiche Zitate in diesem Essay sind polnischen und englischen Literaturquellen entnommen und wurden entsprechend frei von der Autorin bzw. vom Übersetzer ins Deutsche übertragen.

Beide Erfahrungen haben mich stark geprägt. Sie lösten widersprüchliche Gefühle in mir aus. Mit dem Ausbilder und dem Supervisor hatten zwei für mich wichtige Autoritäten darauf hingewiesen, dass es in der Therapie mehr gibt, als die traditionelle BA bietet. Das machte mich neugierig, psychodynamische Theorien tiefer zu erforschen, um meine Klienten[3] umfassender verstehen, ihren Entwicklungsprozess möglichst adäquat begleiten und ein besseres Gefühl für meine eigene Rolle als Therapeutin bekommen zu können.

Heute, nach sieben weiteren Jahren der therapeutischen Praxis, einem CBT-Zertifikat in der Tasche und vielen zusätzlichen Ausbildungen und Supervisionen, habe ich immer noch die gleiche Neugierde, die Psychodynamik zu erforschen, vor allem im Hinblick auf die Bedeutung von Beziehungen in der Entwicklung des Menschen – gerade auch im psychotherapeutischen Prozess. Daher möchte ich in diesem Essay zwei Ansätze zu Entwicklungsstörungen erörtern, die ich als wechselseitig bereichernd empfinde: die BA-Perspektive und die Perspektive der *Bindungstheorie* (BT). Ich werde beschreiben, was jede der beiden Perspektiven zu bieten hat – insbesondere mit Blick auf die Affektregulation – und wie wir als Therapeuten die therapeutischen Prozesse unserer Klienten unterstützen oder sogar bereichern können, indem wir beide Perspektiven gleichzeitig anwenden. Natürlich sind meine eigenen Kenntnisse und Erfahrungen auf diesem Gebiet noch recht »frisch«. Dennoch hoffe ich, einen neuen Blickwinkel einbringen zu können. In Anbetracht meiner lebhaften Erinnerungen an die Schwierigkeiten, die mich auf meinem Weg zur Psychotherapeutin begleitet haben, bin ich zuversichtlich, dass meine Erkenntnisse eine wertvolle Orientierung im Dickicht der Herausforderungen bieten, durch das sich jeder therapeutische Neueinsteiger schlagen muss.

Einführung in die Gemeinsamkeiten bzw. Unterschiede von BA und BT

Psychotherapie basiert in erster Linie auf der Beziehung zwischen dem Therapeuten und dem Klienten. Meiner Meinung nach ist diese Beziehung der entscheidende Faktor für den therapeutischen Erfolg.

3 In vorliegendem Beitrag wird das generische Maskulinum verwendet. Die Formulierungen gelten für alle Geschlechter.

»Eine gereifte therapeutische Beziehung, in der Therapeuten die Möglichkeit bekommen, zu einer Repräsentanz der Elternfigur ihrer Klienten zu werden, schafft die notwendigen Bedingungen für das Heranreifen von psychischen Strukturen, mit deren Hilfe Klienten ihre Selbstregulationsfähigkeiten entwickeln und ihr Bindungs- bzw. Autonomiestreben steuern können.«[4]

Die therapeutische Beziehung fördert also einen postadoleszenten Reifungsprozess, sowohl während der Therapie als auch nach deren Abschluss – in schöner Übereinstimmung mit einer der zentralen Anforderungen, die Alexander Lowen an die therapeutische Arbeit stellt: »Das wahre Kriterium für eine erfolgreiche Therapie ist, dass sie einen Entwicklungsprozess in Gang setzt, den der Patient ohne die Hilfe des Therapeuten fortsetzen kann« (Lowen, 2011, S. 94).

Vom ersten Kontakt an gestaltet ein Klient die Beziehung zum Psychotherapeuten auf seine ganz persönliche Art und Weise, z. B. dadurch, wie er den Therapeuten begrüßt, wie er Blickkontakt herstellt, wie viel Distanz – bis hin zu völliger Abwesenheit – er einnimmt oder wie viel (Des-)Interesse er zeigt. Als Therapeuten müssen wir diesen besonderen Code des Klienten verstehen und daraus eine Arbeitsweise entwickeln, die eine allmähliche Zunahme seines Vertrauens unterstützt. Mit unserer Fähigkeit, menschliche Körper zu lesen, können wir Bioenergetische Analytiker auch beobachten, wie der Klient die therapeutische Beziehung in Bezug auf den Energiefluss bzw. dessen Blockierungen gestaltet. Indem wir die Annahmen der Bindungstheorie in unsere therapeutische Arbeit integrieren, können wir unser Repertoire zusätzlich erweitern und unsere Fähigkeit verbessern, den Klienten bei der Entwicklung seiner Bindungs- und Beziehungsfähigkeiten zu unterstützen. Hinzu kommt, dass wir neben allen Methoden und Werkzeugen vor allem uns selbst ins Therapiegeschehen einbringen – und die therapeutische Arbeit wird wesentlich einfacher, wenn wir mit unserem eigenen Bindungsverhalten und den damit einhergehenden Fallstricken vertraut sind.

BA und BT wurden etwa zur gleichen Zeit entwickelt. Beide Methoden haben ihre Wurzeln in der Psychoanalyse (PA) und erkennen die Existenz intrapsychischer Prozesse an. Dennoch konzentrieren sie sich auf völlig unterschiedliche Bereiche und bieten somit komplementäre Perspektiven für

4 Mündliche Aussage von Jens Tasche anlässlich des Workshops *Attachment in Bioenergetics* im Dezember 2019 in Poznań/Polen.

die psychotherapeutische Arbeit an. Während die BA in den theoretischen Modellen Wilhelm Reichs wurzelt und damit an den *triebpsychologischen Ansatz* des »frühen« Sigmund Freud anknüpft, entwickelte sich die BT im Kontext der sogenannten kopernikanischen Wende in der Psychoanalyse, als der schottische Psychoanalytiker William R. D. Fairbairn in seinem einflussreichen Buch *Psychoanalytic Studies of the Personality*[5] (1990 [1952]) Freuds Auffassung, der Mensch sei durch seine Suche nach Sexualität bestimmt, widersprach und stattdessen die Suche nach dem Anderen als Grundmotivation des Menschen postulierte. Fairbairns Ansatz hat wichtige Psychoanalytiker des 20. Jahrhunderts wie Michael Balint und Donald Winnicott stark beeinflusst. Auch für Stephen Mitchell (1988), einen der Pioniere der Relationalen Psychoanalyse, war Fairbairns objektbeziehungstheoretischer Ansatz eine wichtige Inspirationsquelle bei der Entwicklung seiner eigenen Theorien.[6]

Es ist davon auszugehen, dass John Bowlby, der Vordenker der Bindungstheorie, ebenfalls von Fairbairn beeinflusst wurde. Bowlby war jedoch viel konsequenter als Fairbairn, wenn es darum ging, dem Bindungsverhalten des Menschen eine Bedeutung für seine psychologische Entwicklung zu geben. Er ist wahrscheinlich der einzige Psychoanalytiker, der eine Verhaltenswissenschaft begründet hat. 1937 schloss er seine psychoanalytische Ausbildung ab, von 1946 bis 1972 arbeitete er an der Tavistock-Klinik in London, von 1956 bis 1961 war er Vizepräsident der *Britischen Psychoanalytischen Vereinigung* und im reifen Alter von 74 Jahren übernahm er die *Freud-Gedächtnisprofessur* an der Universität London.

Ab 1950 entwickelte Bowlby zusammen mit Mary Ainsworth seine Bindungstheorie. Zunächst wurde die Theorie von den anderen Psychoanalytikern massiv abgelehnt. Dieses Paradoxon ist sicherlich nicht so einfach zu erklären. Der Hauptunterschied zwischen Bowlbys Ansatz und der damaligen offiziellen psychoanalytischen Position bestand darin, dass Bowlby *realen Erfahrungen* eine große Bedeutung bei der Entstehung von psychischen Störungen beimaß, wohingegen die Psychoanalyse damals der festen Überzeugung war, dass die überwiegende Mehrheit der psychischen

5 Zu Deutsch etwa: *Psychoanalytische Studien zur Persönlichkeit*. In deutscher Sprache erschien das Buch im Jahr 2000 unter dem Titel *Das Selbst und die inneren Objektbeziehungen. Eine psychoanalytische Objektbeziehungstheorie*.

6 Vgl. Wikipedia-Eintrag »William R.D. Fairbairn«: http://de.wikipedia.org/wiki/William_R._D._Fairbairn (22.4.2024).

Störungen durch psychologische *Fantasien* über Sexualität bzw. sexuelle Erfahrungen verursacht wurde. Bowlby war aufgrund seiner beruflichen Tätigkeit als Kinderpsychiater ständig damit konfrontiert, was die von ihm betreuten Kinder in ihrem Alltag ertragen mussten. Mit der Zeit entwickelte er daraus die Idee, dass die *Vernachlässigung durch die Mutter* die zentrale Ursache für kindliches Leid ist.[7] Bereits 1951 veröffentlichte er den Text *Mütterliche Zuwendung und geistige Gesundheit* (Bowlby, 1951).

BA und die Bindungstheorie teilen die Überzeugung, dass frühe und früheste reale Erfahrungen die Hauptursache für psychische Störungen sind. Beide Ansätze konzentrieren sich auf die Beziehung des Kindes zu seinen primären Bezugspersonen. Während die BA die Bedeutung der *Rechte des Säuglings* hervorhebt, konzentriert sich die BT auf die *Qualität der frühen Beziehung*. BA ist ein dezidiert psychotherapeutischer Ansatz mit klar definierten Charakterstrukturen und spezifischen Instrumenten zur Behandlung der für jede Charakterstruktur typischen Störungen, wohingegen die Bindungstheorie in den Bereich der Entwicklungspsychologie gehört und verschiedene Bindungsstile unterscheidet, die eine empirische Erforschung der menschlichen Bindungsentwicklung ermöglichen. Folglich betont die Bindungstheorie das natürliche *Streben nach Bindung*, während die BA das *Streben nach Lebensfreude* in den Mittelpunkt ihrer psychophysischen Betrachtungen stellt.

Ein gründliches Verständnis dieser Bindungsstile kann Bioenergetischen Analytikern helfen, ihre bioenergetischen Werkzeuge effizienter einzusetzen und die therapeutische Beziehung zu stärken. So kann der Klient schrittweise ein Sicherheitsgefühl aufbauen – zunächst im therapeutischen Prozess und dann auch außerhalb des geschützten Therapieraums.

Die Grundlagen der Bioenergetischen Analyse

Der offizielle Beginn der BA geht auf das Jahr 1956 zurück, als das *Institut für Bioenergetische Analyse*[8] von Alexander Lowen, John Pierrakos und

7 Bowlbys persönliches Schicksal als Kind einer emotional distanzierten britischen Oberschichtfamilie mag bei seiner Berufswahl und Forschungsrichtung eine Rolle gespielt haben.

8 Im Jahr 1958 wurde das Institut in *Internationales Institut für Bioenergetische Analyse* (IIBA) umbenannt. Diesen Namen hat es bis heute beibehalten.

William Walling gegründet wurde. Zuvor hatte Lowen bei Wilhelm Reich studiert – zunächst als Hörer von Reichs Vorträgen im Jahr 1940, dann als Reichs Patient und von 1945 bis 1953 schließlich als Therapeut im Stil von Reichs *Vegetotherapie*. Danach begann er, das Konzept der Bioenergetischen Analyse zu entwickeln.

BA basiert auf den von Reich entwickelten Charakterstrukturen und dem Freud'schen triebökonomischen Modell zur Erklärung der menschlichen Funktionsweise. Indem Lowen den Körper in den Mittelpunkt der therapeutischen Arbeit stellte, fand er einen praktischen Weg, um zu erkennen und zu beurteilen, inwieweit sich der Klient öffnen und einen genussvollen Kontakt zur Umwelt herstellen kann. Die BA konzentriert sich darauf, herauszufinden, wie ein Individuum in allen Lebensbereichen Freude erleben kann bzw. wie freudige Erfahrungen durch charakterliche Abwehrmechanismen eingeschränkt werden. Folglich wird Gesundheit definiert als die Fähigkeit einer Person, durch Interaktionen auf der geistigen und körperlichen Ebene Wohlbefinden zu schaffen und Freude zu erleben – Freude, geliebt zu werden, lieben zu können, Intimität und Nähe zu erfahren und das Leben zu erleben. Laut BA können wir diese Freude voll und ganz erfahren, wenn es uns gelingt, mit einem offenen Herzen zu leben und innere Wunden zu heilen, ohne dabei unser Herz zu verschließen. Mit anderen Worten: Die Voraussetzung für Gesundheit ist, dass wir Zugang zu allen Gefühlszuständen haben, diese durchleben und anschließend wieder ins Gleichgewicht zurückkommen können.

In dem Modell für die körperpsychotherapeutische Arbeit, das Lowen auf der Grundlage der Reich'schen Charakterstrukturen, des menschlich-hedonistischen Strebens nach Lust bzw. Vermeidens von Schmerz und der Bedeutung emotionaler Flexibilität entwickelt hat, definiert er aufeinanderfolgende Entwicklungsstufen, die ein Kind zwischen dem Alter von 0 und 6 Jahren durchlaufen muss. Dabei beinhaltet jede Stufe neue Bedürfnisse, die für die Reifung des Kindes von größter Bedeutung sind. Für Lowen sind diese Bedürfnisse *kindliche Rechte*. Werden die Rechte von den primären Bezugspersonen nicht ausreichend respektiert oder gefördert, entwickelt das Kind Reaktionsmuster auf der körperlichen Ebene, um sich gegen die Erfahrung emotionalen Schmerzes zu wehren. In der Folge blockieren diese sich in muskulären Verspannungen äußernden Muster die Fähigkeit des Kindes, bestimmte Bedürfnisse auszudrücken. Auf der seelischen Ebene spiegeln sie sich in mentalen Haltungen und Abwehrmechanismen wider, die den Grundstein für die Entwicklung psychischer Störungen legen und zu verschiedensten (somatischen und/oder psychischen) Symptomen führen.

Abbildung 2.3.1 veranschaulicht den Energiefluss des Kindes und mögliche Blockaden, die sich in Form von erhöhter/verminderter Muskelspannung äußern. Je nach Entwicklungsstadium, in dem der Konflikt auftritt, bildet das Kind parallel zur körperlichen Taubheit spezifische charakterliche Abwehrmuster aus, die seine Vitalität lebenslang stark einschränken können.

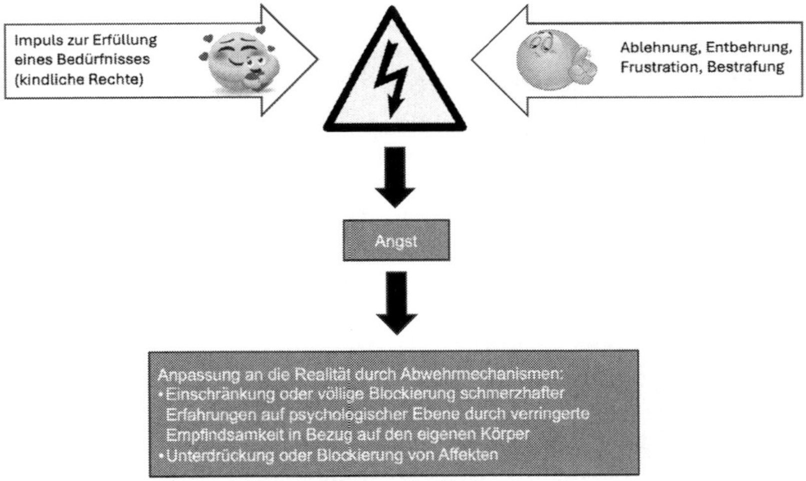

Abbildung 2.3.1: Wie die BA die Entwicklung des Energieflusses und/oder emotionaler Blockaden bei einem Kleinkind konzeptualisiert

In der BA werden alle Entwicklungsstörungen, die auftreten können, wenn die Rechte eines Kindes nicht berücksichtigt werden, in fünf *Charakterstrukturen* eingeordnet (Lowen, 2011, S. 119–156):

- schizoide Charakterstruktur
- orale Charakterstruktur
- psychopathische Charakterstruktur
- masochistische Charakterstruktur
- rigide Charakterstruktur

Diese Strukturen werden in den folgenden Unterkapiteln ausführlicher beschrieben.

1. Recht zu existieren → schizoider Charakter ← Erfahrung der Ablehnung

Das Recht auf Existenz dominiert die psychologische Entwicklung von der Geburt bis zum Alter von etwa sechs Monaten. Im Idealfall macht das Kind die Erfahrung, in der Welt willkommen und akzeptiert zu sein. Wenn jedoch Gleichgültigkeit oder Feindseligkeit seitens der Mutter vorherrschen, kann das Kind ein *schizoides Charakterabwehrmuster* entwickeln. Im Erwachsenenalter haben die Betroffenen das Gefühl, nicht wirklich am Leben teilzuhaben, und sind unfähig, Nähe zu suchen oder gar zu genießen. Sie unterdrücken ihre natürlichen Impulse, um nicht noch einmal den schrecklichen Erfahrungen ausgeliefert zu sein, die sie zu Beginn ihres Lebens machen mussten. Der schizoide Charakter leidet darunter, keine wirkliche Existenzberechtigung zu haben. Je stärker das schizoide Muster ausgeprägt ist, desto mehr sind die Betroffenen in ihrer Fähigkeit eingeschränkt, Bedürfnisse zu zeigen. In vielen Fällen sind ihre Bedürfnisse so vollständig abgespalten oder tief verdrängt, dass sie keinen bewussten Zugang mehr dazu haben. Eine Person mit dieser Charakterstruktur stellt seine Existenz über seine Bedürfnisse (Lowen, 2012a [1967], S. 40–46; Lowen, 2011, S. 152–155).

2. Recht auf Bedürfnisbefriedigung → oraler Charakter ← Erfahrung der Vernachlässigung

Im Alter von etwa sechs bis zwölf Monaten spielt das Recht auf Bedürfnisbefriedigung eine zentrale Rolle im Reifungsprozess des Kindes. Wenn Kinder angemessene Pflege und Zuwendung erfahren, entwickeln sie innere Sicherheit und das Vertrauen, dass ihre Bedürfnisse wichtig sind und angemessen erfüllt werden. Andererseits können Unstimmigkeiten bei der Betreuung zu einem *oralen Charakterabwehrmuster* führen, weil das Kind den wahrgenommenen Mangel nicht überwinden kann und in der Folge wesentliche Bedürfnisse unbefriedigt bleiben. Kinder, die auf der oralen Stufe fixiert bleiben, sind nicht in der Lage, den nächsten Entwicklungsschritt zu machen – nämlich ihrem natürlichen Bedürfnis nach Autonomie zu folgen. Stattdessen verharren sie in der Position eines abhängigen Kindes und erwarten ständige Rückversicherung und Unterstützung von ihrer Außenwelt. Der orale Charakter stellt seine Bedürfnisse über seine

Unabhängigkeit. Er ermüdet schnell und hat oft weder den Mut noch die Ausdauer, um nach eigenen Zielen zu streben (Lowen, 2011, S. 152–156; Lowen, 2012b [2003], S. 165–194).

3. Recht auf Unabhängigkeit → psychopathischer Charakter (einschließlich narzisstisch) ← Unterstützung nur für das grandiose Selbst

Das Recht auf Unabhängigkeit steht zwischen dem neunten und 14. Lebensmonat im Vordergrund der psychologischen Entwicklung eines Kindes, d. h. etwa zu dem Zeitpunkt, an dem es zu laufen beginnt und die Welt auf eigenen Füßen erkunden möchte. Für die Erfahrung von Unabhängigkeit ist es auf die Unterstützung seiner Eltern angewiesen. Wenn diese die »eigenen Schritte« ihres Kindes bejahen können, erweitert sich dessen Vertrauen in die Eltern zu einem allgemeinen Vertrauen in die Welt. Auf diese Weise gelingt es dem Kind, den inneren Konflikt zwischen seinem Wunsch nach Unabhängigkeit und seinem immer noch vorhandenen Nähebedürfnis im Rahmen einer sicheren Beziehung zu entschärfen. Wenn jedoch die Eltern nicht in der Lage sind, ihr eigenes Ego zurückzustellen, und das Kind in der Folge manipulieren oder kontrollieren, um im Mittelpunkt seiner Aufmerksamkeit zu verbleiben, kann das Kind sein Recht auf Unabhängigkeit nicht integrieren. Stattdessen muss es seine Wünsche aufgeben und sich den elterlichen Forderungen beugen. Als Abwehr gegen die Depression entsteht im Kind gleichzeitig ein grandioses Selbstbild, das in klarem Widerspruch zu seinen realen Verhältnissen steht. Auch fühlt das Kind eine Notwendigkeit, die Beziehung zu den Eltern – und später auch zu anderen Menschen – zu kontrollieren, um ein gewisses Maß an Nähe aufrechtzuerhalten. Diese Art von innerem Konflikt führt zu Persönlichkeitsmerkmalen aus dem *psychopathischen Spektrum*, einschließlich narzisstischer Muster (Lowen, 2011, S. 154–155).

3.1 Recht auf Nähe und Sicherheit → Borderline-Charakter ← Mangel an sicheren Grenzen

Lowen sieht *Borderline-Persönlichkeitsstörungen* und *narzisstische Störungen* ebenfalls als charakteranalytische Abwehrmechanismen. Für ihn lassen sich beide Störungen im Zusammenhang mit einer Verweigerung des kindlichen Rechts auf Unabhängigkeit verstehen, weshalb er sie als Subtypen des psychopathischen Charakters einordnet.

Der Unterschied zwischen den beiden Störungen besteht darin, dass ein »Borderliner« in der frühen oralen Phase – wenn das Recht auf Nähe und Sicherheit im Vordergrund steht – keine stabilen Abwehrmuster entwickeln konnte, während Menschen mit einer narzisstischen Persönlichkeitsstörung in dieser Hinsicht über eine ausreichend stabile Abwehr verfügen. In der Folge pendeln Menschen mit einer Borderline-Persönlichkeitsstörung zwischen Grandiosität und Wertlosigkeit, neigen zu Depressionen, leiden unter einer instabilen Abwehrhaltung und haben ein geringes Selbstwertgefühl. Sie wollen gleichzeitig nahe sein und weglaufen (Lowen, 2013, S. 31–34).

4. Recht auf Freiheit/Autonomie → masochistischer Charakter ← Überschreitung von Grenzen

Auf die Entwicklung eines positiven Autonomiegefühls folgt das kindliche Recht auf Freiheit, d. h. das Bewusstsein, über das eigene Leben bestimmen zu können. Dieses Bewusstsein entsteht typischerweise zwischen dem 18. und 24. Lebensmonat des Kindes und verläuft parallel zur Entwicklung von Sprache. Jetzt ist das Kind in der Lage, sich den elterlichen Erwartungen zu widersetzen. Wenn die Eltern den natürlichen Freiheitsdrang ihres Kindes nicht akzeptieren können und versuchen, diesen Drang autoritär zu unterdrücken, entsteht ein Konflikt: Das Kind muss sein Freiheitsstreben aufgeben und sich den elterlichen Erwartungen unterwerfen, um die lebenswichtige Nähe zu den Eltern nicht zu gefährden. Dies führt zu Abwehrhaltungen, die von Unterwürfigkeit geprägt sind. Der *masochistische Charakter* stellt Liebe und Nähe über seine Freiheit (Lowen, 2011, S. 152–156).

5. Recht auf Sexualität und Liebe → rigider Charakter ← Ablehnung von Sexualität und/oder Verführung

Die letzte kindliche Entwicklungsaufgabe, die im Rahmen der BA-Charakterstrukturen konzeptualisiert ist, hat mit der Hingabe an die Liebe zu tun. Wenn das Kind beginnt, seine eigene Sexualität bewusst zu erleben – also im Alter von drei bis sechs Jahren –, tritt das Recht, sich in dieser neu erlebten, sinnlich-liebevollen Weise mit der Welt zu verbinden, in den Vordergrund. Wie bei allen bisherigen Entwicklungsaufgaben ist die Integration dieses Rechts nur mit entsprechender elterlicher Unterstützung möglich. Wenn Eltern hingegen ihr Kind daran hindern, körperliche Lust zu erleben, einschließlich Selbstbefriedigung, oder wenn ein Kind wegen seines sexuellen Interesses gedemütigt, abgelehnt oder in irgendeiner Weise misshandelt wird, sind intrapsychische Konflikte vorprogrammiert. Da für ein Kind die Erfahrung von Sexualität gleichbedeutend mit Liebe ist, löst die Ablehnung seiner Lust eine große Angst aus, die Liebe der Eltern zu verlieren. Um dieser Gefahr zu begegnen, beginnt es, seine sexuellen Impulse und Gefühle zu unterdrücken, was schließlich zu einem *rigiden Charakterabwehrmuster* führt. Menschen mit diesem Abwehrmuster stellen ihre Freiheit über die Hingabe an die Liebe (Lowen, 2011, S. 152–155).

Generell kann ein Versagen der Umwelt, in der ein Kind aufwächst, die freie Entfaltung seiner natürlichen kindlichen Rechte blockieren und die Reifung seiner Persönlichkeit behindern. Eine bioenergetische Therapie hilft dem Klienten, Zugang zu den ihm verweigerten Rechten zu erlangen, indem sie seine psychophysischen Charakterabwehrmuster auflöst, die unterdrückten Impulse und Gefühle mobilisiert und anschließend nach Wegen sucht, die ungelösten Konflikte zu integrieren. Im Idealfall führt dies zu einer Wiederherstellung der ursprünglichen Vitalität und schließlich zu Gesundheit. Konkret nähert sich der Bioenergetische Analytiker den blockierten Affekten und Gefühlen eines Klienten an, indem er dessen chronisch verspannte Muskeln (auf sanfte oder stressinduzierende Weise) bearbeitet – mit dem Ziel, die Spannungen aufzulösen. Zur Wiederbelebung der blockierten Gefühle kann er sich aus einem breiten Spektrum bioenergetischer Körpertechniken bedienen. Dabei ist es von größter Wichtigkeit, dass die Affekte im sicheren Rahmen einer *stabilen therapeutischen Beziehung* mobilisiert werden. Nur so können die affektregulatorischen Fähigkeiten des Klienten, die sich parallel zur Mobilisierung seiner Affekte entwickeln müssen, allmählich nachreifen. In diesem Verständnis hat der Therapeut auch eine unterstützende Ich-Funktion und stellt dem Klienten seine eigenen Selbstregulationsfähigkeiten zur Verfügung, um z. B. dessen eigenen Mangel an Selbstberuhigungsfähigkeiten zu kompensieren.

Die Grundlagen der Bindungstheorie

Spätestens mit der Veröffentlichung des ersten Bandes von Bowlbys Trilogie *Bindung und Verlust* (Bowlby, 2016 [1969], 1973, 1980) fand die Bindungstheorie weltweite Verbreitung. Heute dient sie fast allen psychotherapeutischen Schulen, einschließlich der BA, als gemeinsame Grundlage für das Verständnis frühkindlicher Entwicklung. Dennoch gibt es deutliche Unterschiede zwischen den Ansätzen der Bindungstheorie (BT) , der Psychoanalyse (PA) und der BA.

Einer der Unterschiede betrifft die triebökonomischen Vorstellungen der psychodynamischen Methoden. Bowlby bemerkt dazu: »Die Gesichtspunkte, die [in der BT] nicht übernommen werden, sind die dynamischen und die ökonomischen. Es gibt daher keine Aussagen über psychologische Energie oder psychologische Kräfte; Konzepte wie Energieerhaltung, Entropie, Richtung oder Größe der Kraft fehlen allesamt« (Bowlby, 2016 [1969], S. 39). Bowlby weicht von den Vorstellungen seiner damaligen psychoanalytischen Kollegen ab, indem er sagt: »An die Stelle der psychischen Energie und ihrer Freisetzung treten die zentralen Konzepte von Verhaltenssystemen und ihrer Steuerung, von Information, negativer Rückkopplung und einer verhaltensbezogenen Form der Homöostase« (ebd., S. 43). Entgegen den entwicklungspsychologischen Ideen der PA basiert Bowlbys Bindungstheorie auf den Arbeiten von George A. Miller, Eugene Galanter und Karl H. Pribram, wie sie in deren Buch *Strategien des Handelns – Pläne und Strukturen des Verhaltens* (1980 [1960]) beschrieben sind, und auf John Zachary Youngs Einsichten, die er im Buch *Ein Modell des Gehirns* (1968 [1964]) darlegt. BT ist ein Verhaltensmodell, das auf den Erkenntnissen von Verhaltensforschern wie dem Zoologen Konrad Lorenz und dem Psychologen Harry Harlow basiert (Bowlby, 2016 [1969], S. 42–43). Beide erforschten in den 1930er und 1940er Jahren das Sozial- und Kommunikationsverhalten von Tieren experimentell und stellten dabei fest, dass Bindung ein natürliches, instinktives Bedürfnis aller Säugetiere – einschließlich des Menschen – ist. Dieser Instinkt sorgt u. a. dafür, dass ein Kind Kontakt zu seinen jeweiligen Bezugspersonen aufnimmt, um seine emotionalen Erfahrungen zu regulieren, d. h. das Bedürfnis nach Bindung wirkt wie ein Sicherheitssystem.

Im Jahr 1950 begann Bowlby eine Zusammenarbeit mit der kanadischen Entwicklungspsychologin Mary Ainsworth, die mehr als 40 Jahre andauern sollte. Ainsworth prägte von da an auch die Entwicklung der

Bindungsforschung. Sie entwickelte z. B. eine Methode zur Untersuchung der Bindungsqualität zwischen Säuglingen und deren primären Bezugspersonen, mit der sie u. a. nachweisen konnte, wie wichtig es ist, dass Eltern nicht nur Zeit mit ihren Kindern verbringen, sondern in dieser Zeit auch einen emotionalen Dialog mit ihnen führen. Viele empirische Studien der letzten Jahrzehnte haben Ainsworths Erkenntnisse bestätigt. Heute ist klar, dass die Sensibilität von Eltern für die Signale ihrer Kinder und die elterliche Fähigkeit, diese Signale angemessen zu spiegeln, von entscheidender Bedeutung für die kindliche Entwicklung sind. Aus Sicht der BT entstehen Entwicklungspsychopathologien, wenn es dem Kind nicht gelingt, in der Beziehung zu seinen primären Bezugspersonen einen sicheren Raum für emotionale Erfahrungen zu finden.

In ihren Versuchsanordnungen untersuchte Ainsworth die Reaktionen von Kleinkindern unter drei Jahren auf ihre primären Bezugspersonen unter verschiedenen vorgegebenen Bedingungen. Ihre Ergebnisse veranlassten sie dazu, drei verschiedene *Bindungsstile* zu postulieren, die für das spezifische Beziehungsverhalten eines Kindes repräsentativ sind (Ainsworth, 1979). Die von ihr vorgeschlagenen Bindungsstile wurden später in Studien mit Erwachsenen bestätigt. Der Bindungsstil eines Menschen bestimmt, wie er mit Gefühlen umgeht, wie er Beziehungen eingeht und gestaltet und wie er sich in bedrohlichen Situationen verhält. Er ist eine Art Grundmatrix, die widerspiegelt, wie dieser Mensch Bindung in sein Leben integriert – und vor allem auch, wie er auf Trennungserfahrungen oder Bindungsverluste reagiert. Während ein Mensch im Verständnis der BA also durch sein charakteranalytisches Abwehrmuster charakterisiert ist, lässt sich bei ihm aus der Perspektive der BT ein charakteristischer Bindungsstil beobachten.

Der sichere Bindungsstil

Wenn ein Kind kurzzeitig alleingelassen wird oder in eine Not gerät, sucht es den Kontakt zu seiner Mutter bzw. primären Bezugsperson[9], reagiert mit Freude auf ihre Rückkehr, beruhigt sich schnell und geht dann wieder zum Spielen über. In Anwesenheit der Mutter erkundet es neugierig seine Um-

9 In den folgenden Beschreibungen beziehe ich mich nur auf die Mutter, damit der Text leichter lesbar ist. Das Gleiche gilt natürlich auch für jede andere primäre Bezugsperson bzw. Bindungsfigur.

gebung und verhält sich Fremden gegenüber freundlich. Dieser *sichere Bindungsstil* entwickelt sich, wenn die Mutter die emotionalen Bedürfnisse des Kindes adäquat wahrnehmen, unterstützen und beantworten kann. Mit der Zeit werden die Reaktionen der Mutter für das Kind immer vorhersehbarer. Während dieses »Bindungsdialogs« wird das Kind entsprechend der jeweiligen Entwicklungsphase, die es gerade durchläuft, angemessen angeregt. So hat es für die Erkundung der Welt eine sichere Basis, die auch im »Notfall« erreichbar bleibt.

Erwachsene mit einem sicheren Bindungsstil haben ein inneres Gefühl der Sicherheit, sind mit ihren eigenen Gefühlen in Kontakt und können stabile Freund- bzw. Partnerschaften aufbauen. Sie suchen in der Regel nur dann Hilfe bei einem Psychotherapeuten, wenn sie sich in einer akuten Krise befinden oder traumatische Erfahrungen gemacht haben. Aufgrund ihrer sicheren Bindung verfügen sie über ausreichende Ressourcen zur Affektregulation, um ihren Genesungsprozess nach kurzer Zeit ohne weitere therapeutische Hilfe fortzusetzen.

Der ängstlich-ambivalente Bindungsstil

Wenn die Mutter nicht in vorhersehbar-stabiler Weise auf das Kind reagiert – z. B. indem sie das Kind einmal anerkennt und sich um es kümmert und es ein anderes Mal unerwartet zurückweist –, kann das Kind einen *ängstlich-ambivalenten Bindungsstil* entwickeln. Kinder mit diesem Bindungsstil geraten in Stress, wenn ihre Mutter verschwindet, und freuen sich nicht auf ihre Rückkehr. Wenn die Mutter zurückkommt, reagieren sie eher mit Wut oder Passivität als mit Freude und sind in der Folge nur schwer zu beruhigen.

Im späteren Leben sehnen sich Menschen mit einem ängstlich-ambivalenten Bindungsstil nach Kontakt – und bisweilen kann man durchaus den Eindruck gewinnen, dass sie tatsächlich Kontakt suchen. Gleichzeitig haben sie jedoch große Angst davor, erfolgreich eine Beziehung aufzubauen, weil dadurch ihr existenzieller, in der Kindheit ungestillter Hunger nach Geborgenheit aktiviert wird. Da sie in erwachsenen, partnerschaftlichen Beziehungen immer wieder erleben, dass dieser Hunger ungestillt bleibt, sind sie ständig auf der Suche. Das aktive Zugehen auf andere Menschen mag ihnen zwar ein gewisses Gefühl von Sicherheit geben, doch sie handeln fast immer in einem überaktiven »Notfallmodus«, der ihnen viel Energie raubt, ohne ihre frühe Sehnsucht nach Sicherheit zu stillen.

Da sie nie wirklich in einer Beziehung ankommen, sind Menschen mit einem ängstlich-ambivalenten Bindungsstil oft erschöpft und finden keine Möglichkeit, sich zu regenerieren. Ihr überaktives Verhalten verstärkt oft ihre Unsicherheit und destabilisiert ihr Selbstwertgefühl. Wenn sie versuchen, sich vertrauensvoll auf andere einzulassen, entwickeln sie sofort eine große Verlustangst. In Beziehungen gelingt es ihnen nur selten, ihren Wünschen und Gefühlen nachzugeben. Sie schützen sich, indem sie (nur) versuchen, Aufmerksamkeit zu erregen, um zumindest darüber etwas Kontakt zu bekommen. Obwohl sie manchmal manipulativ wirken können, geht es ihnen nicht darum, Macht über andere Menschen zu erlangen. Vielmehr versuchen sie, ihre Beziehungen zu sichern. Sie neigen auch dazu, die Rolle des Publikumslieblings einzunehmen, um ihre Ängste besser kontrollieren zu können.

Wenn es um den Aufbau eines therapeutischen Bündnisses geht, müssen Klienten mit einem ängstlich-ambivalenten Bindungsstil oft erst ihre Angst vor dem Verlust des Therapeuten überwinden. Die folgende Fallvignette zeigt exemplarisch einige Verhaltensweisen, anhand derer wir die Bedürfnisse solcher Klienten erkennen können:

> Gleich in der ersten Sitzung sagt Margaret mir, dass sie mit mir arbeiten möchte, aber gleichzeitig große Angst hat, dass ich mich irgendwann weigern könnte, weiter mit ihr zu arbeiten, oder dass sie mich auf irgendeine Weise verlieren könnte. Sie hat diesbezüglich eine Menge Fantasien: Ich könnte in eine andere Stadt ziehen, sie als hoffnungslosen Fall aufgeben oder schwanger werden und sie verlassen, wie bei ihrer früheren Therapeutin. In den folgenden Sitzungen prüft sie beim Betreten des Praxisraums immer zuerst meinen Blick und meine Stimmung – auf der Suche nach Beweisen, dass unsere Beziehung noch Bestand hat. Immer wenn ich etwas ankündige wie »Ich muss unsere nächste Sitzung verschieben« oder »In drei Monaten werde ich mein Honorar ändern«, hält sie ängstlich den Atem an. Danach atmet sie erleichtert auf und sagt etwas wie: »Ich hatte schon Angst, Du würdest abhauen!«
>
> Beatrice, eine andere Klientin, beginnt jede Sitzung mit einem Kompliment. Auf diese Weise will sie eine gute Atmosphäre schaffen und das Risiko, von mir zurückgewiesen zu werden, eindämmen.[10]

10 Im späteren Abschnitt *Die Rolle des Therapeuten bei der Erweiterung des IWM eines Klienten* beschreibe ich eine konkrete Situation, die Beatrices ängstlich-ambivalentes Bindungsmuster stark triggerte.

Der ängstlich-vermeidende Bindungsstil

Wenn eine Mutter nicht in der Lage ist, ausreichend präsent zu sein und/oder angemessen auf die Bedürfnisse ihres Kindes zu reagieren, oder wenn sie emotional nicht verfügbar ist und kalt oder sogar abweisend auf die Bedürfnisse des Kindes reagiert, kann sich ein *ängstlich-vermeidender Bindungsstil* entwickeln. Ein Kind mit diesem Bindungsstil reagiert in keiner Weise besorgt, wenn die Mutter verschwindet. Nach ihrer Rückkehr zeigt es ein ausgeprägtes Desinteresse und neigt dazu, den Kontakt zu ihr zu vermeiden.

> »In den Wohnstätten der ängstlich-vermeidenden Säuglinge beobachteten die Forscher Signale seitens der Mütter, die darauf hinwiesen, dass sie das Bindungsverhalten ihrer Kinder ablehnten. Die Mütter in dieser Gruppe waren emotional nicht verfügbar und fühlten sich bei Körperkontakt unwohl. Sie reagierten auf die Traurigkeit ihrer Kinder, indem sie sich zurückzogen. Die Säuglinge reagierten oft mit Wut auf die Ablehnungssignale ihrer Mütter. Eine adaptive Strategie in ihrer Situation [bezogen auf die Säuglinge] bestand darin, Botschaften zurückzuhalten, die auf ihr Bedürfnis nach Bindung hinwiesen. Dank dieser Strategie mussten sie keine Ablehnung erfahren und konnten die Wut vermeiden, die ihre Mütter sonst in denjenigen Momenten, in denen diese ihre Bedürfnisse ignorierten, wegzustoßen drohte« (Wallin, 2011 [2007], S. 26).

Erwachsene mit einem ängstlich-vermeidenden Bindungsstil haben Angst vor Nähe. Sie verleugnen ihre Sehnsucht und stellen eine distanzierte Gleichgültigkeit zur Schau. Ihre Affekte sind überreguliert, was nach außen den Eindruck einer ruhig-entspannten Grundhaltung erzeugen kann. In gewisser Weise ist dieser Bindungsstil das Gegenteil des ängstlich-ambivalenten Bindungsstils. Hinter der ruhigen Fassade verbergen sich jedoch Angst, ein Gefühl des Mangels und einer Frustration, die sich in Wutausbrüchen, aber auch in Langeweile äußern kann. Durch die Vermeidung von Nähe ist das Gefühlsleben der Betroffenen verarmt. Um die Gefühlsarmut zu kompensieren, verfolgen viele von ihnen einen riskanten Lebensstil, der unter anderem durch schnell wechselnde sexuelle Beziehungen und/oder massiven Alkohol- bzw. Drogenkonsum gekennzeichnet ist.

In der Therapie bleiben Klienten mit einem ängstlich-vermeidenden Bindungsstil lange Zeit misstrauisch. Sie neigen dazu, jegliche Signale zurückzuhalten, die der Therapeut als Wunsch nach Nähe interpretieren könnte, und verhalten sich ihm gegenüber oft betont gleichgültig.

Robert wuchs mit emotional distanzierten Eltern auf. Seine Mutter nahm seine Bedürfnisse nur ernst, wenn diese sich auf zu erledigende Pflegeaufgaben bezogen. Robert hat ausgeprägte schizoide und narzisstische Züge. In den ersten neun Monaten unserer gemeinsamen Arbeit war ich damit beschäftigt, ein therapeutisches Bündnis mit ihm aufzubauen. Um dieses Ziel zu unterstützen, schlug ich ihm manchmal sanfte bioenergetische Übungen vor.

19. Sitzung: Nachdem er vergessen hatte, dass ich zuvor die Sitzung per SMS abgesagt hatte, erscheint Robert zur ursprünglich vereinbarten Zeit in meiner Praxis – und steht vor verschlossenen Türen. Als er mir später von seinem Irrtum erzählt, kann er sich an keine emotionale Reaktion in Bezug auf seine Erfahrung des vergeblichen Wartens erinnern.

27. Sitzung: Zu Beginn der Sitzung habe ich das Gefühl, als ob ein großes Gewicht auf meiner Brust lastet und meine Atmung einschränkt – als ob mich etwas umgeworfen hätte. Als ich Robert frage, ob etwas Besonderes passiert ist, stellt sich heraus, dass ich nicht im Praxisraum war, als er vorhin an der Tür läutete. Er beschreibt den fehlenden Empfang meinerseits wie folgt: »Das Geräusch war ohrenbetäubend. Ich fragte mich, ob ich wieder etwas verwechselt habe. Ich war froh, als ich sah, dass du kurz darauf das Fenster geöffnet hast!« Seine Stimme ist neutral und emotionslos. Sein Körper zeigt nichts von der Aufregung, die ich in meiner Gegenübertragung spüre. Im Laufe der Sitzung wird jedoch deutlich, dass er Angst und Freude erlebt hat, als er an diesem Tag meine Praxis betrat.

Dennoch bleibt Robert in der direkten Kommunikation mit mir distanziert und neutral. Immer wenn er mich anspricht, verliert er sofort den Kontakt zu seinen Gefühlen. Ich mache ihn auf die Ähnlichkeit zwischen dieser Situation und dem, was er mir über die Beziehung zu seiner Mutter erzählt hatte, aufmerksam. Er sagt: »Es gibt einen Unterschied zwischen meiner Mutter und dir. Durch dein Beziehungsangebot kann ich zwar mehr fühlen, doch ich habe Schwierigkeiten, mit meinen Gefühlen in Kontakt zu kommen.« Ich antworte ihm, dass er sich in der Beziehung zu mir vielleicht deshalb anders fühlt, weil ich mich anders verhalte als seine Mutter, z. B. indem ich ihm Aufmerksamkeit schenke, mit ihm über seine Erfahrungen spreche und ihm einen Resonanzraum für seine Gefühle bieten möchte. Meine Interpretation löst bei ihm ein emotionales Erwachen aus. Auf unausgesprochene Weise lässt er mich mehr in Resonanz mit ihm gehen. Gegen Ende der Sitzung wage ich es, direkt zu intervenieren, indem ich ihn frage, ob er sagen kann, was er in diesem Moment für mich empfindet. Meine Frage löst bei ihm Verwirrung aus: »Es gibt ein ganzes Bündel von Gefühlen«, antwortet er. Nach einer Weile erzählt er mir, dass er genau die gleiche Reaktion einige Tage zuvor bei seiner an Alzheimer erkrankten Mutter erlebt hat, als sie sich ihm gegenüber zärtlich zeigte.

Offenbar haben die krankheitsbedingte Emotionalisierung des Kontakts mit seiner Mutter und mein engagiertes Kontaktangebot Roberts ursprüngliche Bindungsstrategie destabilisiert, ihn aber nicht retraumatisiert. Die Auseinandersetzung mit diesen Erfahrungen scheint ihm zu helfen, seine Gefühle neu zu regulieren. In der nächsten Sitzung löst unsere gemeinsame Beschäftigung mit dem schüchternen Kind, das er einmal war, zum ersten Mal ein kurzes Weinen in ihm aus.

Auf diese Weise wächst unser therapeutisches Bündnis immer weiter. Obwohl noch zerbrechlich, entwickelt es sich allmählich zu einer soliden Basis für bioenergetische Prozessarbeit, mit deren Hilfe sich Robert weiterhin emotional in Beziehungen erleben kann und dabei lernt, die damit einhergehenden Gefühle zu tolerieren und zu regulieren.

Der desorganisierte Bindungsstil

Der vierte Bindungsstil der Bindungstheorie wurde erstmals von der Entwicklungspsychologin Mary Main (Main & Solomon, 1986) beschrieben. Bei manchen jungen Patienten hatte Main Verhaltensweisen festgestellt, die einfach nicht in die bestehende Klassifizierung passten. Einige Kinder verhielten sich z. B. seltsam oder gar bizarr, nur um wenige Sekunden später zu einem »normalen Verhalten« zurückzukehren.

Der *desorganisierte Bindungsstil* entsteht, wenn ein Kind zu viel Unsicherheit in der Beziehung zu seiner Mutter erlebt, z. B. weil ihr Verhalten Angst beim Kind auslöst oder sie selbst verängstigt bzw. dissoziiert ist. In diesem

Fall ist das Verhalten der Mutter für das Kind nicht mehr vorhersehbar und wird zu einer unberechenbaren Bedrohung. Als Folge dieses Bindungsstils reagiert es mit Entfremdung auf das Verschwinden der Mutter und ist angesichts ihrer Rückkehr verwirrt und/oder reagiert seltsam.

Auch Mütter, deren Bindungsverhalten ursprünglich als sicher eingestuft wurde, können zu einer Gefahrenquelle für das Kind werden, z. B. wenn sie eine akute Krise durchleben. Ihr plötzlich wechselndes Verhalten löst dann beim Kind schwere Störungen aus, die zu einem Zusammenbruch der Affektregulationsfähigkeiten und damit zu bizarrem Verhalten führen können (Wallin, 2011 [2007], S. 26–29 und 112–115).

Erwachsene Menschen mit einem desorganisierten Bindungsstil finden sich häufig in Situationen wieder, die sie als bedrohlich empfinden und auf die sie mit seltsamen, (auto-)aggressiven, stark desorganisierten oder sogar suizidalen Verhaltensmustern reagieren. Bei näherer Betrachtung zeigt sich im Nachhinein jedoch, dass die fragliche Situation nur aufgrund ihrer verzerrten inneren Wahrnehmung gefährlich erschien.

In meiner relativ kurzen Zeit als Therapeutin habe ich noch nicht mit Klienten mit einem eindeutig desorganisierten Bindungsstil gearbeitet. Allerdings habe ich bei einigen meiner Klienten subtile Aspekte dieses Bindungsstils beobachtet:

> Die ersten sechs Monate seines Lebens musste Alex im Krankenhaus verbringen. Danach war er dem aggressiven Erziehungsstil seiner Adoptivmutter ausgesetzt, während sich der Adoptivvater nicht an der Erziehung beteiligte. Infolgedessen entwickelte Alex einen ängstlich-vermeidenden Bindungsstil. Zu Beginn war unsere Arbeit sehr schwierig. Manchmal war Alex nicht in der Lage, seinen eigenen Gedanken zu folgen. Ich fühlte mich ständig von etwas Unbekanntem verwirrt, doch es gelang mir nicht, mit ihm darüber in ein Gespräch zu kommen. Wenn ich versuchte, ihn therapeutisch mit meinen Bedenken zu konfrontieren, reagierte er in der Regel mit abwehrenden, manchmal seltsam desorganisierten Bemerkungen, die unser Gespräch lustig oder lächerlich machen sollten. Oder er fing an, über etwas zu reden, das überhaupt nichts mit meinem Anliegen zu tun hatte. Unnötig zu sagen, dass bioenergetische Körperarbeit fast unmöglich war. Selbst sehr einfache Erdungsübungen waren für Alex extrem schwierig – er konnte sich nicht auf seine Erfahrungen konzentrieren und machte stattdessen irgendwelche Witze oder sagte, dass die Übung albern sei.

Im zweiten Jahr der Therapie ließen Alex' Vermeidungs- und Desorganisationstendenzen langsam nach. Gleichzeitig begannen sein Engagement und sein Vertrauen in die Therapie zu wachsen. Er machte weniger Witze und konnte einfache bioenergetische Übungen ausprobieren. Ermutigt durch die ersten Erfolgserlebnisse, die unsere Arbeit mit sich brachte, identifizierte er sich immer stärker mit den Therapieprozessen. Anstatt die Gestaltung der Sitzungen wie bisher komplett mir zu überlassen, kam er nun manchmal mit einem bestimmten Anliegen in die Sitzung, um mit mir daran zu arbeiten.

Wie die BA-Charakterstrukturen und die Bindungsstile hinsichtlich Affektregulationsfähigkeiten zusammenhängen (oder auch nicht)

Aus einer BT-Perspektive gehen alle Charakterstrukturen der BA mit unsicheren Bindungsstilen einher. Daher lassen sich mit Blick auf Defizite bei der Affektregulation Ähnlichkeiten und Überschneidungen zwischen den beiden Modellen feststellen:

- Der schizoide Charakter reguliert seine Affekte vorwiegend so, wie es beim ängstlich-vermeidenden Bindungsstil beschrieben wird, d. h. er überreguliert seine Affekte, schränkt seine Vitalität ein und isoliert sich von seinen Erfahrungen.
- Der orale Charakter entspricht mit Blick auf seine Affektregulationsfähigkeit grundsätzlich dem ängstlich-ambivalenten Bindungsstil. Obwohl er über Ressourcen zur Affektregulation verfügt, ist seine Reaktionsflexibilität begrenzt. Zugang zu Bewegungen und Handlungen erhält er durch Überstimulation – vor allem durch Wiederholung alter Erfahrungen, statt sich auf etwas Neues einzulassen.
- Die Züge des psychopathischen Charakters finden sich teilweise im ängstlich-vermeidenden Bindungsstil wieder. Dabei geht es ihm nicht unbedingt darum, Distanz zu suchen – ein psychopathischer Charakter kann durchaus den Eindruck erwecken, dass er sich auf Erfahrungen von Nähe einlässt. Er kann jedoch nur dann Nähe tolerieren, wenn er das Gefühl hat, Macht über die Situation bzw. die andere Person zu haben. Da die zugrunde liegenden emotionalen Erfahrungen unterdrückt oder nicht zugelassen werden, kann er keine neuen Bindungsqualitäten erleben. Der narzisstische Charakter kann auch einen ängstlich-ambivalenten Bindungsstil aufweisen.

- Charaktere mit leichten Borderline-Zügen neigen zu einem ängstlich-ambivalenten Bindungsstil in Bezug auf ihre Affektregulationsfähigkeiten, während Charaktere mit starken Borderline-Zügen eher einen desorganisierten Bindungsstil und bizarre Verhaltensweisen zeigen, da sie kaum über Strategien zur Affektregulation verfügen.
- Der masochistische Charakter verfügt über viele Ressourcen, um seine Erfahrungen durch Affektunterdrückung und Aushalten zu regulieren. Grundsätzlich zeigt er Ähnlichkeiten zum ängstlich-vermeidenden Bindungsstil, doch während oder nach (aggressiven) emotionalen Ausbrüchen kann ein Wechsel zum ängstlich-ambivalenten Bindungsstil erfolgen.
- Aufgrund seines Kontroll- und Distanzierungsbedürfnisses reguliert der rigide Charakter seine Affekte hauptsächlich in einem ängstlich-vermeidenden Bindungsstil. Er kann jedoch bis zu einem gewissen Grad auch ängstlich-ambivalente Züge zeigen.

In der BA besteht eine der Hauptaufgaben des Therapeuten darin, den Klienten bei der Stärkung seiner Selbstregulationsfähigkeiten, seines Autonomieerlebens und seiner Reaktionsflexibilität zu unterstützen. Diese Ziele korrespondieren mit dem sicheren Bindungsstil in der Bindungstheorie. Die Förderung von Affekt- und Beziehungsregulationsfähigkeiten kann daher als ein entscheidender Erfolgsfaktor der bioenergetischen Therapie angesehen werden. Ausgehend vom Bindungsstil, der sich aus der Charakteranalyse ergibt, müssen Therapeut und Klient gemeinsam herausfinden, wie sich die Affektregulationsfähigkeit des Klienten so verbessern lässt, dass der notwendige Raum für die Integration der bioenergetisch mobilisierten Affekte in sein Selbsterleben entstehen kann.

Das *Inner Working Model*: wie sich Verhaltens-Landkarten bilden

Bindungstheorie ist der erste Versuch, ethologische Forschungsergebnisse für das Verständnis der psychologischen Entwicklung des Menschen zu nutzen. Sie sieht Bindung als ein natürliches, instinktives Bedürfnis und hilft uns zu verstehen, wie alle Säugetiere, einschließlich des Menschen, die Beziehung zu ihren primären Bezugspersonen gestalten können, um dieses

Bedürfnis zu befriedigen. Inspiriert von Kenneth Craiks *Internal Operation Model* entwarf Bowlby das *Inner Working Model* (IWM).[11] Bowlbys Modell beschreibt, wie ein Kind in den ersten drei Lebensjahren versucht, seine Emotionen und sein Verhalten so zu regulieren, dass ein größtmögliches Gefühl von Sicherheit in der Beziehung zur Mutter entsteht. Es wurde von Mary Main empirisch erforscht und weiterentwickelt. Dank ihrer Arbeit verlagerte sich die Bindungsforschung von der Verhaltensebene auf die Ebene der *inneren Repräsentanzen*.

Laut Bindungstheorie entwickelt sich das IWM infolge der Interaktionen des Kindes mit seiner Mutter. Sobald das Modell vom Kind verinnerlicht wurde, bildet es die Grundlage für dessen heranreifendes Selbstbild. Schließlich wird es zu einem intrapsychischen Funktionsmodell, das grundlegend bestimmt, wie der betreffende Mensch die Welt, das Selbst und die Beziehungen zu anderen wahrnimmt bzw. gestaltet. Spätere Beziehungserfahrungen können das Basismodell erweitern und so ein immer breiteres Spektrum an Möglichkeiten für die Beziehungsgestaltung schaffen.

Während seines Heranwachsens entwickelt das Kind auf der Grundlage seines IWM vier Verhaltens- und Regulationssysteme:

- Affektregulation
- soziale Anpassung
- Erkundung der Welt
- Selbstvertrauen

So entsteht eine Matrix bzw. Landkarte, die sich durch die Bedingungen bestimmt, unter denen das Kind aufwächst. Die verinnerlichten »Regeln« zur Affektregulierung, seine sozialen Anpassungsstrategien, seine Welterkundungsmöglichkeiten und die Art und Weise, wie es sein Selbstwertgefühl reguliert, helfen ihm dabei, sich in seiner »Familie« so zu organisieren, dass ein möglichst starkes Gefühl von Bindung und Sicherheit entsteht. Folglich funktioniert das IWM am effektivsten in derjenigen Umgebung, in der es ursprünglich entstand und an die es angepasst ist (Bowlby, 2016 [1969], S. 71). Kinder werden jedoch älter und verlassen irgendwann ihre Familien. Als Erwachsene leben sie dann unter anderen Bedingungen und werden mit anderen Herausforderungen konfrontiert. Im Idealfall ist ihr IWM so flexibel, dass es sich leicht an die veränderten Lebensbedingungen anpassen kann. Leider klappt dies nur, wenn ein sicherer Bindungsstil vorherrscht.

11 Zu Deutsch etwa: *Inneres Arbeitsmodell.*

Alle unsicheren Bindungsstile sind mit einem IWM verbunden, das in seiner Reaktionsflexibilität mehr oder weniger eingeschränkt ist. Ein dysfunktionales, unflexibles IWM, das zu stark auf die Umstände in der Ursprungsfamilie ausgerichtet ist, kann zu Entwicklungspsychopathologien führen. So kann die betroffene Person beispielsweise neue Beziehungen nur auf dieselbe dysfunktionale Weise eingehen wie die frühen Bindungen, wodurch ihr tiefer Wunsch nach Akzeptanz, Resonanz und Sicherheit unerfüllt bleibt. Die alten Muster werden reproduziert. Statt der ersehnten sicher-stabilen Partnerschaft kommt es immer wieder zu enttäuschenden Beziehungen, was die frühere Unsicherheit zusätzlich verstärkt. Die Betroffenen fühlen sich in einem Teufelskreis gefangen, aus dem es keinen Ausweg zu geben scheint (Wallin, 2011 [2007], S. 30–51; Tasche, 2018).

Der Stress, der mit solchen dysfunktionalen Beziehungen im Erwachsenenleben einhergeht, ist einer der Gründe, warum Menschen einen Bioenergetischen Analytiker aufsuchen. Im Rahmen der Therapie kollidiert dann ihr unsicherer Bindungsstil mit der Realität der bioenergetisch-therapeutischen Situation, die in keiner Weise das frühe adaptive/entwicklungsorientierte Umfeld des Klienten widerspiegelt. Die Turbulenzen, die mit diesem »Clash« einhergehen, eröffnen dem Klienten wertvolle therapeutische Möglichkeiten, um an einer Veränderung seiner dysfunktionalen Muster zu arbeiten. Die folgende Fallvignette gibt die damit einhergehenden Prozesse eindrücklich wieder:

> Beatrice, die Klientin aus einer vorherigen Fallvignette, beklagt sich wieder einmal über die Zurückweisungen, Verletzungen und Kränkungen, die sie in ihren Beziehungen zu anderen Frauen erfährt. Wie immer sind die anderen schuld. Ich fühle mich erschöpft und drücke meine Hilflosigkeit aus, indem ich sage, dass ich ihr so nicht helfen könne. Sie antwortet vehement: »Es ist nicht möglich, dass du mir nicht helfen kannst! Ich glaube nicht, dass du hilflos bist! Es ist nicht wahr, dass ich nicht mit dir arbeiten will!«
>
> Normalerweise beschützt und idealisiert mich Beatrice und versucht, mir zu gefallen. Wenn es jedoch darum geht, persönlichen Kontakt mit mir aufzunehmen, erlebe ich sie oft als sehr ängstlich. Ich assoziiere sie mit einer Tochter, die die Stimmung ihrer überforderten Mutter aufhellen will, um ein wenig mehr positive mütterliche Aufmerksamkeit zu erhalten. Diese Assoziation habe ich Beatrice im

Laufe unserer gemeinsamen Arbeit mehrfach mitgeteilt, doch vielleicht habe ich sie – und wohl auch mich – zu sehr vor dem Ausbruch ihrer authentischen Wut geschützt. Diesmal ist es anders: Obwohl sie meine Hilflosigkeit als tatsächliche Ablehnung erlebt, beharrt sie vehement auf ihrer idealisierenden Projektion.

Eine Zeit lang bin ich in meiner Ohnmacht gefangen. Doch dann erkenne ich meine Gegenübertragung. Zum ersten Mal kann ich die Wut spüren, die Beatrice mir und ihrer Mutter gegenüber empfindet. Dies ist sicherlich ein wichtiger Schritt in unserer Beziehung. Die Sitzung endet mit einer gegenseitigen Anerkennung der Pattsituation – hier meine Hilflosigkeit, dort eine Klientin, die meine Hilflosigkeit nicht anerkennen will. Mehr ist im Augenblick zwischen uns nicht möglich.

Als unsere nächste Sitzung ansteht, bittet Beatrice um einen Online-Termin. In der Zwischenzeit bin ich wieder klarer und entspannter. Ich verstehe Beatrices Bindungsmuster etwas besser: Als Reaktion auf unseren Konflikt führte ihr ängstlich-ambivalenter Bindungsstil zu einer großen Angst, dass unsere Beziehung zerbrechen könnte, gemischt mit einer masochistischen Wut, die sich auch für sie sehr bedrohlich anfühlte. Ich habe den Eindruck, dass sie nun eine Online-Sitzung will, um ihren Ängsten weniger ausgeliefert zu sein. Deshalb hoffe ich, ein hilfreiches Beziehungsangebot zu machen, indem ich sage: »Es tut mir leid, wenn ich dich durch meine Hilflosigkeit verletzt habe.« Doch Beatrice verteidigt hartnäckig ihren Wunsch, mich zu idealisieren. Ich spüre weiterhin ihre Forderung, dass ich sie retten muss. Dennoch ist es ein Anfang.

Auch die nächsten Sitzungen möchte Beatrice gerne online machen. So hält sie weiter Distanz zu mir. Doch sie kommt immer wieder auf das Thema zurück, indem sie auf unterschiedliche Weise betont, dass sie meine Hilflosigkeit nicht akzeptiert. Ihre Vorwürfe wie »Du lügst«, »Ich glaube dir nicht«, »Du willst nicht« oder »Du bist faul« machen mir klar, dass sie sich vor ihrer eigenen Hilflosigkeit schützt, indem sie mich mit derselben mütterlichen Abwertung behandelt, unter der sie selbst gelitten hat. Nach und nach gelingt es uns jedoch, die Krise zu überwinden. Irgendwann bitte ich Beatrice, für Termine wieder in meine Praxis zu kommen. Sie stimmt lächelnd zu. Als ihre Bereitschaft, sich auf mich einzulassen, zunimmt, beginnen wir mit der Arbeit an ihrem IWM.

In der bioenergetischen Arbeit werden wir als Therapeuten früher oder später von unseren Klienten als elterliche Übertragungsfiguren wahrgenommen. Spätestens wenn wir einen Fehler machen, müssen wir uns mit ihren jeweiligen Bindungsmustern auseinandersetzen. In diesen Momenten ist es wichtig, darauf zu achten, wie sie auf unsere Abwesenheit bzw. Nichtverfügbarkeit reagieren. In den meisten Fällen handelt es sich um unsichere Bindungsstile und die Klienten reagieren auf unser »Stolpern« bzw. unsere Nichtverfügbarkeit gemäß ihrem dysfunktionalen IWM. So kann die Arbeit mit dem Bindungsstil, hin zu einer schrittweisen Erweiterung des IWM, ein integraler Bestandteil der bioenergetischen Therapie werden.

Die Rolle des Therapeuten bei der Erweiterung des IWM eines Klienten

Sich als Therapeut seines eigenen Bindungsstils bewusst werden

Der Bindungsstil und das Bindungsverhalten des Bioenergetischen Analytikers sind Teil des therapeutischen Prozesses. Auch wenn die therapeutischen Beziehungsressourcen z. B. durch die eigenen bioenergetisch-therapeutischen Prozesse des Therapeuten gewachsen sind und er in der Lage ist, keine Gegenübertragungsgefühle auszuagieren, kann sein unsicherer Bindungsstil durch manche Klienten aktiviert werden. Daher ist es eine unabdingbare Voraussetzung für die erfolgreiche Gestaltung der therapeutischen Beziehung, dass sich der Bioenergetische Analytiker seiner eigenen (frühen) persönlichen Bindungsverletzungen und seines eigenen IWM bewusst ist.

Schaffung geeigneter Bedingungen für die Arbeit auf Bindungsebene (Klient und Therapeut)

»Kein Verhalten wird von stärkeren Gefühlen begleitet als das Bindungsverhalten« (Bowlby, 2016, S. 242). Umgekehrt sind alle körperlich-emotionalen Prozesse, die in der BA aktiviert werden, Bindungserfahrungen. Auch wenn der Bioenergetische Analytiker seinen Bindungsstil an den Klienten anpasst, lassen sich Krisen und Konflikte nicht immer vermeiden. Dies erfordert die Bereitschaft sowohl des Klienten als auch des Therapeuten, sich den damit verbundenen Bindungsproblemen zu stellen, um so die blockierten Bindungsprozesse zu reaktivieren und in der Folge eine sichere Bindungserfahrung zu schaffen. Dabei muss sich der Bioenergetische Analytiker stets vergegenwärtigen, dass er als Bindungsfigur eine besondere Rolle bei der IWM-Erweiterung seiner Klienten spielt.

Unterstützung bei der Erweiterung des IWM

Die bioenergetische Arbeit auf der Bindungsebene wird durch den Wechsel von Bindungs- und Trennungserfahrungen in einem sicheren körperpsychotherapeutischen Rahmen bestimmt. In dem Maß, in dem es dem Klienten gelingt, innere mentale Repräsentanzen für diese Erfahrungen zu entwickeln, verändern sich sein IWM und die darauf basierenden Regulationssysteme (Affektregulation, soziale Anpassung, Welterkundung und Selbstvertrauen).

Geeignete Bedingungen für die Reifung von Affektregulationsstrukturen schaffen

In der BA steht die blockierte Vitalität des Klienten im Mittelpunkt der therapeutischen Arbeit. Gemeinsam mit dem Klienten sucht der Bioenergetische Analytiker nach Möglichkeiten, die Blockaden auf körperlicher und emotionaler Ebene zu lösen. Dieser Prozess droht jedoch zu scheitern, wenn frühe Bindungsverletzungen nicht ausreichend bearbeitet wurden. Für die Vitalisierung, Reifung und Integration von affektregulierenden Prozessen kann es daher entscheidend sein, die bindungstheoretische Perspektive in die körperpsychotherapeutische Arbeit einzubeziehen, d. h. den Bindungsstil und das IWM des Klienten. Seitens des Therapeuten erfordert dies eine erhöhte Achtsamkeit bezüglich der therapeutischen Beziehung, die sich manchmal auf subtile, fast unsichtbare Weise entwickelt und durch den unsicheren Bindungsstil bzw. das dysfunktionale IWM des Klienten in hohem Maße herausgefordert werden kann.

In Tabelle 2.3.1 mache ich einige Vorschläge, wie Therapeuten den IWM-Expansionsprozess eines Klienten je nach dessen BA-Charakterstruktur unterstützen können. Natürlich ist der Mensch komplexer, als es die Tabelle vermuten lässt. Ich möchte sie nur als allgemeine Matrix verstanden wissen, um auf Gemeinsamkeiten von BA und BT in Bezug auf die Affektregulation hinzuweisen. Diese Matrix kann uns helfen, die diesbezügliche Einzigartigkeit unserer Klienten sowohl aus der BA- als auch aus der bindungstheoretischen Perspektive zu verstehen. Wir müssen jedoch bedenken, dass die Bindungsmuster in verschiedenen Charakterstrukturen unterschiedlich zum Ausdruck kommen können. Beispielsweise funktioniert das ängstlich-vermeidende Bindungsmuster bei einer schizoiden Person anders als bei einer psychopathischen, masochistischen oder rigiden Person (dasselbe gilt natürlich auch für das ängstlich-ambivalente Bindungsmuster).

Persönliche Schlussfolgerung

Die bindungstheoretische Perspektive hat mich sehr nachhaltig geprägt, sowohl bei meiner eigenen psychologischen Entwicklung als auch bei meiner Arbeit als Psychotherapeutin. Die klassische BA-Perspektive konzentriert sich auf das Energieniveau einer Person und mögliche Blockaden ihres Energieflusses, während sie dem Beziehungsaspekt in der Psychotherapie nicht viel Aufmerksamkeit schenkt. Indem ich die Perspektive der Bindungstheorie in meine Arbeit einbeziehe, kann ich meinen Klienten helfen, ihr IWM zu erweitern, was sich oft sehr positiv auf ihr Innenleben und ihre Beziehungen auswirkt.

Tabelle 2.3.1: Therapeutische Arbeitsempfehlungen zur Unterstützung des IWM-Erweiterungsprozesses eines Klienten

Charakter-struktur (BA)	Wie werden Affekte reguliert?	Bindungsstil (BT)	Empfehlungen zur Unterstützung der IWM-Erweiterung
schizoid	*Überregulierung:* – Deaktivierung – in Distanz zu Gefühlen gehen – Teilnahmslosigkeit – Rückzug – Kontrolle – Konfliktvermeidung – andere herabwürdigen Besondere Merkmale: zurückgezogene Präsenz, jedoch im Beobachtungsmodus; Fehlen von Kindheitserinnerungen	ängstlich-vermeidend (distanziert von der Bezugsperson)	– Aufbau einer sicheren Basis innerhalb der therapeutischen Beziehung – Förderung des Bewusstseins des Klienten für seine eigenen Emotionen – kleine Veränderungen im Emotionshaushalt des Klienten wahrnehmen und benennen – Nutzung von Gegenübertragungsreaktionen, z. B. das Fühlen einer bestimmten Körperempfindung oder Emotion in einem bestimmten Moment, um beim Klienten eine gedankliche Beschäftigung anzustoßen – Empathie – das Mitschwingen mit den Erfahrungen des Klienten wirkt wie ein Container Der Therapeut muss in enger Abstimmung mit dem Klienten einen Weg finden, die Abwehrmuster des Klienten in Bezug auf Distanz/Nähe in der Beziehung »aufzuweichen«.

Charakter-struktur (BA)	Wie werden Affekte reguliert?	Bindungsstil (BT)	Empfehlungen zur Unterstützung der IWM-Erweiterung
oral	*Überaktivierung:* – sich ständig wiederholende Versuche, einen Konflikt zu lösen – emotionale Übererregung – Unerbittlichkeit – Eskalation des Konflikts – Versuch, Aufmerksamkeit zu sichern – Schuldzuweisungen – Nötigung – manipulierendes Verhalten Besondere Merkmale: mangelnde Autonomie; drückt seine Gefühle aus, indem er andere miteinbezieht Im Falle eines kompensierten oralen Abwehrmusters wird die Autonomie überbetont (»Ich muss alles allein schaffen«). Die Beziehungsgestaltung wird dann durch die Vermeidung von Wünschen bzw. Forderungen und der Furcht vor Hilflosigkeit bzw. Ausgeliefertsein dominiert – immer noch auf die Bezugsperson ausgerichtet, aber keine Ansprüche stellend.	ängstlich-ambivalent (komplett auf die Bezugsperson ausgerichtet)	– Schaffung einer sicheren Basis für gegenwärtige Erfahrungen – Grenzen setzen – Konfrontation mit den oralen Aspekten im Kommunikationsverhalten des Klienten – Unterstützung des Klienten durch ruhige, erdende, realitätsbetonte verbale Interventionen – Raum schaffen, um Ohnmacht und Frustration zu erleben – Präsenz zeigen Der Therapeut muss in enger Abstimmung mit dem Klienten Wege finden, die Reifung des Klienten in Bezug auf seine Fähigkeit, heftige Emotionen zu regulieren, zu unterstützen und seine Autonomie in der Beziehung zu stärken.

Charakter-struktur (BA)	Wie werden Affekte reguliert?	Bindungsstil (BT)	Empfehlungen zur Unterstützung der IWM-Erweiterung
psycho-pathisch (einschließlich narzisstisch)	*Überregulierung:* – Deaktivierung – Kontrolle – Verleugnung der wahren Gefühle – ein Bild von sich selbst und anderen erleben – Abwertung anderer Menschen, abwechselnd mit Idealisierung Besondere Merkmale: Kontrolle der Beziehungen durch Macht (beim narzisstischen Charakter zielt die Kontrolle eher auf die Sicherung der Beziehung ab)	ängstlich-vermeidend (distanziert von der Bezugsperson); bei narzisstischem Charakter auch ängstlich-ambivalent (komplett auf die Bezugsperson ausgerichtet)	– Einfühlungsvermögen und Konfrontation – Nutzung der therapeutischen Gegenübertragung, um zu prüfen, ob der Klient eine Verbindung zum Leben außerhalb des therapeutischen Raumes hat – den tatsächlichen Eindruck des Klienten in der Kommunikation widerspiegeln – bereit sein für Kontakt/Bindung, diesen aber nicht initiieren – Raum lassen, aber auch Grenzen setzen – einen einfühlsamen Kontakt mit Grounding in der Realität verbinden Der Therapeut muss in enger Abstimmung mit dem Klienten Wege finden, die kontrollierende Distanz des Klienten zu verringern und dessen Hingabe an die Beziehung zu fördern.
Borderline	*Überaktivierung:* – In leichten Fällen ähnelt sie der Beschreibung für die orale Struktur, ist aber viel stärker und chaotischer. – In schweren Fällen ist der Betroffene nicht in der Lage, seine Affekte zu regulieren, und versucht in Krisen bisweilen, den Verlust seines Körpergefühls durch autoaggressives Verhalten rückgängig zu machen. Besondere Merkmale: sehr chaotisch; als ob es keinen »Rahmen« für das innere Leben gäbe	ängstlich-ambivalent (komplett auf die Bezugsperson ausgerichtet) oder desorganisiert (mit ungelösten Trauma-Erfahrungen kämpfend)	– der Wucht der Unordnung mit einer stabilen Präsenz begegnen – klare Grenzen setzen – Bereitschaft zu achtsamen, aber auch eindeutigen Konfrontationen Der Therapeut muss in enger Abstimmung mit dem Klienten einen Weg finden, um die Grenzen des Klienten von Grund auf aufzubauen und ihm zu helfen, in der Beziehung zu bleiben.

Charakterstruktur (BA)	Wie werden Affekte reguliert?	Bindungsstil (BT)	Empfehlungen zur Unterstützung der IWM-Erweiterung
masochistisch	*Sowohl Überregulierung als auch Überaktivierung:* – bietet viel mehr Reaktionsflexibilität als eine einzige Strategie – Überregulierung beinhaltet Affektunterdrückung und Aushalten (von leicht bis sehr stark, je nach Stärke der Abwehr) – Überaktivierung kann sich in einem emotionalen Ausbruch gefolgt von starker Verlegenheit äußern – manchmal überhaupt keine Reaktion – manchmal manipulativ Besondere Merkmale: unterwürfiges Verhalten; Konfliktvermeidung durch Aushalten	ängstlich-ambivalent (komplett auf die Bezugsperson ausgerichtet) oder ängstlich-vermeidend (distanziert von der Bezugsperson)	– Auflösen der starren, muskulär-affektiven Muster zugunsten einer flexibleren Abwehrfigur – klare Grenzen setzen, damit der Klient lernen kann, zwischen dem Ausleben von zuvor unterdrückten Affekten und einer affektiven, beziehungsorientierten Öffnung für seine Gefühle zu unterscheiden Therapeut und Klient müssen gemeinsam sowohl an den vermeidenden als auch an den ambivalenten Bindungsmustern arbeiten – die innerhalb von Sekunden umschlagen können. Beide Muster müssen so gelockert werden, dass die Unterwürfigkeit des Klienten in der Beziehung nachlässt und er in der Folge mehr Freiheit in seinem Leben und mehr Liebe in seinen Beziehungen erfahren kann.
rigid	*Sowohl Überregulierung als auch Überaktivierung:* – viel größere Flexibilität im Vergleich zu den anderen Strukturen – Überregulierung beinhaltet Abspaltung – Überaktivierung beinhaltet Verführen und Ausagieren Besondere Merkmale: Konflikte werden vermieden (entweder durch Verführung oder durch Beschuldigung, Zwang und Manipulation)	ängstlich-ambivalent (komplett auf die Bezugsperson ausgerichtet) oder ängstlich-vermeidend (distanziert von der Bezugsperson)	– einen sicheren Raum innerhalb der therapeutischen Beziehung schaffen – gemeinsam nach Wegen suchen, um die abgewehrte Hilflosigkeit zu ertragen – ein flexibleres Gleichgewicht zwischen einer Offenheit für Gefühle und dem Bedürfnis nach Schutz finden Therapeut und Klient müssen gemeinsam sowohl an vermeidenden als auch an ambivalenten Bindungsmustern arbeiten – die der rigide Charakter allerdings anders nutzt als der masochistische Charakter. Die Muster müssen so aufgeweicht werden, dass der Klient das, was er im Beziehungskontext abgespalten hat, integrieren kann und in der Folge gleichzeitig liebevolle und sexuelle Gefühle in seinen Partnerschaften erfahren kann.

Literatur

Ainsworth, M. (1979). *Patterns of Attachment*. New York: Psychology Press.

Allen, J.G., Fonagy, P. & Bateman, A.W. (2014 [2008]). *Mentalizowanie w praktyce klinicznej* (Mentalisieren in der klinischen Praxis). Kraków: Wydawnictwo Uniwersytetu Jagiellońskiego.

Balint, M. (2014 [1970]). *Therapeutische Aspekte der Regression. Die Theorie der Grundstörung*. Stuttgart: Klett-Cotta Verlag.

Bowlby, J. (1951). *Maternal Care and Mental Health*. WHO Monograph Series.

Bowlby, J. (1973). *Separation: Anxiety & Anger*. London: Hogarth Press.

Bowlby, J. (1980). *Loss: Sadness & Depression*. London: Hogarth Press.

Bowlby, J. (2016 [1969]). *Przywiązanie* (Bindung). Warszawa: Wydawnictwo Naukowe PWN SA.

Chrząstkowski, S. (2021). *Narracyjna terapia więzi* (Narrative Bindungstherapie). Warszawa: Wydawnictwo Naukowe PWN SA.

Clarkin, J.F., Fonagy, P. & Gabbard, G.O. (2013 [2010]). *Psychoterapia Psychodynamiczna Zaburzeń Osobowości* (Psychodynamische Psychotherapie bei Persönlichkeitsstörungen. Ein klinisches Handbuch). Kraków: Wydawnictwo Uniwersytetu Jagiellońskiego.

Fairbairn, W.R.D. (1990 [1952]). *Psychoanalytic Studies of the Personality*. Tavistock Publications Limited.

Gelso, C.J. & Hayes, J.A. (2004 [1998]). *Relacja terapeutyczna* (Die psychotherapeutische Beziehung. Theorie, Forschung und Praxis). Gdansk: Gdańskie Wydawnictwo Psychologiczne.

Józefik, B. & Iniewicz, G. (2008). *Koncepcja przywiązania, od teorii do praktyki klinicznej* (Das Konzept der Bindung, von der Theorie zur klinischen Praxis). Kraków: Wydawnictwo Uniwersytetu Jagiellońskiego.

Łoś, Z. (2010). Dyskusyjnie o klasyfikacji i pomiarze wzorców przywiązania (Diskussionen über die Klassifizierung und Messung von Bindungsmustern). *Psychologia Rozwojowa* (Entwicklungspsychologie), *15*(2), 61–75.

Lowen, A. (2010 [1980]). *Lęk przez życiem* (Angst vor dem Leben). Koszalin: Ośrodek Bioenergetycznej Pracy z Ciałem, Pomocy i Edukacji Psychologicznej.

Lowen, A. (2011 [1975]). *Bioenergetyka* (Bioenergetik). Koszalin: Ośrodek Bioenergetycznej Pracy z Ciałem, Pomocy i Edukacji Psychologicznej.

Lowen, A. (2012a [1967]). *Zdrada Ciała* (Der Verrat am Körper). Koszalin: Ośrodek Bioenergetycznej Pracy z Ciałem, Pomocy i Edukacji Psychologicznej.

Lowen, A. (2012b [2003]). *Język Ciała* (Die Sprache des Körpers). Koszalin: Ośrodek Bioenergetycznej Pracy z Ciałem, Pomocy i Edukacji Psychologicznej.

Lowen, A. (2013 [1985]). *Narcyzm* (Narzissmus). Koszalin: Ośrodek Bioenergetycznej Pracy z Ciałem, Pomocy i Edukacji Psychologicznej.

Main, M. & Solomon, J. (1986). Discovery of an Insecure-Disorganized/Disoriented Attachment Pattern. In T.B. Brazelton & M.W. Yogman (Hrsg.), *Affective Development in Infancy* (S. 95–124). Ablex Publishing.

Marchwicki, P. (2006). Teoria Przywiązania (Bindungstheorie). https://bazhum.muzhp.pl/media/files/Seminare_Poszukiwania_naukowe/Seminare_Poszukiwania_naukowe-r2006-t23/Seminare_Poszukiwania_naukowe-r2006-t23-s365-383/Seminare_Poszukiwania_naukowe-r2006-t23-s365-383.pdf (16.4.2024).

Miller, G. A., Galanter, E. & Pribram, K. H. (1980 [1960]). *Plany i struktura zachowania* (Pläne und die Struktur des Verhaltens). Warszawa: PWN.
Mitchell, S. A. (1988). *Relational Concepts in Psychoanalysis: An Integration*. Cambridge: Harvard University Press.
Resneck-Sannes, H. (2022). Neuroscience, Attachment and Love. *Journal of Bioenergetic Analysis, 22*(1), 9–28. http://doi.org/10.30820/0743-4804-2012-22-9
Sroufe, L. A. (1996). *Emotional development: The organization of emotional life in the early years*. Cambridge: Cambridge University Press.
Tasche, J. (2018). *Attachment and Attachment Theory*. Trainingsinterner Text.
Tonella, G. (2011). The Self: Its Functions, its Attachments and its Interactions. In V. Heinrich-Clauer (Hrsg.), *Handbook Bioenergetic Analysis* (S. 57–112). Gießen: Psychosozial-Verlag.
Wallin, D. J. (2011 [2007]). *Przywiązanie w Psychoterapii* (Bindung in der Psychotherapie). Kraków: Wydawnictwo Uniwersytetu Jagiellońskiego.
Young, J. Z. (1968 [1964]). *Model mózgu* (Ein Modell des Gehirns). Warszawa: PWN.

Biografische Notiz

Dorota Wejner, zertifizierte Bioenergetische Therapeutin (CBT), zertifizierte TRE®-Providerin. Teilnehmerin am vierjährigen Ausbildungsprogramm »Selbstregulation und Psychodynamik in der Bioenergetischen Analyse«. Sie arbeitet in privater Praxis in Warschau/Polen und ist als Lehranalytikerin für Ausbildungsinstitute in Polen und Lettland tätig. Ehemaliges Vorstandsmitglied der Polnischen Vereinigung für Bioenergetische Analyse (2018/2019). 20 Jahre Erfahrung als Managerin, Trainerin, Mediatorin und Change Leader.

Webseite: https://www.dorotawejner.pl

Dieser QR-Code führt zu einem interaktiven Multiple-Choice-Test, mit dessen Hilfe Sie Ihr gerade erworbenes Wissen überprüfen können.

Alternativer Internetlink: https://psychosozial-verlag.de/zusatzmaterial/pgdb/fragen/kapitel_2_3

Weitere Informationen rund um psychodynamische Bioenergetik finden Sie auf der Projekt-Webseite http://www.psychodynamische-bioenergetik.de.

Lernkarte zu Kapitel 2.3

- Die Bioenergetische Analyse und die Bindungstheorie haben ihre Wurzeln in der Psychoanalyse. Beide erkennen die Existenz intrapsychischer Prozesse an, konzentrieren sich jedoch auf unterschiedliche Bereiche und bieten somit ergänzende Perspektiven auf das psychotherapeutische Geschehen.
- Sowohl BA als auch BT nehmen an, dass die frühen Erfahrungen eines Kindes mit seinen primären Bezugspersonen die Hauptursache für psychische Störungen sind. Während die BA wichtige Reifungsphasen im Alter von 0 bis 6 Jahren mithilfe kindlicher Rechte konzeptualisiert, konzentriert sich die BT auf die Qualität der Beziehung zur primären Bezugsperson in den ersten drei Lebensjahren.
- BA ist ein dezidiert psychotherapeutischer Ansatz. Es werden Charakterstrukturen definiert und spezifische Werkzeuge zur Verfügung gestellt, um in der psychotherapeutischen Arbeit gezielt auf die jeweiligen Störungen eingehen zu können. BT hingegen gehört in den Bereich der Entwicklungspsychologie. Sie definiert sich über Bindungsstile, die empirische Forschungsarbeiten im Bereich der menschlichen Bindungsentwicklung ermöglichen.
- BT postuliert ein instinktives Streben nach Bindung, während BA das Streben nach Lebensfreude in den Mittelpunkt ihrer psychologischen Überlegungen stellt.
- Aus einer BT-Perspektive gehen alle Charakterstrukturen von BA mit unsicheren Bindungsstilen einher.
- Die Hauptziele der BA – nämlich dem Klienten zu helfen, seine Selbstregulationsfähigkeiten zu entwickeln, Autonomie zu erleben und seine Reaktionsflexibilität zu verbessern – entsprechen dem sicheren Bindungsstil der Bindungstheorie. Deshalb kann die Förderung von Affekt- und Beziehungsregulationsfähigkeiten entscheidend für den Erfolg einer bioenergetischen Therapie sein.
- Ausgehend vom Bindungsstil, der sich aus der charakteranalytischen Arbeit ergibt, müssen für jeden Klienten individuelle Wege gefunden werden, wie sich seine spezifischen Affektregulationsfähigkeiten so erweitern lassen, dass er die bioenergetisch mobilisierten Affekte in sein Selbsterleben integrieren kann.

Kapitel 2.4

Der bewegte Körper in Beziehung

Bioenergetik und intersubjektive Psychoanalyse

Dieter Rau-Luberichs

> »Der Analytiker analysiert den Patienten, aber der Patient analysiert den Analytiker ebenfalls, weil der Analytiker, wenn er das Unbewußte seines Patienten teilt, nicht umhin kann, sein eigenes Unbewußtes zu klären. So heilt der Analytiker nicht nur den Patienten, sondern wird auch von ihm geheilt.«
>
> *Erich Fromm*[1]

In meinem Beitrag, der sich in drei Teile gliedert, möchte ich aufzeigen, wie sich im körperlichen Miteinander von Psychotherapeut[2] und Patient die zentrale Psychodynamik des Patienten inszeniert und wie diese Psychodynamik über Interventionen auf der Körperebene verstanden und bearbeitet werden kann. Als Erstes schildere ich die Auseinandersetzungen um die Behandlungstechnik in der Psychoanalyse im Zusammenhang mit dem erlebenden Körper in der therapeutischen Beziehung. Anschließend wird die Entwicklung und Psychodynamik des Körperselbst als theoretische Grundlage des körperlichen Miteinanders beschrieben. Als Drittes geht es um die Entwicklung der Intersubjektivität und die Verkörperung des Übertragungs-Gegenübertragungs-Geschehens im therapeutischen Prozess. Ich werde versuchen, meine Sichtweise immer wieder auch durch kurze Fallvignetten zu verdeutlichen.

Obschon ich mich auf das körperliche Miteinander in der psychischen Entwicklung und der Psychotherapie konzentriere, sollte nicht übersehen werden, dass sich die Wahrnehmung körperlicher Prozesse über Worte vermittelt und entsprechend die Sprache und die Symbolisierung eine zentrale Rolle in der Psychotherapie spielen.

---

1 Entnommen aus Fromm et al., 1972, S. 144.

2 In vorliegendem Beitrag wird das generische Maskulinum verwendet. Die Formulierungen gelten für alle Geschlechter.

Eine unbewusste Szene

Eine Teilnehmerin eines Theorieseminars zur psychodynamischen Psychotherapie berichtet von ihrem Erstgespräch mit einem 32-jährigen Mann. Der Patient ist Filialleiter im Betrieb seines Stiefvaters und leidet unter Panikattacken. In einem Rollenspiel übernimmt die Teilnehmerin die Rolle des Patienten, eine andere Teilnehmerin spielt die Psychotherapeutin. Mit unsicher-schlaffem Händedruck begrüßt der Patient die Therapeutin. Seine hypotone Körperhaltung ist deutlich bemerkbar. Er setzt sich auf seinen Stuhl. Nach vorne gelehnt beginnt er, mit dem Oberkörper leicht vor und zurück zu schaukeln. Dabei fällt zuerst gar nicht auf, dass er sich mit beiden Händen rechts und links an der Oberkante des Stuhles festhält. Auffällig ist jedoch, dass der Fuß seines rechten übergeschlagenen Beines nervös zappelt.

Während der Patient spricht, weicht die ihm gegenübersitzende Psychotherapeutin mit dem Oberkörper immer weiter zurück – sie versucht, immer mehr Abstand zu gewinnen. Dabei spiegelt sie, ohne es zu bemerken, mit ihrem Kopf die Schaukelbewegung im Oberkörper des Patienten.

Der Patient erzählt atemlos, er habe Probleme im Betrieb, könne jedoch wegen finanzieller Verpflichtungen, u. a. auch in Bezug auf seine Familie, nicht kündigen. Auch gebe es Konflikte in seiner Ehe. Seine Affekte sind kaum spürbar.

Im anschließenden Auswertungsgespräch assoziiert die Psychotherapeutin ihre Körperbewegungen mit einem Säugling. Sie versteht dabei ihre Distanzbewegung als Abwehr des großen Nähebedürfnisses, das der Patient ihr gegenüber durch seine Bewegungen ausstrahlt. Durch ihre Kopfbewegungen versuchte sie indessen, den Patienten in seiner Panik zu beruhigen.

Die unbewusste Szene bei diesem Erstgespräch lässt sich als Panik eines Säuglings, der die Kontrolle über seine vielen »Baustellen« zu verlieren droht, beschreiben. Verzweifelt versucht er, Halt an seinem Stuhl zu finden, da er keinen sicheren Halt bei seinen Bezugspersonen erlebt hat. Das Schaukeln des Oberkörpers lässt sich als autoerotischen Rückzug auf den eigenen Körper verstehen. Auf diese Weise versucht der Säugling, sich selbst zu beruhigen, denn er hat gelernt, dass er bei seinen Eltern keinen sicheren Halt findet. Er hat panische Angst vor dem Fallen in einen leeren Raum. Die Beziehung zwischen der Psychotherapeutin und dem Patienten ist offenbar durch die

Suche nach Halt und der Angst, fallengelassen zu werden, gekennzeichnet.

Die Unterwelt *bewegen*[3]

Die unbewusste Szene, die sich in jeder Sitzung neu konstituiert, bildet das Kernstück der psychodynamischen Psychotherapie. Hier finden sich die Essentials der Psychoanalyse in der Annahme vom Unbewussten und der Bedeutung von Übertragungs- und Gegenübertragungsprozessen.

Die unbewusste Szene ist immer körperlich vermittelt. Über den Prozess der projektiven Identifizierung entwickelt sie sich bereits in den ersten Minuten des körperlichen Miteinanders von Patient und Psychotherapeut. Dabei spielt das Gesagte des Patienten eine sekundäre Rolle, primär geht es um das *Wie* der Erzählung: die Prosodie, den Rhythmus und die begleitenden Bewegungen. Das körperliche Miteinander ist in jeder Psychotherapie, die im Face-to-Face-Setting abgehalten wird, zentral. Mit dem Ansatz der Intersubjektivität kommt nun ein drittes Essential in den Diskurs um die Psychoanalyse – ein Essential, das die Krise angesichts der Vielfalt konkurrierender psychodynamischer Theorien im Rahmen eines Paradigmenwechsels überwinden soll. Das körperliche Miteinander kann hierbei als die Grundlage der Intersubjektivität gesehen werden, denn auch Intersubjektivität ist immer ein verkörpertes Phänomen. In diesem Kontext bezeichnet Psychodynamik die komplexen, konflikthaften und unbewussten Repräsentationen mentaler Zustände, die in der Kindheit verwurzelt und Schlüsselfaktoren für die normale bzw. abweichende psychische Entwicklung sind.

Die Geschichte der Psychoanalyse ist die Psychoanalyse selbst

Die psychoanalytische Psychotherapie ist historisch geschichtet. Bereits Sigmund Freud war offen für Neues, noch nicht Gedachtes und Beobachtungen, die (noch) nicht in seine Theorie passten, ja seiner Theorie sogar widersprachen. Mit der Erweiterung ihrer Anwendungsgebiete, der

3 Sigmund Freuds Motto für seine Traumdeutung. Mit den Zitaten bekannter Psychoanalytiker anstelle der herkömmlichen Überschriften möchte ich die Intersubjektivitätstheorie für die Leser meines Beitrages lebendig und intuitiv begreifbar machen.

Veränderung der gesellschaftlichen Verhältnisse und auch infolge empirischer Forschung hat sich die Psychoanalyse ständig neu erfunden. Dabei sind erste Ansätze auch der neuesten Theorien oft schon bei Freud und seinen Kollegen zu finden, z. B. in den Protokollen der Mittwochsgesellschaften oder den »Controversial Discussions« der Jahre 1941 bis 1945 zwischen der Gruppe der Freudianer, der Gruppe der Kleinianer und den Unabhängigen.

Richtete Freud seine Aufmerksamkeit auf das konkrete Erleben in der Psychotherapie, so erkannte auch er die Bedeutung des Körpers und der (körperlichen) Bewegung für den therapeutischen Prozess: »Fast alle seelischen Zustände eines Menschen äußern sich in den Spannungen und Erschlaffungen seiner Gesichtsmuskeln, in der Einstellung seiner Augen, der Blutfüllung seiner Haut, der Inanspruchnahme seines Stimmapparates und in den Haltungen seiner Glieder, vor allem seiner Hände« (Freud, 1905b, S. 293f.). Da er jedoch mehr daran interessiert war, eine wissenschaftlich fundierte und anerkannte Meta-Psychologie zu entwickeln, geriet bei ihm das Erleben in der heilenden therapeutischen Beziehung in den Hintergrund. Therapeutisch ging es ihm um Erinnern und Einsicht, nicht um Bewegen und Mit-Bewegen.

»Sie behandeln ja Ihre Patienten, wie ich die Kinder in den Kinderanalysen«[4]

Die Pioniere der psychodynamischen Körperpsychotherapie entwickelten ihre Konzepte in Diskussion mit S. Freud. Der historische Kern der Körperpsychotherapie bildete sich in den frühen Auseinandersetzungen um die Technik der Psychoanalyse in den 1920er Jahren. Erstaunlicherweise finden wir erste Ansätze des intersubjektiven Denkens bereits bei diesen Pionieren der psychodynamischen Körperpsychotherapie.

Als Erstes ist an dieser Stelle Sándor Ferenczi zu nennen, den »Spezialisten für besonders schwere Fälle« (Ferenczi, 1982 [1931], S. 276). Bei seiner Arbeit konzentrierte er sich sowohl auf das konkrete Erleben seiner Patienten als auch auf sein eigenes Erleben im therapeutischen Prozess. Damit gab er nicht nur der Übertragung und insbesondere auch der Gegenübertragung eine besondere Bedeutung, sondern auch der Regres-

4 Aussage Anna Freuds gegenüber Sándor Ferenczi (Haynal, 2000, S. 33).

sion seiner Patienten auf die Ebene von Kindern. Die freie Assoziation war ihm »noch zu sehr Gedankenauswahl« (ebd., S. 276). Er förderte eine »tiefere Relaxation« und eine »vollständigere Hingebung an die ganz spontan auftauchenden inneren Eindrücke, Tendenzen und Emotionen« (ebd.). Dies führte dazu, dass der Patient immer mehr wie ein Kind erlebte – und der Psychotherapeut sollte dieses kindliche Erleben mit-leben, um therapeutisch darauf antworten zu können. Für Ferenczi war es wichtig, dass die Patienten auf »die kindliche Primitivität sinken und [...] in diesem Zustand frei agieren« können (ebd., S. 278). Interessanterweise entdeckte er dabei, dass diese regressiven Prozesse »im Grunde auf das zärtliche Mutter-Kind-Verhältnis zurückgehen« und den Therapeuten bis in die »tiefen Infantilschichten vordringen« lassen (ebd., S. 288).

> »Der ohnmächtige Patient ist eben in seiner Trance *wirklich* ein Kind, das auf intelligente Aufklärung nicht mehr, höchstens auf mütterliche Freundlichkeit reagiert; ohne diese fühlt er sich in höchster Not allein und verlassen, also gerade in derselben unerträglichen Lage, die irgendwann zur psychischen Spaltung und schließlich zur Erkrankung führte« (Ferenczi, 1933, S. 307).

Wie auch die heutigen Körperpsychotherapeuten fand Ferenczi damals im Zuge der Regression auf diese infantilen, prä-verbalen Erfahrungsschichten nicht nur das Erleben »innerer Kinder«, sondern oft auch traumatische Erlebnisse.

»Ohne Sympathie keine Heilung«[5]

Über die Arbeit mit den »Ausdrucksbewegungen [, die sich] unter die Gedanken und bildmäßigen Vorstellungen« (Ferenczi, 1933, S. 276) seiner Patienten auf der Couch mischten, erreichte Ferenczi eine Vertiefung des Erlebens seiner Patienten – eine »Reaktivierung der Kindlichkeit [über eine] aktive Technik« (ebd., S. 279). Darunter verstand Ferenczi nicht nur erlebnisaktivierende Techniken, die auch körperliche Inszenierungen beinhalteten, sondern er bezog auch das eigene Erleben in den Prozess mit

5 Entnommen aus Ferenczi, 1999 [1932].

ein. »Man könnte förmlich von einem immerwährenden Oszillieren zwischen Einfühlung, Selbstbeobachtung und Urteilsfällung sprechen« (Ferenczi, 1928, S. 245). Mit dem Begriff der *mutuellen Analyse* legte Ferenczi nahe, dass mit der Psychotherapie des Patienten auch eine Psychotherapie des Analytikers einhergeht.

> »Allmählich kam ich zu der Überzeugung, daß die Patienten ein überaus verfeinertes Gespür für die Wünsche, Tendenzen, Launen, Sym- und Antipathien des Analytikers haben [...]. Seine Technik hat auch eine Metafunktion, mit der er, weitgehend unbewusst, zum analytischen Prozess beiträgt« (Ferenczi, 1933, S. 304).

In der kontroversen Auseinandersetzung mit S. Freud konstellierten sich so zwei Vorstellungen zur psychodynamischen Technik: die erste rational, väterlich und auf Erinnerung bzw. Einsicht ausgerichtet; und die zweite experimentell, erlebnisaktivierend, emotionsorientiert, mütterlich und auf die Beziehung bzw. deren Erweiterung angelegt.

»Es handelt sich darum, dass das Kind etwas *erlebe*, und nicht darum, dass es etwas *wissen* lerne«[6]

Im therapeutischen Prozess setzte Ferenczi auf die Priorisierung des Erlebens, den Einbezug körperlicher Bewegungen und die emotionale Regression in kindliche Erfahrungsstadien. Es handelt sich also statt einer kühlen um eine einfühlsame und eher mütterliche therapeutische Grundhaltung, wobei die Gegenübertragung in die therapeutische Beziehung miteinbezogen ist. Ferenczi legte damit als erster Psychoanalytiker die Grundlage für die Vorstellung, dass Therapie ein intersubjektiver Prozess ist, bei dem zwei Personen miteinander eine Wechselwirkungsbeziehung eingehen. Für ihn war Psychotherapie eine Zwei-Personen-Situation. Sein Begriff der *Ausdrucksbewegungen* bindet körperliche Bewegung an den Ausdruck, d. h. eine auf den Anderen gerichtete soziale Intention. Als Ort dieser Bewegung sieht er den Körper. Ferenczi ist damit ein früher Vertreter einer *intersubjektiven Technik*, die den Einfluss der Persönlichkeit des Therapeuten auf den therapeutischen Prozess anerkennt.

6 Entnommen aus Zulliger, 1991, S. 80.

Zur Ausdrucksbewegung und Mit-Bewegung
»Ein anderer Patient lag auf der Couch und erzählte mir die Geschichte einer Episode, die in seinem Leben emotional bedeutungsvoll war. Beim Sprechen gestikulierte er ausholend und einigermaßen selbstbewusst mit dem Arm, und ich hatte das Gefühl, er wolle mich überzeugen. Tatsächlich war die Gestik eher kontrollierend als überzeugend. Er beklagte sich über etwas, und ich sollte es so verstehen, wie er es wollte. Ich musste daran denken, wie ich selbst beim Sprechen meine Hände einsetze. Manchmal bin ich mir dessen bewusst, beim Deuten recht aktiv zu gestikulieren, auch wenn ein Patient mich hinter der Couch nicht sehen kann. Dann dachte ich: ›Bin ich auch so?‹ Ich meinte damit, ob ich, wenn ich dies tue, versuche, einen Patienten zu kontrollieren, sodass er meine Deutung akzeptiert – ebenso, wie ich bei diesem Patienten das Gefühl hatte, er versuche, mein Denken zu kontrollieren. Dies war ein beunruhigender Gedanke. […] Ich stellte fest, dass ich meine eigenen Reaktionen darauf, wie Patienten das, was ich sage, aufnehmen, beobachten muss« (Parsons, 2022, S. 228f.).

»Der Sexualitätsprozess ist der produktive Lebensprozess schlechthin!«[7]

Der am subjektiven Erleben orientierten Sichtweise Ferenczis konträr ist die Suche nach Regeln, objektiv-wissenschaftlicher Klarheit und gesicherten Wahrheiten in Bezug auf die psychoanalytische Technik. Ein bekannter Vertreter dieser zweiten Richtung war Wilhelm Reich. Ebenso wie Ferenczi interessierte sich Reich stark für die psychoanalytische Technik. In den 1920er Jahren war er der Direktor des Technischen Seminars in Wien. In seiner therapeutischen Herangehensweise legte er den Fokus auf die Abwehr, den Widerstand. Für ihn war dieser Widerstand intrapsychisch verantwortlich für die Unterdrückung der natürlichen Sexualtriebe bzw. Lebensenergie; und um eine Befreiung der natürlichen Lebensenergien zu erreichen, musste der *Charakterpanzer* – ein Synonym für das neurotische Abwehrsystem – analysiert und aufgehoben werden. Dabei sah Reich einen deutlichen Zusammenhang zwischen charakter-

7 Entnommen aus Reich, 1973 [1942], S. 17.

lichen und muskulären Panzerungen. Dies brachte ihn dazu, eine *funktionelle Identität* von psychischer Verdrängung und muskulärer Verkrampfung zu postulieren.

Den Panzer selbst betrachtete Reich dabei als beweglich: In unlustvollen Situationen verhärtet er sich und in lustvollen Situationen lockert er sich auf. »In der charakteranalytischen Praxis begegnen wir der Funktion der Panzerung auch in Gestalt chronischer, wie erstarrter muskulärer Haltungen« (Reich, 1999, S. 449).

> »Die Durchbrüche ins Vegetative sind um so vollständiger und energievoller, je gründlicher wir im Zusammenhange mit den charakterlichen die ihnen entsprechenden muskulären Haltungen behandeln. Dadurch verschiebt sich ein Stück der Arbeit am Psychischen und Charakterlichen weg auf die unmittelbare Zersetzung der *muskulären Panzerung*« (ebd., S. 226).

Mit dieser Sichtweise geriet Reich in Konflikt mit S. Freud, der die Unterdrückung der Triebe als notwendige Kulturleistung und deshalb die menschliche Existenz an einen notwendigen Konflikt zwischen Gesellschaft und Triebleben gebunden sah – einen Konflikt, den Reich durch seinen befreienden Therapieansatz auflösen wollte.

»Das Lebendige ist in sich ›vernünftig‹«[8]

Gemeinsam ist Freud und Reich jedoch die Fokussierung auf den Patienten mit seinem intrapsychischen Konflikt, einem Konflikt zwischen Charakterwiderstand und Lebensenergie. Beide Forscher gehen davon aus, dass der abstinente Psychoanalytiker über das Wissen um die Wahrheit verfügt und dem Patienten eine Technik anbietet, die – wahlweise über Deutung oder Körperarbeit – zur Lösung seiner Symptomatik führen soll. Diese klassische, auch heute noch weit verbreitete *Ein-Personen-Psychologie* unterscheidet sich deutlich von Therapieansätzen, die die therapeutische Beziehung, Übertragung und Gegenübertragung in den Mittelpunkt stellen. Bei der klassischen Technik handelt es sich um ein medizinisches Behandlungsmodell, in dem die psychotherapeutische Beziehung und der psychotherapeutische Kontakt hinter dem Wissen des Psychotherapeuten,

8 Entnommen aus Reich, 1973 [1942], S. 24.

wo am Körper des Patienten gearbeitet werden muss, zurücktritt. Ulfried Geuter (2018, S. 53) kritisiert dies als für den Patienten »teilweise entwürdigend«. Trotz Kritik am medizinischen Modell sei in der Körperpsychotherapie »das neue Verständnis der Beziehung nur ergänzend zu dem alten Therapieverständnis« hinzugekommen (ebd.).

Mit Reich und Ferenczi trafen eine Ein-Personen-Psychologie auf eine Zwei-Personen-Perspektive, traf die Arbeit an der Lösung von Energie- bzw. Muskelblockaden auf die Arbeit an der Erweiterung des Erlebens, traf ein medizinisches auf ein kontextuelles Therapiekonzept. Die unterschiedlichen Sichtweisen von Reich und Ferenczi lassen sich als Ursprung zweier Strömungsrichtungen in der Körperpsychotherapie verstehen: zum einen die energie- und triebzentrierte *charakteranalytische Körperpsychotherapie*, und zum anderen die *psychodynamische Körperpsychotherapie*, eine Psychotherapie der Lebensbewegungen.

»There is no such thing as an infant by himself«[9]

Eine Offenheit für die körperlichen Bewegungen des Patienten im Rahmen des therapeutischen Prozesses vertritt auch der Ferenczi-Schüler Michael Balint, allerdings mit einer weniger aktiven, sondern eher gewährenden Haltung. Der von ihm geprägte Begriff des *Neubeginns* fördert die Überwindung kindlicher Wiederholungsmuster, u. a. auch durch Einbeziehung des Körpers. So forderte er eine Patientin mit einem »Na, und jetzt?« auf, einen Purzelbaum, den sie sich in der Kindheit nie zugetraut hatte, auf dem Teppich in seiner Praxis zu schlagen. »Dies erwies sich als wahrer Durchbruch« (Balint, 1970, S. 56f.). Balint nannte solche Interventionen *Regressionen im Dienste des Ichs*, bei denen es um das Erkanntwerden und nicht um die Befriedigung von Triebbedürfnissen gehe. Während dieser Regressionen »sind Worte [...] ohnehin keine zuverlässigen Kommunikationsmittel mehr, sie sind leblos, repetitiv und stereotyp geworden und scheinen nicht das zu meinen, was sie sagen« (Balint, 1981 [1939], S. 214f.). Entsprechend solle der Analytiker darauf verzichten, »den Patienten auf die verbale Ebene zurückzuzwingen« (ebd.).

9 Entnommen aus Balint, 1956, S. 287; zu Deutsch etwa: »Ein Kleinkind allein gibt es nicht.« Das Zitat wird normalerweise Winnicott zugeschrieben, doch tatsächlich hat Balint es vor ihm geprägt.

Balint geht es nicht nur darum, die Bewegungen des Patienten zu berücksichtigen, sondern auch seine eigenen Bewegungen als Psychoanalytiker:

> »Natürlich muß jeder Patient individuell behandelt werden, d. h. verschieden, und das geschieht auch, und auf diese Weise ist auch jede Analyse jedes Analytikers immer wieder anders. Dennoch ist es nicht zu leugnen, daß es individuell verschiedene Weisen des Analysierens gibt, unterschiedliche analytische Atmosphären sozusagen, die von der individuellen Technik und Persönlichkeit des betreffenden Analytikers gestaltet werden« (ebd., S. 251).

Ein Neubeginn (24. Stunde)

Der 34-jährige depressive Patient streckt sich lang im Sessel aus, nimmt die Hände wie betend vor seine Nase und schließt die Augen. Ich fühle mich ausgeschlossen – im Initialkontakt unterbricht der Patient den Kontakt zu mir, statt sich zu öffnen.

Der Patient sagt, ihm fehle die Ruhe und Ausgeglichenheit. Seine Freundin habe ihm gestern Abend am Telefon noch kritische Fragen gestellt: Sie sehe wenig Fortschritte bei ihm. Er wirkt dabei auf mich nachdenklich und passiv, sein Oberkörper ist zurückgelehnt und hypoton, nur der Kopf scheint aktiv. Ich suche nach meinem eigenen Gefühl, empfinde in meinem Oberkörper jedoch nur Leere. Ich spüre nur meinen Unterkörper und meine Arme, die den Patienten schütteln wollen. Mein Oberkörper scheint sich zur Ruhe gelegt zu haben.

»Ich hatte mir gewünscht, die Zeit zu nutzen, um mein Zimmer aufzuräumen. Aber es geht nicht vorwärts.« Das Zimmer des Patienten ist voller auf dem Sperrmüll gesammelter Gegenstände und seine Verlobte hat sich distanziert, weil es ihm seit Monaten nicht gelingt, das Zimmer frei zu räumen. Jetzt lehnt er sich noch mehr zurück und sagt: »Ich kann nicht.« Er stöhnt, es sei nicht schön, darüber nachzudenken. »Es fiel mir nicht leicht herzukommen.«

Plötzlich wird es in meinem Magen ganz flau. In genau diesem Moment sagt der Patient, er wolle aufgeben – und mir wird klar, dass er auch über die Psychotherapie spricht, dass sich in der Übertragung sein Problem mit dem Zimmer spiegelt. Auch in der Therapie gibt es keinen Fortschritt, wofür sich der Patient verurteilt. Um ihn in den Kontakt zu holen und den Abwehrvorgang zu unterbrechen, frage ich, wie er sich mit mir fühlt. Der Patient kann darauf jedoch nicht antworten. Erst nachdem ich die Frage mehrmals gestellt habe, kann er sagen, dass er sich im Körper schwach fühle. Anhand meiner körperlichen Gegenübertragung (stillgelegter Oberkörper) wird mir klar, dass der Körper des Patienten nicht anwesend ist – lediglich sein Verstand, sein Wille ist da (horizontale Spaltung).

Ich sage zu ihm: »Sie haben seit Wochen feste Pläne, Ihr Zimmer aufzuräumen, doch Ihr Körper macht nicht mit. Ihr Körper sucht völlig automatisch das Bett auf und schaut dann eine Serie nach der anderen im Internet an.« Meine Deutung überrascht ihn, sie scheint so überzeugend. Plötzlich wird seine Atmung schwer und seine Lippen beginnen zu zittern. Auf meine Nachfrage sagt er, er fühle sich überfordert. Bald wird jedoch deutlich, dass er gegen die Tränen kämpft. Er wünsche sich, Schwäche zeigen zu können, sich fallen zu lassen und in den Arm genommen zu werden. Er habe das Gefühl, als mein Patient nicht zu genügen. Er habe Angst, die Kontrolle zu verlieren – wie damals vor zehn Jahren, als er plötzlich auf einen Berg gelaufen und auf einen Turm gestiegen sei, ohne zu wissen, warum und was er da wolle. Damals habe ihn die Polizei aufgegriffen und in eine psychiatrische Klinik gebracht, wo man eine manische Episode mit psychotischen Symptomen diagnostiziert habe. Ich beruhige ihn, indem ich sage: »Damals wie heute ist Ihr Körper ganz automatisch einen eigenen Weg gegangen, dabei hat er jedoch sehr wohl eine Absicht gehabt. Diese Absicht können wir klären.« Diese Erfahrung stellt für den Patienten einen Neubeginn dar: Er entschließt sich, die Psychotherapie fortzusetzen.

Balint sieht in einer Psychotherapie zwei Personen am Werk, die miteinander agieren und dabei auch eine neue korrigierende Erfahrung machen können, eben den *Neubeginn*. »Von hier aus gesehen ist die analytische Situation das Ergebnis eines Ineinanderspielens von Übertragung des Patienten und Gegenübertragung des Analytikers« (Balint, 1981 [1939], S. 252). Balint betont die Bedeutung der Regression für den therapeutischen Prozess, der eine förderliche Umwelt bzw. einen bedürfnisoffenen Analytiker braucht. Und er entwickelt eine Vorstellung von der frühen Mutter-Baby-Beziehung, in der Freuds Annahme eines primären Narzissmus, d. h. einer frühen Objektlosigkeit des Neugeborenen, keinen Raum hat. Für ihn existieren in der Urform der Liebe bereits zwei Personen.

»It is a joy to be hidden, but a disaster not to be found«[10]

1939 emigrierte Balint infolge des Antisemitismus des Horthy-Regimes nach England und nahm dort an den bereits erwähnten Freudianer/Kleinianer-Kontroversen von 1941 bis 1945 teil. Dabei schloss er sich der Gruppe der Unabhängigen an, den *Independents*, zu denen auch Donald W. Winnicott gehörte. Winnicott hatte zu Beginn der Kontroversen als Kleinianer gegolten, doch der Verlauf der Auseinandersetzungen und sein kreativ-eigenständiger Geist führten ihn schließlich zu einem eigenen Standpunkt. Michael Parsons (2022) definiert die *Independents* als heterogene Gruppe von Analytikern, deren Gemeinsamkeit darin bestand, dass sie sich weder auf Melanie Kleins Technik der aufdeckenden, übertragungsfokussierten und direkt auf das Unbewusste abzielenden Deutung noch auf Anna Freuds Technik der Stärkung bzw. Flexibilisierung der Abwehr- und der Ich-Struktur festlegen lassen wollten.

Das wenig konsistente Werk Winnicotts, das die Vorstellung von einer intersubjektiven Objektbeziehung im psychotherapeutischen Prozess weiterentwickelt, ist durch drei Begriffe charakterisiert:

- Das *Spielen* ist ein zentrales Element, und zwar für Kinder und auch für Erwachsene.
- Das Spiel findet in einem Spielraum statt, den Winnicott als *Möglichkeitsraum* bezeichnet, weil hier ein kreativer Neubeginn stattfindet.
- Der Spielraum ist aber auch ein *Übergangsraum*, denn wie das Übergangsobjekt gehört der Übergangsraum zu einem Teil dem Subjekt und zu einem anderen Teil dem Anderen an.

»Die spontane Geste ist das wahre Selbst in Aktion«[11]

Auf der Basis dieser Begriffe formuliert Winnicott eine psychotherapeutische Technik der Begegnung und des Kontaktes. Grundlage des Kontaktes ist dabei das *Holding*. Denn auch Winnicott betont die Bedeutung der Regression in der Psychotherapie. Er vergleicht den regredierten Patienten mit einem Kind in Beziehung zu seiner Bezugsperson. Entsprechend fokussiert

10 Entnommen aus Winnicott, 1971, S. 186; zu Deutsch etwa: »Es ist eine Freude, versteckt zu sein, aber eine Katastrophe, nicht gefunden zu werden.«

11 Entnommen aus Winnicott, 2020 [1965], S. 193.

er auf die Wechselwirkung zwischen Mutter und Säugling bzw. zwischen Psychotherapeut und Patient. Als erste Phase der frühen Wechselwirkung ist das Holding die Grundlage der Beziehung, vergleichbar mit der Erdung in der Körperpsychotherapie. Mit dem *Handling* in der zweiten Phase bezeichnet Winnicott dann den konkreten körperlichen Umgang von Mutter und Kind. Indem er Kleins Begriff der projektiven Identifizierung auf diese beiden frühen prä- und postnatalen Phasen der Entwicklung des Säuglings bezieht, verortet Winnicott die projektive Identifizierung in der frühen körperlichen Wechselbeziehung.

Da psychisches Wachstum auf Körperempfindungen und körperlichen Erfahrungen basiert, ist auch die Grundlage jeder Psychotherapie in diesen Prozessen zu suchen und zu finden. Die entsprechenden Funktionen muss der Analytiker für seinen Patienten übernehmen, und zwar nicht nur symbolisch: »Gelegentlich muss das Halten auch physisch praktiziert werden« (Winnicott, 2020 [1965], S. 317). Damit finden wir bei Winnicott nicht nur die Auffassung des therapeutischen Prozesses als intersubjektive Wechselwirkung, sondern auch die Betonung der Bedeutung des Körpers und der körperlichen Intervention.

Im Zusammenhang mit Winnicotts These des *wahren* bzw. *falschen Selbst* kommt der Körper ebenfalls in Bewegung. So repräsentiert das wahre Selbst »die Gesamtheit der sensomotorischen Lebendigkeit« und das »Wirken von Körperfunktionen, einschließlich der Herzarbeit und Atmung« und äußere sich in »spontanen Gesten« (ebd., S. 193). Es liegt nahe, hier an die Ausdruckbewegungen, die Ferenczi bei seinen Patienten bemerkte, zu denken.

»Oh, God, may I be alive, when I die«[12]

Winnicott ist auch der Wegbereiter für Heinz Kohut und die psychoanalytische *Selbstpsychologie*, die das Selbst – im Unterschied zum Ich – als Einheit des subjektiven Erlebens versteht. Winnicotts Vorstellungen des Übergangsraumes in der Begegnung von Psychotherapeut und Patient bereiteten die Theorie der Selbst-Objekt-Funktionen und die therapeutische Ausrichtung auf Empathie bzw. später auf die Passung zwischen Psychothe-

12 Entnommen aus Winnicott, 1989, S. 4; zu Deutsch etwa: »Lieber Gott, möge ich lebendig sein, wenn ich sterbe.«

rapeut und Patient vor. Bevor wir nun allerdings zur *intersubjektiven Wende* in der Psychoanalyse kommen, möchte ich die Vorarbeit der Pioniere der psychodynamischen Körperpsychotherapie nochmals kurz rekapitulieren:

- Mit ihren Beiträgen haben die Vordenker dem Körper, seinen Bewegungen und seinem Erleben einen Ort in der psychoanalytischen Theorie, in der Entwicklungspsychologie und im therapeutischen Prozess geschaffen.
- Durch den Begriff der Ausdrucksbewegungen wurde der Körper und die Intention hin zum Anderen in der Beziehung, die den Patienten und den Psychotherapeuten verbindet, sichtbar gemacht.
- Die Ein-Personen-Psychologie machte zunehmend der Vorstellung einer Wechselbeziehung Platz. Damit geriet die frühe Mutter-Kind-Beziehung bzw. die Säuglingsforschung in den Fokus, da auch dort eine Wechselwirkung zweier Beteiligten – in Mikrointeraktionsschritten – stattfindet. Hier sind auch die frühen körperlichen Interaktionen verortet (eindrücklich in Videoaufnahmen und Frame-by-Frame-Analysen festgehalten), welche bereits wirkmächtig sind, bevor das erste Wort gesprochen wird, und die Basis für die Verinnerlichung von Beziehungsmustern – und damit auch für jede Psychotherapie – bilden.
- Durch die Orientierung am Erleben im Hier und Jetzt des interaktiven Prozesses entstand die Vorstellung eines Neubeginns, d. h. einer korrektiven emotionalen Erfahrung, in deren Rahmen die eingefahrenen, destruktiven Beziehungsmuster des Wiederholungszwanges aufgelöst werden. Um dieses Erlebens adäquat verorten zu können, entstand die Idee eines Selbst, das im körperlichen Dialog mit der frühen Mutter auftaucht und später im körperlichen Dialog mit dem Psychotherapeuten erweitert werden kann.

»Das Ich ist vor allem ein körperliches«[13]

Die Psychoanalyse ist grundsätzlich entwicklungspsychologisch fundiert. Haben ihre Pioniere die Kindheit noch auf der Couch »rekonstruiert«, stützt sich die Psychoanalyse heute auf umfangreiche entwicklungspsychopathologische Forschungen. Im Folgenden möchte ich zeigen,

13 Entnommen aus Freud, 1923b, S. 253.

- wie auf einer frühen pränatalen Ebene die Basis für das Körperselbst gelegt wird,
- wie dieses Körperselbst strukturiert ist und
- wie sich im Körperselbst die Grundlage für Intersubjektivität bzw. das körperliche Miteinander in der therapeutischen Beziehung findet.

Dazu müssen wir uns die frühsten Formen des Erlebens und Lernens, die frühsten Stadien der Übernahme und Internalisierung von inneren Strukturen anschauen. Dies haben die italienische Kinderpsychoanalytikerin Alexandra Piontelli und die Entwicklungspsychologie-Professorin Nadja Reissland getan. Piontelli (1996, S. 319) schreibt: »Die meisten Psychoanalytiker und Psychologen räumen zwar ein, daß das Temperament mit konstitutionellen Faktoren zusammenhängt, scheinen aber im Grunde davon auszugehen, daß das psychische Leben des Säuglings erst mit der Geburt beginne.« Per Ultraschall-Sonografie beobachtete sie sechs Mal pro Stunde die Bewegungen von Föten im Mutterbauch und verfolgte nach der Geburt die Entwicklung der Babys für vier Jahre – mit erstaunlichen Ergebnissen. Beeindruckt von der Komplexität der beobachtbaren Bewegungsmuster der Föten stellt sie fest, dass Föten keine »amorphen Kreaturen«, sondern Persönlichkeiten »mit spezifischen Vorlieben und Reaktionen« sind, die eine »individuelle Beziehung« zu ihrer Umwelt entwickelt haben (ebd., S. 26). »Jeder Fetus entwickelt ein eigenes Muster, an dem sich seine tägliche Aktivität orientiert« (ebd., S. 52) und das auch nach der Geburt erhalten bleibt. Daraus folgert Piontelli, »dass sich eine Art rudimentäres Selbstgewahrsein schon vor der Geburt entwickelt« (ebd., S. 322). Zentrale Bedeutung für diese Entwicklung hat ihrer Meinung nach die Motorik.

Etwa 20 Jahre später unterzog Reissland (2016) 4D-Sonografie-Videoaufnahmen einer Frame-by-Frame-Analyse, um das Leben von Föten im Mutterbauch in extremer Zeitlupe zu erforschen. Interessanterweise geht es auch ihr um die *Bewegungen* der Föten. Zu diesem Zweck hat sie extra ein System namens *Fetal Observable Movement System* (FOMS) entwickelt. Bei der Auswertung ihrer Daten stellte sie fest, dass bereits der Fötus *Erwartungen* entwickelt, d. h. er bildet innere Strukturen aus, die die eigenen Bewegungen nicht nur steuern, sondern auch antizipieren. Als Erstes erforscht der Fötus das eigene Gesicht. Ab der 36. Woche konzentrieren sich seine Bewegungen dann auf den Mund. Bewegt der Fötus nun seine Hand zum Mund, so öffnet sich der Mund in Erwartung der Hand, bevor die Hand den Mund berührt hat. Auch das Hören von Lauten ist beim Fötus mit spezifischen Augenbewegungen korreliert *(eye blink)*. Zudem konnte Reissland verschiedene »facial gestalts« identifizieren, die mit der Mimik Neugeborener korrespondieren: ein Wein-Gesicht, ein Lach-Gesicht und ein Schmerz/Stress-Gesicht.[14]

Das körperliche Miteinander konstruiert ein intersubjektives Feld

Die Forschungsarbeiten von Piontelli und Reissland deuten darauf hin, dass Mütter und Föten in steter Wechselwirkung aufeinander reagieren, wobei die Föten bereits früh spezifische Erwartungen in Bezug sowohl auf eigene Bewegungen als auch auf Reize von außen entwickeln. Hier finden sich also die ersten inneren Strukturen, und zwar einerseits im Sinne einer Bewegungsrepräsentanz und andererseits im Sinne eine Berührungsrepräsentanz. Der Fötus verinnerlicht über die Interozeption die Abfolge seiner eigenen Bewegungen, und er verinnerlicht die Abfolge der Berührungen seines Körpers von außen. Das Körperselbst, als Grundsubstrat des Selbst, besteht also aus einem *Bewegungsselbst* und einem *Berührungsselbst*. Diese Bipolarität des Körperselbst wurde bereits in der Selbstpsychologie von Kohut beschrieben und auch in der Objektbeziehungstheorie als Selbst- und Objektrepräsentanz benannt.

Das Bewegungsselbst entwickelt sich nach der Geburt gemäß dem Kontingenzparadigma weiter (Gergely & Watson, zit. n. Fonagy & Target, 2006, S. 244; Murray & Trevarthen, 1985; Trevarthen, 1998). So bevorzugt der Säugling in den ersten sechs Wochen seines nachgeburtlichen Lebens kontingente Reize, die nur sein eigener Körper bieten kann. Dieser Zugang zum eigenen Körpererleben bleibt das ganze Leben lang bestehen. Thomas Ogden, ein postkleinianischer Intersubjektivist, bezeichnet ihn als *autistisch-berührende Entwicklungsposition*, ein »vorsymbolischer, sensorisch dominierter Modus« der Erfahrung (Ogden, 1995, S. 31). Erst nach der sechsten Lebenswoche beginnt das Neugeborene, sich an nicht-kontingenten Bewegungen zu orientieren, wie sie z. B. die Mutter bieten kann. Über die Imitation der Bezugspersonen wird dann das Berührungsselbst in das Selbst integriert (Meltzoff, 1999), wobei die Mimik und der Blickkon-

14 Entnommen aus »Fetal development and effects of 4D scanning on prenatal attachment«, s. https://www.youtube.com/watch?v=LXVuEBz0Uaw&t=430s (3.4.2024).

takt eine besondere Rolle spielen. »Blicke sind Ausdruck und als solcher Teil der körperlichen Kommunikation« (van Haren, 2022, S. 344).

»Das Selbst ist vor allem ein Körper-Selbst«[15]

Das körperliche Miteinander gehorcht bestimmten Gesetzen, die auch für das Miteinander von Psychotherapeut und Patient gelten und ein therapeutisches Feld auch auf der Ebene der Körperinteraktion schaffen. Diese körperlich-vorsprachliche Feldebene ist an die stetige Wechselwirkung gebunden. In ihr konstituiert sich das Selbst in der Beziehung immer wieder neu, werden Affekte und der Selbst- bzw. Objektbezug reguliert und entwickelt sich das Selbst im Rahmen seiner Selbstverwirklichungstendenz zu höherer Komplexität weiter. Da das körperliche Miteinander überwiegend unbewusst ist, kann es nur zu einem geringen Teil versprachlicht werden und begründet deshalb den Prozess der bereits erwähnten projektiven Identifizierung, bei dem destruktive und/oder unerträgliche Selbstanteile in den Anderen verlegt werden. Im Miteinander ist es primär das Bewegungsselbst, das die körperliche Regulation leistet. So deutet eine Unterbrechung im empathischen Kontakt des therapeutischen Feldes darauf hin, dass das Körperselbst des Patienten bestimmte Affekte nicht mehr regulieren kann. Die Ursache hierfür ist häufig ein psychodynamischer Konflikt. Ein auf die Unterbrechung folgender Rückzug ins Bewegungsselbst hilft sowohl dem Patienten als auch dem Psychotherapeuten, sich neu zu stabilisieren, ist also grundsätzlich positiv zu bewerten. Erst danach kann das Berührungsselbst wieder aktiviert und ein Zugang zur Beziehungsebene gefunden werden.

Die folgende Fallvignette zeigt deutlich, was in anderen Therapien viel subtiler geschieht: Der Patient zieht sich auf sein Bewegungsselbst zurück, um dann wieder über das Berührungsselbst Kontakt aufnehmen zu können.

Ein Patient zieht sich zurück (5. Stunde)

Der 44-jährige im betreuten Wohnen lebende Patient kommt zur Behandlungsstunde und klagt, dass sich der Krieg (Angriff der Hamas gegen Israel im Oktober 2023) in seinem Kopf befinde und er sich nicht davon abgrenzen könne. Er macht dabei einen sehr belasteten und bedrohten Eindruck. Ich versuche, ihn mit einfachen Erdungsinterventio-

15 Entnommen aus Jacobs, 1973, S. 83.

nen zu beruhigen und die Selbst-Objekt-Differenzierung zu unterstützen. Dies gelingt teilweise.

Kurz darauf berichtet er nicht nur davon, dass sein Nachbar aufgehört habe, ihn mit dessen Schreien zu ängstigen, sondern auch, dass er sich in seiner Kindheit »verloren« gefühlt habe. Hier wird plötzlich ein Übertragungsgeschehen aktiviert: Der Patient sagt, dass ich ihn an seinen Bruder und auch an einen früheren Freund, ja sogar ein bisschen an seinen Vater erinnere. Es bleibt unklar, ob er das positiv oder negativ meint. Er erzählt weiter, er habe immer wieder große Angst, zu mir in die Behandlungsstunde zu kommen, doch wenn er dann bei mir sei, genieße er die freundliche Aufnahme.

Plötzlich bricht er das Gespräch mit mir ab: »Ich muss mal erst zur Stille kommen«, sagt er, lehnt sich mit dem Oberkörper zurück, schließt die Augen und faltet seine Hände vor dem Gesicht. Ich gestatte ihm den Rückzug. Nach fünf Minuten tritt er wieder in Kontakt zu mir und beklagt sich über die Geräusche in meinen Therapiezimmer: das Ticken der Uhr, die Bewegungsgeräusche in der Wohnung oben und nebenan. Auch ich bemerke nun diese sehr leisen Geräusche. Ich denke an die große Sensibilität des Patienten und daran, dass er als erstes mit meinem Raum Kontakt aufnimmt, dass ich als Objekt nur Teil dieses Raumes bin. Offenbar kann er nicht nur nicht zwischen sich und dem Anderen unterscheiden, sondern auch seine Objekte sind noch ganz Umwelt.

»Am Anfang gibt es kein Außen oder Innen – wir sind eins mit unseren Objekten«[16]

Die Entwicklung des Selbst und seiner Pathologien hängt vom intersubjektiven Feld nicht nur der Gegenwart, sondern auch der Vergangenheit ab. Dabei sind die psychoanalytische Selbstpsychologie und der Intersubjektivismus die empirisch fundiertesten Theorien der Psychoanalyse, denn sie wurden entwickelt und werden unterstützt durch die empirische Säuglings- und Kleinkindforschung, in deren Rahmen die Bedeutung der frühen interaktiven Beziehung zwischen Baby und Bezugsperson untersucht wird. Der Säuglingsforscher Colwyn Trevarthen ist der

16 Entnommen aus Mitchell, 2003, S. 83.

Gründungsvater der entwicklungspsychologischen Intersubjektivitätsforschung.

In diesem Kontext bedeutet Intersubjektivität das Erleben, das sich zwischen zwei Subjekten ereignet, wenn ein wechselseitiger Austausch in Form von Denken, Fühlen und Bewegen stattfindet. Intersubjektivität geht der Subjektivität voraus, d. h. der Säugling sucht den Kontakt zum Objekt schon, bevor er ihn in Wirklichkeit findet. Das Objekt ist also im Säugling bereits virtuell vorhanden und das Übergangsobjekt nach Winnicott – z. B. der Teddybär des Kleinkindes – ist eine Aktualisierung dieses virtuellen Anderen.

In einem seiner Überblickswerke zur Säuglingsforschung gibt Martin Dornes (2006, S. 103) bei der Frage »Gibt es Intersubjektivität beim Säugling?« zwei Definitionen von Intersubjektivität: Zum einen geht es darum, ab wann Babys ein Bewusstsein von den Absichten und Zuständen des Anderen entwickeln, zum anderen geht es um die Frage, ob Bewusstsein überhaupt notwendig ist, um intersubjektive Prozesse zu charakterisieren, ob es so etwas wie basale, körpernahe Intersubjektivität gibt (ebd., S. 108) – ein »Gemeinsam-Haben von Bewegungsempfindungen« (ebd., S. 103). Letzteres wird je nach Säuglingsforscher ab der Geburt, spätestens ab dem zweiten oder dritten Lebensmonat vermutet, ersteres erst ab dem 18. Lebensmonat. Aus diesen beiden Auffassungen ergeben sich zwei Ziele des intersubjektiven Entwicklungsprozesses:

- die körperlich-physiologische Regulation über Bewegungsabläufe
- auf symbolischer Ebene die gegenseitige Anerkennung von Intentionen und Bedürfnissen

Den Zusammenhang zwischen Intersubjektivität und dem Konzept der Mentalisierung als »grundlegende menschliche Fähigkeit, die eigene wie fremde Psychen als Psychen zu begreifen«, beschreibt Reinhard Weber-Steinbach (2018, S. 24).

»Listening to ourselves listening to others«[17]

Wir verlassen nun die Entwicklungspsychologie und wenden uns der *therapeutischen Intersubjektivität* zu. Die »Geburt« des Intersubjektivismus

17 Entnommen aus Parsons, 2022, S. 99.

markiert die Studie *Faces in a Cloud: Intersubjectivity in Personal Theory* von George Atwood und Robert Stolorow (1993). Die Autoren setzen hier um, was Ferenczi bereits 1932 in seinem klinischen Tagebuch angeregt hatte: »Gelegentlich hat man den Eindruck, dass ein Teil von dem, was man Übertragungssituation nennt, nicht eigentlich spontane Manifestation von Gefühlen im Patienten ist, sondern durch die in der Analyse geschaffene Situation, d. h. durch die analytische Technik künstlich geschaffen wird« (Ferenczi, 1999 [1932], S. 144). Ferenczi ahnte schon, dass die im therapeutischen Prozess entwickelten Theorien der Psychoanalyse subjektive, von der Lebensgeschichte seiner Kollegen nicht unabhängige Konstruktionen sein könnten. Diese Ahnung belegen nun Stolorow und Atwood für verschiedene Pioniere der Psychoanalyse. So analysieren sie z. B. den Zusammenhang zwischen Reichs Theorien und seiner traumatischen Kindheitserfahrung: Seine Mutter hatte sich suizidiert, nachdem der 14-jährige Wilhelm sie bei einem Seitensprung mit dem Privatlehrer angetroffen und dies dem Vater mitgeteilt hatte. Für den jugendlichen Wilhelm lag es auf der Hand, dass er mit seinem Verhalten die Sexualität seiner geliebten Mutter blockiert hatte und dass diese Blockierung direkt zu ihrem Tod geführt hatte. So bekam die Repression von Sexualität eine tödliche Macht in seinem späteren Denken (vgl. Atwood & Stolorow, 1977, S. 13).

Stolorow und Atwood formulieren eine Intersubjektivitätstheorie der Psychoanalyse, die als Feld- und Systemtheorie, als Weiterentwicklung der Selbstpsychologie Kohuts und als Metatheorie der Psychoanalyse konzipiert ist. Ihre Theorie macht es möglich, dass im therapeutischen Prozess unbewusste Inhalte, die im interaktiven Feld zweier Beteiligter per Wechselwirkung entstanden sind, formulierbar werden. Damit wird ein psychodynamischer Konflikt nicht mehr als spezifischer Muskelpanzer eines Patienten aufgefasst, der von einem Psychotherapeuten als »Beobachter« erkannt und durch eine Übung aktiviert bzw. gelöst werden kann, sondern als Reaktion eines Patienten auf die therapeutische Beziehung zu einem aktiv am körperlichen Geschehen beteiligten Psychotherapeuten, der ebenfalls nicht anders kann, als mit bestimmten Muskelreaktionen auf die Verspannungen des Patienten zu antworten (vgl. Abbildung 2.4.1).

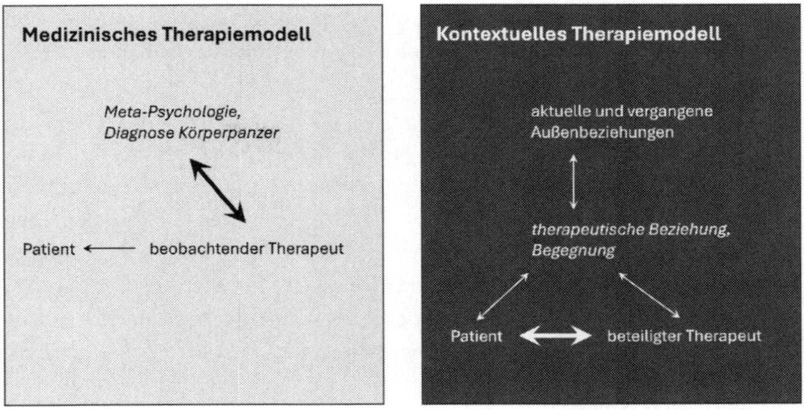

Abbildung 2.4.1: Zwei Psychotherapiemodelle im Vergleich. Die dickeren Pfeile deuten an, wozwischen im jeweiligen Modell die entscheidende Beziehung besteht

»Zu einer Beziehung gehören mindestens zwei«[18]

Intersubjektivität bezeichnet somit das Erleben, das sich zwischen zwei Subjekten ereignet.

> »Wir definieren die ›reale Beziehung‹ als das intersubjektive Feld, das durch die Überschneidung des impliziten Beziehungswissens des Patienten einerseits und des Therapeuten andererseits konstituiert wird. Dieses Feld reicht über die Grenzen des Übertragungs-Gegenübertragungsbereichs hinaus und schließt auch ein authentisches persönliches Engagement […] ein« (Stern et al., 2012, S. 55).

Dieses authentische Agieren des Psychotherapeuten schließt aus, dass er sich hinter der Technik und einem *Wissen*, was man als Psychotherapeut tut, versteckt (ebd., S. 67).

> »Wenn sich zwei Psychen aufeinander einlassen, entsteht etwas Neues und Einzigartiges […]. Nur in einem intersubjektiven Feld ist man imstande,

18 Entnommen aus Streeck, 2023.

> eine andere Psyche zu erforschen, mit ihr zu spielen, sie zu beeinflussen und schließlich mit ihr gemeinsam komplexe Aktivitäten auszuführen« (ebd., S. 96).

Kommt es in diesem intersubjektiven Raum zu einer Begegnung, so erkennt man dies im Erleben sowohl des Patienten als auch des Psychotherapeuten: Es kommt zu einer *Vitalisierung*, d. h. eben der Lebendigkeit, die schon Winnicott als Leitlinie für einen gelungenen psychotherapeutischen Prozess angab. Voraussetzung dafür ist eine generelle Offenheit des Psychotherapeuten und seine Fähigkeit, mit der Angst umzugehen, die in ihm ausgelöst wird, wenn er nicht mehr auf vorgefertigte Theoriekonzepte zurückgreifen kann.

Die Suche nach Verbundenheit (22. Stunde)

Der 32-jährige Patient, Akademiker, kommt zur Psychotherapie wegen beklemmender Angstzustände, Traurigkeit, starker Geräuschempfindlichkeit, Suizidgedanken, Schmerzen in Kopf und Rücken sowie Schlaflosigkeit. Er kann wegen seiner Beschwerden seit zwei Jahren nicht mehr arbeiten. Er berichtet von einem »schlechten Gefühl«, das er seit Langem spüre. Auf Nachfrage lokalisiert er das Gefühl erst im Bauch, dann aber in seinem rechten Oberschenkel. Das Gefühl sei »schwarz«, »nichts«. Er wünsche sich ein buntes Gefühl.

Während des Gesprächs über dieses »schlechte Gefühl« spüre ich deutlich ein flaues Gefühl im Magen, einen Druck. Die Körperempfindung ist deutlich spürbar und verstärkt sich sogar, wenn ich mich auf sie konzentriere. Zuerst denke ich an fehlende Erdung. Der Patient hat sich während des Gespräches mehrmals mit dem Oberkörper nach vorne gebeugt. Normalerweise sitzt er aufrecht und mit übergeschlagenen Beinen da, wie eine bewegungslose Statue. Um mitspüren zu können, was in seinem Körper vorgeht, gehe ich nacheinander in diese beiden Körperhaltungen. Wenn ich mich nach vorne beuge, fühlt sich die Empfindung in meinem Bauch geschützt und getröstet an – als sei ich hier verletzt worden. Der Bauch ist ein Container für emotionale Erfahrung, wir schützen ihn instinktiv. Ich fühle mich jedoch auch allein, nur bei mir selbst. Meine Atmung wird eingeschränkt und meine Gefühle blockiert. Dem Patienten kann ich all dies nicht mitteilen, da er es nicht verstehen würde bzw. nicht damit umgehen könnte. Doch ich beschließe, ihm beim nächsten

Mal, wenn er seinen Oberkörper noch vorne beugt, zu fragen, was er hier fühlt.

Dies gelingt in einer folgenden Sitzung, als der Patient von seiner Wut auf die Mutter und von seinem Wunsch nach Abstand zu ihr spricht. Diese Wut lokalisiert er im Kopf und im Bauch. Dabei beugt er sich plötzlich mit dem Oberkörper nach vorne. Ich frage ihn, was er fühlt. Er meint, die Wut sei weniger geworden. Auch in seinem Bauch. Nach Assoziationen gefragt antwortet er, hier liege seine Verbindung zur Mutter, die Nabelschnur. Gleichzeitig meint er, er fühle jetzt mehr Distanz zur Mutter. Einerseits sucht er also die Nabelschnur zur Mutter, andererseits schützt er seine Bauchpartie und geht in Distanz.

Der Patient hat große Schwierigkeiten, Verbundenheit und Bezogenheit zu finden. Verzweifelt sucht er danach, doch in seinen Beziehungen findet er nur ein »Gegeneinander-Prallen«, »Kopf gegen Kopf«. Er kann die Beweggründe seines Gegenübers nicht verstehen, was seine intersubjektive Entwicklung blockiert und zu (früh verankerten) unerträglichen bzw. verstörenden Gefühlen in nahen Beziehungen führt. Seine größte Angst ist, »nicht mehr zur Gemeinschaft zu gehören«. Es ist schwer für ihn, diese Welt zu verstehen. »Nur Streit überall.« Er hat Angst, falsch zu sein, im falschen Leben zu sein. Dann muss er sich mit dem Satz »Ich bin normal« beruhigen. »Nähe fällt mir schwer.«

Die Fokussierung auf das Erleben verdeutlicht den Zusammenhang zwischen Intersubjektivitätstheorie und Selbstpsychologie, denn das Selbst wird als *erlebende Einheit des Subjektes* definiert, das sich in der Beziehung zum Anderen konstituiert. Das Selbst kann also nur auf der Grundlage seiner wechselseitigen Verbundenheit verstanden und verändert werden. Einzig die subjektive Wirklichkeit des Erlebens im intersubjektiven Feld ist nunmehr Gegenstand der Psychotherapie. Diese Wirklichkeit wird auf der Grundlage von Empathie und Introspektion erschlossen – durch »die Bereitschaft, sich unbefangen dem Geschehen im Feld auszusetzen und das Erleben seiner Beteiligung zuzulassen« (Ermann, 2023, S. 72). Es empfiehlt sich eine Haltung, bei der sich der Psychotherapeut nicht in den Patienten hineinversetzt, sondern sich ihm im intersubjektiven Feld anschließt. Dabei nutzt der Psychotherapeut das Gegenübertragungsgeschehen, um sich selbst und seine Reaktionen zu verstehen und nicht blind für die eigene Beteiligung am interaktiven Geschehen zu bleiben. Michael Ermann sieht so den heilenden Faktor in der therapeutischen Beziehung »durch implizite Prozessfaktoren wie Intuition, Einfühlung und Anerkennung vermittelt« (ebd., S. 61).

Generell empfehlen die Intersubjektivisten eine therapeutische Haltung ohne starre Regeln und eine erlebnisnahe »explorative Technik« (ebd., S. 61), die die eigene Fehlbarkeit miteinbezieht. »Psychoanalyse ist unter den Wissenschaften einzigartig, weil der Beobachter zugleich der Beobachtete ist« (Stolorow et al., 1996, S. 13).

»Empathy is a definer of the field«[19]

Intrapsychische Konflikte zeigen sich in Form von »Entgleisungen« im psychotherapeutischen Feld. In der Selbstpsychologie werden sie als Unterbrechung des Kontaktes (und dessen Wiederherstellung) konzeptualisiert. Auf diese Weise müssen Triebkonflikte nicht geleugnet werden, sondern werden vielmehr kontextualisiert. War die Abstinenzregel seit S. Freud an die Triebtheorie – d.h. die Annahme verdrängter Triebbedürfnisse und das Gebot der Frustration dieser Bedürfnisse – gekoppelt, so erkannten die Intersubjektivisten, dass eine solche Haltung vom Patienten keineswegs als »neutral« empfunden werden kann. »Vielmehr kann die streng angewandte Abstinenz […] den therapeutischen Dialog in entscheidender Weise aus dem Gleis laufen lassen und heftige Konflikte provozieren, die eher ein durch diese therapeutische Haltung bedingtes Artefakt darstellen« (Stolorow et al., 1996, S. 24). Demgegenüber empfehlen sie als Regel, »daß die Interventionen des Analytikers so weit wie möglich von einer kontinuierlichen Einschätzung dessen geleitet werden sollten, was den Prozeß der Erhellung, der Entfaltung und der Umwandlung der subjektiven Welt des Patienten wahrscheinlich erleichtern oder erschweren würde« (ebd., S. 24). Dabei wird die *Übertragung* als strukturierende Aktivität des Patienten gesehen, der damit seine Beziehungserfahrungen und seine sowohl bewussten als auch unbewussten Beziehungserwartungen in der therapeutischen Beziehung wiederholt, um so die Möglichkeit für einen Neubeginn zu schaffen. Die therapeutische Beziehung bleibt aller-

19 Entnommen aus Kohut, 1981; zu Deutsch etwa: »Empathie definiert ein (Beziehungs-) Feld.«

dings asymmetrisch, da der Psychotherapeut die Verantwortung für den therapeutischen Prozess trägt.

Anders als die Konstruktivisten der Systemischen Psychotherapie sehen die Intersubjektivisten ihre Interventionen im therapeutischen Prozess nicht als »Ko-Konstruktionen« bzw. »Ko-Kreationen« an, was ein *Anything goes* im Sinne von positivem Denken nahelegen würde. Vielmehr bleiben Stolorow und Atwood (gemeinsam mit ihrem Kollegen Bernhard Brandchaft) Psychoanalytiker, und Kindheit hat wirkliche Folgen. Für sie wird Wirklichkeit nicht ko-konstruiert, sondern »durch einen Prozess empathischer Resonanz *formulierbar*« (ebd., S. 21). Das hauptsächliche Ziel des intersubjektiven Therapieprozesses ist nicht die Lösung eines Konflikts, sondern vielmehr eine Erweiterung des emotionalen Erlebens in der Beziehung. Entsprechend ist die Beendigung einer Psychotherapie auch nicht durch die Verinnerlichung des Psychotherapeuten durch den Patienten gekennzeichnet, sondern der Patient hat durch die therapeutische Beziehungserfahrung neue Fähigkeiten entwickelt, um sein Selbst in Beziehungen reicher zu aktualisieren. In diesem Sinne lässt sich die projektive Identifikation, durch die der Patient unerträgliche Selbstanteile in den Psychotherapeuten verlagert und dann mit diesen interagiert, auch als Versuch verstehen, den Psychotherapeuten als Helfer im Entgiftungsprozess dieser Selbstanteile zu nutzen.

»Ich spüre, dass du spürst, dass ich spüre«[20]

Wenn allein die subjektive Wahrnehmung Wirklichkeit ist, so hat das Folgen für die Vorstellung einer objektiven Realität.

> »Die Idee, dass eine objektive Realität getrennt von unserer subjektiven Erfahrung existiert, ist lediglich eine Variante der Illusion, dass wir ohne all das, was uns am Leben erhält, existieren könnten. Um uns gegen diese existenzielle Verletzlichkeit zu wehren, haben wir den Mythos eines isolierten Geistes geschaffen. […] Wir betrachten ihn als eine Form defensiver Grandiosität, die uns vor dem Sturz in den Abgrund unserer Verwundbarkeit bewahren soll« (Jaenicke, 2006, S. 14).

20 Entnommen aus Stern et al., 2012, S. 80.

Dieser Abgrund der Verwundbarkeit bezieht sich auch auf unsere Sterblichkeit und den Versuch, diese zu leugnen. Die Annahme eines isolierten Geistes basiert auf der grandiosen Fantasie des ewigen Lebens.

Die Intersubjektivitätstheorie und auch die Zwei-Personen-Psychologie sind nur die aktuellsten, jedoch nicht die besten oder gar einzig richtigen Theorien für psychotherapeutische Prozesse. Das Problem in der Psychoanalyse besteht nicht in der Vielzahl unterschiedlicher Theorieansätze – von der Triebpsychologie über die Ich-Psychologie und die Objektbeziehungstheorie bis zur Selbstpsychologie –, sondern in der ideologischen Beschränkung einer psychodynamischen Behandlung auf lediglich eine der verschiedenen Richtungen, unter Ausschluss aller anderen. Dies gilt auch für die Körperpsychotherapie: »In der Therapie zielt die Arbeit mit der Aufmerksamkeit auf diese Autoregulation, während eine beziehungsorientierte Arbeit auf die Koregulation zielt. [...] In diesem Sinne benötigen wir eine Ein- als auch eine Zwei-Personen-Psychologie« (Geuter, 2015, S. 332f.).

Eine Übertragungsproblematik (45. Stunde)

Immer wenn ich versuche, auf den Konflikt der 24-jährigen Studentin, die wegen eines Depersonalisierungs-Derealisierungssyndroms zur Psychotherapie kommt, zu fokussieren, rutscht die Patientin in ein Übertragungsgeschehen. Ich bemerke die Übertragung schnell: Sie sieht mich als ihren depressiven Vater, der von der Mutter verlassen wurde und den sie dann als 11-Jährige mit dem Zug besuchen fahren musste. Bereits im Zug geriet sie in einen angespannten Zustand. Der Vater habe Erwartungen an sie, und das bringe sie in Aufregung.

In der Übertragung kommt die Patientin mit mir in eine Art Sog, einen Tunnel. Mit weit aufgerissenen Augen schaut sie mich unverwandt an. Ihr ist klar, dass da etwas zwischen uns passiert. Auch weiß sie um die Übertragung, die ich ihr bereits gedeutet habe. Aber sie kann sich nicht dagegen wehren. Sie windet sich auf ihrem Sessel, ihre Atmung wird flach. Ich spüre ihre Erregung und möchte ihr helfen. Ich vermute, dass sie in einer Art Symbiose steckt. Sie will präsent und intensiv sein – der Vater, ein Theaterregisseur, will von ihr wissen, wie es ihr geht. Er fordert Intensität und Authentizität, als sei seine Tochter eine Schauspielerin. Und die Tochter ist hilflos, sie hat sich verloren. »Ich gehöre dem anderen.«

Ich versuche, ihre Erdung zu verbessern, indem ich sie bitte, ihre

Füße auf den Boden zu stellen und ihren Oberkörper aufzurichten. Ich empfinde das Geschehen als dramatisch. Nun beginnt sich die Patientin zu bewegen. Plötzlich wendet sie den Blick von mir ab: »Darf ich auch wegschauen?« Ich bemerke nun selbst, wie ich sie fixiere. Obwohl ich um die Übertragung weiß, habe ich diese Fixierung meinerseits nicht bemerkt. Ich ermuntere die Patientin, wegzuschauen und wieder zurück zu mir zu kommen und wieder wegzuschauen. Die Patientin entspannt sich.

Plötzlich kommt Bewegung in unsere Interaktion. Die Patientin kann nun ihre Gefühle beschreiben. Sie spricht von einer Lähmung, einer Angst. Ihr Hals sei ganz eng. Ich bitte sie, mir einen Ton zu beschreiben, der von unten durch ihren Hals nach Ausdruck strebt. »Wuah!«, möchte sie in die Wüste schreien. Als ich ihr den Ton vormache, kommt ihre Wut gegen den Vater hoch. Sie drückt die Wut mit ihren Fäusten aus. Dabei tauchen auch Schuldgefühle auf, den Vater mit den Fäusten schlagen zu wollen. Im Folgenden erinnert sich die Patientin an Szenen mit dem Vater, in denen sie sich wie in einem Gefängnis gefühlt hat, wie eine Geisel. (Der Überfall der Hamas auf Israel im Oktober 2023 ist drei Wochen her.) Ich bitte sie, die Enge ihres Halses zu beschreiben. Sie meint, diese Enge komme nicht von unten oder innen, sondern von außen – als drücke ihr jemand den Hals zu. Ich schlage ihr vor, mich mit meinen Händen ihrem Hals zu nähern, und sie könne meine Hände fassen, um einen Gegendruck auszuüben. Diese Intervention wird zuerst vorfantasiert, danach stimmt die Patientin zu.

Wir stehen beide auf. Ich bewege meine Hände langsam auf sie zu und bin überrascht, dass sie nicht reagiert. Erst als ich ihr sehr nahe bin, nimmt sie ihre Arme hoch und drückt mit ihren Händen gegen meine, allerdings in sehr defensiver Weise und ohne Einsatz ihres Körpers. Ich bitte sie, mir in die Augen zu sehen und einen Ton zu machen. Ein Krächzen kommt aus ihrem Hals. Als wir anschließend das Geschehen besprechen, meint sie, dass das Krächzen eine Mischung aus einem Schrei und einem Festhalten gewesen sei.

Ich schlage ihr vor, die Intervention noch einmal in großer Zeitlupe zu wiederholen. Auch den Ton solle sie in Zeitlupe erklingen lassen. Nun wehrt sie sich viel früher, setzt auch ihren ganzen Körper gegen meine Hände ein – und der Ton ist ein »Kotzton«. In der Nachbesprechung assoziiert sie dazu Hühnerküken, die zwangsgefüttert werden.

Dabei erinnert sie sich an einen Spaziergang mit dem Vater: »Wenn ich einatme, stopft er seine Themen in mich rein.«

Eigentlich hatte ich mit meiner Intervention im Sinn, den Widerstand gegen einen Schrei »abzunehmen«, allerdings zeigte sich dann, dass die Enge im Hals nicht nur Abwehr eines Affektes, sondern auch ein Widerstand gegen die Zwangsfütterung ist.

»Moving through and being moved by«[21]

Im Folgenden möchte ich die intersubjektive Theorie mit dem *Konzept des Körperselbst* verbinden.

Das intersubjektive Feld von Psychotherapeut und Patient wird auf der Ebene der Körper bzw. des Körperselbst durch Bewegungen und Mit-Bewegungen gebildet. Bewegung ist »die Urquelle aller Wahrnehmung« (Stern et al., 2012, S. 218). Auch Peter Geißler sieht die Entwicklung der Intersubjektivität pränatal begründet und »an Bewegungsmuster gekoppelt« (Geißler, 2017, S. 33). Da unser implizites Beziehungswissen in erster Linie Bewegungswissen sei, präge Bewegung »unser Erleben von Intersubjektivität entscheidend« (ebd., S. 33). »Intersubjektivität ist nicht bloß eine mentale Kategorie: sie kann auch gefühlte Bewegung im Hinblick auf einen anderen sein, eben eine Ausdrucksbewegung« (ebd., S. 36). Dieses Bewegungswissen bildet sich bereits sehr früh und entwickelt sich in ständiger Wechselwirkung mit bedeutenden Bezugspersonen weiter. Es wird im prozeduralen Gedächtnis abgespeichert.

Da die Wahrnehmungs- und Speicherprozesse im Gehirn parallel und integrativ ablaufen, geschieht die Verarbeitung und Reproduktion der Bewegungsinteraktionsmuster mit ungeheurer Geschwindigkeit. Der Säuglingsforscher und Selbstpsychologe Daniel Stern beschreibt diese Interaktionsmuster als *Muster der Vitalität* und definiert sie über fünf dynamisch-interaktive Vorgänge, wobei der zentrale Vorgang die Bewegung ist:

> »Zu Beginn des Lebens nimmt der Säugling in erster Linie oder vorwiegend Vitalitätsformen wahr. Bewegung ist der primäre und wahrscheinlich eindrücklichste Vorgang, doch Bewegungen kommen nicht isoliert daher.

21 Entnommen aus Boston Change Process Study Group, 2018, S. 299; zu Deutsch etwa: »Sich in etwas hineinbewegen und bewegt werden.«

> Sie benötigen Zeit, um sich zu entfalten, und prägen damit ein zeitliches Profil aus. Sobald der Säugling intentionale Aktivität und Energie – und sei es in primitiver Form – erlebt hat, wird Bewegung mit Kraft ausgestattet« (Stern, 2011, S. 145).

In diesem Sinne sind Bewegungsmuster die Grundlage und Verkörperung einer verallgemeinerten Interaktionsvorstellung (*representation of interaction generalized*, oder kurz RIG), über die innere Beziehungsstrukturen ausgebildet werden und deren Verinnerlichung bereits im pränatalen Stadium beginnt.

»Übertragung und Gegenübertragung bilden gemeinsam ein intersubjektives System«[22]

Diese Bewegungsmuster sind von Anfang an »body-based. [...] Emotions are not inner states that we experience only individually or that we have to decode in others, but instead are primarily shared states that we experience through interbodily affectivity, often without verbal articulation«[23] (Boston Change Process Study Group, 2018, S. 299). Über das körperliche Miteinander partizipieren wir am intentionalen und emotionalen Erleben des Anderen. In einem ständigen Feedback-Prozess produzieren die Spiegelneuronen in unserem Gehirn kleinschrittige Abbilder dieses körperlichen Miteinanders: ein dynamischer, sensomotorischer Austausch zweier Körper durch Interkörperlichkeit. Und diese interkörperliche Resonanz basiert auf Aktion und Bewegung: »[...] we develop the argument that being moved by another or moving *through* another is central to the process of therapeutic change«[24] (ebd., S. 303). Damit wird das körperliche Miteinander zum »heart of therapeutic change«[25] (ebd., S. 316).

22 Entnommen aus Stolorow et al., 1996, S. 65.

23 Zu Deutsch etwa: »körperbezogen. [...] Emotionen sind keine inneren Zustände, die wir nur individuell erleben oder die wir bei anderen Menschen entschlüsseln müssen, sondern sie sind in erster Linie geteilte Zustände, die wir durch interkörperliche Affektivität erleben, oft ohne verbale Artikulation.«

24 Zu Deutsch etwa: »Wir entwickeln das Argument, dass das Bewegt-Werden durch einen Anderen oder das Bewegen in einen Anderen hinein (bzw. in die Beziehung zum Anderen) zentral für den Prozess der therapeutischen Veränderung ist.«

25 Zu Deutsch etwa: »Herzstück der therapeutischen Veränderung«.

Selbst in der Kognition und im verbalen Austausch ist »Bewegung die Mutter der Sprache« (Stern et al., 2012, S. 220), denn Denken und auch die Sprache ergeben sich aus Gefühlen, die ihre Basis im Körper und in der Bewegung haben. Stern et al. (2012) weisen auf neuropsychologische Forschung hin, die zeigt, dass sprachliche Vorstellungen nicht nur im Sprachzentrum, sondern auch in den motorischen Zentren des Gehirns verarbeitet werden. »Spiegelneuronen sind motorischen Neuronen benachbart« (ebd., S. 212). Sie beziehen sich auch auf linguistische Forschungen, die sprachliche Metaphern auf den Körper und Bewegungen zurückführen und beispielsweise zeigen, dass das Konzept »mehr« mit der aufrechten Körperhaltung einhergeht (Lakoff & Johnson, 1999, zit. n. Stern et al., 2012, S. 215).

»Tatsächlich hat die Übertragung zwei Autoren«[26]

Da Stolorow, Brandchaft und Atwood *alle* Begriffe der Psychoanalyse in einen intersubjektiven Kontext setzen, verwundert es nicht, dass sie auch die Gegenübertragung als Funktion des therapeutischen Feldes ansehen. Und da der Psychotherapeut selbst nicht neutral ist, d. h. seine Technik in direktem Zusammenhang zu seiner Lebensgeschichte steht, gibt es immer auch eine *Eigenübertragung*, die schwer von der Gegenübertragung (als Reaktion des Psychotherapeuten auf den Patienten) zu trennen ist. Diese Trennung ist umso schwerer vollziehbar, als auch die Gegenübertragung verkörpert ist: »Gegenübertragungszustände beinhalten nicht nur Gedanken und/oder Bilder in Bezug auf den Patienten, sondern immer auch irgendeine Form der körperlichen Reaktion«, schreibt etwa George Downing (1996, S. 320). Die gesamte Sitzung hindurch sind das Unbewusste des Psychotherapeuten und das Unbewusste des Patienten über körperliche Bewegungen miteinander verbunden. »Meistens ist es kaum möglich, zwischen Eigenübertragung und Gegenübertragung des Therapeuten klar zu unterscheiden. […] Letztlich bilden die Elemente der Übertragungsmatrix eine dynamische Einheit« (Ermann, 2023, S. 68). Ganz praktisch folgert Ermann dann, dass es für einen intersubjektiven Psychotherapeuten charakteristisch ist, dass er sich »aktiv mit Fragen beteiligt oder mit eigenen Ideen, Empfindungen und Kommentaren, die in der Begegnung in

26 Entnommen aus Thomä, 2001, S. 371.

ihm entstehen« (ebd., S. 70). Selbstverständlich können diese »Ideen« auch so etwas wie Spürexperimente, Bewegungs- und Berührungsvorschläge oder »Entwicklungs- und Handlungsproben« (Heisterkamp, 1993, S. 145) sein. Die Körperpsychotherapie zeigt hier viele Möglichkeiten auf. Auch vor Gegenübertragungsideen, die die Berührung von Patienten nahelegen, muss der Psychotherapeut nicht zurückschrecken. Diesbezüglich rät Downing dem Psychotherapeuten, »mit den Körperreaktionen in Kontakt zu bleiben und geduldig und wachsam zuzulassen, dass sich ein differenzierter innerer Zustand herausbilden kann [, statt zu schnell] zu einer kognitiven Schlußfolgerung über deren Bedeutung« zu kommen (Downing, 1996, S. 322f.).

Stolorow, Brandchaft und Atwood formulieren die Übertragung neu als »organisierende Aktivität« (Stolorow et al., 1996, S. 66), d.h. das Unbewusste des Patienten organisiert gemeinsam mit dem Psychotherapeuten ein interkörperliches Geschehen, dass beiden Beteiligten hilft, ihr Selbst nicht nur zu konstituieren, sondern auch im Sinne eines selbstregulierenden Wachstumsprozesses zu vervollständigen.

»Alle Gefühle glauben an einen glücklichen Ausgang«[27]

Dass Intersubjektivität und Körperpsychotherapie zusammengehören, zeigt sich nicht nur bei der Entwicklung von Säuglingen – in der frühen Mutter-Baby-Beziehung –, sondern wird auch in der Analyse des psychotherapeutischen Prozesses deutlich. Auch in den neueren Veröffentlichungen zur Bioenergetischen Analyse finden wir eine zunehmende Rezeption der psychoanalytischen Säuglingsforschung und Selbstpsychologie und damit einhergehend eine zunehmende Öffnung hin zur Zwei-Personen-Psychologie, zur Reflexion bioenergetischer Angebote im Rahmen der therapeutischen Beziehung und der Übertragung bzw. Gegenübertragung (vgl. Schwenk & C. Pechtl, 2019). Hierzu noch einmal Peter Geißler:

> »Bewegungserfahrungen in ihren vielfachen emotionalen Schattierungen sind ein erklärtes Ziel in jeder Form von Körperpsychotherapie, auch in der analytischen Körperpsychotherapie, die jedoch weniger, wie die Bioenergetische

27 Entnommen aus Kluge, 2002 (Filmtitel).

> Analyse, Übungen vorgibt. Die jeweilige Form des Miteinander-Handels im Sinne inszenierender Interaktion, […], entwickelt sich vielmehr organisch aus dem Fluss von Übertragung und Gegenübertragung« (Geißler, 2017, S. 44).

Haben die Objektbeziehungstheorien – zu denen auch die Selbstpsychologie gehört – Freuds Theorien vom Kopf auf die Füße gestellt, indem nun nicht mehr der Trieb den Säugling zur Mutterbrust führt, sondern umgekehrt die frühen Beziehungen die Triebe konstituieren, so zeigt der Intersubjektivismus, dass auch in der Psychotherapie die Beziehung primär ist, d. h. dass sich alle Körperinterventionen über die Übertragung und Gegenübertragung entwickeln. Von der reinen Körperwahrnehmung bis zur Berührung kann der Körperpsychotherapeut aus einem breiten Spektrum an Körperinterventionen auswählen. Alle körperpsychotherapeutischen Interventionen müssen jedoch im Rahmen von Übertragung und Gegenübertragung reflektiert werden. Möchte der Psychotherapeut einen intellektualisierenden Patienten mit einer Atemintervention ins Erleben bringen, oder drückt er damit womöglich seine Genervtheit in der Gegenübertragung aus? Diese Art der Reflexion ist auch deshalb wichtig, weil nicht der Affektausdruck in einer Katharsis entscheidend für die Heilung ist, sondern der Halt, der Trost und die empathische Begleitung des emotionalen Ausdrucks. Bereits der ausdrückliche Wunsch eines Patienten, eine Körperpsychotherapie zu absolvieren, muss als Teil einer unbewussten Szene verstanden werden.

»Die Kapsel kann sich nur von innen her öffnen«[28]

Alexander Lowen lehnte einst die Beachtung des Übertragungsgeschehens aus Sorge, »die Bioenergetische Analyse auf die Psychoanalyse zu reduzieren« (Heisterkamp, 1993, S. 29), ab. Heute wird jedoch deutlich, dass die Psychoanalyse der Bioenergetik viel zu bieten hat – in erster Linie eine Orientierung im Dschungel der affektiven Regression. So ist z. B. für den Ausdruck von Wut nicht das Schlagen auf ein Kissen entscheidend, sondern das, was in der Übertragungsbeziehung geschieht. Denn Wut richtet sich immer auf ein frühes Objekt, das dabei in ein böses und ein gutes Objekt aufgespalten wird. Der Patient wütet also gegen das böse Objekt, bemerkt

28 Entnommen aus Leikert, 2019, S. 125.

dann jedoch, dass er mit der Zerstörung des bösen auch das gute Objekt schädigt. Die damit einhergehenden heftigen Schuldgefühle ermöglichen schließlich eine Integration von Gut und Böse und in der Folge eine Versöhnung mit dem Objekt.

Jens Tasche fasst treffend zusammen, wie sich die Psychoanalyse und die Bioenergetische Analyse gegenseitig bereichern können:

> »Die Gegenwartspsychoanalyse stellt Modelle zur Verfügung, die eng mit dem theoretischen Verständnis der Bioenergetischen Analyse korrespondieren und Möglichkeiten eröffnen, die körpertherapeutische Praxis zu fundieren. […] Umgekehrt bietet die Bioenergetische Analyse ein komplexes methodisches Repertoire an, das die tiefenpsychologischen Interventionsmöglichkeiten enorm erweitert« (Tasche, 2018, S. 199f.).

Deshalb scheint mir eine mutige Öffnung und gegenseitige Befruchtung dieser beiden Psychotherapie-Modelle nicht nur sinnvoll, sondern auch notwendig – zum Wohle unserer Patienten.

Literatur

Atwood, G. E. & Stolorow, R. D. (1977). The Live and Work of Wilhelm Reich: A Case Study of the Intersubjectivity of Personality Theory. *Psychoanalytic Review, 64*(1), 5–20.

Atwood, G. E. & Stolorow, R. D. (1993). *Faces in a Cloud: Intersubjectivity in Personal Theory*. Lanham: Jason Aronson.

Balint, A. & Balint, M. (1981 [1939]). Übertragung und Gegenübertragung. In M. Balint, *Die Urformen der Liebe und die Technik der Psychoanalyse* (S. 246–254). Frankfurt a. M.: Suhrkamp.

Balint, M. (1956). *Problems of Human Pleasure and Behavior*. New York: Liveright.

Balint, M. (1970). *Therapeutische Aspekte der Regression*. Stuttgart: Klett-Cotta.

Boston Change Process Study Group (2018). Moving Through and Being Moved by: Embodiment in Development and in the Therapeutic Relationship. *Contemporary Psychoanalysis, 54*(2), 299–321.

Dornes, M. (2006). *Die Seele des Kindes*. Frankfurt a. M.: Fischer.

Downing, G. (1996). *Körper und Wort in der Psychotherapie*. München: Kösel.

Ermann, M. (2023). Zur intersubjektiven Orientierung im therapeutischen Handeln. In G. Gödde, E. Püschel & S. Schneider (Hrsg.), *Psychodynamisch denken lernen* (S. 59–78). Gießen: Psychosozial-Verlag.

Ferenczi, S. (1928). Die Elastizität der psychoanalytischen Technik. In S. Ferenczi, *Schriften zur Psychoanalyse, Band II* (S. 237–250). Frankfurt a. M.: Fischer.

Ferenczi, S. (1933). Sprachverwirrung zwischen Erwachsenen und Kind. In S. Ferenczi, *Schriften zur Psychoanalyse, Band II* (S. 303–313). Frankfurt a. M.: Fischer.

Ferenczi, S. (1982 [1931]). Kinderanalysen mit Erwachsenen. In S. Ferenczi, *Schriften zur Psychoanalyse, Band II* (S. 274–289). Frankfurt a. M.: Fischer.
Ferenczi, S. (1999 [1932]). *Ohne Sympathie keine Heilung*. Frankfurt a. M.: Fischer.
Fonagy, P. & Target, M. (2006). *Psychoanalyse und die Psychopathologie der Entwicklung*. Stuttgart: Klett-Cotta.
Freud, S. (1923b). *Das Ich und das Es. GW XIII*, 237–289.
Freud, S. (1905b). Psychische Behandlung (Seelenbehandlung). *GW V*, 287–316.
Fromm, E., Suzuki, D.T. & de Martino, R. (1972). *Zen-Buddhismus und Psychoanalyse*. Frankfurt a. M.: Suhrkamp.
Geißler, P. (2001). *Mythos Regression*. Gießen: Psychosozial-Verlag.
Geißler, P. (2017). Intersubjektivität in der Körperpsychotherapie. *Zeitschrift für freie psychoanalytische Forschung und Individualpsychologie, 4*(1), 29–47.
Geuter, U. (2015). *Körperpsychotherapie*. Berlin, Heidelberg: Springer.
Geuter, U. (2018). Selbst und Struktur. In M. Thielen, A. von Arnim & A. Willach-Holzapfel (Hrsg.), *Lebenszyklen – Körperrythmen. Körperpsychotherapie über die Lebensspanne* (S. 47–66). Gießen: Psychosozial-Verlag.
Haynal, A. (2000). *Die Technik-Debatte in der Psychoanalyse*. Gießen: Psychosozial-Verlag.
Heisterkamp, G. (1993). *Heilsame Berührungen*. Stuttgart: Pfeifer bei Klett-Cotta.
Jacobs, T.J. (1973). Posture, Gesture, and Movement in the Analyst: Cues to Interpretation and Countertransference. *Journal of the American Psychoanalytic Association, 21*, 77–92.
Jaenicke, C. (2006). *Das Risiko der Verbundenheit – Intersubjektivitätstheorie in der Praxis*. Stuttgart: Klett-Cotta.
Kluge, A. (2002). *Alle Gefühle glauben an einen glücklichen Ausgang. Dokumentation von Angelika Wittlich über Alexander Kluge* [DVD]. Selbstproduktion.
Kohut, H. (1981). *On Empathy. Vortrag vor Selbstpsychologen in Chicago* [DVD]. Lawrence, KA: Life Span Institute.
Leikert, S. (2019). *Das sinnliche Selbst: Körpergedächtnis und psychoanalytische Behandlungstechnik*. Frankfurt a. M.: Brandes & Apsel.
Meltzoff, A.N. (1999). Born to Learn: What Infants Learn from Watching Us. In N. Fox, N.J. Skillman & J.G. Worhol (Hrsg.), *The Role of Early Experience in Infant Development* (S. 145–164). Johnson & Johnson Pediatric Institute Publications.
Mitchell, S.A. (2003). *Bindung und Beziehung. Auf dem Weg zu einer relationalen Psychoanalyse*. Gießen: Psychosozial-Verlag.
Moser, T. (1998). *Strukturen des Unbewussten*. Frankfurt a. M.: Suhrkamp.
Moser, T. (2001). *Berührung auf der Couch*. Frankfurt a. M.: Suhrkamp.
Murray, L. & Trevarthen, C.B. (1985). Emotional Regulation of Interactions Between 2 Month Olds and Their Mothers. In T.M. Field & N.A. Fox (Hrsg.), *Social Perception in Infants* (S. 154–190). New Jersey: Ablex.
Ogden, T.H. (1995). *Frühe Formen des Erlebens*. Wien: Springer.
Parsons, M. (2022). *Lebendigkeit in der Psychoanalyse*. Gießen: Psychosozial-Verlag.
Piontelli, A. (1996). *Vom Fetus zum Kind: Die Ursprünge des psychischen Lebens*. Stuttgart: Klett-Cotta.
Rau-Luberichs, D. (2016). Wenn der Körper ›spricht‹ – der bewegte Körper als neuer Königsweg der Behandlungstechnik in der psychodynamischen Psychotherapie. In G. Gödde & S. Stehle (Hrsg.), *Die therapeutische Beziehung in der Psychodynamischen Psychotherapie – ein Handbuch* (S. 313–338). Gießen: Psychosozial-Verlag.

Rau-Luberichs, D. (2022). There is no such thing as a patient – Zur Psychodynamik des Körperselbst. In G. Gödde, E. Püschel & S. Schneider (Hrsg.), *Psychodynamisch denken lernen* (S. 243–260). Gießen: Psychosozial-Verlag.

Reich, W. (1973 [1942]). *Die Entdeckung des Orgons. Die Funktion des Orgasmus*. Frankfurt a. M.: Fischer.

Reich, W. (1999). *Charakteranalyse*. Köln: Kiepenheuer & Witsch.

Reissland, N. (2016). Fetal Development and the Effects of 4D-Scanning on Prenatal Attachment: Making the Fetus a Person. In N. Reissland & B. Kisilevsky (Hrsg.), *Fetal Development* (S. 23–68). Berlin, Heidelberg: Springer.

Schwenk, R. & Pechtl, C. (2019). *Körper im Dialog. Theorie und Anwendungsfelder der Bioenergetischen Analyse*. Gießen: Psychosozial-Verlag.

Stern, D. (2011). *Ausdrucksformen der Vitalität*. Frankfurt a. M.: Brandes & Apsel.

Stern, D. N., Bruschweiler-Stern, N., Lyons-Ruth, K., Morgan, A.C, Nahum, J. P. & Sander, L. P. (2012). *Veränderungsprozesse – ein integratives Paradigma*. Frankfurt a. M.: Brandes & Apsel.

Stolorow, R. D., Brandchaft, B. & Atwood, G. E. (1996). *Psychoanalytische Behandlung – Ein intersubjektiver Ansatz*. Frankfurt a. M.: Fischer.

Streeck, U. (2023). *Zu einer Beziehung gehören mindestens zwei. Intersubjektivität in sozialem Alltag und Psychotherapie*. Gießen: Psychosozial-Verlag.

Tasche, J. (2016). *Körperpsychotherapie zwischen Bioenergetik und Psychoanalyse*. Wiesbaden: Springer.

Tasche, J. (2018). Nachdenken über Bioenergetik und die Gegenwartspsychoanalyse. In J. Tasche & R. Weber-Steinbach (Hrsg.), *Bioenergetik als mentalisierende Körperpsychotherapie* (S. 182–202). Göttingen: Vandenhoeck & Ruprecht.

Thomä, H. (2001). Intersubjektivität und Bifokalität der Übertragung. In W. Bohleber & S. Drews (Hrsg.), *Die Gegenwart der Psychoanalyse – die Psychoanalyse der Gegenwart* (S. 370–387). Stuttgart: Klett-Cotta.

Trevarthen, C. (1998). The Concept and Foundations of Infant Intersubjectivity. In S. Bråten (Hrsg.), *Intersubjective communication and emotion in early ontogeny* (S. 15–46). Cambridge University Press.

Van Haren, W. (2022). Sehen und Blickkontakt in der Psychotherapie. *Psychotherapeutenjournal, 3*, 342–349.

Weber-Steinbach, R. (2018). Intersubjektivität, Mentalisierung und Neuropsychoanalyse – eine Einführung. In J. Tasche & R. Weber-Steinbach (Hrsg.), *Bioenergetik als mentalisierende Körperpsychotherapie* (S. 20–34). Göttingen: Vandenhoeck & Ruprecht.

Winnicott, D.W. (1971). *Playing and Reality*. London: Penguin.

Winnicott, D.W. (1989). *Psycho-Analytic Explorations*. Edited by C. Winnicott, R. Shepard & M. Davis. Harvard University Press.

Winnicott, D.W. (2020 [1965]). *Reifungsprozesse und fördernde Umwelt*. Gießen: Psychosozial-Verlag.

Zulliger, H. (1991). *Heilende Kräfte im kindlichen Spiel*. Frankfurt a. M.: Fischer.

Biografische Notiz

Dieter Rau-Luberichs, Dipl.-Psych., psychologischer Psychotherapeut für Kinder, Jugendliche und Erwachsene in freier Praxis, Dozent, Supervisor und Lehrtherapeut an der Berliner Akademie für Psychotherapie sowie der Psychologischen Hochschule Berlin (PHB). Ausbildung in tiefenpsychologisch fundierter Psychotherapie (Kinder, Jugendliche und Erwachsene), Paar- und Familientherapie (EZI) und Körperpsychotherapie (G. Downing). Mitgliedschaft in der Deutschen Psychotherapeuten Vereinigung. Veröffentlichungen und Tagungsbeiträge zur Psychotherapie von Kindern, Jugendlichen und Familien und zur Körperpsychotherapie. Letzte Veröffentlichung: »There is no such thing as a therapist – Das körperliche Miteinander in der Supervision«, in G. Gödde, E. Püschel & S. Schneider (2023), *Psychodynamisch handeln lernen*. Psychosozial-Verlag.

Kontakt: rau-luberichs@web.de

Dieser QR-Code führt zu einem interaktiven Multiple-Choice-Test, mit dessen Hilfe Sie Ihr gerade erworbenes Wissen überprüfen können.

Alternativer Internetlink: https://psychosozial-verlag.de/zusatzmaterial/pgdb/fragen/kapitel_2_4

Weitere Informationen rund um psychodynamische Bioenergetik finden Sie auf der Projekt-Webseite http://www.psychodynamische-bioenergetik.de.

Lernkarte zu Kapitel 2.4

- Die Intersubjektivitätstheorie als neues Paradigma in der Psychoanalyse gründet nicht nur auf den Auseinandersetzungen der Pioniere der Psychoanalyse über die richtige Behandlungstechnik, sondern ist auch in der modernen Säuglings- und Kognitionsforschung sowie in der Humanistischen Psychologie verwurzelt.
- Intersubjektivität ist bereits vom Ursprung her verkörpert. Der Körper wird hier jedoch in Form seiner Bewegungen gefasst. Denn Bewegungen sind intentional und haben somit einen kontextuellen und sozialen Charakter.
- Die Intersubjektivitätstheorie stellt Freuds Triebtheorie von den Füßen auf den Kopf, indem sie Triebe nicht als *Ursache* für die Beziehung zum Objekt, sondern als *Folge* empathischer bzw. unempathischer Beziehungsverhältnisse ansieht.
- So treten neben die intrapsychischen Konflikte auch interpersonelle Konflikte, ohne dass damit der Konflikt zwischen Trieb und Affekt aufgegeben werden muss. Der intrapsychische Konflikt hat dabei seinen Platz in den Kontaktunterbrechungen im empathischen Beziehungsgeschehen zwischen Psychotherapeut und Patient.
- Die Psychoanalyse stellt der Bioenergetik fundierte Theorien zum intrapsychischen Erleben (Psychodynamik) zur Verfügung, die sich als hilfreiche theoretische Orientierung beim regressiven Erleben eines Patienten erweisen.
- Die Bioenergetik stellt der Psychoanalyse eine Fülle von Interventionsmöglichkeiten und -erfahrungen zur Verfügung, welche die Beschränkung auf verbale Assoziationen eines Patienten aufheben und so den therapeutischen Prozess wertvoll bereichern.

Kapitel 2.5

Bioenergetische Analyse zwischen Tiefenpsychologie und Humanistischer Psychologie – ein Blick zurück

Ulrich Sollmann

»Andere Menschen sind auch Menschen.«
Jan Velzeboer[1]

Anstelle eines Initials

Im Raum waren etwa 45 Personen – keine Tische oder Stühle, nur Menschen und ein Matratzenstapel. Als ich den Raum betrat, wusste ich nicht, wie mir geschah. Ich hatte mich für ein Weiterbildungsseminar mit dem Titel »Konzepte der Behandlung von drogenabhängigen Jugendlichen« angemeldet, doch dieser Raum erfüllte nicht nur nicht meine Vorstellung von einer professionellen Weiterbildung, sondern wirkte zunehmend seltsam, fast geheimnisvoll, je häufiger ich in der Runde ein raunendes »Oh, gleich kommt dieser Holländer« vernahm.

Etwa eine Stunde später – wir hatten verschiedene Aufwärmübungen gemacht – war mir sehr danach, den Raum zu verlassen. Ich war völlig verblüfft und auch ein wenig schockiert angesichts des so urplötzlich zu vernehmenden Lachens, Brüllens und Herumhüpfens der Anwesenden.

Kurz darauf lag ich selbst auf einer der Matratzen und fand mich in einer wunderlichen, nie zuvor erlebten Gefühlswelt wieder. Der besagte Holländer, Jan Velzeboer,[2] hatte uns zur bioenergetischen Schmetterlingsübung eingeladen, was da heißt, auf dem Boden zu liegen, die Füße aufgesetzt und die Knie im Zeitlupentempo sich zur Seite senken und wieder heben zu

1 Der Psychologe, Jurist, Schauspieler und Regisseur Jan Velzeboer war ein Pionier der Bioenergetischen Analyse im deutschsprachigen Raum. Er führte die ersten Ausbildungsgruppen durch und prägte über viele Jahre die deutsche BA. Das Zitat hat er in seinen Workshops häufig ausgesprochen.

2 Siehe vorherige Fußnote.

lassen. Das dabei auftretende Zittern, Vibrieren und Zucken in den Beinen und im Bauch-Becken-Bereich überfiel mich derart plötzlich und lustvoll, dass ich nicht wusste, wie mir geschah. Eine Welle von Körpersensationen und verschiedensten Gefühlen schien mir den Verstand zu rauben. Ich erlebte mich wie nie zuvor als vitaler, aufgewühlter, bebender Körper.

Zwei Tage später wachte ich morgens bei Sonnenaufgang auf einem hohen Matratzenstapel auf, neben mir eine andere Gruppenteilnehmerin. Es war, als sei ich in eine wundersame Welt eingetaucht, zu der ich zuvor keinerlei Zugang gehabt hatte. Und dann noch dieser Sonnenaufgang! Ich war entzückt ob des mich ergreifenden Erstaunens.

Dies war meine erste Erfahrung in einer sogenannten *Sensitivity-Gruppe*. Die Gruppe bot mir einen methodenunspezifischen Zugang nie gekannten Selbsterlebens, welches später meine therapeutische Arbeit – den Blick auf das persönliche Erleben, die kreative Selbsterfahrung, den Selbstausdruck und das multimodale Körpererleben – maßgeblich prägte. Fasziniert, vitalisiert und inspiriert nahm ich noch im gleichen Jahr an ähnlichen Gruppen teil, um meine persönlichen Erfahrungen zu vertiefen und die erörterten Arbeitskonzepte in meine Arbeit mit jugendlichen Drogenabhängigen zu übertragen.

Doch nicht nur das: Denn auch einige meiner Studenten[3] – ich hatte damals einen Lehrauftrag an der Universität Essen – hatten an dem Weiterbildungsseminar teilgenommen und waren ähnlich fasziniert. Es lag also nahe, nicht nur von der persönlichen Erfahrung zu profitieren, sondern auch die theoretischen und praktischen Hintergründe besagter Sensitivity-Gruppen zu erforschen. Wir identifizierten die erfahrungsbasierten, praktischen Konzepte und begannen schließlich, uns eingehender mit einigen der zugrunde liegenden methodischen Ansätze der Humanistischen Psychologie wie Gestaltpsychotherapie, Bioenergetische Analyse, Kreativitätsentwicklung, Encounter-Gruppen oder Atemtherapie zu beschäftigen.

Kultureller Aufbruch in einer bewegenden Zeit

Es war eine bewegte, eine bewegende Zeit – eine innere, emotionale Bewegung und eine Erfahrung von Begegnung und Beziehung im Sinne einer

3 In vorliegendem Beitrag wird das generische Maskulinum verwendet. Die Formulierungen gelten für alle Geschlechter.

relationalen Bewegung zwischen dem Ich und dem Du (Martin Buber), in Gemeinsamkeit mit mir zuvor nicht bekannten Menschen. Es war aber auch eine gesellschaftliche Bewegung, die sozusagen der Nährboden für eine solche neuartige Erfahrungswelt war. Aus Platzgründen kann ich nicht näher auf die gesellschaftlichen und gesellschaftspolitischen Umwälzungen der damaligen Zeit eingehen, möchte aber an einige der zentralen Strömungen erinnern: Human Potential Movement, »New Age«-Bewegung, Studentenbewegung, sexuelle Revolution, antiautoritäre Erziehung (z. B. Neill, 1965), »Ban the Bomb«-Bewegung (globale Friedensbewegung). Es war eine Zeit der gesellschaftlichen und persönlichen Experimente. Es war eine Zeit des Protests und des Aufbruchs – im Sinne einer Selbstbefreiung aus den engen Zwängen der vorausgegangenen Jahrzehnte, sowie der eigenen Kindheit und Jugend.

Musik und (alternative) Literatur inspirierten und vitalisierten damals die Menschen. Man fühlte sich auf einmal eins mit seinem Gegenüber, mit den anderen Menschen und mit der Welt insgesamt. Als Symbol ist z. B. das Woodstock-Festival bekannt und berühmt. Musikgruppen wie The Doors, The Velvet Underground, Frank Zappa, The Beatles, The Rolling Stones oder Jimmy Hendrix, aber auch Interpreten wie Bob Dylan, Joan Baez oder Pete Seeger wurden zum musikalischen Sprachrohr von friedensbewegten Menschen, die sich dem Aufbruch in eine »neue Welt« gegenüber verpflichtet fühlten. Rasant breitete sich die Bewegung in Nordamerika und Europa aus. Nicht nur in den Metropolen wie London, Amsterdam oder Frankfurt entwickelte sich der sogenannte *Underground*, d. h. eine alternative Szene, der Aufbau neuer Lebens- und Wohnformen mit neuen pädagogischen Modellen und diversem gesellschaftlichem Engagement. Überall sprossen Underground- und Musikzeitungen oder Publikationen aus dem Boden, die einer Stadtteilzeitung ähnlich über das jeweils dortige Leben bzw. die kulturellen Angebote berichteten. Diese Blätter dienten der Selbst-Präsentation der Menschen und Initiativen – ein lebendiger Austausch verbunden mit einer Einladung zum Mitmachen oder Vorbeischauen. Musikfestivals fanden nicht mehr in großen Konzertsälen, sondern auf offenen Wiesen, rauen Äckern, in Stadien oder auf öffentlichen Plätzen in einem Stadtteil statt. Gerade die Musik und das hierdurch stimulierte Erleben von Gemeinsamkeit – oft auch verbunden mit Drogenerfahrungen – vereinte die Menschen, man könnte fast sagen, in der Vitalisierung des Geistes, der Gemeinschaft und der körperlichen bzw. sexuellen Ekstase.

In der Folge möchte ich am Beispiel einiger damals weit verbreiteter Bücher die spezifischen Kernüberzeugungen und die damit verbundene Lebenshaltung dieser Zeit verdeutlichen:

- In seinem Buch *Phänomenologie der Erfahrung (The Politics of Experience)* befasste sich der englische Psychiater und Psychoanalytiker Ronald D. Laing (1969) mit der Entfremdung des modernen Menschen. Für ihn führte diese Entfremdung zu einer Zerstörung der Erfahrungswelt des Menschen, einer Zerstörung seiner Beziehung zur Welt und auch zu anderen Menschen. Dabei stellte er die Erfahrung der Menschen in den Mittelpunkt seiner Untersuchungen. Unmissverständlich arbeitete er die damit verbundene Problematik heraus, dass die Erfahrung eines anderen Menschen nie die eigene Erfahrung sein kann und immer nur durch das Verhalten des betreffenden Anderen vermittelt wird.

  Laing lag es am Herzen, dass alle Menschen ihre eigene Erfahrung leben und verstehen, aber auch die Erfahrung des Anderen respektieren. Mit anderen Worten, die Menschen sollten sich wieder als Personen begegnen, in einem wachen, lebendigen und respektvollen Kontakt zueinander – ganz im Sinne von Bubers *Ich und Du* (Buber, 1979). Wie können Menschen als erfahrende, selbstbestimmte Subjekte in Beziehung zu anderen Menschen treten? Und wie kann dies zu einer Erfahrung von Liebe und Freiheit führen? Im Rahmen seines interpersonell-phänomenologischen Ansatzes betrachtete Laing den Menschen auch in seiner Beziehung zu seinen sexuellen und spirituellen Innenwelten – eine Beziehung, die damals vielfach verlorengegangen zu sein schien. Für Laing stellte die damals offensichtliche Tatsache, dass Menschen nur sehr bedingt Zugang zur eigenen spirituellen Ebene haben, eine »unglaubliche Verwüstung der eigenen Erfahrung« dar (vgl. Laing, 1969).
- In seinem Buch *Ich ging den Weg des Derwisch* nahm der britische Mystiker, Schriftsteller und Musiker Reshad Feild (1997) die Leser auf eine abenteuerliche Selbstfindungsreise mit, indem er seine eigene Geschichte, seine Einweihung in die mystische Weisheit der Derwische, lebendig werden ließ. Auf seiner Reise voller mysteriöser Begegnungen, schmerzhafter Erkenntnisse, überraschender Erlebnisse und unerklärlicher Erfahrungen begann er zu begreifen, dass man sich nur selbst finden kann, wenn man bereit ist, sich völlig zu verwandeln. Feilds Buch ist ein Klassiker der Selbstfindungs-Litera-

tur und wurde nach kurzer Zeit zu einem spirituellen Meisterwerk mit Kult-Charakter.

- Der US-Amerikaner Luke Rhinehart (Pseudonym) entwickelte in seinem Buch *Der Würfler* (Rhinehart, 1979), das bereits Anfang der 1970er Jahre zu einem Kult-Buch wurde, eine anarchische »Würfel-Lehre«. In kreativer Erweiterung der klassischen Psychoanalyse – die stellvertretend für andere Psychotherapieformen steht – ersann er die Theorie, dass jeder Mensch multiple Persönlichkeiten besitze, die er mittels des Würfels entdecken und ausleben könne. Ist man üblicherweise mit zwei bis drei Wahlmöglichkeiten konfrontiert, bietet der Würfel stets sechs Möglichkeiten. Ordnet man also jeder Zahl des Würfels eine mögliche Entscheidung zu, so steht die gewürfelte Zahl für die Entscheidung, die man selbst nicht treffen muss. Der Protagonist des Buches gibt sich diesen Würfel-Entscheidungen zunehmend hin und widmet schließlich sein Leben der größtmöglichen Verbreitung seiner Theorie.

  Das Buch polarisierte damals stark. Die einen sahen den witzigen Roman als das Werk eines »Nestbeschmutzers«, anderen stilisierten Rhinehart zu einem neuen Messias. Würfeln im Sinne des Protagonisten bedeutet, davon überzeugt zu sein, dass sich der Mensch des unberechenbaren Zufalls permanent ändert bzw. ändern muss. Sich dabei den jeweils gewürfelten Entscheidungen zu unterwerfen, wird zu einer originellen Persiflage nicht nur auf die Psychoanalyse, sondern auch die engen Strukturen in der damaligen Psychotherapie bzw. im Leben überhaupt.

- Der italienische Psychiater Franco Basaglia stand wie kaum ein anderer für den Kampf für eine Vermenschlichung der Psychiatrie, d. h. letztlich für ihre Auflösung. Sein Buch *Die negierte Institution oder die Gemeinschaft der Ausgeschlossenen* (Basaglia, 1973) ist ein Plädoyer für eine humane Behandlung von psychisch Kranken. Basaglia war ein entschiedener Kritiker der herkömmlichen Psychiatrie, die oft durch autoritäre Methoden und Isolation geprägt war. Der gesellschaftliche Aufbruch, den das Buch auslöste, wirkte vor allem auch in die traditionellen pädagogischen Institutionen hinein. Ein gutes Beispiel dafür ist das freie Schulkonzept *Summerhill* (vgl. Neill, 1965).

- Der amerikanische Psychologe und Schriftsteller Timothy Leary propagierte in seinem Buch *Politik der Ekstase* (Leary, 1968) den freien Zugang zu psychedelischen (bewusstseinsverändernden) Drogen wie LSD, Mescalin oder Psilocybin. Er prägte u. a. den Slogan *Turn on, tune in, drop out* und setzte sich sehr erfolgreich für eine Abkehr von den traditionellen Werten der damaligen Gesellschaft ein. Auch ermutigte er seine Mitmenschen, sich von gesellschaftlichen Normen zu lösen und ihre eigene Realität zu erkunden.

- Ein breiter Fundus an *philosophischer und esoterischer Literatur* hatte damals für viele Menschen eine tiefgreifende spirituelle und kulturelle Bedeutung. So suchte man z. B. über die Lektüre des tibetanischen Totenbuchs Unterstützung beim Umgang mit Herausforderungen in den Übergangsphasen des eigenen Lebens, um eine günstige »Wiedergeburt« oder sogar die Befreiung vom endlosen Kreislauf der Wiedergeburten zu erlangen. Dabei stand die Idee der Wiedergeburt offensichtlich stellvertretend für das Erleben der eigenen Entwicklung, für den eigenen Wandel und für die hiermit verbundene Suche nach Sinn und geistiger Orientierung.
- Weitere beliebte Bücher dieser Zeit waren *Topographie des Unbewussten* von Stanislav Grof (2018), *Das Buch der Geheimnisse* von Deepak Chopra (2004) und *Die Lehren des Don Juan* von Carlos Castaneda (1988) – all diesen Büchern war gemeinsam, dass sie Einblicke in die Tiefen des menschlichen Bewusstseins und in transformative Erfahrungen durch (praktische) Bewusstseinsarbeit lieferten.

Das Esalen-Institut und die Entwicklung der Humanistischen Psychologie

Das in Big Sur, Kalifornien, ansässige Esalen-Institut ist eine gemeinnützige Organisation und ein Zentrum für menschliche Potenzialentfaltung. Es wurde 1962 gegründet und hat sich seither zu einem bedeutenden Ort für die Erforschung bzw. Förderung des persönlichen und sozialen Wandels entwickelt. Es spielte auch eine Schlüsselrolle bei der Entwicklung der *Humanistischen Psychologie* – einer psychologischen Perspektive, die sich auf die Entfaltung des menschlichen Potenzials und das Streben des Menschen nach Selbstverwirklichung konzentriert.

Mit der Zeit wurde Esalen zu einer »Pilgerstätte« für Menschen, die sich auf den Weg der Selbsterfahrung, der Sinnsuche, des neuen Selbstausdrucks und der spirituellen Erfahrung begeben wollten. Einige von ihnen besuchten die in Esalen angebotenen Workshops zu Themen wie Selbsterfahrung, Meditation, Psychologie, Kunst, (Tantra-)Sexualität, Körperarbeit, alternative Heilmethoden oder Spiritualität; andere lebten dort für eine längere Zeit, um schließlich die neuen Erfahrungen, Erkenntnisse und psychologischen Modelle in ihren eigenen bisherigen Wirkungskreis zu integrieren. Allen Aktivitäten am Esalen-Institut war (und ist) ein ganzheitlicher, Körper, Geist und Seele einschließenden Ansatz für die menschliche Entwicklung gemeinsam. In diesem Sinne wurde z.B. in Deutschland das *Zentrum für individuelle Selbsterfahrung und Therapie* (ZIST) gegründet, das sich auch heute noch mit dem alten Geist des Esalen-Instituts verbunden fühlt.

Esalen und die in der Folge davon inspirierten Institute erzeugten einen ganz eigenen Mikrokosmos, einen auf gemeinsamen Erfahrungen basierenden Lebens-, Begegnungs- und Entwicklungsraum. Viele der bekannten Psychotherapie-Pioniere wie Abraham Maslow, Laura und Fritz Perls, Alexander Lowen, Carl Rogers, Ruth Cohen oder Jack L. Rosenberg trafen sich in Esalen, um dort ihre Therapiemodelle zu entwickeln und ihre Erfahrungen gemeinsam mit Vertretern anderer Modelle zu einer humanistisch-psychologischen Überzeugung und Haltung (Habitus) zu kondensieren. Viele der damals ersonnenen Modelle haben ihren Eingang in die Psychotherapiepraxis gefunden, einige davon sind inzwischen sogar als eigenständige Psychotherapieverfahre anerkannt (z.B. Gestaltpsychotherapie, Bioenergetische Analyse, systemische Familientherapie oder Kreativitätstherapie).

Das Esalen-Institut diente als Treffpunkt und temporärer Lebensraum für Denker, Künstler, Wissenschaftler und spirituelle Lehrer unterschiedlichster kultureller Hintergründe. In einer integrativen Atmosphäre wurden Ideen ausgetauscht und offene Dialoge gepflegt. Insofern liegt die gesellschaftliche Bedeutung des Instituts in seinem Beitrag zur Förderung alternativer Ansätze für persönlich-kreative Entwicklung und Spiritualität. Dies hat nicht nur zur Entwicklung, sondern auch zur Popularisierung zahlreicher alternativer Therapie- und Heilmethoden beigetragen – und damit die psychologische Landschaft und das Selbstverständnis vieler Menschen weltweit stark geprägt. Bis heute ist das Esalen-Institut ein Ort mit einer einzigartigen Rolle in der Geschichte der Psychotherapie.

Einfluss bekannter psychotherapeutischer Pioniere

Es folgt eine Auswahl von Schlüsselfiguren, die bekanntlich einen starken Einfluss auf die psychotherapeutische Landschaft hatten und am Esalen-Institut tätig waren:

- *Abraham Maslow* ist Mitbegründer der Humanistischen Psychologie und Schöpfer der *Hierarchie der Bedürfnisse*. Er hatte einen erheblichen Einfluss auf die Entwicklung der Psychotherapie. Seine Ideen zur *Selbstverwirklichung* und seine Betonung des *individuellen Potenzials* waren zentral für die humanistische Bewegung.
- Das Psychotherapeutenpaar *Laura und Fritz Perls* war maßgeblich an der Entwicklung der *Gestalttherapie* beteiligt. Die von ihnen am Esalen-Institut geleiteten Workshops trugen dazu bei, die Gestalttherapie zu popularisieren und ihre Prinzipien in die Welt der Psychotherapie zu integrieren. Sie legten u. a. großen Wert auf das *Hier und Jetzt*, den *Prozess der Wahrnehmung* und die *Begegnung zwischen dem Ich und dem Du* im Sinne Bubers.
- *Carl Rogers* ist ein weiterer bedeutender Vertreter der Humanistischen Psychologie, der u. a. Ideen wie *bedingungslose positive Wertschätzung* oder *klientenzentrierte Therapie* einbrachte. Sein humanistischer Ansatz fand am Esalen-Institut große Resonanz.
- *Ruth Cohn* ist die Begründerin der *Themenzentrierten Interaktion* (TZI). Diese betont die Würde und den Wert jedes einzelnen Menschen. Konkret fördert TZI die Entwicklung von Selbstwahrnehmung, Selbstvertrauen und Selbstverwirklichung. Cohn war davon überzeugt, dass Entwicklung und persönliches Wachstum stets in sozialen Kontexten stattfinden. Entsprechend lag ihr das Zusammenspiel zwischen den einzelnen Menschen, das Geschehen in der Gruppe und die therapeutische Arbeit an Alltags- bzw. Berufsthemen sehr am Herzen.
- Der Psychoanalytiker *Alexander Lowen* war ein Schüler von Wilhelm Reich, der Reichs Lehre in besonderer Weise zu einer *Theorie und Praxis der integrierten Arbeit mit Körper und Geist* weiterentwickelte. Im Unterschied zu anderen Pionieren der Körperpsychotherapie zeichnet ihn seine publizistische Tätigkeit (zahlreiche Buchpublikationen zu jeweils aktuellen psychologischen Themen) und die differenzierte theoretische Verortung seiner Arbeit aus. Dank seiner vitalen Vortragstätigkeit konnte er Inhalte nicht nur vermitteln, sondern seine Zuhörer auch durch Vorleben begeistern.

- Der Gestalttherapeut *Jack L. Rosenberg* legte besonderen Wert auf persönliches Wachstum und die Förderung des eigenen Selbstbewusstseins bzw. der Selbstakzeptanz. Er betrachtete die *persönliche Erfahrung* und die *Selbstentfaltung* als die zentralen Elemente psychischer Gesundheit. Letztere umfasste für ihn auch ein integriertes Verhältnis zur eigenen Sexualität, d. h. biologische Prozesse, sexuelle Erregung, Intimität und Beziehungsdynamik, das Erleben der eigenen sexuellen Identität, das hiermit verbundene persönliche Wohlbefinden und vor allem auch das spirituelle Wachstum.
- *Virginia Satir* war eine Familientherapeutin, die innovative Ansätze in die Familientherapie einbrachte. Durch ihre Workshops am Esalen-Institut fanden ihre Ideen über Familienkommunikation und -dynamik große Verbreitung.

Einflüsse auf die Bioenergetische Analyse

Zusammenfassend lassen sich vier wesentliche Einflussfaktoren der Humanistischen Psychologie auf die frühe Bioenergetische Analyse (BA) der 1960er Jahre benennen:

- *Betonung des Individuums und der Selbstverwirklichung:* Ähnlich wie die Humanistische Psychologie betont auch die Bioenergetische Analyse die individuelle Entwicklung und die Entfaltung des persönlichen Potenzials. Die Körperarbeit bei der Bioenergetischen Analyse zielt darauf ab, den Menschen in seiner Ganzheit zu verstehen und das individuelle Wachstum zu fördern.
- *Integration von Körper und Psyche:* Die Humanistische Psychologie basiert auf einem holistischen Ansatz, der Körper, Geist und Seele des Menschen einschließt. Dieser Ansatz findet sich in der BA von Alexander Lowen wieder. Für Lowen war klar, dass Körper und Geist des Menschen untrennbar miteinander verbunden sind und dass körperliche Prozesse immer auch psychologische Auswirkungen haben. Auch umgekehrt beeinflussen psychisch-emotionale Prozesse stets den Körper und die zwischenleibliche Erfahrung. Die BA zielt spezifisch darauf ab, diese Verwobenheit von Körper und Psyche zu erforschen.
- *Betonung von Authentizität und Selbsterfahrung:* Dieser Ansatz der Humanistischen Psychologie ist auch ein fester, unverzichtbarer Bestandteil der BA. Er soll Klienten dabei helfen, authentische Gefühle

und körperliche Empfindungen zu erleben und szenisch in Bezug auf ihr jeweiliges Gegenüber auszudrücken.

- *Bedeutung des Hier und Jetzt:* Gestalttherapeutische Prinzipien wie die Wichtigkeit, im gegenwärtigen Moment zu verweilen bzw. sich dem Prozess der kontinuierlichen Wahrnehmung hinzugeben, oder die Ganzheit der Erfahrung von Selbst und szenischer Bezogenheit auf ein Gegenüber (den Anderen erkennen) sind auch bestimmende Wirkelemente der BA.

Bedeutung der Sexualität in der BA

Sexualität spielte am Esalen-Institut – und im Kontext der Humanistischen Psychologie generell – eine bedeutende Rolle. Auch Lowen gab Sexualität, u. a. auf den diesbezüglichen Arbeiten von Reich aufbauend, große Bedeutung. Sowohl Reich als auch Lowen betonten die Wichtigkeit einer »freien«, d. h. von moralischen Zwängen befreiten Sexualität für ein psychisch gesundes Leben. Mit dieser Einstellung, die sich in der konkreten körpertherapeutischen Arbeit durch das Wechselspiel von Nähe und Distanz, abgestimmte und integrierte körperliche Nähe, Berührung und Halten widerspiegelte, trafen sie den damaligen Zeitgeist ziemlich genau – ließen sich durch die bioenergetische Arbeit doch die Zwänge und Hemmungen, von denen sich junge Menschen dieser Zeit stark bestimmt fühlten, überwinden.

Für Reich, den Begründer der *Charakteranalyse*, war Sexualität die lebensbejahende Kraft schlechthin und der Schlüssel zu psychischer Gesundheit. Er war der Ansicht, dass die Unterdrückung der sexuellen Energie zu neurotischem Verhalten und psychischen Störungen führt. Seine Ideen und Praktiken zur Befreiung der sexuellen Energie beeinflussten Lowen stark bei der Entwicklung seiner eigenen therapeutischen Ideen. So integriert die BA Körperarbeit, um das freie Strömen von *Lebensenergie* im Körper (*Bioenergie* im Sinne von Lowen) zu fördern.[4] In diesem Kontext

4 Der Energiebegriff ist sowohl in der BA als auch in der Literatur von bzw. über Reich sehr umstritten. Es gibt verschiedene und sich teils widersprechende Konzepte und Theorien, auf die an dieser Stelle jedoch nicht näher eingegangen werden kann. Wenn Lowen z. B. von *Bioenergie* spricht, bleibt unklar, ob er darunter eine naturwissenschaftliche Form der Energie meint oder sich implizit auf eine von Reich entwickelte Energievorstellung bezieht. Beim Internationalen Kongress in Portugal (1990) teilte mir Lowen im Gespräch mit, dass er den Begriff *metaphorisch*, also im übertragenen Sinne, benutze. Ulfried Geuter (2015, 2019) hat sich ausführlich mit dem Energiebegriff in der BA befasst.

spielt Sexualität sowohl bei der Betrachtung der lebensgeschichtlichen Erfahrungen als auch bei der Persönlichkeitsentwicklung eine bedeutsame Rolle – geht die BA doch davon aus, dass körperliche Blockaden, insbesondere im Beckenbereich, mit unterdrückten sexuellen Energien und ungelösten emotionalen Konflikten in Verbindung stehen können. Auch umgekehrt spiegelt sich aus der Perspektive der BA eine sexuell gehemmte Entwicklung stets körperlich wider.

Die Gestalttherapie, die am Esalen-Institut eine wichtige Rolle spielte, betont das Bewusstsein im gegenwärtigen Moment, einschließlich des körperlichen Erlebens. In diesem Kontext fördert sie auch das Bewusstsein für körperliche Empfindungen, die mit Sexualität einhergehen. Einige andere Ansätze am Esalen-Institut, bzw. in der Humanistischen Psychologie generell, integrierten auch tantrische Praktiken, bei denen die Sexualität als Weg zur spirituellen Weiterentwicklung betrachtet wird. Die Grundidee dieser Praktiken ist, dass eine offene, bewusste Haltung gegenüber der eigenen Sexualität zu einer vertieften spirituellen Erfahrung führen kann.

Bei all diesen Ansätzen war die Betonung der Sexualität nicht unbedingt auf eine bestimmte Form von Sexualität beschränkt. Vielmehr zielte sie darauf ab, eine gesunde und bewusste Beziehung zur eigenen Sexualität zu entwickeln. Der Fokus lag darauf, sexuelle Energie nicht zu unterdrücken, sondern sie als einen integralen Bestandteil menschlicher Erfahrung zu verstehen bzw. zu akzeptieren. Die Ansätze haben das Verständnis von Körperlichkeit, Emotionalität und Spiritualität in der Psychotherapie wertvoll erweitert. Zudem intensivierte und bereicherte die Erfahrung der persönlich erlebten »sexuellen Befreiung« das Beziehungsleben, was u. a. zu neuen Lebens- und Beziehungsformen (z. B. Wohngemeinschaften, »freie Liebe«) führte.

Humanistisch oder tiefenpsychologisch?

Die BA kann als eine Synthese von humanistischen und tiefenpsychologischen Ansätzen verstanden werden. Obwohl sie sich keinem der beiden Lager exklusiv zuordnen lässt, enthält sie Einflüsse bzw. Elemente aus beiden Perspektiven. So teilt sie grundlegende Prinzipien der Humanistischen Psychologie wie die Betonung des individuellen Potenzials, die Förderung von Selbstverwirklichung und persönlichem Wachstum oder die Anerkennung der Ganzheit des Individuums. Auch der Fokus auf die Authentizität des Selbst und die Einbindung des Körpers in den Therapieprozess sind Merkmale der BA, die gut mit den humanistischen Ideen harmonieren.

Die BA hat auch tiefenpsychologische Elemente in ihre Praxis integriert. Dabei meint der Begriff »tiefenpsychologisch«, dass die biografischen Quellen persönlichen Erlebens, persönlicher Erfahrungen und psychologischer Herausforderungen oft in tiefer liegenden, unbewussten Schichten der Person und ihrer Ausdrucksweise verwurzelt sind. Bei der Entwicklung der BA bezog sich Lowen vor allem auf Reichs Konzept der Charakteranalyse. Dieses Konzept übertrug er auf die unmittelbare Arbeit mit dem Körper, die damit ein Zusammenspiel zwischen biografischer Erfahrung, der Ausprägung von Charakterstrukturen, dem Körpererleben im Hier und Jetzt und dem Ausdrucksverhalten in der szenischen Begegnung mit dem Therapeuten wird.

Die Betonung der integralen Verbindung von Körper und Psyche ist ein Schlüsselelement der BA und hebt sie von anderen, rein verbalen Therapieansätzen ab. Im Kern konzentriert sich die BA auf das Erleben bzw. Durchleben emotionaler, zwischenleiblicher Prozesse und die individuellen Ausdrucksformen von persönlichem Erleben bzw. biografisch geprägter Erfahrung. Eine vergleichbare körperorientierte Herangehensweise findet sich auch in manchen tiefenpsychologischen Traditionen wie z. B. Psychodrama, Gestaltpsychotherapie, Konzentrierte Tanz- und Bewegungstherapie oder Somatic Experiencing – auch hier wird der Körper als zentraler Ausdrucksort für unbewusste Prozesse angesehen.

Eine wichtige Frage für die Psychotherapie insgesamt lautet: Wie hat das Esalen-Institut bzw. die Humanistische Psychologie generell die Rolle von Psychotherapie in der Gesellschaft beeinflusst – oder gar geprägt? Spricht man doch heute in Deutschland von den *fünf Säulen der Psychotherapie:* Psychoanalyse bzw. Tiefenpsychologische Psychotherapie, Verhaltenstherapie, Gesprächspsychotherapie, Systemische Psychotherapie – und eben die Humanistische Psychotherapie als fünfte Säule. Mit ihrer Betonung der Wertschätzung des Individuums und des individuellen Strebens nach Selbstverwirklichung hat die Humanistische Psychotherapie den Fokus der Psychotherapie weg von stärker autoritären oder deterministischen Ansätzen und hin zu einem respektvolleren, individuell ausgerichteten Verständnis geführt. Dieser ganzheitliche Ansatz fördert zunehmend die Persönlichkeitsentwicklung und den Heilungsprozess.

Die damit einhergehende Integration von Körper, Geist und Seele ermöglicht eine umfassendere Sicht auf die menschliche Erfahrung und hat das methodische Spektrum der Psychotherapie wertvoll erweitert. Gerade die konzeptionelle und praxeologische Vielfalt der Humanistischen Psychotherapie trug zur Entstehung neuer therapeutischer Techniken und Perspektiven bei, die dann die psychotherapeutische Landschaft bereichernd diversifizierten. Jede Methode »befruchtete« die anderen und jede »neue« Konzeption erweiterte den vorausgegangenen Rahmen. An Orten wie Esalen, wo diese »Befruchtung« im Rahmen des gemeinsamen Lebens und Arbeitens stattfand, vitalisierte die menschliche, kollegiale und freundschaftliche Erfahrung die Professionalität in Gemeinschaft. Die Entwicklung von Theorie und Praxis fand in einem echten *Lebensraum* statt – einem Raum, der nicht nur alle Sinne ansprach, sondern gerade diese Sinneserfahrung zu einem ko-kreativen, integralen und unverzichtbaren Element von Psychotherapie erklärte. In diesem Sinne könnte man sagen, dass Esalen eine Kultur der Selbsterfahrung und -entfaltung, der persönlichen Entwicklung und der kreatürlichen Selbstwirksamkeit essenziell förderte. In Workshops, Seminaren und Retreats wurden Menschen ermutigt, sich selbst besser zu verstehen, persönliche Wachstumsziele zu setzen und ihre kreativen Potenziale in der Gemeinschaft mit anderen Menschen zu entfalten.

Diese Betonung der Selbsterfahrung hat maßgeblich dazu beigetragen, dass Psychotherapie heute nicht mehr nur als Behandlung von Krankheiten, sondern auch als Werkzeug für Persönlichkeitsentwicklung und eine Bereicherung der Vielfalt in Gemeinschaft betrachtet wird. So hat die Humanistische Psychologie den Wert von Selbstfindung, emotionaler Entwicklung und der Entfaltung persönlicher Potenziale in unserer Gesellschaft etabliert, ohne eine gewisse – reflektorische und praktische – Distanz zu besagter Selbstfindung zu wahren. Sie ist ganz wesentlich dafür verantwortlich, dass sich die aus ihrer Tradition hervorgegangenen bzw. der Tradition treu gebliebenen Methoden bis heute emanzipatorisch nicht als reine Anpassungstechnologie, sondern als *humanistische Entwicklungshelfer* verstehen.

Abschließend lässt sich festhalten, dass die im Rahmen der Humanistischen Psychologie entwickelten Ideen und Praktiken nicht nur die Psychotherapie, sondern auch breitere soziokulturelle Trends stark beeinflusst haben. Insbesondere haben sie der Psychologie zu einer wesentlich breiteren Akzeptanz in der Gesellschaft verholfen.

Literatur

Anderson, W.T. (1983). *The Upstart Spring. Esalen and the Human Potential Movement: The First Twenty Years*. Boston: Addison-Wesley Publishing Company.
Basaglia, F. (1973). *Die negierte Institution oder die Gemeinschaft der Ausgeschlossenen*. Frankfurt: Suhrkamp.
Buber, M. (1979). *Ich und Du* (10. Auflage). Darmstadt: Lambert Schneider.
Castaneda, C. (1988). *Die Lehren des Don Juan*. Frankfurt a.M.: Fischer Taschenbuch.
Chopra, D. (2004). *Das Buch der Geheimnisse*. Leipzig: Goldmann.
Cohn, R. & Farau, A. (1984). *Gelebte Geschichte der Psychotherapie*. Stuttgart: Klett-Cotta.
Feild, R. (1997). *Ich ging den Weg des Derwisch*. Reinbek: Rowohlt.
Geuter, U. (2015). *Körperpsychotherapie*. Berlin Heidelberg: Springer.
Geuter, U. (2019). *Praxis Körperpsychotherapie*. Berlin Heidelberg: Springer.
Grof, S. (2018). *Topografie des Unbewussten: LSD im Dienst der tiefenpsychologischen Forschung*. Stuttgart: Klett-Cotta.
Laing, R. (1969). *Phänomenologie der Erfahrung*. Frankfurt: Suhrkamp.
Leary, T. (1968). *Politik der Ekstase*. Hamburg: Wegener.
Lowen, A. (1977). *Bioenergetik*. Reinbek: Rowohlt.
Maslow, A.H. (1977). *Motivation und Persönlichkeit*. Olten: Walter.
Neill, A. (1965). *Erziehung in Summerhill. Das revolutionäre Beispiel einer freien Schule*. München: Szczesny-Verlag.
Perls, F. (2018). *Gestalttherapie in Aktion*. Stuttgart: Klett-Cotta.
Reich, W. (1975). *Die sexuelle Revolution*. Frankfurt: Fischer.
Rhinehart, L. (1979). *Der Würfler*. Rastatt: Pabel-Moewig.
Rinpoche, S. (2004). *Das tibetische Buch vom Leben und vom Sterben*. Frankfurt: Fischer.
Rogers, C.R. (1973). *Entwicklung der Persönlichkeit: Psychotherapie aus der Sicht eines Therapeuten*. Stuttgart: Klett-Cotta.
Rosenberg, J.L., Rand, M.L. & Asay, D. (1975). *Körper, Selbst und Seele. Ein Weg zur Integration*. Paderborn: Junfermann.
Satir, V. (2007). *Selbstwert und Kommunikation. Familientherapie für Berater und zur Selbsthilfe* (18. Auflage). Stuttgart: Klett-Cotta.

Beispiele für Underground-Zeitungen[5]

Cosmic Paper, Periodikum, Amsterdam.
IT, Periodikum, London.
Kommune I, Quellen zur Kommuneforschung, Berlin.
New Society, Periodikum, London.

---

5 Es gibt sehr viele spontan entstandene und zum Teil über Jahre periodisch erscheinende schriftliche Dokumente aus dieser Zeit. Bei Interesse dienen die genannten Zeitschriften als Ausgangspunkt für die weitere Lektüre.

Biografische Notiz

Ulrich Sollmann, Diplom-Sozialwissenschaftler, Bioenergetischer Analytiker (CBT/Supervisor), Gestaltpsychotherapeut, Executive Coach in Wirtschaft und Politik, Publizist und Blogger. Gastprofessor an der Shanghai University of Political Science and Law (SHUPL), Senior Lecturer an der Maltepe University Istanbul, Mitglied des erweiterten Vorstands der Deutsch-Chinesischen Akademie für Psychotherapie (DCAP). Seit 2011 kontinuierlich in China tätig.

Webseite: https://www.sollmann-online.de

Lernkarte zu Kapitel 2.5

- Das Esalen-Institut in Kalifornien ist der Geburtsort und zentraler Entwicklungsraum der Humanistischen Psychologie. Von hier breitete sich die humanistische Bewegung weltweit aus.
- Das Institut bot die Möglichkeit, eigene psychologische Theorien und Praxiskonzepte vorzustellen. Auch war es ein gemeinsamer Lebens- und Erfahrungsraum, in dem die Vorstellungen aller Beteiligten durch das gemeinsame Leben und Arbeiten wertvoll befruchtet wurden.
- Viele Konzepte der in Esalen tätigen Pioniere fanden Eingang in die heute anerkannten bzw. favorisierten Psychotherapieverfahren. Zudem kristallisierten sich dort einige eigenständige Psychotherapieverfahren wie Gesprächspsychotherapie, Bioenergetische Analyse oder Gestalttherapie heraus, die heute unter dem Dachbegriff der Humanistischen Psychotherapie zusammengefasst werden.
- Der damalige Fokus lag auf Selbsterfahrung im Sinne von Selbstentfaltung und der Entfaltung menschlicher Potenziale, wodurch die Menschen in ihrem Streben nach Selbstverwirklichung – auch im Sinne einer Wirkmächtigkeit in Bezug auf die eigene Lebenswelt und gesellschaftliche Umwelt – bestärkt wurden.
- Humanistische Psychologie bzw. Psychotherapie besitzt einen unverkennbar emanzipatorischen Charakter.
- Humanistische Denkmodelle lassen sich gewinnbringend mit Modellen, die auf der biografischen Lebenserfahrung aufbauen, kombinieren.

Teil 3: Ausgewählte Anwendungsbereiche der psychodynamischen Bioenergetik

In einem von PraktikerInnen für PraktikerInnen geschriebenen Fachbuch für psychodynamische Bioenergetik darf die Auseinandersetzung mit spezifischen Anwendungsbereichen nicht fehlen. Heute sind sich die allermeisten psychotherapeutischen Schulen einig, dass jede psychische Störung mit einer Fehlregulation der im Körper wurzelnden Affekte in Zusammenhang steht. Deshalb kann die BA mit ihrem ausdrücklichen Körperbezug zu Recht den Anspruch vertreten, überall dort, wo es um die Behandlung von psychischem Leid geht, hilfreiche Angebote machen zu können.

Doch die Arbeit in den verschiedenen Anwendungsgebieten erfordert vielfältige methodische Modifikationen, was die »im Feld« tätigen Bioenergetischen AnalytikerInnen bisweilen vor große Herausforderungen stellt. So gilt es nicht nur die Klassifikation und Ätiologie psychischer Störungen zu berücksichtigen, um beispielsweise bei Depressionen einen anderen Behandlungsansatz wählen zu können, als dies bei einer posttraumatischen Belastungsstörung der Fall wäre. Vielmehr muss das bioenergetische Vorgehen auch bezüglich der gruppen-, organisations- und kulturspezifischen Zusammenhänge, in der die Therapie stattfindet, kontextualisiert werden. Auch ist das Behandlungskonzept eines bioenergetischen Angebots, das in eine psychotherapeutische oder psychiatrische Klinik eingebettet ist, mit anderen Herausforderungen konfrontiert, als dies bei der Arbeit in kassen- oder privatfinanzierten ambulanten Praxen der Fall ist. Nicht zuletzt wird die Methode durch ihre zunehmende Anwendung in nicht westlich geprägten Kulturkreisen in einer völlig neuen Weise befragt.

Aus all diesen Gründen wird die Zukunft der BA eng mit der störungs-, institutions- und kultursensiblen Ausrichtung der Methode verknüpft sein. Die AutorInnen dieses Buchteils nähern sich den damit einhergehenden Themen aus sehr unterschiedlichen Richtungen an, machen aber gemeinsam deutlich, dass diese Aufgabe nicht durch Abgrenzung, sondern nur im Rahmen eines modernen, offenen, fachlich-integrativen, beziehungsorientierten und psychodynamischen Selbstverständnisses der BA gelingen kann.

Vor diesem Hintergrund besteht eine zentrale, interdisziplinäre Kompetenzanforderung für Bioenergetische AnalytikerInnen zweifelsfrei darin, in der psychosozialen Versorgung kooperativ handeln und diagnostische Informationen mit KollegInnen austauschen zu können. Ebenso zweifelsfrei ist die psychiatrische Diagnostik das Primat unseres Fachgebietes: egal ob mündlich oder schriftlich, und auch unabhängig davon, ob man sie fachlich befürwortet oder nicht, bildet sie die Basis der interkollegialen Kommunikation. Wie schon im ersten Buchteil stellt uns Dr. med. Reinhard Weber-Steinbach auch zu diesem Thema sein profundes Grundlagenwissen aus Psychiatrie, Psychodynamik und BA zur Verfügung. Sein vergleichender Essay »Bioenergetische, psychiatrische und psychodynamische Diagnostik« erleichtert nicht nur die fachliche Kommunikation mit KollegInnen unterschiedlicher Professionen, sondern ermöglicht es Bioenergetischen AnalytikerInnen auch, die eigene diagnostische Perspektive differenziert und reflektiert zu vertreten.

In einem Fachbuch, dass umfassend über die BA informieren will, darf die Darstellung der psychodynamisch-bioenergetischen Arbeit mit ausgewählten Störungsbildern nicht fehlen. Als Herausgeber müssen wir leider an dieser Stelle ein Defizit eingestehen. Sehr gerne hätten wir hierzu mehr Essays veröffentlicht. Umso dankbarer sind wir unserer Kollegin Regina Trotz, die uns diesen Mangel fast vergessen lässt. Sie stellt sich einer besonders schwierigen Herausforderung, denn ihr Text »Zusammenfügen und Vergolden – Heilungswege bei komplexen posttraumatischen Belastungsstörungen« beschreibt die körpertherapeutische Arbeit mit komplex-traumatisierten Menschen – einer KlientInnen-Gruppe, die sicher zu den vulnerabelsten überhaupt gehört. Dabei macht sie uns deutlich, dass es nicht ausreicht, die Betroffenen nur aus einer fundiert-fachlichen Perspektive zu betrachten. Für sie sind Menschen, die die Bürde der komplexen PTBS tragen müssen und sich dennoch die Hoffnung auf Heilung bewahren konnten, *WächterInnen der Menschlichkeit*, von denen wir Bioenergetische AnalytikerInnen viel lernen können, wenn wir verstehen, welche enormen Leistungen sie vollbracht haben, um trotz des erlittenen Leides in dieser Welt zurechtzukommen – ein ebenso fachlich versierter wie persönlich engagierter Beitrag, der uns eindrücklich an den Respekt erinnert, den unsere KlientInnen (nicht nur) für ihren Mut und ihren Überlebenswillen verdienen.

Eine weitere KlientInnen-Gruppe, die besondere Fürsorge und Interdisziplinarität im Umgang erfordert, sind psychisch, psychiatrisch und psychosomatisch erkrankte Kinder und Jugendliche. Obwohl ihre Probleme fast immer damit zusammenhängen, dass sie sich ihrem Körper und ihren Affekten ausgeliefert fühlen, finden sie insbesondere in stationären Versorgungsinstitutionen wenige Behandlungsangebote, die ihnen eine Auseinandersetzung mit diesen emotional-körperlichen Impulsen und Bedürfnissen ermöglichen. Carsten Holle, einer der Herausgeber dieses Buches, arbeitet seit fast 15 Jahren als Körperpsychotherapeut in einer psychiatrischen Schwerpunktklinik für Minderjährige. In seinem Beitrag »Körperpsychodynamische Therapie mit Kindern und Jugendlichen« gibt er eine umfassende Übersicht über die bisherigen Veröffentlichungen zur bioenergetischen Behandlung von Kindern und Jugendlichen und analysiert die konkreten Herausforderungen für die Körperpsychotherapie, die sich durch die Arbeit in den betreffenden Institutionen ergeben. Vor dem Hintergrund seiner jahrelangen, vielfältigen Erfahrungen veranschaulicht er die konkreten Schwierigkeiten bei der klinischen Arbeit mit jungen Menschen und plädiert leidenschaftlich dafür, die klinisch-psychotherapeutische Arbeit mit ihnen um institutionskompatible psychodynamisch-bioenergetische Behandlungsmodelle zu bereichern.

Wenn es um die Frage geht, wie die BA auch in anderen Kulturkreisen kompetent gelehrt werden kann, verfügen nur sehr wenige KollegInnen über einen ähnlich großen Erfahrungsschatz wie Ulrich Sollmann. In seinem Essay »Transkulturelle Herausforderungen der Bioenergetischen Analyse« berichtet er von seinen Erfahrungen als BA-Therapeut und -Dozent u. a. in China und der Türkei. Dabei betont er, wie wichtig es für die therapeutische Arbeit ist, inter-, multi- und transkulturelle Perspektiven einnehmen zu können. Im Rahmen einer historischen Betrachtung der Entwicklung des Internationalen Instituts für Bioenergetische Analyse (IIBA) zeigt er auf, dass sich die Organisation der Herausforderung eines kulturellen Wandels von einer stark durch Alexander Lowen und seiner Lehre geprägten therapeutischen Gemeinschaft hin zu einem modernen, weltoffenen und geerdeten Selbstverständnis nur bedingt gestellt hat – und die damit verbundenen Möglichkeiten bei Weitem noch nicht ausgeschöpft sind. Überzeugend argumentiert er, dass die BA in nicht-westlich geprägten Kulturkreisen nur erfolgreich sein kann, wenn sie die theoriegeleitete Vermittlung der zentralen bioenergetischen Konzepte mit einer erfahrungsbasierten Aneignung der Methode verbindet, in der gruppendynamische, gesellschaftliche und kulturelle Aspekte berücksichtigt sind. So zeigt der Essay trotz aller beschriebenen Schwierigkeiten klare Wege in eine globale Zukunft der BA auf.

Kapitel 3.1

Bioenergetische, psychiatrische und psychodynamische Diagnostik

Reinhard Weber-Steinbach

> »It is important for a therapist to
> ›find the theme‹ as quickly as possible.«
> *Frank Hladky*[1]

Als ich nach zehnjähriger ärztlicher Tätigkeit in den medizinischen Bereichen Radiologie, Chirurgie und Innere Medizin erst eine Weiterbildung zum Facharzt für Kinder- und Jugendpsychiatrie und -psychotherapie und bald darauf auch eine Ausbildung zum Bioenergetischen Analytiker begann, wusste ich bereits viel über medizinische Diagnostik, z. B.

- ➢ den körperlichen Untersuchungsbefund,
- ➢ Labordiagnostik,
- ➢ bildgebende Verfahren,
- ➢ Ultraschalldiagnostik,
- ➢ Endoskopie oder
- ➢ elektrophysiologische Diagnostik.

In meiner psychiatrischen Ausbildung war diese medizinische Diagnostik eher zweitrangig, da zum Erstellen einer psychiatrischen Diagnose neben dem sogenannten psychopathologischen Befund vorrangig eine psychiatrische Anamnese erstellt und testpsychologische Verfahren durchgeführt werden mussten. Nur in seltenen Fällen war vielleicht mal ein EEG oder eine Lumbalpunktion nötig.

Mit der Zeit wurde mir jedoch bewusst, dass solche psychiatrischen Diagnosen wenig hilfreich für meine therapeutische Tätigkeit waren. In meiner bioenergetischen Ausbildung lernte ich dann Alexander Lowens Charakterstrukturen als therapeutisch wertvolle Diagnosekategorien

---

1 Persönliche Mitteilung meines langjährigen Bioenergetik-Ausbilders Frank Hladky; die deutsche Bedeutung ist in etwa: »Für Therapeuten ist es wichtig, schnellstmöglich das ›Thema zu finden‹«; vgl. auch Hladky, 1995, S. 5.

kennen. Die beiden diagnostischen Modelle waren damals für mich völlig unvereinbar – und sie sind es auch heute noch. Psychiatrische Diagnosen hatten (und haben) unter Bioenergetikerinnen[2] keinen guten Ruf, umgekehrt galten (und gelten) bioenergetische Diagnosen in der Psychiatrie als unwissenschaftlich bzw. unseriös.

Erst gut zehn Jahre nach meiner Umorientierung innerhalb der Medizin erhielt ich Zugang zu psychodynamischem Denken und den damit einhergehenden diagnostischen Perspektiven – inspiriert durch meinen ursprünglichen Supervisor Jens Tasche, mit dem ich auch nach Abschluss meiner Supervision einen regen fachlichen Austausch pflegte (und bis heute pflege). Zu dem Zeitpunkt war ich schon lange Facharzt und seit etwa fünf Jahren auch Chefarzt an einer Klinik für Kinder- und Jugendpsychiatrie und -psychotherapie. Doch im stillen Kämmerlein hatte ich mich häufig gefragt, was mir das ganze gelernte psychiatrische Faktenwissen eigentlich in der konkreten Arbeit mit meinen Patientinnen brachte. Erst das OPD-Modell – insbesondere dessen Strukturachse – machte mir begreifbar, was psychiatrisches Tun eigentlich ausmacht. Denn in unserem Klinikalltag arbeiteten wir viel mehr mit strukturellen Defiziten als mit tatsächlichen Diagnosen!

Während meiner Zeit als Klinikleiter gelang es mir kaum, mein bioenergetisches Wissen bzw. die bereichernden Aspekte bioenergetischer Diagnostik in den klinischen Alltag zu integrieren. Auch mit meinem ersten Oberarzt, der ebenfalls einen Essay für dieses Buch verfasst hat, diskutierte ich nur in Ausnahmefällen bioenergetische Diagnosen im klinischen Kontext. Ein echter Meilenstein war hingegen die Einrichtung einer körperpsychotherapeutischen Personalstelle, die ich mit einem bioenergetisch geschulten Kollegen – und Mitherausgeber dieses Buches – besetzen konnte. Seit unserer gemeinsamen Klinikzeit arbeiten Carsten Holle und ich weiter eng zusammen, unter anderem in Form von Weiterbildungsangeboten für Kinder- und Jugendpsychotherapeutinnen. Seine Perspektive auf Psychopathologie bzw. -therapie hat mein psychodynamisches Denken ebenfalls sehr befruchtet – und tut es immer noch. Diagnosen und Diagnostik in ihren verschiedenen Facetten haben mich also während meiner gesamten beruflichen Tätigkeit begleitet.

2 In vorliegendem Beitrag wird das generische Femininum verwendet. Die Formulierungen gelten für alle Geschlechter.

Zum Begriff der Diagnostik

Wir sind ständig von Diagnosen umgeben. Beispielweise erhielt ein Baum in meinem Garten neulich die Diagnose »unheilbar krank« – was dazu führte, dass er wegen Umsturzgefahr gefällt werden musste. Und wenn mein Auto nicht rund läuft, muss ich es in die Werkstatt bringen, damit dort zunächst eine Diagnose erstellt wird.

Auch in der therapeutischen Arbeit spielt Diagnostik eine wichtige Rolle, z. B. in Form von

- psychiatrischer Diagnostik,
- psychologischer Diagnostik,
- bioenergetischer Diagnostik,
- psychodynamischer Diagnostik,
- Bindungsdiagnostik,
- Mentalisierungsdiagnostik,
- Entwicklungsdiagnostik oder
- Persönlichkeitsdiagnostik.

In der Folge möchte ich die bioenergetische, die psychodynamische und die psychiatrische Diagnostik (bzw. den Teilbereich der psychologischen, oft *klinisch* genannten Diagnostik) genauer untersuchen.

Beginnen wir mit dem Begriff der Diagnose. Wikipedia definiert eine Diagnose ganz generell als Zuordnung eines Phänomens zu einer Kategorie.[3] Im medizinischen Sinn ist eine Diagnose »der Endpunkt [eines] Prozesses, in dem aus der Konstellation von Symptomen sowie erhobenen Untersuchungsbefunden eine Zuordnung zu einem bekannten Krankheitsbild bzw. einer Störungskategorie gelingt«[4]. Eine medizinische Diagnose setzt also einzelne Symptome oder Symptomkombinationen (Syndrom) mit einer Krankheit in Bezug. Die Phase des Erstellens einer Diagnose wird dabei diagnostischer Prozess oder kurz *Diagnostik* genannt.

Dabei ist zu bedenken, dass körperliche oder psychische Beschwerden erst dann als Symptome bezeichnet werden sollten, wenn eine medizinisch sachkundige Person oder die Betroffene selbst die Beschwerden als mögliches Symptom einer Krankheit ansieht bzw. befürchtet.

3 Vgl. Wikipedia-Eintrag »Diagnose«: http://de.wikipedia.org/wiki/Diagnose (20.12.2023).
4 Pschyrembel-Eintrag »Diagnose«: https://www.pschyrembel.de/diagnose (4.1.2024).

Jede wie auch immer geartete Behandlung sollte auf einer Diagnose basieren und sich von dieser leiten lassen – natürlich unter der Voraussetzung, dass die Diagnose überhaupt Aufschluss über die Entstehung der diagnostizierten Störung gibt. Letzteres ist – von wenigen Ausnahmen abgesehen – bei den Störungen gemäß der psychiatrischen Klassifikationssysteme nicht der Fall. Dabei ist es meines Erachtens gerade im psychiatrischen Kontext wichtig, nicht nur die Symptome zu behandeln, sondern vor allem die Ätiologie – d. h. die Bedingungen, die zu den Symptomen geführt haben – zu verstehen.

Bioenergetische Diagnostik

In meiner vierjährigen Weiterbildung zum Bioenergetischen Analytiker lernte ich die Grundkonzepte der Bioenergetischen Analyse kennen:

- Energie
- Grounding
- Selbstausdruck
- Vibration
- Atmung
- Sexualität
- Charakterstrukturen

Damals wurden die fünf Charakterstrukturen nach Alexander Lowen aus einer entwicklungspsychologischen Perspektive gelehrt – im Sinne von verweigerten Rechten. (Heute verstehe ich sie eher aus einer psychodynamischen Perspektive.) Mit der Zeit entwickelten wir Trainees ein Grundverständnis der bioenergetischen Charakterstrukturen auf psychoanalytischer Grundlage. Dabei diente uns die bioenergetische Körper- und Charakterdiagnostik als Basis für alle analytischen und körpertherapeutischen Interventionen. Die Diagnose gründete sich auf

- charakteristische Verhaltensweisen,
- Gefühle,
- Erwartungen und Illusionen,
- innerseelisches Erleben,
- charakteristische Körperhaltungen und
- muskuläre Blockaden.

Besonderes Augenmerk richteten wir auf die segmentale Anordnung der Muskelblockaden. Beispielsweise wurde eine Blockierung im Augensegment als Hinweis auf eine entwicklungsgeschichtlich frühe, schizoide Struktur gedeutet, während eine Blockierung im Becken auf eine entwicklungsgeschichtlich spätere Beeinträchtigung hinwies. Obwohl wir durch diese Art der Diagnostik ein gutes Gefühl für körperliche und verbale Interventionen entwickeln konnten, schien uns gerade der körperliche Aspekt nicht immer eindeutig zu sein. Doch unsere Ausbilder ermutigten uns, im Zweifel Misch-Typen wie z. B. schizoid-oral zu diagnostizieren.

Auch Brüche in der Körpergestalt – etwa zwischen Ober- und Unterkörper – wurden entwicklungspsychologisch gedeutet. So waren zum Beispiel ein schmaler Oberkörper und ein vergleichsweise kräftiges Becken als diagnostischer Hinweis auf eine »sehr ausgeprägte Beziehung« zum gegengeschlechtlichen Elternteil zu verstehen – ohne dass wir damals einen möglichen sexuellen Missbrauch in Betracht gezogen hätten.

In den frühen Phasen meiner Ausbildung war das sogenannte Körperlesen verpflichtend. Jede teilnehmende Person stand mindestens einmal in Unterwäsche vor der Gruppe und erlaubte den anderen, ihren Körper unter charakterologischen Gesichtspunkten zu »lesen«. Große Brüste bei der Frau wurden beispielsweise als Hinweis auf eine starke Identifikation mit der Mutter angesehen.

In den späteren Ausbildungsabschnitten konzentrierte sich die bioenergetische Diagnostik dann mehr auf die Frage, was das aktuelle Problem der Klientin ist und wie es in ihrem Körper zum Ausdruck kommt (vgl. hierzu den »Finding the Theme«-Gedanken von Hladky, 1995).

Zusammenfassend lässt sich also feststellen, dass wir die Methode kategorialer – und manchmal gemischter – Charakterdiagnosen erlernten. Damit konnten wir körpertherapeutisch gut arbeiten, auch bzw. gerade an den charakterlich geprägten muskulären Blockaden. Psychiatrische Diagnosen wie »Borderline« oder »narzisstisch« waren weder bei den Trainerinnen noch bei den Teilnehmerinnen besonders beliebt und lösten häufig eher Verunsicherung als einen zusätzlichen Erkenntnisgewinn aus.

Im Rahmen meiner späteren Zusammenarbeit mit dem Co-Herausgeber dieses Buches, Jens Tasche, lernte ich dann die Charakterstrukturen aus der Perspektive von Abwehr zu betrachten. Auch die offensichtliche Tatsache, dass sich die Charakterstrukturen aufgrund von gesellschaftlichen Veränderungen nicht mehr so typisch entwickeln wie früher, wurde mir erst dann so richtig bewusst. Darüber hinaus wurde mir klar, dass Charakterstrukturen z. B. auch rigide oder narzisstisch kompensiert sein können, was die ursprünglich recht simple bioenergetische Diagnostik deutlich erschwert.

Aus Tasches Sicht ist die heute in bioenergetischen Weiterbildungen gelehrte Diagnostik breiter und wurde mit anderen Konzepten »vermischt«. Da bei der Entstehung moderner Psychopathologien zunehmend auch Trauma-, Bindungs- und narzisstisch-strukturelle Selbstkonzepte eine Rolle spielen, können Charakterdiagnosen nicht mehr durch reines Körperlesen gestellt werden, sondern die Therapeutin muss auch auffällige Verhaltensweisen und die Biografie der Klientin berücksichtigen. Zum Teil ist diese Entwicklung sicherlich der allgegenwärtigen Debatte über sexuellen Missbrauch – u. a. auch in Psychotherapien bzw. körpertherapeutischen Settings – geschuldet. (Schon zu meiner Zeit wurde kontrovers diskutiert, ab wann ein Kontakt zwischen einem Trainer bzw. einer Trainerin und einem Teilnehmer bzw. einer Teilnehmerin als sexuell bzw. missbräuchlich einzustufen ist.)

Da bioenergetische Charakterdiagnosen nicht mit den von unserem Gesundheitssystem geforderten psychiatrischen Diagnosen kompatibel sind, erscheint eine Zulassung der Bioenergetischen Analyse als krankenkassenfinanzierte Psychotherapie mittelfristig ausgeschlossen. In einer lesenswerten Publikation hat Theo Fehr (2000) jedoch eine Integration bioenergetischer Charakterkonzepte in die Persönlichkeitspsychologie vorgenommen. Dabei schlägt er statt der kategorialen Charakterstrukturen nach Lowen verschiedene charakterliche Dimensionen vor, die sich vor dem Hintergrund des persönlichkeitspsychologischen Modells auf fünf grundlegende Persönlichkeitsdimensionen – die *Big Five* – abbilden lassen und »neue Beurteilungsmöglichkeiten der Validität, Bedeutung, Stimmigkeit und Einheitlichkeit bioenergetischer Charakterzüge aus persönlichkeitspsychologischer Sicht [ergeben]« (ebd., S. 18). Auf diese Weise lässt sich meiner Meinung nach eine Brücke zwischen den Modellen schlagen und die Bioenergetische Analyse wird mit dem dimensional-kategorialen Hybridmodell der Persönlichkeitsstörungen kompatibel. Dieses »in Entwicklung befindliche[s] Instrument« (Falkai & Wittchen, 2015, S. IX) ist Bestandteil der DSM-5 (in einem gesonderten Teil III).

Psychiatrische Diagnostik

Die psychiatrische Diagnostik dient dem Erstellen von psychiatrischen Diagnosen gemäß den bestehenden Klassifikationssystemen, im deutschsprachigen Raum vorrangig der ICD-10. Diese Systeme werden regelmäßig von Fachvertreterinnen überprüft und an den aktuellen Stand der wissenschaftlichen Entwicklung angepasst. Manchmal entstehen völlig neue Diagnosen, während andere Diagnosen – etwa die Störungen der Geschlechtsidentität – obsolet werden. Derzeit (Stand Dezember 2023) befindet sich die ICD-10 in einer Übergangsphase zur ICD-11.

Bislang werden psychiatrische Störungen überwiegend kategorial und ohne Zuordnung von Ätiologien gestellt. Zur Darstellung ihrer Entstehungsbedingungen werden teils miteinander konkurrierende Störungsmodelle herangezogen, u. a. das bei biologischen Psychiaterinnen besonders beliebte medizinisch-somatische Modell. In den letzten zwei Jahrzehnten wurde jedoch damit begonnen, einige Störungsbilder auch dimensional darzustellen, z. B. in Form eines Schizophrenie- oder eines Autismus-Spektrums. (Ich gehe davon aus, dass es in 10 Jahren auch so etwas wie ein ADHS-Spektrum geben wird.) Auch die früheren kategorialen Persönlichkeitsmodelle werden zunehmend durch dimensionale Modelle ersetzt, siehe hierzu das im Rahmen der bioenergetischen Diagnostik vorgestellte dimensionale Charakterkonzept von Fehr (2000).

Generell umfasst eine psychiatrische Diagnose das Sammeln, Gruppieren, Kombinieren und Gewichten von psychopathologischen Auffälligkeiten. Die konkreten Schritte des diagnostischen Prozesses sind:

- psychiatrische Anamnese
- psychopathologischer Befund
- körperlich-neurologische Untersuchungen
- ggf. ergänzende medizinische Untersuchungen
- Testverfahren und Fragebögen
- ggf. eine Differenzialmedikation

Unter Berücksichtigung des Alters, Entwicklungsstandes und Intelligenzniveaus der betreffenden Personen – besonders bei Kindern und Jugendlichen – erwachsen daraus dann eine oder mehrere Diagnose(n).

Psychiatrische Anamnese

Die psychiatrische Anamnese ist eine Spezialform der allgemeinen medizinischen Anamnese. Hier werden alle – auch pränatalen – medizinischen Ereignisse und Krankheiten abgefragt, die für die aktuelle Psychopathologie relevant sein könnten. Auch persönliche Hintergründe und die psychosoziale Lebensgeschichte der Patientin werden aufgenommen. Häufig werden bei der psychiatrischen Anamnese auch Angehörige mit einbezogen.

Psychopathologischer Befund

Dieser wesentliche Baustein psychiatrischer Diagnostik ist traditionell die Domäne der Psychiaterinnen. Hier werden bestimmte psychopathologische Merkmale wie Bewusstseins- oder Orientierungsstörungen, formale und inhaltliche Denkstörungen, Wahnvorstellungen, Halluzinationen oder Störungen der Affektivität bzw. Motorik beurteilt und je nach Selbst- und Fremdeinschätzung gemäß der standardisierten AMDP-Systematik eingeordnet (AG-MPD, 2018)[5].

Mit dem psychopathologischen Befund steht der behandelnden Psychiaterin ein hochdifferenziertes Begriffsspektrum zur Beschreibung von psychopathologischen Auffälligkeiten zur Verfügung. Bei affektiven Störungen rangiert das Spektrum z. B. von Affektarmut über Hoffnungslosigkeit, Ängstlichkeit, Gereiztheit und innere Unruhe bis hin zu Affektlabilität und Affektinkontinenz. In der Regel wird beschrieben, was *nicht* ist (»Kein Hinweis auf ...«).

Leider wird diese bereichernde Perspektive auf Psychopathologie heute außerhalb psychiatrischer Fachkreise kaum noch gelernt bzw. gelehrt. Ich finde das bedauerlich, nicht zuletzt auch mit Blick auf den vergleichsweise unpräzisen Sprachgebrauch zeitgenössischer nicht-ärztlicher Psychotherapeutinnen.

Körperlicher Untersuchungsbefund

Aus der medizinisch-somatischen Perspektive treten psychiatrische Störungen auch bei

- Krampfleiden,
- hormonellen Störungen,
- genetischen Defekten,

5 Die Abkürzung AMDP steht für »Arbeitsgemeinschaft für Methodik und Dokumentation in der Psychiatrie«, einen als Verein organisierten Interessensverbund von Menschen, die sich mit methodischen Fragen in der Psychiatrie beschäftigen.

- Medikamentennebenwirkungen,
- Intoxikationen oder
- Entzündungen, Tumoren, Missbildungen und Traumatisierungen des Gehirns auf.

Deshalb ist im Rahmen der psychiatrischen Diagnostik eine körperlich-neurologische Untersuchung verpflichtend. Manchmal müssen noch weitere apparative und Blutuntersuchungen durchgeführt werden.

Psychologische Tests und Fragebögen

Hier bewegen wir uns in der traditionellen Domäne der klinischen Psychologie. Die Tests werden wahlweise als Interviews, in Papierform und zunehmend auch computerbasiert durchgeführt. Es folgt eine exemplarische Auswahl von praktisch relevanten Testmethoden:

- neuropsychologische Funktionstests
- störungsspezifische Fragebögen
- Entwicklungstests (überwiegend bei Kindern und Jugendlichen)
- Intelligenz- und Leistungstests (für Kinder und Jugendliche)
- Persönlichkeitstests
- Bindungsinterviews

Differenzialmedikation

In seltenen Fällen wird eine Medikation eingesetzt, um ihre Wirksamkeit bei einer Verdachtsdiagnose zu überprüfen und auf diese Weise die Diagnose bestätigen oder verwerfen zu können.

Psychodynamische Diagnostik

Wie eben beschrieben, hat ein psychiatrischer Diagnoseprozess das Ziel, eine Diagnose gemäß den psychiatrischen Klassifikationssystemen zu stellen. Die meisten der in diesen Systemen enthaltenen Störungen werden nicht in ihrer Entstehungsgeschichte, sondern nur syndromal beschrieben, d.h. als typische Kombination von Symptomen. Psychiatrische Diagnosen weisen also weitgehend keine Ätiologie auf. Entsprechend braucht es neben der Beschreibung von Symptomen bzw. Syndromen Modelle, welche die Entstehung der Symptome plausibilisieren. Neben somatischen, lerntheoretischen und systemischen Verstehensmodellen bietet sich das tiefenpsychologische bzw. psychodynamische Störungsmodell als Erklärungsversuch für die Entstehung von psychischen Störungen an.

Psychodynamische Diagnostik lässt sich als Versuch verstehen, nicht unmittelbar erkennbare, unbewusst ablaufende psychische Prozesse zu identifizieren und zu benennen. In der psychoanalytischen Literatur hat sich dafür der Begriff des *dynamischen Unbewussten* – oder kurz: Psychodynamik – etabliert.

Verschiedene Perspektiven auf das dynamische Unbewusste

Sigmund Freud sah das dynamische Unbewusste als einen Bereich widerstreitender Seelenkräfte, in dem unbewusste Triebe wie Selbsterhaltung, Sexualität und Aggression wirken. In seinem zweiten topischen Modell, dem Instanzen-Modell, identifizierte er das dynamische Unbewusste mit dem Es, welches er durch Hypnose, Traumdeutung, freies Assoziieren und Fehlleistungen ins Bewusstsein zu bringen versuchte. Seine Einteilung der psychosexuellen Entwicklung in Phasen stellt einen Versuch dar, diese Entwicklung kategorial abzubilden und zu seinerzeit sehr populären Diagnosen wie etwa der Hysterie in Beziehung zu setzen.

In den Jahren nach Freud entstanden verschiedene psychoanalytische Schulen, die das dynamische Unbewusste aus jeweils anderen Perspektiven betrachten:

- Die *Triebpsychologie* untersucht unbewusste psychische Prozesse, z. B. Konflikte zwischen dem Es und dem Über-Ich, und deren Auswirkungen auf das bewusste Erleben im Rahmen der psychosexuellen Entwicklung.
- Die *Ich-Psychologie* interessiert sich für die Entwicklungslinien des Ich und geht der Frage nach, welche Abwehrmechanismen bei der Auseinandersetzung des Ich mit inneren und äußeren Realitäten wirksam werden.
- Die *Objektbeziehungstheorie* untersucht, wie zwischenmenschliche Beziehungen durch früh verinnerlichte Objektbeziehungen bzw. deren Repräsentanzen unbewusst beeinflusst werden.

- Die *Selbstpsychologie* konzentriert sich auf die Entwicklung des Selbst hin zu einer reflexiven psychischen Struktur und fragt sich, wie diese Selbstentwicklung die Beziehungen eines Menschen beeinflusst.
- Als ein originär nicht-psychodynamisches Modell hat die *Bindungstheorie* erheblichen Einfluss auf die Gegenwartspsychoanalyse genommen. Sie untersucht, wie sich bei einem Säugling auf der Basis früher Interaktionserfahrungen innere Arbeitsmodelle entwickeln.

Konzeptualisierungsversuche des dynamischen Unbewussten

Das dynamische Unbewusste geht mit zentralen psychoanalytischen Konzepten wie
- Trieb,
- Affekt,
- Ich und Selbst,
- Übertragung und Gegenübertragung,
- Abwehr,
- Konflikt und
- Struktur einher.

Diese Konzepte, die in den psychoanalytischen Schulen sehr unterschiedliche Bedeutungen bzw. Gewichtungen haben, sind schwer in Kategorien zu fassen, geschweige denn zu messen (operationalisieren). Aus einer diagnostischen Perspektive lassen sie sich eher dimensional als Entwicklungslinien verstehen, deren Verlauf ungestört, beeinträchtigt, rückläufig, gehemmt, abweichend oder beschleunigt sein kann. Häufig wird in diesem Kontext von *Reifungsstufen* gesprochen, etwa der psychosexuellen Entwicklung, des Selbst oder der Objektbeziehungen. In Bezug auf die Reife des Ich mündet diese nicht-kategorische Sichtweise z. B. in der Frage: Wie hält das Ich das psychische Gleichgewicht in der Auseinandersetzung mit den inneren und äußeren Realitäten aufrecht?

Exemplarisch für die zahlreichen Versuche, das dynamische Unbewusste kategorial zu erfassen, seien hier die Neurosenstrukturen nach Harald Schultz-Hencke genannt, einem prominenten Vertreter der Neopsychoanalyse in Deutschland (zit. n. Boessmann, 2010). Er fand zehn recht klar voneinander abgrenzbare Neurosen- bzw. Persönlichkeitsstrukturen:

- altruistisch-depressiv
- abhängig-dependent
- ängstlich bzw. vermeidend-selbstunsicher
- zwanghaft-anankastisch
- histrionisch-hysterisch
- emotional-instabil
- passiv-aggressiv
- paranoid
- schizoid
- narzisstisch

Seit Mary Ainsworth wird auch der Aspekt der menschlichen Bindung häufig in die vier Kategorien »sicher«, »unsicher-vermeidend«, »unsicher-ambivalent« und »desorganisiert« gefasst.

Rainer Krause (2012) beschreibt die psychoanalytische Krankheitslehre als einen Versuch, verschiedene Teilmodelle unter wachsender Berücksichtigung der Bindungstheorie und des Mentalisierungskonzepts zu kombinieren:

- Entwicklungsmodell
- Triebmodell
- Strukturmodell
- Abwehrmodell
- Ich-Funktionen

Hingegen ist der Versuch, Abwehr ausschließlich als intrapsychische Abwehrmechanismen zu kategorisieren, nicht mehr zeitgemäß. Die damals 12 Abwehrmechanismen bei Anna Freud sind in der gegenwärtigen psychoanalytischen Literatur auf mehr als 50 angewachsen (Storck, 2021, S. 51). Beispielsweise differenziert Krause (2012) die intrapsychische Abwehr in kognitive, handlungsorientierte, affektverändernde und interaktionell-interpersonelle Formen und konzeptualisiert zusätzlich eine Abwehrform mit körperlichen Symptomen.

Beispielhaft für die neueren Versuche, Psychodynamik unter eher dimensionalen Gesichtspunkten zu beschreiben, werden in der Folge zwei Modelle beschrieben, die sowohl dimensionale als auch kategoriale Aspekte beinhalten. Beide Modelle erlebe ich als sehr hilfreich und praktikabel für die psychodynamische Diagnostik. Im modernen Sprachgebrauch würde man sie wohl als *Hybridmodelle kategorial-dimensionalen Diagnostizierens* bezeichnen.

Das psychodynamische Modell von Mentzos

Im Zentrum des dreidimensionalen Modells von Stavros Mentzos (2013) steht der *unbewusste innere Konflikt*. Diesen versteht Mentzos als innere Reibung intrapsychisch polarer Gegensätzlichkeiten wie z. B. die Polarität zwischen Autonomie- und Bindungswünschen. Dabei trifft er eine Unterscheidung zwischen frühen (unreifen) und späten (reifen) Konflikten, die sich auch in der ersten Dimension des Modells niederschlägt. Ein früher, unreifer Konflikt – *Dilemma* genannt – ist z. B. der Widerstreit zwischen Verschmelzungswünschen und einem Gefühl von Selbstidentität. (Dieser Konflikt spielt eine wichtige Rolle bei der Psychodynamik schizophrener Störungen.) Der ödipale Konflikt ist hingegen ein treffliches Beispiel für einen reifen Konflikt.

Auf der zweiten Dimension verortet Mentzos den *Modus der Konfliktverarbeitung*, dessen Art, Reifegrad und Kompensation sich je nach Störung stark unterscheiden kann. Der Modus der Abwehr ist dann z. B. psychosomatisch, psychotisch, phobisch oder hysterisch (wobei er nicht identisch mit den gleichlautenden Störungsbildern ist).

Die dritte Dimension beschreibt die *Reife der Persönlichkeitsorganisation* und der psychischen Struktur, die sich »insbesondere in Beziehungen zum Objekt und zum Ich« darstellt (ebd., S. 86).

Das OPD-Modell

Motiviert durch die Unzufriedenheit mit der psychoanalytischen Diagnostik und der begrifflichen Verwahrlosung psychoanalytischer Begriffe, aber auch angesichts der Zunahme struktureller Störungen und unter dem Druck der »fleißig messenden« Verhaltenstherapie, unternimmt seit 1993 ein Arbeitskreis von etwa 30 deutschsprachigen Psychosomatikerinnen, Psychoanalytikerinnen und Psychotherapeutinnen den lobenswerten Versuch, Psychodynamik beobachtbar, beschreibbar, überprüfbar und operationalisierbar zu machen. Das Ergebnis ihrer Bemühungen ist die *Operationalisierte Psychodynamische Diagnostik* (OPD) (Arbeitskreis OPD, 2006). Neben dem Wunsch, alle oben genannten großen psychoanalytischen Schulen zu integrieren – einschließlich Bindungs- und Mentalisierungskonzepten –, hat das OPD-Modell den Anspruch, folgende drei zentrale Themenfelder psychoanalytischen Denkens messbar zu machen:

- Konflikt
- Struktur
- Beziehung

In dem hochdifferenzierten OPD-Manual wird Psychodynamik dimensional auf drei Achsen beschrieben und operationalisiert. Auf der *Konfliktachse* sind sieben unbewusste Konflikte je bipolar in einem aktiven und einem passiven Modus dargestellt und kategorial in ein Spektrum zwischen »nicht vorhanden« bis »sehr bedeutsam« eingeordnet:

- Individuation vs. Abhängigkeit
- Unterwerfung vs. Kontrolle
- Versorgung vs. Autarkie
- Selbstwertkonflikt
- Schuldkonflikt
- ödipaler Konflikt
- Identitätskonflikt

Auf der *Strukturachse* werden fünf strukturelle Dimensionen des Selbst beschrieben (OPD-3, s. Arbeitskreis OPD, 2023, S. 129):

- Selbst- und Objektwahrnehmung
- Steuerung des Selbst und seiner Beziehungen
- emotionale Kommunikation nach innen und außen
- innere Bindung und äußere Beziehungen
- Abwehr

Die Reife der strukturellen Integration wird dabei als vierstufiges Modell dargestellt und gemäß den Kategorien »gut integriert«, »mäßig integriert«, »gering integriert« und »desintegriert« bewertet.

Auf der *Beziehungsachse* werden Kategorien interpersonellen Verhaltens beschrieben und unter Berücksichtigung des Übertragungs- bzw. Gegenübertragungskonzepts bewertet.

Zusammenfassend lässt sich festhalten, dass das OPD-Modell einen gelungenen Versuch darstellt, Psychodynamik auf drei psychodynamischen Achsen und in der achsenübergreifenden Gesamtschau zu operationalisieren. Das Modell existiert in modifizierter Form auch für Kinder und Jugendliche (OPD-KJ, s. Arbeitskreis OPD-KJ, 2016).

Projektive Verfahren

Zur psychodynamischen Diagnostik werden auch projektive Verfahren gerechnet. Diese Verfahren gehören zum weiten Feld der klinischen bzw. psychologischen Tests und spielen im klinischen Alltag eine wichtige Rolle. Mit ihrer Hilfe kann sich eine unbewusste Psychodynamik z. B. in Spielszenen, Zeichnungen oder Bildtafeln ausdrücken und dann von einer anderen Person, etwa der Therapeutin, gedeutet werden. An dieser Stelle sei jedoch angemerkt, dass das Handlungskonzept des Deutens von unbewussten Inhalten in der akademischen Psychologie – und auch in vielen psychotherapeutischen Schulen – kritisch gesehen wird.

Die Diagnostiken im Widerstreit

Die Gegenwartspsychoanalyse hat sich in den vergangenen Jahrzehnten intensiv mit dem Selbst beschäftigt. In Kapitel 1.1 wird genauer beschrieben, wie sie das Selbst heute als eine in ständiger Entwicklung bzw. Reifung befindliche psychische Struktur versteht – und nicht mehr als ein angeborenes, voll ausgereiftes Selbst, das unter ungünstigen Lebensumständen entsprechend gepanzert werden muss. Gerd Rudolf (2006) hat die Reifung der Selbststruktur sehr präzise beschrieben. Sein Modell steht in unmittelbarem Widerspruch zu Lowens Lehre und stellt eine Erschütterung der bioenergetischen Grundfesten dar. Meines Erachtens ist die Bioenergetische Analyse aufgefordert, ihren Theoriekorpus und ihre diagnostischen Methoden zu überdenken, um trotz ihrer fraglos überzeugenden Kernideen nicht aufs wissenschaftliche Abstellgleis zu geraten.

Die heutige bioenergetische Diagnostik bewegt sich zwar über die traditionellen Charakterstrukturen nach Lowen hinaus, doch die Vermischung mit anderen Diagnostikkonzepten trägt nicht unbedingt zu ihrer Präzisierung bei. Auch fällt auf, dass zwar weiterhin keine psychiatrischen Diagnosen gestellt werden bzw. Berücksichtigung finden, jedoch psychiatrisch relevante Störungen wie Tinnitus, Burnout, Posttraumatische Belastungsstörung (PTBS) oder sexuelle Empfindungsstörungen als von der Bioenergetischen Analyse behandelbar dargestellt werden.[6]

6 Vgl. Wikipedia-Eintrag »Bioenergetische Analyse«: http://de.wikipedia.org/wiki/Bioenergetische_Analyse (20.12.2023).

Die psychodynamische Diagnostik hingegen hat sich in den letzten Jahrzehnten sehr konsistent weiterentwickelt und ist zunehmend operationalisierbar. Insbesondere die Integration dimensionaler Modelle hat sich als gewinnbringend für die diagnostische Arbeit erwiesen. Trotzdem hat psychodynamische Diagnostik nur sehr bedingt Eingang in das bioenergetische Denken und Handeln gefunden. Dabei wäre es angesichts des veränderten Störungsspektrums (vgl. Kapitel 4.4 von Jens Tasche) und der starken Zunahme struktureller Störungen dringend nötig, die bioenergetische Diagnostik in Bezug auf strukturelle und konflikthafte Aspekte – d. h. psychodynamische Kernelemente – zu erweitern.

Laut Wikipedia befinden sich Lowens Konzepte »in fortlaufender Diskussion, Überprüfung und Weiterentwicklung« (vgl. Wikipedia-Eintrag »Bioenergetische Analyse«). Das spiegelt sich jedoch in den Curricula des Internationalen Instituts für Bioenergetische Analyse (IIBA) und nationaler bundesdeutscher Institute wie dem Norddeutschen Institut für Bioenergetische Analyse (NIBA) nicht wider. Damit steht die Bioenergetische Analyse sicher nicht allein – auch in den »Lagern« der Psychiatrie und der Psychodynamik nehme ich große Widerstände und Irritationen wahr, wenn es um die Integration von Erfahrungswerten aus den jeweils anderen Forschungsbereichen geht. Dabei könnten sich alle drei Diagnostiken in ihrer modernen Ausprägung wertvoll gegenseitig bereichern!

Heute gilt es als weitgehend gesichert, dass Störungen der Affektregulation die Hauptursache psychischer Störungen darstellen (Schore, 2009). Zudem legen Forschungsergebnisse aus der Relationalen Psychoanalyse nahe, dass die Wirksamkeit der therapeutischen Beziehung wesentlich von der Qualität der affektiven Austauschprozesse zwischen Klientin und Therapeutin abhängt (s. Kapitel 2.4 von Dieter Rau-Luberichs). In diesem Kontext stellt sich die Frage, wie gut bioenergetisch geschulte Therapeutinnen mit den – bisweilen sehr heftigen – Affekten ihrer Klientinnen umgehen können. Dank des wirkmächtigen Methodenspektrums der Bioenergetischen Analyse können sie zwar starke Affekte in ihren Klientinnen mobilisieren und ihnen dabei helfen, diese zum Ausdruck zu bringen. Doch sind sie nach erfolgter Mobilisierung auch – theoretisch und praktisch – in der Lage, die Affektregulationsfähigkeit ihrer Klientinnen nachhaltig zu verbessern? Meiner Erfahrung nach haben viele, nicht nur bioenergetische, Therapeutinnen große

Angst vor den Affekten ihrer Klientinnen – besonders aber vor ihren eigenen Affekten. Könnten Diagnosen in diesem Kontext vielleicht auch ein unbewusster Versuch seitens der Therapeutin sein, sich vor ihrer Affektladung und ihren Ohnmachtsgefühlen zu schützen?

Hier schließt sich der Kreis zu meinem ehemaligen Supervisor Jens Tasche. Wer heute seine Praxis in Berlin-Friedenau aufsucht, wird direkt am Eingang mit dem Hölderlin-Zitat »Das Eigene muss so gut gelernt sein wie das Fremde« willkommen geheißen. Nach mehr als drei Jahrzehnten intensiver gemeinsamer Arbeit – erst therapeutisch, dann zunehmend wissenschaftlich-kollegial – habe ich den sicheren Eindruck gewonnen, dass Jens Tasche so vertraut mit seinen eigenen »Untiefen« ist, dass er als Bioenergetischer Analytiker seine Klientinnen bedeutungsvoll begleiten kann, ohne bioenergetischen oder anderen Diagnosen eine wesentliche Rolle beizumessen. Vielmehr erachtet er Folgendes als relevant für den therapeutischen Prozess:

- den energetisch-emotionalen Kontakt zwischen Klientin und Therapeutin (Beziehungsebene)
- die Übereinstimmung zwischen Körpersprache und dem emotionalen Kontakt (im Sinne szenischen Verstehens)
- wie die Klientin ihr Leiden erlebt
- welche Auswirkungen das Leiden hat
- welche strukturellen Fähigkeiten die Klientin hat

In diesem Sinne möchte ich – gedanklich angelehnt an eine treffliche Formulierung von Alice Moll (2018, S. 1) – den Essay mit einer provokanten Frage abschließen: Wozu überhaupt eine differenzierte Diagnostik, wenn wir doch direkt mit dem Körper arbeiten können?

Literatur

Arbeitsgemeinschaft für Methodik und Dokumentation in der Psychiatrie (2018). *Das AMDP-System* (10. Auflage). Hogrefe Verlag.

Arbeitskreis OPD (2006). *Operationalisierte Psychodynamische Diagnostik OPD-2*. Verlag Hans Huber.

Arbeitskreis OPD (2023). *Operationalisierte Psychodynamische Diagnostik OPD-3*. Hogrefe Verlag.

Arbeitskreis OPD-KJ (2016). *Operationalisierte Psychodynamische Diagnostik im Kindes- und Jugendalter* (2. Auflage). Hogrefe Verlag.

Boessmann, U. (2010). *Struktur und Psychodynamik*. Deutscher Psychologen Verlag.

Falkai, P. & Wittchen, H.-U. (2015). *Diagnostische Kriterien DSM-5*. Hogrefe Verlag.

Fehr, T. (2000). Bioenergetische Charakterkonzepte aus persönlichkeitspsychologischer Sicht. *Report Psychologie*, 5–6.

Hladky, F. (1995). The importance of finding the theme when starting to work with a client. *Forum der Bioenergetischen Analyse, 1*.

Krause, R. (2012). *Allgemeine psychodynamische Behandlungs- und Krankheitslehre* (2. Auflage). Kohlhammer Verlag.

Mentzos, S. (2013). *Lehrbuch der Psychodynamik* (6. Auflage). Vandenhoeck & Ruprecht.

Moll, A. (2018). Wozu so eine komplizierte Theorie, wenn wir doch direkt mit dem Körper arbeiten können? In J. Tasche & R. Weber-Steinbach (Hrsg.), *Bioenergetik als mentalisierende Körperpsychotherapie* (S. 35–87). Vanderhoek & Ruprecht.

Remschmidt, H., Schmidt, M., Poustka, F. (2002). *Multiaxiales Klassifikationsschema für psychische Störungen des Kinder- und Jugendalters nach ICD-10 der WHO* (4. Auflage). Verlag Hans Huber.

Rudolf, G. (2006). *Strukturbezogene Psychotherapie* (2. Auflage). Schattauer Verlag.

Schore, A. N. (2009). *Affektregulation und die Reorganisation des Selbst* (2. Auflage). Klett-Cotta Verlag.

Storck, T. (2021). *Abwehr und Widerstand*. Kohlhammer Verlag.

Biografische Notiz

Reinhard Weber-Steinbach, Dr. med., Medizinstudium an der FU Berlin, zehn Jahre Weiterbildung in Radiologie, Pädiatrie, Chirurgie, Innerer Medizin, Facharzt für Kinder- und Jugendpsychiatrie und -psychotherapie, bis August 2015 Chefarzt der Klinik für Kinder- und Jugendpsychiatrie und -psychotherapie an den Ruppiner Kliniken, Neuruppin, Bioenergetischer Analytiker (CBT), Dozent an psychotherapeutischen Weiterbildungsinstituten in Sachsen-Anhalt und Berlin.

Kontakt: r.weber-steinbach@gmx.net

Dieser QR-Code führt zu einem interaktiven Multiple-Choice-Test, mit dessen Hilfe Sie Ihr gerade erworbenes Wissen überprüfen können.

Alternativer Internetlink:
https://psychosozial-verlag.de/zusatzmaterial/pgdb/fragen/kapitel_3_1

Weitere Informationen rund um psychodynamische Bioenergetik finden Sie auf der Projekt-Webseite http://www.psychodynamische-bioenergetik.de.

Lernkarte zu Kapitel 3.1

- Eine medizinische Diagnose ist eine Zuordnung von erhobenen Befunden zu einem Krankheitsbild.
- Die psychiatrische Diagnostik dient dem Erstellen von psychiatrischen Diagnosen gemäß den bestehenden Klassifikationssysteme wie der ICD-10. Eine psychiatrische Diagnose umfasst das Sammeln, Gruppieren, Kombinieren und Gewichten von psychopathologischen Auffälligkeiten.
- Bei den meisten Störungen gemäß der klassischen psychiatrischen Klassifikationssysteme gibt die Diagnose keinen Aufschluss über die Entstehung der diagnostizierten Störung, sodass ihr Aussagehalt in Bezug auf die konkreten Behandlungsoptionen begrenzt ist.
- In der klassischen Bioenergetischen Analyse werden die fünf Charakterstrukturen aus einer entwicklungspsychologischen Perspektive gelehrt – im Sinn von verweigerten Rechten. Die bioenergetische Körper- und Charakterdiagnostik stellt dann die Basis für alle analytischen und körpertherapeutischen Interventionen der Therapeutin dar.
- In unserer heutigen Gesellschaft entwickeln sich Charakterstrukturen nicht mehr so typisch wie früher. Zudem wird die bioenergetische Diagnostik dadurch erschwert, dass Charakterstrukturen z. B. rigide oder narzisstisch kompensiert sein können.
- Psychodynamische Diagnostik versucht, unbewusst ablaufende psychische Prozesse zu identifizieren, zu benennen und zu operationalisieren. Da solche Prozesse schwer in Kategorien zu fassen sind, werden vorrangig dimensionale Entwicklungsmodelle verwendet (Reifungsstufen).
- Das dreidimensionale psychodynamische Modell von Mentzos stellt den unbewussten inneren Konflikt, d. h. die innere Reibung intrapsychisch polarer Gegensätzlichkeiten, ins Zentrum des therapeutischen Interesses.
- Das hochdifferenzierte OPD-Manual ist ein gelungener Versuch, die drei zentralen psychodynamischen Themenfelder Konflikt, Struktur und Beziehung messbar zu machen.

Kapitel 3.2

Zusammenfügen und Vergolden

Heilungswege bei komplexen posttraumatischen Belastungsstörungen

Regina Trotz

»Der Körper ist ein sehr sensibler Ort.«
Michaela Huber[1]

Es gibt mittlerweile zahlreiche Bücher über die Behandlungsmöglichkeiten von posttraumatischen Belastungsstörungen. In diesem Essay versuche ich, die wesentlichen Erkenntnisse zu bündeln und ihre Bedeutung für die körperorientierte Therapie bzw. Körperinterventionen herauszuarbeiten.

Beginnen möchte ich den Essay mit einer Geschichte, die ich auf Motoki Tonns Webseite entdeckt habe (2020) und von der ich finde, dass sie sich bestens auf die Arbeit mit posttraumatischen Belastungsstörungen beziehen lässt. Der besseren Lesbarkeit halber habe ich sie sprachlich ein wenig angepasst:

> Der Shogun war untröstlich: Seine liebste Teeschale war ihm zerbrochen. Da beauftragte er die besten Keramiker seines Landes mit der Reparatur. Nach langem Experimentieren präsentierten sie dem Shogun eine Teeschale, die aus den Scherben der alten Schale bestand, aber ganz und gar neu war: Sie hatten die Bruchlinien mit einer Paste zusammengeklebt, der sie reinen Goldpuder zugesetzt hatten. Entsprechend nannten sie das Verfahren »Kintsugi« (»kin« = golden, »tsugi« = zusammenfügen).
>
> Die Kintsugi-Philosophie ist Ausdruck des Mutes, sich Zerbrochenem zu stellen und auf einen längeren Reparaturprozess einzulassen – denn bis die »neue« Schale fertig ist, braucht es Wochen oder gar Monate, und dem Keramiker wird eine Haltung von Geduld, Aufmerksamkeit und Sorgfalt abverlangt (vgl. Tonn, 2020).

1 Entnommen aus Huber, 2003, S. 245.

Definitionen

Trauma und posttraumatische Belastungsstörungen

Von einem Trauma sprechen wir, wenn das psychophysische Verarbeitungssystem einer Person nicht mehr in der Lage ist, eine außergewöhnlich bedrohliche Erfahrung zu verarbeiten.

Beim sogenannten *Schocktrauma* handelt es sich um ein einmaliges traumatisches Erlebnis, z. B. im Rahmen von Naturkatastrophen, Unfällen oder Gewalthandlungen. Wenn es der betreffenden Person nicht gelingt, im Anschluss an das Erlebnis die angeregten Kampf- bzw. Fluchtimpulse »abzuführen«, können diese in einer defensiven Orientierungsreaktion steckenbleiben (vgl. Heller & Lapierre, 2013, S. 167). Von einer *posttraumatischen Belastungsstörung* (PTBS) sprechen wir, wenn die Person das Erlebnis weder physisch noch psychisch – hier sind immer beide Komponenten beteiligt – verarbeiten kann.

Nicht alle Menschen, die eine traumatisierende Erfahrung machen, entwickeln zwangläufig posttraumatische Belastungsstörungen. Babette Rothschild (2002, S. 24) nennt folgende hilfreiche Faktoren für die gelungene Verarbeitung eines Schocktraumas:

- eine Vorbereitung auf das Geschehnis
- erfolgreich verlaufende Kampf- bzw. Fluchtreaktionen
- Ressourcen und Vorerfahrungen
- sicherer sozialer Rückhalt durch Familie, Freundinnen[2] und Helferinnen
- aus der Kindheit mitgebrachte Bindungssicherheit

Nach jedem traumatischen Erlebnis gibt es ein Zeitfenster, in dem sich entscheidet, ob eine posttraumatische Belastungsstörung auftritt oder nicht. Peter Levine (2012, S. 20–27) erzählt diesbezüglich sehr treffend von einer eigenen Erfahrung.

Gaby Breitenbach (2016) unterteilt posttraumatische Belastungsstörungen in drei Klassen: PTBS, chronifizierte PTBS und komplexe PTBS. Dabei legt sie eine Klassifikation komplexer PTBSs namens *DESNOS* (Disorders of Extreme Stress Not Otherwise Specified) zugrunde, die von

2 In vorliegendem Beitrag wird das generische Femininum verwendet. Die Formulierungen gelten für alle Geschlechter.

anderen Trauma-Expertinnen anhand einer Studie definiert wurde (Sack, 2005, S. 7) und in der Folge näher beleuchtet wird.

Chronifizierte PTBS

Durch verschiedene Faktoren wie z. B. eine zu späte bzw. falsche Behandlung oder spezielle Persönlichkeitszüge kann die Belastungsstörung chronifizieren, d. h. sie verändert dauerhaft die innere Sicherheits- bzw. Weltwahrnehmung der betreffenden Person.

Komplexe PTBS

Die Klasse komplexer PTBS lässt sich in verschiedene Störungsbilder zerlegen, die ich in der Folge einzeln beschreibe.

DESNOS

DESNOS steht für *Disorders of Extreme Stress Not Otherwise Specified*, d. h. Störungen, die durch extremen Stress entstanden sind und nicht anders erfasst werden. Personen mit diesem Störungsbild haben entweder einen sicheren Bindungshintergrund und mussten dann eine Abfolge von extremen und/oder andauernden traumatischen Gewalterfahrungen erleben, sodass ihre Widerstandskraft zusammengebrochen ist (vgl. Rothschild, 2002, S. 120), oder sie wurden in der frühen Kindheit (inklusive der prä- und perinatalen Entwicklungsstufen) kontinuierlich bzw. wiederholt vernachlässigt, ignoriert oder misshandelt. Dabei kann Vernachlässigung auch die Unfähigkeit bedeuten, adäquat auf die Bedürfnisse eines Kindes einzugehen, z. B. aufgrund mangelnder Empathiefähigkeit oder einer narzisstischen Persönlichkeitsstruktur der Mutter.

Aus physiologischer Sicht besteht die Herausforderung bei DESNOS darin, dass die betroffenen Personen »eine Bedrohung erlebt haben, bevor ihr Gehirn, ihr Nervensystem und ihre Muskulatur gut ausgebildet waren. [...] Die einzige Schutzmöglichkeit für sie ist, alle Funktionen herunterzufahren und ihr Zentralnervensystem sowie ihr viszerales System in einen Erstarrungszustand zu versetzen« (vgl. Heller & Lapierre, 2013, S. 215). Dennoch erleben sich die Betroffenen noch als ein »Ich« und können sich weitgehend an ihre Lebensgeschichte bzw. konkrete Bedrohungsszenarien erinnern (vgl.

Breitenbach, 2016, S. 158). Möglicherweise haben sie infolge der Traumatisierung eine narzisstische oder eine Borderline-Überlebensstruktur ausgebildet.

DDNOS/DIS-ID mit durch Erfahrung konditionierten Anteilen

DDNOS steht für *Dissociative Disorder Not Otherwise Specified*, d. h. nicht näher spezifizierbare dissoziative Störung, und DIS-ID steht für »dissoziative Identitätsstruktur«[3]. Bei einer dissoziativen Identitätsstruktur wächst das Selbst nicht zusammen, sondern bleibt fragmentiert und unverbunden. Entsprechend kann die Selbstregulationsfähigkeit nicht angemessen heranreifen. In der Folge stehen keine reiferen, auf einem kohärenten Selbst aufbauenden Abwehrmechanismen zur Verfügung und der Mechanismus der Spaltung bleibt der zentrale Überlebensmechanismus.

Ein kohärentes Selbst kann als bedrohlich empfundene Reize durch Abwehrmechanismen wie Verdrängung und/oder aggressive Verteidigungsreaktionen abfangen und so für das Selbsterleben »verdaulich« bzw. unschädlich machen. Bei einem fragmentierten Selbst hingegen gibt es diese Abwehrschranke nicht. In der Folge »schießt« jede Bedrohung direkt dorthin, wo ursprünglich (meist im Kleinkindalter) eine ähnliche Verletzung stattfand, und wird auch im Ausmaß des Schreckens wieder ähnlich wie damals erlebt. Daher verfügen die betroffenen Personen nicht über die nötigen Voraussetzungen, um im späteren Leben auftretende traumatische Erlebnisse adäquat zu verarbeiten. Stattdessen verfestigt sich die bereits bestehende Dissoziation immer weiter.

Ob und wann Kinder eine dissoziative Identitätsstruktur entwickeln, hängt stark vom Ausmaß, von der Schwere, der Alltäglichkeit und der Dauer der erlittenen Vernachlässigung bzw. physischen und/oder sexuellen Gewalt ab.

DDNOS/DIS-ID mit fremdkonditionierten und/oder (invers) programmierten Anteilen

Bei diesem Störungsbild wird von den Täterinnen – Eltern, Sekten, kriminellen Organisationen etc. – die Fähigkeit der menschlichen Psyche zur

3 Während die Medizin bzw. Psychotherapiewissenschaft von *Identitätsstörungen* spricht, bevorzugen meine Klientinnen in der Regel den Begriff der dissoziativen Identitätsstruktur. Ich folge hier den Klientinnen, schließlich handelt der Text von ihnen und sie sollten entsprechend die Definitionshoheit haben.

Dissoziation bewusst ausgenutzt, um Babys oder Kinder gezielt zu spalten, z. B. um sie für sexuelle Gewalthandlungen zu missbrauchen oder für Spionagezwecke einzusetzen. Diese absichtliche Herstellung von durch einen Reiz (zum Beispiel ein Codewort) abrufbaren Teil-Identitäten, die emotional völlig taub sind und willenlos beliebige Befehle ausführen, ist immer noch weitgehend tabuisiert – u. a. weil die Opfer in ständiger Angst leben und häufig noch in Kontakt zu den Täterinnen stehen. Erschwerend kommt hinzu, dass z. B. Spionagenetzwerke im Geheimen agieren. Mir ist es ein Anliegen, auch diese extremen Erfahrungen und ihre Folgewirkungen zumindest zu benennen, da den Betroffenen noch viel weniger geglaubt wird als anderen traumatisierten Personen.

Michaela Huber ist eine der ersten Expertinnen für dissoziative Identitätsstörungen mit programmierten Anteilen im europäischen Raum. Schon seit den 1990er Jahren erforscht sie dieses Störungsbild. Ihr Interview mit der *Zeit Online* bietet einen exzellenten Überblick.[4]

Komplexe PTBS und Borderline-Störungen

Die Abgrenzung der komplexen PTBS von Borderline-Störungen bereitet mitunter Schwierigkeiten, da sich ihre Symptomkriterien teils erheblich überschneiden (Driessen et al., 2002). Nach Ansicht der Arbeitsgruppe um Bessel van der Kolk (2015) sind bei einer komplexen PTBS Störungen der Affektregulation das entscheidende Merkmal, während bei Borderline-Störungen Probleme in der Gestaltung zwischenmenschlicher Beziehungen – verbunden mit plötzlichen Beziehungsabbrüchen – im Vordergrund stehen. Aus dieser Perspektive lässt sich die Borderline-Störung als eine Störung der Bindungsfähigkeit verstehen, während die komplexe PTBS primär eine Störung der Selbstregulierung und Selbstwahrnehmung ist (vgl. Sack, 2005, S. 10).

Grounding im versammelten Wissen

Mit seiner Polyvagal-Theorie hat Stephen W. Porges (z. B. Porges, 2017) unser Verständnis dafür, wie traumatische Erlebnisse die frühkindliche

4 »Dissoziative Identitätsstörung: Interview mit Psychotherapeutin Michaela Huber«, s. https://www.youtube.com/watch?v=olCeiUXrARw (19.1.2024).

Entwicklung stören, wesentlich erhellt. Gemäß dieser Theorie beinhaltet das autonome Nervensystem zwei Regelkreise: den phylogenetisch älteren und sich ontogenetisch früher entwickelnden *dorsalen Vagus*, der unsere defensiven Überlebensstrategien wie Erstarren, Einfrieren, Kollabieren oder Dissoziieren steuert, und den sich ontogenetisch später entwickelnden *ventralen Vagus*, der sympathische Erregung über den sozialen Kontakt moduliert – mit dem Ziel, aggressive Affekte und Anspannung abzubauen.

Der ventrale Vagusnerv unterstützt unsere Fähigkeit, durch Mimik, Tonfall und Zuhören zu kommunizieren. Mithilfe dieser breiten Palette an Kontaktmöglichkeiten kann ein Kleinkind ein inneres Gefühl von Sicherheit entwickeln. Im Fall von regelmäßiger früher Vernachlässigung oder Gewalt hingegen bleibt das Kind im dorsalen Vagus-Modus, d. h. einem Zustand hoher sympathischer Erregung und Wachsamkeit, stecken (vgl. Heller & Lapierre, 2013, S. 142–144). In der Folge können sich die Regulationskreise für einen reifen Umgang mit Reizüberflutung und Erstarrung (Hyper- und Hypoarousal) nur unzureichend ausbilden und das Kind kann keine adäquaten Verarbeitungsmodi bzw. Selbstregulationsmuster entwickeln. Dies führt dazu, dass betroffene Menschen ihren innerlich wahrnehmbaren Normalzustand als ständig existenziell bedrohlich empfinden. »So wird ein Grundmuster in Gang gesetzt, das in dem lebenslangen Gefühl besteht, die Welt sei ein unsicherer Ort« (Heller & Lapierre, 2013, S. 170).

Die einzige Alternative, um dem Grauen zu entgehen, besteht in einem Zustand der Erstarrung. Bei Säuglingen und Kleinkindern lässt sich tatsächlich beobachten, dass sie infolge existenziell bedrohlicher Erlebnisse in eine Starre verfallen und auf Dauer gefühllos werden (vgl. Heller & Lapierre, 2013, S. 171). Auf diese Weise schneiden sie sich von ihrem bedrohlichen Umfeld bzw. ihrem eigenen, als bedrohlich empfundenen körperlichen Erleben ab. Daraus entwickeln sich dann fortdauernde dissoziative Störungsmuster.

Wenn sich die ventralen Vagus-Muster nicht ausformen können, versucht der Organismus, die resultierenden »Leerstellen« mit kompensatorischen Mustern zu überbrücken. Beispiele für solche wenig nachhaltigen und langfristig oft selbstschädigenden Kompensationsmuster sind Zwänge, Suchtverhalten, Selbstverletzungen oder eigene Täterschaft.

Zusammenfassend lassen sich folgende typische, sich teils wechselseitig verstärkende Symptome infolge eines übermodulierten Vagus-Modus benennen (vgl. Heller & Lapierre, 2013, S. 184):

- ständiges Bedrohungsgefühl
- hohe Erregung
- gehemmte Kampf- bzw. Fluchtreaktionen
- Erstarrung
- Betäubung
- Dissoziation
- aggressives Verhalten gegen sich selbst oder andere
- gedämpfte Lebendigkeit

Der Trainer des Internationalen Instituts für Bioenergetische Analyse (IIBA) Guy Tonella (2008) geht davon aus, dass sich im Rahmen der Selbstwerdung vom Neugeborenen bis zum Kleinkind fünf aufeinander aufbauende Selbstfunktionen ausbilden:

- die *energetische Funktion*, d. h. Aktivität/Passivität, Spannung/Entspannung und Rhythmen
- die *sensorische Funktion*, d. h. Körperwahrnehmung und sinnlich-sensorische Eindrücke
- die *motorische Funktion*, d. h. Bewegungen und Handlungen
- die *emotionale Funktion*, d. h. Gefühle
- die *repräsentative Funktion*, d. h. das mentale Begreifen bzw. Verstehen und die Reflexionsfähigkeit

Nach ihrer Entstehung befinden sich die Funktionen in einem ständigen Regulations- und Interaktionsprozess. Das biologische Substrat (Soma) des Körpers wird dabei durch den Kontakt bzw. die Regulationsfähigkeiten der Bindungspersonen geformt, transformiert und subjektiviert (halten, wiegen, trösten, beruhigen, herumtragen, berühren, spiegeln, zeigen, üben, modellhaft in Resonanz sein etc.). Dadurch bildet sich beim Säugling eine zunehmende Fähigkeit zur Selbstregulation aus. Zuerst entsteht ein existenzielles Sicherheitsgefühl. Zwischen dem zweiten und dem achten Lebensmonat geht es dann um die Regulation von Interaktionen im Spannungsfeld zwischen Bindungsbedürfnissen und dem zunehmenden Wunsch des Säuglings, seine Umwelt zu explorieren. Ab dem achten Monat stehen subjektive emotionale Zustände und wechselseitiges psychisches Verstehen im Vordergrund. Mit 15 Monaten schließlich wird eine diskursive Verbindung hergestellt: Das Kleinkind lernt, sich auf eigene subjektive Zustände auszurichten und durch verbale Kommunikation zu objektivieren.

Wenn ein verlässliches Bindungsgegenüber fehlt, z. B. weil die Bezugsperson zu vernachlässigend und/oder gewalttätig ist, können die Verbindungen zwischen den einzelnen Funktionen nicht hergestellt werden. Die unverbundenen Versatzstücke wachsen dann nicht zu einem kohärenten Selbst zusammen und lassen sich nicht gemeinsam regulieren, sondern werden einzeln durch Außen- oder aus dem Körper kommende Reize getriggert. Auf Dauer bilden sich im Kind umgebungsspezifische Zustände oder Teil-Identitäten heraus, die für bestimmte wiederkehrende Belastungssituationen »zuständig« sind – eine dissoziative Identitätsstruktur entsteht (vgl. Huber, 2010).

Bei Traumatisierungen in späteren Lebensphasen lässt sich eine andere Form der Dissoziation beobachten: Um das Überleben zu sichern, werden bereits verbundene Selbstanteile wieder getrennt und so die belastenden Erfahrungen vom Bewusstsein abgespalten. Der psychische Spaltungsprozess führt dazu, dass alle Körperfunktionen heruntergefahren werden. Je aussichtsloser die Lage ist, desto höher ist die Wahrscheinlichkeit, dass es zu mehrfacher Dissoziation, d. h. einer Fragmentierung kommt, bei der die Erlebnisse in kleinste Erfahrungssplitter zerteilt werden, um auf diese Weise am Leben bleiben zu können.

Mit seinem SIBAM-Modell hat Peter Levine ein ähnliches Modell wie Tonella entwickelt (vgl. Rothschild, 2002, S. 105–107). Das Modell verzichtet auf Tonellas energetische Funktion, führt jedoch die Dimension der bildlichen Vorstellung ein. Konkret besagt es, dass jede Erfahrung aus fünf Elementen besteht:

- S wie Sensation (Empfindung, Wahrnehmung)
- I wie Image (Bild)
- B wie Behaviour (Verhalten)
- A wie Affect (Affekt)
- M wie Meaning (Sinn)

Um ein Trauma überleben zu können, trennt sich der Organismus entlang dieser Qualitäten auf. Beispielsweise kann es Körperwahrnehmungen geben, zu denen es keine Erinnerung gibt, oder es können Bilder gespeichert sein, die mit keinerlei Gefühlen in Verbindung stehen, oder es wird ein Verhalten an den Tag gelegt, das keinen Sinn ergibt. Je nach Lebensgeschichte entstehen so unterschiedliche Dissoziationsbiografien, d. h. verschiedene Kombinationen aus der grundlegenden (Un-)Möglichkeit des Zusammenwachsens der Selbstfunktionen und den abgespaltenen Erfahrungssplittern.

Zur therapeutischen Haltung bei Komplextraumata

Mein persönlicher Weg zur komplexen posttraumatischen Belastungsstörung begann in den 1990er Jahren in einer als feministisches Projekt gegründeten Beratungsstelle für von sexueller Gewalt betroffene Mädchen und Frauen. Damals hatten wir von all dem, was im vorliegenden Artikel beschrieben wird, keine Ahnung. In der konkreten Beratungsarbeit wurde mir jedoch schnell klar, dass die Vulnerabilität von Frauen, die schon als Kind sexuellen Missbrauch bzw. Vernachlässigung erlebt hatten, unvergleichlich höher war.

Damals fehlten mir eigentlich jegliche Mittel, um dem Leid der von mir betreuten Frauen adäquat zu begegnen. Aus meinem feministischen Hintergrund heraus gelang es mir intuitiv, sie in ihren Erfahrungen als Überlebende zu bejahen und das immense Inventar an Ressourcen und (Überlebens-)Strategien, das sie in ihrer Not entwickelt hatten, wertzuschätzen. Ich versuchte, in Kontakt mit ihnen zu sein und zu bleiben – eine sichere Beziehung anzubieten, mitzufühlen und zu verstehen. Im Verlauf meiner weiteren Tätigkeit als Therapeutin stellte ich dann fest, dass Heilungswege bei komplexen PTBS letztlich nur gemeinsam mit den betroffenen Personen gefunden werden können – und in ständigem Abgleich mit deren aktueller Befindlichkeit. Denn bei Betroffenen von komplexer PTBS kann eine Intervention nicht nur nichts bringen, sondern schlimmstenfalls direkt das nächste Hyper- bzw. Hypoarousal triggern. Entsprechend müssen die Klientin und die Therapeutin all ihr Wissen und ihre Erfahrungen zusammentragen, um daraus einen vertrauensvollen Kontakt im Hier und Jetzt erwachsen zu lassen, auf dessen Basis dann sinnvolle Interventionen und konkrete nächste Schritte überlegt werden können. Dazu gehört auch, dass die Therapeutin – wenn sie Innenanteile übersehen, nicht beachtet oder missverstanden hat – offen für Kritik seitens der Klientin sein muss. Diese Notwendigkeit trainiert ständig unsere korrekte Haltung als Therapeutinnen und lehrt uns … in weiterer Folge … zu lieben.

Authentischer Kontakt

Viele Personen mit komplexer PTBS haben in ihrem Leben verstörende Erfahrungen mit zwischenmenschlichem Kontakt gemacht – z. B. wurde er als grenzüberschreitend, gewaltsam, wenig wertschätzend, einseitig oder schlichtweg nicht vorhanden erlebt. Aufgrund ihrer Lebensgeschichte haben sie keinerlei Anlass, anderen Menschen zu vertrauen. Nach meiner Erfahrung ist Authentizität ein entscheidender Faktor, um ein Vertrauensverhältnis zu solchen Menschen aufzubauen. Die meisten von ihnen haben feinste Antennen ausgebildet, um Gefahren rechtzeitig zu erkennen. Misstrauisch scannen sie ihr Gegenüber und erspüren selbst die leisesten Regungen. Die Erfahrung eines »echt fühlbaren« Gegenübers ist dann ein entscheidender Unterschied zum Kontakt mit den – oft selbst dissoziierten – Tätern bzw. Täterinnen, deren Aussagen wie »Du magst das doch auch« nicht mit dem vom Kind wahrgenommenen Widerwillen oder Schmerz kongruent sind. Aus diesem Grund halte ich es für wichtig, dass Therapeutinnen – wenn sie von Klientinnen darauf angesprochen werden – ihre eigene Befindlichkeit professionell, d. h. vor allem ohne eigene emotionale Ladung, benennen können und nicht leugnen, was da ist.

Täter-Opfer-Dynamik

Die Entstehungsgeschichte von Komplextraumata legt nahe, dass Täter-Opfer-Dynamiken eine große Rolle im Übertragungsgeschehen spielen. Ich habe unterschiedliche Variationen erlebt:

- die Klientin ist hilflos-ohnmächtig und ich komme selbst in ein Gefühl der Hilflosigkeit
- die Klientin ist wütend, weil ich ihr zu wenig helfe, und ich gerate in ein Gefühl der Ohnmacht

Ich bin mir nicht sicher, ob bei Komplextraumata das Übertragungsgeschehen genauso funktioniert wie im Kontext neurotischer Abwehrmechanismen. Mir scheint es aber wesentlich, dass die Therapeutin die emotionale Ladung ihrer eigenen Wahrnehmungen und Gefühle bei sich selbst verarbeitet und höchstens in »entladener« Form gegenüber der Klientin anspricht: »Da wissen wir jetzt beide nicht weiter, aber auch das werden wir gemeinsam meistern« oder »Ich kann eure Wut gut nachvollziehen, es ist wirklich schwierig, adäquate Hilfe zu bekommen. Es wäre so hilfreich, wenn es da mehr Unterstützung gäbe«. Denn es ist für die Betroffenen oft sehr bedrohlich und kann retraumatisierend wirken, wenn ihre Emotionen und ihre Wahrheit nicht wahrgenommen werden.

Entscheidungsfreiheit bieten

Bei Klientinnen mit komplexer PTBS erweist sich größtmögliche Entscheidungsfreiheit z. B. bei der Wahl des Sitzplatzes oder des Abstands zur Therapeutin als wertvolle Gegenstrategie zur erlebten Gewalt bzw. Ohnmacht. Auch bei der Auswahl der Übungen – vor allem, wenn dabei Berührungen vorkommen – hilft es den Klientinnen, wenn sie aktiv mitbestimmen können und sich dem Votum der Therapeutin nicht hilflos ausgeliefert fühlen. So sagte neulich eine Klientin zu mir: »Erst als Sie mich gefragt haben, ist mir aufgefallen, dass ich keine Berührung möchte. Sonst hätte ich es einfach geschehen lassen, wie sonst auch in meinem Leben!«

Ressourcenorientierung

Wenn Menschen mit komplexer PTBS ihre Lebensgeschichte erzählen, liegt es nahe zu denken: »Oh wie schrecklich, was diesem Menschen passiert ist!« Ein etwas weniger naheliegender, aber mindestens genauso wesentlicher Gedanke lautet: »Wow, welche unglaublichen Fähigkeiten und unbewussten Ressourcen muss dieser Mensch entwickelt haben, um das alles überleben und in seinem Alltag irgendwie zurechtkommen zu können!«

Innere Ressourcen basieren auf Erfahrungen, die sich in der Vergangenheit bewährt haben. Sie können immer wieder aufs Neue abgerufen werden, sei es durch Erinnern, Imaginieren oder Üben. Voraussetzung dafür ist natürlich, dass die Ressourcen überhaupt als solche wahrgenommen werden. Vielen Klientinnen ist jedoch überhaupt nicht bewusst, dass sie Ressourcen einsetzen. Je besser eine Therapeutin die Ressourcen ihrer Klientinnen kennt, desto besser kann sie diese zum Zwecke der Selbstregulation oder Stabilisierung einbeziehen.

Zur Ressourcenorientierung gehört auch das Zutrauen der Therapeutin

- in die Klientin und dass sie ihren Weg schon gehen wird,
- in sich selbst und dass sie die Prozesse hilfreich begleiten kann,
- ins Leben, das auf Entfaltung ausgerichtet ist und sich entwickeln will.

Wenn eine Klientin solches Zutrauen seitens der Therapeutin spürt, kann sich das sehr unterstützend auf ihre parasympathische Ausgeglichenheit auswirken.

Individuelle Wege begleiten

Manchmal müssen die verwendeten traumatherapeutischen Methoden an einzelne Klientinnen angepasst werden. Als Beispiel dafür soll eine Imaginationsübung dienen, die sich bei Klientinnen mit Komplextraumata sehr bewährt hat: *der sichere Ort*. Allein der Name lässt manche Klientinnen aufhorchen, weil sie keinen gefühlten Bezug zum Begriff »sicher« haben. Ziel der Übung ist es, eine Brücke zwischen dem dorsalen Vagus – dem Notfallmodus, in dem kein Platz für Gefühle von Sicherheit ist – und dem ventralen Vagus zu bauen, indem sich einzelne Momente gefühlter Sicherheit im Kontakt mit der Therapeutin sukzessive zu einem Erfahrungsstrang und differenzierten Körperwahrnehmungen bündeln.

> Ich führe die Klientin an die Wahrnehmung von Sich-sicher-Fühlen heran, indem ich frage: »Ist es dir schon einmal gut gegangen? Hast du ein Gefühl von Ruhe erlebt und dich wohl oder geborgen gefühlt?« Von solchen Erfahrungssplittern gehen wir dann langsam in die Fantasie über: »Wenn du dich daran erinnerst, was könnte die Situation noch besser machen? Gibt es vielleicht ein Tier, das dich beschützt, oder eine unsichtbare Wand, die nur freundliche Wesen durchlässt? Wie fühlt sich das an? Was kannst du in deinem Körper wahrnehmen, wenn du dir das vorstellst?«

Wenn dann eine Ahnung, eine Idee von Sicherheit aufgebaut wurde, kann die »Innere Reise zum sicheren Ort« durchgeführt werden.

Die therapeutische Beziehung mit den Vielen

Im Falle einer dissoziativen Persönlichkeitsstruktur sitzt die Therapeutin einer Ansammlung verschiedener innerer Persönlichkeitsanteile – oder auch nur Erfahrungsfragmenten – gegenüber, ohne vorhersehen zu können, was vom therapeutischen Geschehen bei welchem Anteil ankommt. Meist kommt der Alltagsanteil (oder einer dieser Anteile) in die Praxis. Dann gibt es meist auch ein Informationssystem, das nach innen und außen kommuniziert. Viele Klientinnen erleben es als sehr hilfreich, wenn die Therapeutin von vielen Innenanteilen ausgeht und diese Anteile ganz bewusst in der Mehrzahl anspricht. Ich frage zum Beispiel Klientinnen immer mal wieder: »Gibt es noch jemanden, der oder die etwas dazu sagen mag?« oder »Weiß da vielleicht auch noch ein anderer Anteil etwas dazu?« Auch lege ich Papier und Stifte bereit, falls sich einer der Anteile nur schriftlich oder bildhaft äußern möchte.

Für die therapeutische Beziehung heißt das: Wir haben die Beziehung zur Alltagsperson und vielleicht der einen oder anderen von den Innenpersonen, die öfter da sind, und so einige Bekanntschaften zu Anteilen, die einmal oder gelegentlich auftauchen, wenn sie sich angesprochen fühlen. Die inneren Kinder mögen es sehr, da und »heraußen« in Kontakt sein zu können, weil sie im Alltag in der Erwachsenenwelt wenig Gelegenheit dazu bekommen.

Die Klientin W. erzählt: »Wir wollten der Frau, die uns mit ihrem Fahrrad im Weg stand, nicht ausweichen. Wir wollten sie treten. In letzter Zeit kommt es immer mal wieder vor, dass wir jemanden treten oder stoßen wollen.« Ich werte diese Aussage als Zeichen dafür, dass sich ein impulsiver innerer Anteil von W. zu Wort meldet, und frage: »Wollen wir diesen Anteil in dir fragen?« Die Klientin bejaht.

Ich: »Wer möchte da denn andere Menschen treten?«

W.-Innenanteil 1: »Na, wenn sie mir im Weg stehen! Ich will meinen Weg gehen! Die Kuh soll ausweichen!«

W.-Innenanteil 2 (mit eindeutig sanfterer Stimme): »Aber der Gehsteig war doch breit genug. Du hättest ganz leicht ausweichen können.«

W.-Innenanteil 1: »Will ich aber nicht!«

In der anschließenden Reflexion erzählt die Klientin, dass dieser Anteil, dem es wichtig ist, den eigenen Weg zu gehen, so verärgert sei, weil sie gerade etwas für ihre (demente) Mutter erledigen müsse, worauf sie überhaupt keine Lust habe.

Voraussetzungen für eine sichere Traumatherapie

Stabilisierung, Selbstregulation und Ko-Regulation sind zentrale Begriffe, wenn es um eine sichere – und das heißt: funktionierende – Traumatherapie geht.

Stabilisierung bezieht sich auf das immer wieder neu herzustellende Grounding der Klientin in ihrem Körper, im Umgang mit sich selbst und in Beziehungen. Um ein Trauma nachhaltig verarbeiten zu können, muss die Lebenssituation der Klientin einigermaßen gewohnt und vorhersagbar sein. Umbrüche und stärkere Krisen bringen zwar oft neuen Trauma-Stoff an die Oberfläche, doch es bedarf stets eines sorgfältigen, gemeinsamen Abwägens, inwiefern ausreichend Stabilität für die Verarbeitung vorhanden ist oder ob die Inhalte des Traumas lediglich zur Kenntnis genommen und dann fürs Erste beiseitegelegt werden.

Selbstregulation ist ein wichtiger Faktor, wenn es um das »Wenn …, dann …« geht – wenn alles vor Aufregung tobt; wenn wieder einmal der Trigger ausgelöst wurde; wenn die Erstarrung um sich zu greifen beginnt. Viele therapeutische Methoden, die für die Stabilisierung angewandt werden, können auch bei der Selbstregulation wirkungsvoll sein.

Ko-Regulation bedeutet, dass sich eine Person über das ausgeglichene Nervensystem einer anderen Person beruhigen kann. Diese kann die beruhigende Wirkung durch Berührungen, Halt geben oder einfühlsame Worte noch verstärken. Bei Kindern lässt sich die Wirkungsweise von Ko-Regulation gut beobachten, zum Beispiel wenn sie sich in einem Anflug von Verzweiflung in die Arme der Mutter stürzen, um dort Trost zu finden – und 20 Minuten später sieht die Welt schon wieder ganz anders aus …

Selbstregulation als Fundament

Für Dami Charf ist Selbstregulation eine Grundfertigkeit unseres Lebens (Charf, 2024). Laut Bessel van der Kolk (2015) können Therapeutinnen nicht verhindern, dass sie ihre Klientinnen triggern. Weil alles zum Trigger werden kann (auch ein freundliches Gesicht), hilft das Vertrauen in die eigene Selbstregulationsfähigkeit, auch die Angst vor Triggern zu reduzieren.

Babette Rothschild fügt hinzu: »Wenn Menschen lernen, Ebbe und Flut somatischer Empfindungen zu verfolgen, wird ihnen möglicherweise auch klarer, dass emotionale Zustände auf gleiche Weise an- und abschwellen« (Rothschild, 2002, S. 142).

Wenn ich Klientinnen bitte, innere Zustände zu beschreiben, tun sie das oft mit emotionalen Begriffen wie Panik, Angst oder Wut – und nicht mit den körperlichen Empfindungen, die sie in diesen Momenten erfahren. Mir scheint es wichtig, diese Verbindung immer wieder herauszustellen. Beispielsweise kann die Klientin gefragt werden, wie sie das aktuell Empfundene im Körper wahrnimmt: vielleicht als einen schnellen Herzschlag, als ein Zittern, als einen flachen Atem oder vielleicht als einen Druck auf der Brust? (vgl. Ogden & Minton, 2007 [2006], S. 780). Indem sie ihre Aufmerksamkeit auf die Körperempfindungen richten, nehmen viele Klientinnen das ständige In-Bewegung-Sein ihres Körpers wahr und finden auf diese Weise Zugang zu ihren inneren Regulationsfähigkeiten.

Traumatisierte Menschen schwanken meist zwischen Über- und Untererregung. Darum ist es besonders wichtig, die Affektregulationsfähigkeit zu schulen, d. h. die Fähigkeit, emotionale Erregung zu ertragen, ohne sich selbst zu verletzen, aggressiv zu werden oder zu dissoziieren (vgl. Sack, 2005, S. 15).

Es folgen einige bewährte Hilfsmittel zur Schulung der Selbstregulationsfähigkeiten:

- *Atemübung nach Dami Charf:* Fünfmal täglich bewusst einatmen, die Luft kurz anhalten und dann etwa doppelt so lang ausatmen.
- *Grounding im und über den Körper:* Den Atem mit dem Schwerpunkt des Ausatmens spüren, die Füße am Boden spüren; sich auf angenehme Weise bewegen und selbst berühren; einen »Körperscan« durchführen und anschließend mit der Aufmerksamkeit an einer sich angenehm anfühlenden Körperpartie verweilen. Vielleicht taucht eine Farbe auf? Vielleicht kann sich die Farbe weiter im Körper ausbreiten?
- *Über die sinnliche Wahrnehmung im Hier und Jetzt ankommen:* Was sehe ich in diesem Moment? Was höre ich? Was rieche ich? Welche Empfindungen nehme ich am Körper wahr? Bestenfalls wird alles, was sinnlich erfahren wird, laut ausgesprochen.
- *Emotional Freedom Technique (EFT):* Beklopfen der Handkante und anderer Akupressur-Punkte mit der Hand und dabei Sätze wie »Auch wenn ich gerade wieder Angst habe/mich schäme/mich wertlos fühle, mag ich mich so, wie ich bin« aussprechen.
- *Imaginationen:* Einen sicheren Ort, einen inneren Tresor, eine imaginierte Beschützerin in sich hervorrufen. Diese Übung erfordert eine gewisse Vorlaufzeit – die Imaginationen müssen häufig als hilfreich-beruhigend erfahren worden und fest im Körpergedächtnis verankert sein, bevor sie verlässlich ihre Wirkung entfalten können.
- *Duales Gewahrsein:* Zwischen dem erfahrenden und dem beobachtenden Selbst zu unterscheiden lernen. Babette Rothschild (2002, S. 190) bietet dazu als Übung, dass man sich an ein Erlebnis erinnern

soll, das eine leichte Belastungsreaktion auslöst, und spürt, was dazu im Körper auftaucht. In einem zweiten Schritt wird dann der umgebende Raum im Hier und Jetzt wahrgenommen. Anschließend wird versucht, beide Erfahrungsqualitäten gleichzeitig da sein zu lassen.

- *Eigene Selbstregulationsmechanismen erforschen:* Welche Selbstberuhigungsmethode hat im bisherigen Leben gut funktioniert? Vielleicht in eine Decke kuscheln? Vielleicht Kontakt zu einem Tier? Oder das Bild von einem Tier bzw. einem bestimmten Menschen anschauen? Oder ein heißer Tee? Oder beruhigende Musik? ... Oft geht es ums Bewusstmachen der intuitiv angewandten Hilfen.

Distanzierung

Wenn die Trauma-Energie durch einen Auslöser oder eine Erinnerung das System zu überfluten droht, kann sie auch mittels mentaler Vorstellungen oder körperlichem Ausdruck wieder in Distanz gebracht werden. Die folgenden Techniken zur Distanzierung von Trauma-Inhalten funktionieren, wenn sie eingeübt sind:

- *Bildschirmtechnik:* Die Erfahrung wird auf einen Bildschirm projiziert und ich schaue sie mir dort als Film an (vgl. Huber, 2003, S. 255ff.).
- *Imagination eines Tresors:* Genaue Vorstellung eines absperrbaren Tresors, in dem einzelne Erinnerungen, Gefühle, Wahrnehmungen sicher verwahrt werden können.
- Ängstliche Innenanteile werden an einen sicheren Ort gebracht.
- Entwicklung und Etablierung eigener distanzierender Bewegungen, z.B. mit den Händen wegschieben, mit dem Finger von sich weisen oder eine Wegwerf-Bewegung.

Ressourcen erforschen

»Die ultimative Ressource, über die Klient*innen in Verbindung mit der Aufarbeitung von Traumen offenbar verfügen, ist die, dass sie überlebt haben« (Heller & Lapierre, 2013, S. 325). Doch es gibt noch viele andere wertvolle Ressourcen, entsprechend sollten wir als Therapeutinnen die Frage nach Ressourcen immer wieder neu stellen. So wie alles ein Trigger sein kann, kann auch (fast) alles eine Ressource sein: ein Fantasiewesen, ein Bild, ein Duft, eine Bewegung oder eine Erinnerung. Babette Rothschild (2002, S. 132–136) benennt fünf Hauptarten von Ressourcen:

- funktionelle Ressourcen
- körperliche Ressourcen
- psychische Ressourcen
- zwischenmenschliche Ressourcen
- spirituelle Ressourcen

Wir können zum Beispiel unsere Aufmerksamkeit auf kleine Bewegungen oder auf Haltungen, die mit einem sicheren Körpergefühl verbunden sind, richten. Dazu ein Fallbeispiel:

> Eine Klientin erzählt mir, dass sie etwas loslassen möchte. Dabei macht sie eine schwungvolle wegwerfende Handbewegung, die ich als sehr energetisch und ästhetisch empfinde. Ich mache sie auf die Geste aufmerksam. Zuerst geht sie nicht darauf ein. Beim Weitererzählen macht sie die Bewegung noch zwei weitere Male. Nun fällt es ihr selbst auf. Wir wiederholen die Geste und nehmen ihre Wirkung wahr. Sie sagt: »Es ist wie ein inneres Distanzieren … und es nimmt Schwere weg. Die Geste bringt etwas Leichtes, wie beim Tanzen!« Wir führen die Bewegung noch ein paar Mal aus. In diesem Zuge kommt in der Klientin das Bedürfnis zu tanzen auf.

Wir können auch eine Ressourcenbiografie erstellen: Welche Ressource hat in welchem Lebensalter geholfen? Oder wir können einen Ressourcenkoffer der Sinne zusammenstellen. Damit sich die zugehörigen Erfahrungsqualitäten bestmöglich im System verankern können, sollte die Klientin stets nach Körperwahrnehmungen und Gefühlen, die mit der Fokussierung auf die jeweilige Ressource einhergehen, gefragt werden.

Traumaverarbeitung

Bei der Traumaverarbeitung – häufig auch als Trauma-Exposition oder Traumasynthese bezeichnet – geht es um das Erlernen der Fähigkeit, ein Trauma aufzusuchen, ohne es wieder zu erleben (vgl. Levine, 2012, S. 220ff.). Ziel der Traumaverarbeitung ist die (Wieder-)Herstellung aller

Funktionen des Selbst und die Integration von belastenden Erfahrungen in die Lebensgeschichte (vgl. Trotz, 2019, S. 150).

Huber (2003) betont, dass die Bearbeitung bzw. Integration von traumatischen Erfahrungen am *Ende* und nicht am Anfang des therapeutischen Prozesses stehen. Erst wenn eine sichere therapeutische Beziehung etabliert ist, Selbstregulationsfähigkeiten erlernt und angewandt wurden, hilfreiche Ressourcen benannt und bekannt sind, ein einigermaßen stabiler Alltag gewährleistet ist und keine Täter- bzw. Täterinnenkontakte mehr bestehen, kann eine Konfrontation mit dem Trauma erfolgen. »Der Weg geht von der heißen Amygdala-Reaktion […] zur coolen Hippocampus-Reaktion: Es war schlimm. Und es ist dort und damals geschehen. Es ist wirklich geschehen – und jetzt ist es vorbei, in jeder Hinsicht« (ebd., S. 241).

Die Verarbeitung von Traumata geht mit komplexen Informationstransfers im Gehirn, im Körper und in Beziehungen einher. Entsprechend müssen viele verschiedene Ebenen einbezogen werden.

> »Die große Herausforderung, mit der wir uns konfrontiert sehen, besteht darin, die Neuroplastizität, die Flexibilität der Gehirnschaltkreise, zu nutzen, um Gehirn und Geist eines Menschen neu zu organisieren, nachdem sie vom Leben selbst so programmiert worden sind, dass die Betroffenen andere Menschen als Bedrohung und sich selbst als hilflos erleben« (van der Kolk, 2015, S. 203).

Laut Huber (2017) gibt es fünf Kriterien, nach denen das Gehirn eine Erfahrung einsortiert:

- ➢ *biografisch:* Es ist mir tatsächlich passiert!
- ➢ *episodisch:* Die Erfahrung hatte diesen Anfang und dieses Ende.
- ➢ *raumzeitlich:* Es ist dort und damals passiert – nicht jederzeit und nicht überall.
- ➢ *narrativ:* Das waren die wesentlichen Merkmale der Erfahrung (es müssen nicht alle Einzelheiten sein!).
- ➢ *semantisch:* Diese Bedeutung hatte die Erfahrung für mich und mein Leben.

Bei komplexen PTBS gibt es oft so etwas wie traumatisierende Lebensabschnitte – z. B. die Kindheit, eine Zeit im Krieg oder auf der Flucht – und/oder verschiedene wiederkehrende Gewalterfahrungen. Diese Erfahrungen können bei der Traumasynthese der Reihe nach bearbeitet werden. Nach Huber (2003) ist es wichtig, das erste, das letzte und das schlimmste Mal einzeln zu bearbeiten. Für diese ausgewählten Sequenzen muss im Vorfeld der Verarbeitung immer ein klarer Anfang und ein klares Ende definiert werden – das ist der sichere Rahmen, in dem sich die Klientin bewegt. Auch ist wichtig, dass die Therapie alle wesentlichen Elemente abdeckt und zu den schlimmsten Erfahrungsmomenten vordringt. Erst wenn der »pathogene Kern« (ebd., S. 263) erinnert, gefühlt, ausgesprochen und mental eingeordnet wurde – ich würde ergänzen: körperlich wahrgenommen und prozessiert –, ist die traumatische Erfahrung integriert. Im Anschluss lassen sich dann auch andere belastende Erfahrungen, die mit dem »pathogenen Kern« in Zusammenhang stehen, mitverarbeiten.

Die Rolle des Körpers bei der Traumaverarbeitung

Für die Verarbeitung von Traumata ist es wichtig zu wissen, dass einem Trauma Handlungen bzw. Ausdrucksformen zugrunde liegen, die – aus Angst oder Erstarrung – nicht zu Ende geführt werden konnten. Entsprechend sollte die Therapeutin immer ein Augenmerk darauf haben, dass diese »blockierten Impulse« im Rahmen der Traumasynthese zu einem realen, d. h. körperlichen Abschluss gebracht werden können, z. B. indem die Klientin sich aktiv gegen einen Angriff zur Wehr setzt, »den Täter« anschreit bzw. wegstößt oder selbst weggeht. Oder dass die Erstarrung des inneren Kindes bei Frühstörungen wahrgenommen und ins Fließen gebracht wird. Oder dass die angstbesetzten Übererregungen gespürt, ausgehalten werden und sich durchs Prozessieren langsam entladen können ...

Mittlerweile gibt es verschiedene körperorientierte Verfahren, die sich unter oben genannten Voraussetzungen auch auf komplexe PTBS anwenden lassen, z. B.

- *Somatic Experiencing* (SE)nach Peter Levine,
- *Brainspotting* nach David Grand,
- *Wege der Traumabehandlung* nach Michaela Huber,
- *Integral Somatic Psychology* (ISP) nach Raja Selvam,
- *Sensorimotor Processing* nach Pat Ogden und Kekuni Minton,
- *Neuroaffective Relational Model* (NARM) nach Laurence Heller,
- *Somatische Emotionale Integration* (SEI) nach Dami Charf.

Die zeitgenössische Bioenergetische Analyse enthält in ihrem körper- und beziehungsorientierten Ansatz wesentliche Elemente für die Arbeit mit Frühstörungen und Komplextraumata und integriert laufend den aktuellen Forschungsstand (vgl. zum Beispiel das Einbeziehen des Strukturniveaus in das Modell der Charakterstrukturen von Christine Pechtl in Kapitel 2.2).

Die Grounding-Übungen dienen vor allem der Stabilisierung und Selbstregulation. Bei Klientinnen, die sich schwer damit tun, ihren Körper wahrzunehmen, ist die Atmung oft ein sinnvoller Einstieg. (Im Gegensatz zum traumatischen Stress, der aus dem Dort und Damals kommt, lenkt der Atem die Aufmerksamkeit auf das Hier und Jetzt).

Die Aufmerksamkeit auf das Körpergeschehen als wesentliches Element der Bioenergetischen Analyse spielt bei vielen zeitgenössischen Methoden zur Traumaverarbeitung eine zentrale Rolle. Auch für die Arbeit mit abgespaltenen inneren Anteilen kann das geschulte Körpergewahrsein der Bioenergetischen Analytikerin sehr hilfreich sein. Beispielsweise passiert es mir gelegentlich, dass im Rahmen eines therapeutischen Prozesses eine starke körperliche oder emotionale Reaktion in mir auftaucht, die sich wie eine Übertragungsreaktion anfühlt, jedoch nicht zur aktuellen Verfassung der Klientin zu passen scheint. In solchen Situationen frage ich explizit nach (»Ist da jemand, die gerade starkes Kopfweh hat?«, »Verspürt da jemand in dir eine starke Unruhe?«, »Gibt es da einen inneren Anteil, der eben sehr wütend ist?«), um zu prüfen, ob ich womöglich einen abgespaltenen Anteil der Klientin wahrgenommen habe.

Nach meiner Erfahrung lassen sich das bioenergetische Wissen und die entsprechende Praxis gut mit anderen Methoden zur Traumaverarbeitung kombinieren. So arbeite ich grundsätzlich auf der Körperebene und integriere dann je nach Situation verschiedene »Zusatztools«. Für die Arbeit mit Klientinnen mit einer dissoziativen Identitätsstruktur empfehle ich z. B. *Wege der Traumabehandlung* (Teil 2) von Michaela Huber (2003). Generell nutze ich gerne die *Brainspotting*-Methode, die auf David Grand (2015) zurückgeht und im deutschsprachigen Raum u. a. von Oliver Schubbe (2016, unv. Man.) unterrichtet wird. Dabei wird zuerst ein sogenannter *Brainspot* als Fokus gesetzt. Anschließend wird die dem Trauma zugrunde liegende Erfahrung Schritt für Schritt erinnert und mit Gefühlen und Körperwahrnehmungen im Hier und Jetzt verbunden. Denn »[die] neurowissenschaftliche Forschung zeigt, dass wir das, was wir fühlen, nur verändern können, indem wir uns unseres inneren Erlebens bewusst werden und lernen, uns mit dem, was in uns vor sich geht, vertraut zu machen« (van der Kolk, 2015, S. 247).

Da Körperempfindungen ständig im Fluss sind und sich wahrnehmbar verändern, bieten sie sich als alternative Wahrnehmungen zu vermeintlich dauerhafter Überschwemmung oder Erstarrung an.

Techniken während des Prozessierens in der Traumaverarbeitung

Zwischen Kontraktion und Expansion pendeln

»Durch das Pendeln zwischen Erforschen und Zuständen der Sicherheit, zwischen Sprache und Körper, zwischen Erinnern der Vergangenheit und Sich-lebendig-Fühlen in der Gegenwart werden die Voraussetzungen für die Traumaauflösung geschaffen« (van der Kolk, 2015, S. 293).

Das Pendeln zwischen Extraktion und Kontraktion ist im Grunde ein natürliches, pulsatorisches Phänomen und wesentlicher Bestandteil aller Wachstumsprozesse. Im besten Fall gelingt über die Expansion ein neuer Schritt, ein Stück Traumaverarbeitung oder eine Erweiterung der Handlungsfähigkeit, und über die Kontraktion eine Rückkehr auf sicheren Boden und zu vertrauten regulierenden Wahrnehmungen. Diese Bewegung wird in der Therapie bewusst genutzt. Vielleicht haben wir schon im Rahmen der Selbstregulation »Anker« gesetzt oder »Inseln der Sicherheit« im Körper geschaffen, d.h. Körperbereiche, Bewegungen oder Haltungen, die sich gut, ruhig, sicher, wohl anfühlen und oft über Erinnerungen an hinreichend gute Erlebnisse erarbeitet wurden. Gewöhnlich liegen diese Inselbereiche außerhalb des Vagusnervs, der Panikbotschaften zum Brustkorb, zum Bauch und zur Kehle befördert (vgl. van der Kolk, 2015, S. 292). Sobald die Inseln definiert sind und ihre Wahrnehmung ein paar Mal geübt wurde, können sie von der Therapeutin im Rahmen einer Traumaverarbeitung angesteuert werden. In Fällen, wenn die Expansion zu weit gegangen ist, können in der Kontraktionsphase starke Ängste, Depressionen oder körperliche Symptome auftreten. Dies ist für die Therapeutin ein Hinweis, sorgfältiger zu titrieren bzw. das Tempo zu drosseln (vgl. Heller & Lapierre, 2013, S. 323–325).

Titration

Titration steht für eine Vorgangsweise, bei der das Trauma in kleinen und kleinsten Schritten verarbeitet wird. Babette Rothschild (2002, S. 118f.)

führt dafür einen passenden Vergleich an: Um einen Druckkochtopf zu öffnen, muss man langsam den Druck verringern – immer nur ein bisschen Dampf ablassen (»Pffft«), und irgendwann kann man dann den Topf gefahrlos öffnen. Auch verweist sie darauf, dass man beim Autofahren vernünftigerweise erst die Bremse beherrschen muss, bevor man das Gaspedal bedient – mir fällt in diesem Kontext das Stotterbremsen auf glattem Untergrund ein.

Beim Titrationsverfahren muss die Therapeutin den psychosomatischen Erregungszustand der Klientin aufmerksam beobachten, um ein Gefühl dafür zu bekommen, wann es eine Pause oder einen Stopp braucht. Die Klientin selbst wird ermutigt, wahrnehmbare Wirkungen zu benennen und selbst Stopps zu setzen, wenn es ihr zu viel wird. Da traumatisierte Personen oft Schwierigkeiten mit dem Wahren ihrer Grenzen haben, sollte die Therapeutin sie wiederholt einladen, von dieser Möglichkeit Gebrauch zu machen.

Haltungen wahrnehmen und Bewegungen folgen

»Spontane Bewegungen oder Haltungen können Spuren zu abgestoppten Bewegungsabläufen sein und die Initiation zur Herstellung der Verbindung vom impliziten zum expliziten Gedächtnis« (Trotz, 2019, S. 144). Auch Levine hält die Entkopplung von Angst und Immobilität für einen zentralen Schlüssel bei der Traumaverarbeitung (vgl. Levine, 2012, S. 82). In diesem Sinne ermuntere ich meine Klientinnen dazu, ihre Aufmerksamkeit auf bestimmte Bewegungen bzw. Körperhaltungen zu richten und nachzuspüren, ob es einen Impuls zur Weiterentwicklung gibt und wenn ja, was dann auftaucht. Das Ziel dabei ist, dass die Angst durch die Weiterführung der Bewegung abfließen kann.

Über die Energie der Aggression zur Kraft der Selbstbehauptung

Ein möglicher Schlüssel, um aus der Dissoziation heraus- und zu mehr Lebendigkeit zurückzukommen, ist das Umwandeln von Aggressionen in eine gesunde Kraft. Ich habe viele Klientinnen erlebt, die dadurch wieder mit ihrem körperlichen Selbst und der Welt in Kontakt gekommen sind. Schließlich ist Aggression eine Kraft der Selbstbehauptung, und schwer traumatisierte Menschen konnten sich in vielen Situationen gerade nicht selbst behaupten, weil dies zu gefährlich gewesen wäre – und zum Beispiel die Gewaltbereitschaft des Täters erhöht oder brutale Strafen nach sich gezogen hätte. Entsprechend steckt in ihnen ein enormer Vorrat an zurückgehaltenen Aggressionsimpulsen fest. In der Folge haben sie keinen Zugang zu Selbstbehauptungskräften, wie sie für das Alltagsleben eines erwachsenen Menschen nötig sind.

Was das Bewusstsein für und den konkreten Ausdruck von aggressiven Impulsen angeht, müssen die Therapeutin und die Klientin ganz individuelle Lösungen finden. Eine Klientin konnte z. B. ihre Aggression nur durch das Werfen von Polstern ausdrücken – alle anderen Ausdrucksformen lehnte sie kategorisch ab. Häufig ist es hilfreich, den aggressiven Ausdruck mit etwas Materiellem zu verbinden, z. B. auf einen Igelball drücken, eine Zeitung zerreißen oder mit einem Stift Löcher ins Papier bohren.

Im Halt gebenden Kontakt mit der Therapeutin kann eine zusätzliche Strukturstärkung durch die Kraft des Gegenübers erfolgen, z. B. wenn sich die Klientin und die Therapeutin gegenüberstehen, ihre Handflächen aneinanderlegen und gegenseitig Druck darauf ausüben, oder wenn sie Rücken an Rücken stehen und Druck auf den jeweils anderen Rücken ausüben. Falls Übungsformen im direkten Körperkontakt noch zu bedrohlich sind, helfen manchmal auch Stäbe, deren Enden jeweils von der Therapeutin bzw. der Klientin gehalten werden – darüber entsteht ein gut dosierbarer Kontakt. In einer mündlichen Mitteilung hat mir mein Kollege Olaf Trapp erklärt, dass sich bei diesen isometrischen Kraftübungen (mit halber Kraft) die Klientin selbst intensiver spürt, weil ihr Krafteinsatz durch die Gegenkraft der Therapeutin zu ihr zurückkehrt und so ihre innere Struktur stärkt bzw. stabilisiert. Für Trapp ist die Übung ein gutes Beispiel für relationale, strukturgebende Körperarbeit.

Grenzen setzen

Viele Personen mit komplexer PTBS haben einen sehr mangelhaften Zugang zu ihren eigenen Grenzen, weil ihnen Grenzen häufig nicht gestattet bzw. zerstört wurden. Entsprechend sind sie oft Meisterinnen des sogenannten *Fawnings*, d. h. sie richten ihre ganze Aufmerksamkeit auf die Interessen der anderen Menschen, um diese zufriedenzustellen. Ihre eigenen Bedürfnisse unterwerfen sie komplett den Bedürfnissen ihres Gegenübers.

Die Grenzwahrnehmung solcher Klientinnen muss langsam aufgebaut werden. Eine mögliche Übung sind Selbstberührungen, bei denen die Klientin ihre eigene Hautgrenze bewusst wahrnehmen kann. Oder die Klientin wählt einen Platz im Raum, den sie in der Folge durch ein »Begreifen« der Raumgrenzen mit den Händen bzw. Armen sukzessive als intimen Raum erfährt. Wie sieht die Grenze dieses »mein Raum« aus? Welche Schutzeinrichtung kann ich für diesen Raum imaginieren? Um ein Gefühl für stimmige Nähe und Distanz gegenüber anderen Menschen zu entwickeln, kann die Therapeutin aus einem größeren Abstand auf die Klientin zugehen. Diese hat die Aufgabe, bei einem für sie passenden Abstand »Stopp!« zu sagen.

Auch regelmäßiges Nachfragen seitens der Therapeutin, ob es in Ordnung ist, eine bestimmte Übung durchzuführen, hilft der Klientin, ihre eigenen Grenzen wahrzunehmen. Und falls es nicht okay ist, kann gemeinsam herausgearbeitet werden, was genau nicht okay ist – ab wann und wo im Körper diese Grenze gespürt wird.

Berührungen

Berührungen sind in der Psychotherapie seit Jahrzehnten heiß umstritten – aber meines Erachtens wesentlich. Denn die »natürlichste Art, auf die Menschen sich beruhigen können, besteht darin, sich an einem anderen Menschen festzuhalten« (van der Kolk, 2015, S. 124). Auch kann Berührung ein Kontaktangebot für innere Persönlichkeitsanteile, die sich nicht über die sprachliche Ebene erreichen lassen, sein. Vielleicht kann die Berührung einer achtsamen Therapeutin sogar die erste nicht übergriffige Berührung sein, die eine traumatisierte Person erlebt! Denn gerade Menschen mit Entwicklungstraumata haben ein beträchtliches Berührungsmanko, da ihnen als Baby die unzähligen liebevollen Berührungen gefehlt haben, die es braucht, um Beruhigung, Halt oder Trost zu erfahren und sich selbst spüren zu lernen.

Bei komplex traumatisierten Menschen muss eine vertrauensvolle therapeutische Beziehung vorhanden sein, bevor die Therapeutin über Berührungen Kontakt aufnimmt. Jede Berührung muss sorgsam angekündigt und das Einverständnis dafür verlässlich eingeholt werden. Zudem sollte die Therapeutin die angestrebte Wirkung direkt überprüfen. Auf diese Weise beginnt ein langsames Herantasten von »Welche Berührung an welcher Körperstelle ist möglich?« über »Wie kannst du meine Unterstützung körperlich spüren?« bis zu »Spüre deine eigene Kraft durch meine Kraft als Gegenüber«.

Frau B. wurde durch den Entzug ihrer bereits gewährten Pension retraumatisiert. Sie erzählt von ihren Symptomen und dass sie seit dem Entzug der Pension eine völlige Gleichgültigkeit dem Leben gegenüber hat – eine innere Leere. Sie sagt, dass sie nicht mehr viel fühlt, »Sollen die Leute mit mir machen, was sie wollen«.

Im Kontakt nehme ich eine innere Erstarrung bei Frau B. wahr. Ich äußere die Vermutung, dass der Pensionsentzug sie existenziell bedroht und es eine ähnlich existenzielle Bedrohung auch schon früh in ihrer Kindheit gegeben haben könnte – womöglich schon seit ihrer Geburt. Als hätten meine Worte sie aufgeweckt, schaut Frau B. mich etwas weniger lethargisch an und erzählt fast aufgeregt: »Ja, meine Mutter hat immer erzählt, dass ich die schwerste Geburt gewesen sei. Und sie war völlig allein! Die Hebamme ist erst Stunden später dazugekommen. Nach der Geburt war sie so erschöpft, dass sie nur noch die Nabelschnur durchtrennen und mich neben sich legen konnte, bevor sie einschlief. Die Nabelschnur wurde erst später versorgt.«

Beim Erzählen fährt ein Schluchzen durch Frau B.s Körper. Sie zittert. Ich habe einen starken Impuls, dieser inneren Neugeborenen das Gefühl zu vermitteln, dass jetzt jemand für sie da ist. Ich frage, ob es okay ist, wenn ich zu ihr hinüberkomme. Sie nickt. Ich nehme ihre Hand in meine Hände, wiege sie leicht hin und her und mache beruhigende Laute – einzelne, mitfühlende Summtöne. Dabei richte ich mich innerlich darauf aus, das Baby in ihr zu erreichen. Frau B. weint und zittert weiter. Ich bleibe beim sanften Wiegen ihrer Hand und beim Summen.

Nach einiger Zeit beruhigt sich Frau B. Irgendwann beginnt sie zu erzählen, dass ihre Mutter ihr erst kurz vor ihrem Tod gesagt habe, wie leid es ihr tue, dass sie Frau B. gegenüber immer besonders grob war – aber es sei eben so eine schwere Geburt in so einer schweren Zeit gewesen. Kurz zuvor hatte Frau B. der Mutter von ihren andauernden Schmerzen und der vielen Migräne erzählt – was die Mutter vermutlich zu dieser späten Entschuldigung veranlasste, weil sie einen Zusammenhang zwischen den vielen Schlägen und der Migräne ihrer Tochter herstellte.

Das Selbstregulations-Repertoire einer DIS-ID-Betroffenen

Die Bloggerin Benita Wiese (Pseudonym) ist eine langjährige Klientin von mir. Ihre Diagnose lautet DDNOS/DIS-ID, also eine nicht-vollständige dissoziative Identitätsstruktur mit einem Entwicklungstrauma, basierend auf einer starken Vernachlässigung durch die Eltern und (sexuellen) Gewalterfahrungen während ihrer gesamten Kindheit bzw. Jugend durch ihren Vater und andere Täter, an die sie vom Vater verkauft wurde. Benita erlebt sich als »Wir«, d. h. verschiedene nebeneinander existierende Selbstanteile. Deswegen spreche ich sie auch in der Mehrzahl an. »Sie« haben den folgenden Text ebenfalls in der Wir-Form verfasst. Auch in ihrem Blog *Lebendig werden* (Wiese, 2024) spricht sie in der Wir-Form.

Ursprünglich hatte ich die Idee, ein Interview zu führen. Doch »sie« schrieben bereits zu meiner ersten Frage einen eindrücklichen Text, der verdeutlicht, wie viele unterschiedliche Hilfen es braucht, um den Alltag mit einer dissoziativen Identitätsstruktur zu bewältigen und Heilungsprozesse in Gang zu setzen:

> Ich: »Was habt Ihr auf der körperlichen Ebene für Eure Stabilisierung bzw. Heilung bereits ausprobiert, und welche Wirkung hat es auf Euch gehabt?«
>
> Benita: »Wir machen seit vielen Jahren Yoga. Die Asanas wirken regulierend und antidepressiv, müssen aber sehr vorsichtig angewandt werden, dass sie uns nicht überfordern. Die Atemübungen wirken beruhigend, wir können aber keine Übungen mit Stoß- oder Hechelatmung machen. Da sagt unser Yogalehrer dann immer: Das machen alle außer Benita. Es war wichtig, dem Lehrer ein Grundwissen in Bezug auf dissoziative Identitätsstrukturen zu vermitteln, damit er zumindest eine Ahnung hat, was bei uns wie wirkt. Ohne die Beziehung zu ihm bzw. ohne Verständigung mit ihm wäre Yoga in der Gruppe für uns nicht möglich!
>
> Wir machen gerne Hatha-Yoga, weil da die Positionen länger gehalten werden und man Selbstachtsamkeit entwickeln kann. Auch Meditation verbessert die Körperwahrnehmung, sofern eine Atembeobachtung dabei ist. Wir verwenden die Morgenmeditation von Joe Dispenza, die wirkt verbindend und fördert das Co-Bewusstsein.
>
> Körperübungen stellen Verbindungen her. Die Wesen, die im Außen sind, merken, welche Innenwesen noch da sind, und die von Innen klopfen an. Man sieht uns die Innenwesen nicht an, und viele davon spüren wir selbst auch nicht. Darum braucht es immer Hilfen bzw. Brücken, um zu spüren, was innen abgeht. Und das klappt über den Körper!

Wir verwenden auch das Bellicon [Anm. d. A.: ein spezielles/therapeutisches Trampolin mit Spannseilen statt Sprungfedern, die die Sprungmatte halten; das Gerät wird u. a. auch von Peter A. Levine empfohlen]. Es wirkt psychisch und physisch beruhigend, aktivierend und stärkend. Tiefere Muskelpartien werden angesprochen und Muskelverspannungen gelöst. Mehr Körperkraft gibt mehr Selbstwert und Sicherheit – und beides bringt Entspannung.

Das Kieser-Training wirkt ganz ähnlich wie das Bellicon, aber weil wir es nicht daheim machen können, müssen wir ziemlich stabil sein, um aus der Wohnung zu gehen, uns unter anderen Menschen umzuziehen und mit anderen Menschen zu trainieren. Das ist zwar beim Yoga auch so, aber da kennen wir unseren Lehrer und es ist eine kleine Gruppe.

Zum Einschlafen verwenden wir Neoos und Wooyce. Neoos ist ein Ultraschall-Generator, mit dem man über die Haut hören kann. Er verstärkt Alpha- und Theta-Wellen im Gehirn und wirkt daher beruhigend. In Kombination mit dem Programm Wooyce werden positive Botschaften wie ›Ich bin sicher‹ oder ›Ich akzeptiere mich und mein Leben‹ lautlos an die Haut weitergegeben – mindestens sechs bis acht Stunden täglich. Zusätzlich sollte man Wooyce mehrmals täglich entweder im Basiston G oder einem anderen individuell festlegbaren Ton mit dem Laut ›Om‹ tönen lassen. (Das schaffen wir meist zu selten.) Abends im Bett erhalten wir die positiven Botschaften, die tagsüber über die Haut ›konsumiert‹ werden, als Trance über angenehm zu tragende Ohrhörer, die beim Einschlafen überhaupt nicht stören. Das hilft uns, mit den vielen Switches und Triggern in unserem Alltag umzugehen – es wirkt ausgleichend und stabilisierend. Das Tönen mit Wooyce ist auch hilfreich, wenn wir kein Licht am Ende des Tunnels sehen.

Zusätzlich verwenden wir ein Katzenschnurrgerät, welches Frequenzen zwischen 27 und 40 Hertz aussendet – genau die Schwingung, die eine Katze beim Schnurren erzeugt. Die Vibrationen werden über sogenannte Schnurrpolster auf der Haut weitergegeben. Dieses Gerät nutzen wir, wenn wir besonders unruhig sind oder uns nicht zum Yoga aufraffen können. Das Schnurren beruhigt uns sehr und man muss nicht viel tun.

Es hilft uns eigentlich immer, auf die Handkante zu klopfen [Anm. d. A.: EFT-Technik]. Das wirkt ausgleichend und stabilisierend.

Wir machen das ganz ohne Sätze, denn mit den Sätzen hilft es zwar manchen Innenwesen, doch andere belastet es.

Mein Kristallbett ist eine mit sieben Bergkristallen versehene Vorrichtung, die über unser Bett geschwenkt werden kann. Die Kristalle leuchten abwechselnd in den Farben der Hauptenergiezentren des Körpers auf und das austretende Licht bestrahlt das jeweilige Chakra. Wenn wir unter dem Kristallbett liegen, verstärkt sich das Co-Bewusstsein, d. h. die Innenwesen können einfacher miteinander in Kontakt treten. Es ist mit Abstand das stärkste Tool – und dennoch heilt es Spaltungen, ohne dass wir in eine Überforderung geraten. Bei allen anderen Techniken muss man sehr aufpassen.

Es ist oft schwierig, uns unter das Kristallbett zu legen. Es spült viel von innen herauf, was zwar immer abgerundet wird, aber auch sehr anstrengend sein kann, vor allem wenn wir nicht so stabil sind. Man will es vielleicht nicht immer so genau wissen, und das Kristallbett bindet die Aufmerksamkeit besonders stark. Wenn wir dann im Außen funktionieren müssen, ist es schwierig. Vielleicht ist dieser Widerstand auch eine Angst vor dem Guten?

Erst durch deine Frage ist uns klar geworden, wie stark das Kristallbett wirkt. Wir können uns nicht erklären, wie die damit verbundene Ruhe und der Tiefgang entstehen können.

Wir nutzen auch *Brainspotting*. Dabei entsteht ähnlich viel Co-Bewusstsein wie beim Kristallbett – viel Klärung –, aber es kostet auch ziemlich viel Kraft.

Spazieren gehen in der Natur ist eine banale Körperübung, die man nicht unterschätzen sollte. Über das Gehen entsteht auch psychische Bewegung.

Die Bowen-Technik wendet unser Yoga-Lehrer manchmal an, wenn wir zum Beispiel trotz der Yogaübungen nicht runterkommen. Dann hält er unsere großen Zehen und die Energie fließt ab.

Klangschalen am Körper wirken ausgleichend. Allerdings muss es der richtige Ton und die richtige Körperstelle sein. Durch die jahrelange Yogapraxis haben wir eine gute Körperwahrnehmung und merken schnell, was guttut und was nicht. [Anm. d. A.: Es ist wichtig zu wissen, dass einige Techniken erst einsetzbar sind, wenn die Selbstwahrnehmung einer Klientin hinreichend gut geschult ist.]

TRE® wirkt ausgleichend und innen verbindend, ist aber mit Vorsicht zu genießen. Bevor wir TRE®-Übungen machen, müssen wir manche Innenwesen an sichere Orte bringen. Wir brauchen eine gewisse Stabilität, um damit anzufangen. Es braucht eine Vor- und vor allem eine Nachbereitungszeit, um in den folgenden Tagen alle Erfahrungen verarbeiten zu können. Wir finden TRE® interessant, aber auch bedrohlich. Da fühlt sich *Brainspotting* sicherer an. Zucken und Zittern tritt übrigens auch unter dem Kristallbett auf.

Die Zentralstromatmung aus dem Jin Shin Jyutsu wirkt erdend, weil sie von oben nach unten die Energie transformiert und Stress abfließen lässt.

Yoga Nidra funktioniert ähnlich wie ein Body Scan, nur intensiver und beruhigender. Es dient der Verbesserung der Körperwahrnehmung.

Tanzen tut uns unheimlich gut. Wir lieben Paartanz bzw. Ballroom Dancing – das gemeinsame Bewegen mit Berührung, da kann so ein Schweben entstehen. Aber da muss die andere Person passen, sonst geht gar nichts.

Und Schwimmen! Wasser am Körper ist fast wie Streicheln.«

Benitas Erläuterungen verdeutlichen, wie Menschen mit einer dissoziativen Identitätsstruktur auf Selbstregulations-Methoden zurückgreifen können, um ihr mangelhaft ausgebildetes, neurotisches Abwehrsystem auszugleichen. Zudem heben sie die bedeutende Rolle des Körpers bei diesen Regulationsprozessen hervor – Stabilisierung und Selbstregulation hängen bei Benita offenbar eng mit Körperwahrnehmung, Atmung und Bewegungen zusammen.

Benitas Text zeigt auch, dass DIS-ID-Betroffene eine ausgeprägte Achtsamkeit aufbringen und viel »nach innen« fragen müssen: Wann ist welche Methode unter welchen Umständen und in welchem Ausmaß sinnvoll anwendbar? Ich als Therapeutin sehe mich in unterschiedlichen Funktionen in dieser Beziehung:

- als Bezugsperson, die nicht nur die Alltagsperson/en, sondern auch andere, verborgenere Innenwesen kennt,
- als Coachin, die beim Finden von Strategien bzw. Ressourcen behilflich ist und einen sicheren Anker beim Wagnis, diese in die Tat umzusetzen, bietet,
- als menschlich-mütterliches Gegenüber, das mittels Resonanz, Mitgefühl, empathischem Zuhören und Reformulieren, Trösten und Halten Unterstützung beim Bilden innerer Strukturen leistet,
- als Ruhepol, bei dem die Klientin ihr Stressniveau ggf. etwas absenken kann,

- als Moderatorin für die verschiedenen Perspektiven der Innenwesen,
- als Trainerin für die Stabilisierungsprozesse,
- und zu guter Letzt als Psychotherapeutin für die Traumaverarbeitung und -integration.

Für die Wächterinnen der Menschlichkeit

»Alles an uns – Gehirn, Geist und Körper – ist auf Zusammenarbeit in sozialen Systemen angelegt. Dies ist unsere wirksamste Überlebensstrategie, der Schlüssel zum Erfolg unserer Spezies, und genau dies fällt bei den meisten Formen psychischen Leidens aus« (van der Kolk, 2015, S. 202). In diesem Sinne sind für mich Menschen, welche die Bürde einer komplexen PTBS tragen und sich bewusst ihrem Heilungsprozess widmen, Wächterinnen der Menschlichkeit. Sie können keinerlei noch so »harmlos« scheinende Übergriffe tolerieren, weil sich Innenanteile zu sehr fürchten und der Alltag nicht mehr zu bewältigen sein könnte. Sie können keine Unachtsamkeiten ignorieren, weil sonst ihre innere Aufregung zu groß wird. Sie müssen sich selbst und ihren Bedürfnissen gegenüber eine enorm hohe Aufmerksamkeit an den Tag legen, weil sich unerhörte Anteile sonst mit Migräne oder auf andere Art und Weise bemerkbar machen.

Umso bedauerlicher ist es, dass gerade diese Menschen oft sehr isoliert leben und sich mit Beziehungen zu anderen Menschen unendlich schwertun. Das ist aus ihrer Geschichte heraus zwar verständlich, wird jedoch durch das Verhalten ihrer sozialen Umgebung bzw. der Gesellschaft insgesamt ständig fortgeschrieben. Denn wir leben in einer traumatisierten Gesellschaft, und das ist immer noch eines der größten Tabus. Unzählige physische oder anders benannte psychische Erkrankungen fußen auf traumatischen Erfahrungen oder transgenerationalen Traumatisierungen.

Komplex traumatisierte Menschen sind gezwungen, sich mit ihren inneren Wahrheiten zu konfrontieren, weil die gesellschaftsüblichen Krücken für sie nie ausreichen. Wenn unbewusst durchschnittstraumatisierte Menschen auf komplex traumatisierte Menschen treffen, kann dies ihre eigenen unbearbeiteten Traumatisierungen antriggern – z. B. durch das erhöhte Stressniveau der Betroffenen, durch traumatisierte Innenanteile, die unbewusst wahrgenommen werden oder durch erschrockene Reaktionen, welche die Tür zu eigenem verdrängtem Schrecken öffnen. Darauf reagieren die meisten Menschen – weil unbewusst – mit Abwehr. Sie wehren die

Auslöser im Außen ab, um sich nicht mit den eigenen Erfahrungen auseinandersetzen zu müssen. Für ihre komplex traumatisierten Gegenüber, deren innere Anteile die Abwehr atmosphärisch, energetisch und affektiv erleben, hat das zur Folge, dass sich endlos bestätigt, was sie vom ersten Atemzug an erlebt haben: nicht-willkommen zu sein, ignoriert zu werden, gar nicht da sein zu sollen, bekämpft und bedroht zu werden.

Es braucht eine Akzeptanz dafür, dass da ein Mensch mit einer anderen Persönlichkeitsorganisation ist: Da ist einerseits eine Alltagsperson, der man meistens nichts anmerkt und die viele herausragende Fähigkeiten hat; und vermeintlich genau dieselbe Person erzählt plötzlich, dass sie gestern die Wohnung nicht verlassen konnte oder große Angst davor hat, dass der Installateur kommt oder sie ohne Vorwarnung ein Treffen verlassen musste, weil eine ihrer Innenpersonen von der Situation komplett überfordert war. Es wäre schön, wenn wir das alles einfach gelassen akzeptieren und nachfragen könnten, ob man helfen kann und wenn ja, wie.

Was also gebraucht wird, ist eine traumasensible Gesellschaft, in der Menschen nicht nur die Schule besuchen und den Führerschein machen, sondern genauso eigene Traumata aufarbeiten und ein Verständnis für Trigger und deren Folgen entwickeln. In der Folge können sie die verzweifelten Zustände ihrer schwer traumatisierten Mitmenschen durch einfaches, ruhiges und unaufgeregtes – parasympathisches – Dasein containen und durch Zuhören, Tee machen, eine Decke holen, die Hand halten oder Umarmen Akzeptanz und Zuneigung signalisieren.

Auch braucht es Psychiatrien, die aufhören, zwangsweise Psychopharmaka zu verabreichen – damit sich Betroffene in (meist von Flashbacks ausgelösten) Notsituationen vertrauensvoll dorthin wenden können. In der Schweiz soll es Kliniken geben, in denen man in solchen Notsituationen einfach versorgt und begleitet wird und wo den Betroffenen geholfen wird, die Krise zu überwinden, ohne ihnen das vor Ort angewandte Therapiekonzept überzustülpen.

Zudem braucht es ein Gesundheitskassensystem, das die Situation von komplex traumatisierten Personen zumindest annähernd einschätzen kann und weiß, dass es für Betroffene eine existenzielle Bedrohung darstellt, wenn ihnen plötzlich die finanzielle Zuwendung für die Therapie gestrichen wird – mit schweren Retraumatisierungen und Selbstmordgedanken als möglichen Folgeerscheinungen.

Was komplex traumatisierte Menschen existenziell brauchen, brauchen wir im Grunde unseres Seins alle – nur spüren die meisten von uns das Existenzielle daran (noch) nicht. Insofern wäre eine traumasensible Gesellschaft heilsam für alle, weil sie der Heilung, der Selbstermächtigung und der Würde aller Menschen dienen würde.

Hier möchte ich den Bogen zu Motoki Tonns Geschichte am Anfang des Kapitels spannen. Wenn es nämlich komplex traumatisierten Menschen gelingt, ihre inneren Abspaltungen zusammenzufügen und eine Verbindung zu allen Innenwesen aufzubauen, dann könnte durch diesen Prozess eine »Vergoldung« entstehen: eine achtsame Wahrnehmung aller eigenen Erfahrungen und Anteile, eine achtsame Begegnung mit allen anderen Menschen bzw. Wesen, eine hohe Kompetenz für Trauma und Traumabewältigung – und vielleicht auch die Möglichkeit, dass sich alle inneren Anteile mit all ihren Fähigkeiten ausdrücken und so sich selbst und ihre Umgebung mit Schätzen beschenken, von deren Existenz wir noch gar nichts ahnen.

Literatur

Berceli, D. (2007). Körperübungen für die Traumaheilung. In Norddeutsches Institut für Bioenergetische Analyse e.V. (Hrsg.), *Forum der Bioenergetischen Analyse Spezial*. Köln: Häuser Verlag.

Berceli, D. (2008). »… dem Körper zu erlauben, sich laufend selbst zu heilen« – David Berceli im Gespräch mit Vita Heinrich-Clauer und Arist von Schlippe. In V. Heinrich-Clauer (Hrsg.), *Handbuch Bioenergetische Analyse* (S. 343–352). Gießen: Psychosozial-Verlag.

Breitenbach, G. (2016). *Innenansichten dissoziierter Welten extremer Gewalt*. Kröning: Asanger Verlag.

Charf, D. (2024). Wie geht Leben? https://www.damicharf.com (19.1.2024).

Driessen, M., Beblo, T., Reddemann, L., Rau, H., Lange, W., Silva, A., Berea, R.C., Wulff, H. & Ratzka, S. (2002). Ist die Borderline-Persönlichkeitsstörung eine komplexe posttraumatische Störung? Zum Stand der Forschung. *Nervenarzt, 73*, 820–829.

Fliß, C. & Igney, C. (2008). *Handbuch Trauma und Dissoziation*. Lengerich: Pabst Science Publishers.

Geißler, C., Geißler, P. & Hofer-Moser, O. (2007). *Körper, Imagination und Beziehung in der Traumatherapie*. Gießen: Psychosozial-Verlag.

Grand, D. (2015). *Brainspotting. Wie Sie Probleme, Traumata und emotionale Belastungen gezielt auflösen*. Kirchzarten: VAK.

Heinrich-Clauer, V. (2008). *Handbuch Bioenergetische Analyse*. Gießen: Psychosozial-Verlag.

Heller, L. & Lapierre, A. (2013). *Entwicklungstrauma heilen*. München: Kösel Verlag.

Huber, M. (2003). *Wege der Traumabehandlung*. Paderborn: Junfermann Verlag.

Huber, M. (2010). Von Bindungs- und Gewalttrauma genesen. Artikel-Nr. 3199Z. Müllheim Baden: Auditorium Netzwerk, Verlag für audiovisuelle Medien.

Huber, M. (2017). Kontakt mit den »Vielen« aufbauen. Artikel-Nr. ZT13-V2Z. Müllheim Baden: Auditorium Netzwerk, Verlag für audiovisuelle Medien.

Levine, P.A. (2012). *Sprache ohne Worte. Wie unser Körper Trauma verarbeitet und uns in die innere Balance zurückführt*. München: Kösel Verlag.

Lewis, R. (2008). Der Cephale Schock als Somatisches Verbindungsglied zur Persönlichkeit des Falschen Selbst. In V. Heinrich-Clauer (Hrsg.), *Handbuch Bioenergetische Analyse* (S. 113–128). Gießen: Psychosozial-Verlag.

Lüderitz, S. (2005). *Wenn die Seele zersplittert – Im Grenzbereich zwischen Vernichtung und Überleben*. Paderborn: Junfermann Verlag.

Ogden, P. & Minton, K. (2007 [2006]). Sensomotorische Verarbeitung und die Behandlung posttraumatischer Störungen. In G. Marlock & H. Weiss (Hrsg.), *Handbuch der Körperpsychotherapie* (S. 776–782). Stuttgart: Schattauer Verlag.

Pechtl, C. & Nagele, J. (2019). Wie intervenieren Bioenergetische AnalytikerInnen? In R. Schwenk & C. Pechtl (Hrsg.), *Körper im Dialog* (S. 61–76). Gießen: Psychosozial-Verlag.

Pechtl, C. & Trotz, R. (2019). Zentrale Begrifflichkeiten. In R. Schwenk & C. Pechtl (Hrsg.), *Körper im Dialog* (S. 25–47). Gießen: Psychosozial-Verlag.

Porges, S. (2017). *Die Polyvagaltheorie und die Suche nach Sicherheit*. Lichtenau: G. P. Probst Verlag.

Rothschild, B. (2002). *Der Körper erinnert sich. Die Psychophysiologie des Traumas und der Traumabehandlung*. Essen: Synthesis-Verlag.

Sack, M. (2005). Folgen schwerer Traumatisierungen. Klinische Bedeutung und Validität der Diagnose komplexer posttraumatischer Belastungsstörungen. https://www.martinsack.de/_downloads/Sack_Komplexe_PTBS_2005.pdf (19.1.2024).

Schubbe, O. (2016). Brainspotting. 2. Ausbildungsmanual für die Akademie für Traumatherapie (unveröffentlichtes Manuskript).

Tonella, G. (2008). Die Funktionen, Bindungen und Interaktionen des Selbst. In V. Heinrich-Clauer (Hrsg.), *Handbuch Bioenergetische Analyse* (S. 59–111). Gießen: Psychosozial-Verlag.

Tonn, M. (2020). Narben aus Gold. https://www.finde-zukunft.de/blog/narben-aus-gold-nbspkintsugi-als-metapher-fr-unser-leben (19.1.2024).

Trotz, R. (2019). Der Körper erinnert sich – Traumaverarbeitung. In R. Schwenk & C. Pechtl (Hrsg.), *Körper im Dialog* (S. 135–151). Gießen: Psychosozial-Verlag.

Van der Kolk, B. (2015). *Verkörperter Schrecken. Traumaspuren in Gehirn, Geist und Körper und wie man sie heilen kann*. Lichtenau: G. P. Probst Verlag.

Wiese, B. (2024). Lebendig werden [Blog]. http://lebendigwerden.wordpress.com (19.1.2024).

Biografische Notiz

Regina Trotz, geb. 1962, Psychologin und Psychotherapeutin, Bioenergetische Analytikerin, arbeitet in freier Praxis in Wien und Bad Aussee (Österreich).

Webseite: https://www.reginatrotz.at

Dieser QR-Code führt zu einem interaktiven Multiple-Choice-Test, mit dessen Hilfe Sie Ihr gerade erworbenes Wissen überprüfen können.

Alternativer Internetlink:
https://psychosozial-verlag.de/zusatzmaterial/pgdb/fragen/kapitel_3_2

Weitere Informationen rund um psychodynamische Bioenergetik finden Sie auf der Projekt-Webseite http://www.psychodynamische-bioenergetik.de.

Lernkarte zu Kapitel 3.2

- Eine posttraumatische Belastungsstörung (PTBS) entsteht, wenn die Betroffenen traumatisierende Erlebnisse weder physisch noch psychisch verarbeiten können.
- Individuelle Ressourcen, positive Vorerfahrungen und Bindungssicherheit beeinflussen die Verarbeitung traumatisierender Erfahrungen und können das Entstehen einer PTBS verhindern.
- Eine komplexe PTBS oder eine dissoziative Identitätsstruktur entsteht, wenn in der frühen Kindheit aufgrund von Bedrohungen oder einem Mangel an Zuwendung bzw. Versorgung keine ausreichenden psychophysischen Strukturen ausgebildet werden konnten und/oder die traumatische Situation von Menschen verursacht, von langer Dauer und ohne – subjektiv wahrgenommene – Aussicht auf Hilfe ist.
- Bei einer dissoziativen Identitätsstruktur ist das Selbst fragmentiert. Der psychische Mechanismus der Spaltung sichert das Überleben der betroffenen Person.
- Für die Therapie einer komplexen PTBS oder einer dissoziativen Identitätsstruktur muss die Therapeutin in einer authentischen Weise ankennen, das die Klientin als »Trauma-Überlebende« über ein immenses Inventar an Ressourcen verfügt.
- Für die hinreichende Sicherheit aller Innenanteile der Klientin ist ein kooperatives Arbeitsverständnis unverzichtbar. Insbesondere muss Einigkeit zwischen der Therapeutin und der Klientin herrschen, dass das Wissen beider gebraucht wird, dass die Therapeutin als menschliches Gegenüber bestehen bleibt (das Kritik hört und anerkennt), dass die Überlebensstrategien der Klientin sorgsam erforscht werden und dass der Heilungsprozess gemeinsam gestaltet wird.
- Da im Falle einer dissoziativen Identitätsstruktur unintegrierte Persönlichkeitsanteile eine entscheidende Rolle spielen, ist es sehr empfehlenswert, nicht nur die Alltagsperson, sondern auch die unterschiedlichen Innenanteile in das Prozessgeschehen einzubeziehen, z. B. durch Formulierungen im Plural oder gezielte Ansprachen (»Weiß noch jemand anderes etwas über diese Situation?«, »Gibt es da jemanden, der das gefühlt hat?«). Auch die Gegenübertragungsgefühle der Therapeutin (z. B. Angst, Erstarrung, Zorn, Verwirrung oder Schmerzen) können Hinweise auf abgespaltene Persönlichkeitsanteile sein.
- Bei jeder komplexen PTBS findet sich eine Verbindung von Angst und Immobilität. Ihre Entkopplung ist ein zentraler Schlüssel für die therapeutische Arbeit. Indem die verborgenen Aggressionen achtsam-körperlich ausgedrückt werden, können sie sich in eine Kraftressource transformieren.

- Grounding-Übungen dienen dem Einüben einer einigermaßen sicheren Selbstwahrnehmung, der Stabilisierung und der Selbstregulation. Wenn Gefühle drohen, »zu viel« zu werden, hilft die Brücke zu bereits eingeübten Grounding-Übungen und/oder die empathische Berührung durch ein reguliertes Gegenüber.
- Bei Pulsationstechniken wird die Klientin vorsichtig mit traumatischen Erlebnissen konfrontiert, kann jedoch jederzeit zu sicheren, körperlich verankerten Bewusstseinsinseln zurückkehren.
- Bei Titrationstechniken erfolgt die Aufarbeitung einer konkreten Situation aus dem Dort und Damals in kleinsten Erinnerungsschritten durch Prozessieren der Körperwahrnehmungen und Gefühle im Hier und Jetzt. Dabei lernt das psychophysische System, durch die Erfahrung »hindurch« zu gehen, d. h. nicht in Erstarrung, Angst oder Wut steckenzubleiben und zu einem Energiefluss, zu Wärme und Selbstermächtigung zu gelangen.
- Am Ende einer Traumatherapie steht das Ziel, die erlittenen Erlebnisse in einer affektiv-distanzierten Form als abgeschlossene Vergangenheit erinnern zu können. Voraussetzung dafür ist, dass der vorangegangene therapeutische Prozess einen stabilen Alltag ermöglicht, zu einem möglichst vollständigen Abbruch aller Täterkontakte geführt hat und einen sicheren Umgang mit selbstregulatorischen Fähigkeiten gewährleistet.

Kapitel 3.3

Körperpsychodynamische Therapie mit Kindern und Jugendlichen

Carsten Holle

»The treatment of the young adolescent is perhaps the most challenging, the most frustrating, the most baffling, the most anxiety-arousing, and the most narcissistically gratifying experience a psychiatrist can have.«

Irene M. Josselyn[1]

»Working with disturbed children is a very bodily affair.«

Arnt Halsen[2]

Anna Freud und Melanie Klein gelten als die Begründerinnen der Kinderanalyse.[3] Sie waren aber auch erbitterte Gegnerinnen, wenn es um die Zukunft der Psychoanalyse ging. Während der 1940er Jahre spalteten die beiden Exilantinnen mit ihren *Controversial Discussions* die britische psychoanalytische Gesellschaft. Alle Mitglieder jener Zeit waren mehr oder weniger gezwungen, Farbe zu bekennen, sich also entweder mit der einen oder der anderen Führungspersönlichkeit loyal zu erklären. Erst nach und nach bildete sich mit der sogenannten *Middle Group* eine diese inhaltliche Spaltung abmildernde dritte Bekenntnisoption heraus, zu deren Hauptvertretern Donald Winnicott zählte.

Heute gelten sowohl Anna Freud als auch Melanie Klein als maßgebliche Theoretikerinnen der Psychoanalyse überhaupt. Und auch ohne Winnicotts Beiträge wäre modernes psychodynamisches Denken kaum denkbar – ei-

---

1 Entnommen aus Josselyn, 1957, S. 13; zu Deutsch etwa: »Die Behandlung junger Heranwachsender ist vielleicht die schwierigste, frustrierendste, verwirrendste, angstauslösendste und narzisstisch befriedigendste Erfahrung, die ein Psychiater machen kann.«

2 Entnommen aus Halsen, 2001, S. 42; zu Deutsch etwa: »Die Arbeit mit gestörten Kindern ist eine sehr körperliche Angelegenheit.«

3 Kinderanalyse gab es auch schon vor A. Freud und Klein, allerdings mit tragischem Verlauf, vgl. Wikipedia-Eintrag »Hermine Hug-Hellmuth«: http://de.wikipedia.org/wiki/Hermine_Hug-Hellmuth (20.2.2024).

nerseits. Andererseits wurde und wird die Kinderanalyse oft als Stiefkind der Psychoanalyse abgetan, hatte Sigmund Freud seine Methode doch für die Behandlung von Erwachsenen entwickelt. Dies ließ die Arbeit mit Kindern eher als einen Ableger seiner Methode und nicht als gleichberechtigte Anwendung erscheinen. Entsprechend gering war die Anzahl jener Kinderanalytikerinnen[4], die während des 20. Jahrhunderts seitens der Internationalen Psychoanalytischen Vereinigung anerkannt wurden (Holder, 2005, S. 1f., S. 53, S. 137). Dabei befasste sich mit Anna Freud keine Geringere als eine Tochter Sigmund Freuds mit der Therapie von Kindern und rückte damit doch auch die Kindheit – also genau jene Lebensphase, in der ihrem Vater zufolge, und der Psychoanalyse generell, die Gründe für die psychischen Erkrankungen von Erwachsenen zu finden sind – ins klinische Blickfeld der noch jungen psychoanalytischen Wissenschaft.

So mögen es vor allem behandlungstechnische Gründe gewesen sein, die für die unzureichende Anerkennung der Kinderanalyse verantwortlich waren. Zwar waren ihre Behandlungsziele jenen, die Sigmund Freud für Erwachsene definiert hatte, identisch, nämlich (kurzgefasst) das Unbewusste der Patientin zu erforschen, Neurosen zu behandeln und Informationen zu sammeln, die die Psychoanalyse als Wissenschaft insgesamt voranbringen (ebd., S. 1). Dennoch ist es aus naheliegenden Gründen unmöglich, Kinder mit denselben Techniken zu therapieren wie Erwachsene. Denn wenngleich sich das, was gesellschaftlich unter *Kindheit* oder auch *Jugend* verstanden und organisiert wird, während der letzten Dekaden fundamental verändert hat (vgl. Dornes, 2012), unterscheidet sich kindliches Verhalten heute sicherlich kaum von damals: Kinder spielen, malen, toben, explorieren und imitieren – und all das meist mit großer Ausdauer und Begeisterung. Allerdings ist keine der genannten Fähigkeiten hilfreich, um ruhig auf einer Analyse-Couch liegenzubleiben. Vielmehr verwandelt sich die Couch – durch Kinderaugen gesehen – in ein Piratenschiff oder eine Insel, die es zu befahren, entdecken oder erobern gilt. Folglich ist die traditionelle psychoanalytische Technik des freien Assoziierens für Kinder ungeeignet, damals wie heute.

Darüber hinaus mangelt es Kindern in der Regel an Interesse, überhaupt behandelt zu werden. Sie können das Konzept »Therapie« noch nicht verstehen und besitzen keinerlei Einsicht in ihr Kranksein, geschweige

4 In vorliegendem Beitrag wird das generische Femininum verwendet. Die Formulierungen gelten für alle Geschlechter.

denn ein Verständnis oder Hypothesen für dessen Ursachen und mögliche Linderungswege. Folglich begeben sich Kinder nur in Ausnahmefällen aus freien Stücken in Therapie. Zumeist werden sie gemeinsam mit ihren erwachsenen Bezugspersonen vorstellig oder gar von diesen zur Therapie gezwungen. Auf diese Weise mehr oder weniger unschuldig in die Rolle der Patientin geraten, »zwingen« sie ihrerseits die Therapeutin dazu, sich mit ihren Interventionen in einem hohen Maße auf die kindlichen Fähigkeiten, Interessen und Bedürfnisse einzustellen.

Für Jugendliche und zum Teil auch für junge Erwachsene gilt Vergleichbares, auch wenn diese bereits in der Lage sind, abstrakt zu denken und ein von sich selbst distanziertes Bild zu entwerfen, d.h. ein Verständnis von Gesundheit und Krankheit zu entwickeln. Dafür sind Jugendliche derart von den entwicklungspsychologischen Kernthemen der Adoleszenz in Beschlag genommen, dass diese Themen die Behandlungen quasi determinieren (vgl. Seiffge-Krenke, 2020, S. 51ff.) – und das eher ungern auf der Analyse-Couch.

Bedenkt man, dass die Wirksamkeit moderner psychodynamischer Verfahren wie übertragungsfokussierte oder mentalisierungsbasierte Ansätze darauf beruhen, dass sich Therapeutinnen möglichst individuell und situativ angemessen auf die Fähigkeiten und Defizite ihrer Klientel einstellen, so erscheinen aus heutiger Sicht die spieltherapeutischen – und daher sehr flexiblen – Behandlungstechniken der Kinderanalytikerinnen A. Freud und Klein sehr viel moderner als die ihrer methodisch deutlich starreren psychoanalytischen Kolleginnen. So gesehen wären es heute eher Letztere, die wegen ihrer Arbeitsweise um ihre Anerkennung innerhalb der Community fürchten müssten – eine Entwicklung, die sich recht eindrücklich in der Theoriegeschichte psychodynamischer Konzepte von der Ein- zur Zwei-Personen-Psychologie widerspiegelt. Wir können also selbstbewusst zur Betrachtung der körperpsychodynamischen Arbeit mit Kindern und Jugendlichen übergehen, waren doch unsere analytischen Vorbilder mit ihren Konzepten ihrer Zeit weit voraus!

Allgemeine Aspekte zur Arbeit mit Kindern und Jugendlichen

Im Jahr 2021 waren in Deutschland psychische Erkrankungen und Verhaltensstörungen mit 19 Prozent aller Diagnosen die häufigste Ursache für stationäre Krankenhausbehandlungen von 10- bis 17-Jährigen. Absolut gesehen entspricht dies 427.600 Patientinnen. (Zum Vergleich: Im gleichen Jahr betrug in der Altersgruppe der Erwachsenen ab 18 Jahren der entsprechende Anteil stationärer Behandlungen nur 6 Prozent.) Zudem wurden, ebenfalls im Jahr 2021, 11 Prozent der 10- bis 17-Jährigen aufgrund unspezifischer Symptome hospitalisiert, worunter auch Bauch- und Beckenschmerzen, Ohnmacht, Kollaps und Kopfschmerzen fielen (Statistisches Bundesamt, 2022). Für Körperpsychotherapeutinnen ist dabei interessant, dass solche Fälle aus Sicht der evidenzbasierten Medizin insbesondere bei Kindern ebenfalls auf seelische und soziale Ursachen zurückzuführen sind (vgl. Kölch et al., 2020, S. 130), eine entsprechende Diagnose wie zum Beispiel eine somatoforme oder dissoziative Störung jedoch zumindest zum Zeitpunkt der Behandlung (noch) nicht gestellt wurde.

Auch ohne die unspezifischen Fälle entwickeln sich seit 2011 Kinder und Jugendliche mit diagnostizierten psychischen Störungen sowohl anteilig als auch absolut zur größten stationären Patientengruppe (ebd.) und damit auch zu einer zahlenmäßig bedeutenden Klientel für ambulante Weiterbehandlungen.

Ein Blick auf die Prävalenz psychischer Störungen – d. h. die Wahrscheinlichkeit, an einer psychischen Störung zu erkranken – dürfte endgültig klären, dass ein großer Bedarf an fachlicher Kompetenz für die therapeutische Arbeit mit Kindern und Jugendlichen besteht. Im Rahmen der ersten Erhebung einer großen deutschen Längsschnittstudie (Klipker et al., 2018) zeigten bereits bei den drei- bis sechsjährigen Kindern fast 14 Prozent der Mädchen und über 20 Prozent der Jungen psychische Auffälligkeiten. Bei der zweiten Erhebung sechs Jahre später wurde ein Drittel dieser Mädchen und die Hälfte dieser Jungen nach wie vor als chronisch verhaltensauffällig gescreent. Zwar sank erfreulicherweise die Prävalenz in allen Altersgruppen (insgesamt von 3 bis 17 Jahren) zwischen der ersten Erhebung (2003 bis 2006) und der zweiten Erhebung (2014 bis 2017) von über 20 auf knapp 18 Prozent. Jedoch darf hierbei nicht außer Acht gelassen werden, dass es sich bei Kindern und Jugendlichen um eine besonders vulnerable Bevölkerungsgruppe handelt, die auf Krisen wie zum Beispiel die Coronapandemie oder die Auswirkungen des Klimawandels stärker reagiert als der Durchschnitt, sodass sich solche Zahlen kurzfristig signifikant ändern können (vgl. Lass-Hennemann, 2024; Ravens-Sieberer, 2021).

Um das menschliche Leid hinter diesen epidemiologischen Zahlen zu verdeutlichen, möchte ich ergänzend einige statistische Informationen zur

Suizidalität anführen. Bei über 90 Prozent der Suizide von Kindern und Jugendlichen gilt eine psychische Erkrankung als gesichert. Damit muss die zweithäufigste Todesursache von Minderjährigen in Deutschland fast immer in Zusammenhang mit psychischen Belastungen gesehen werden. Nur Verkehrsunfälle fordern mehr junge Menschenleben (Kölch et al., 2020, S. 478ff.), und auch hier spielen Substanzmissbrauch (Statistisches Bundesamt, 2021b) und eine anzunehmende, statistisch aber schwer abzubildende, latente Lebensmüdigkeit, die zu einem übertriebenen Risikoverhalten führen kann, mit hinein – bei den Kindern und Jugendlichen selbst, oder auch bei den Menschen, in deren Auto sie saßen.

Gesellschaftliche, juristische und klinische Rahmenbedingungen

Kurze Frage: Wie haben Sie sich beim Lesen des obigen Abschnitts über Suizide von Kindern und Jugendlichen gefühlt? Zum Beispiel besorgt, betroffen, empört, erschrocken, wütend oder ohnmächtig? Fühlten Sie sich bezüglich Ihres Vorwissens bestätigt, ergänzt oder eines Besseren belehrt? Fühlten Sie sich mit Fragen der eigenen Verantwortung in Ihren Arbeitsbereichen oder auch privat konfrontiert? Oder erleichtert, nichts damit zu tun zu haben? Oder einfach nur gut oder schlecht informiert? Distanziert? Die Liste der Reaktionsmöglichkeiten ließe sich noch beliebig erweitern. In jedem Fall spiegelt sie das Wechselbad der Übertragungen, Gegenübertragungen, Erwartungen, Enttäuschungen und Anforderungen wider, die die tägliche Arbeit mit psychisch erkrankten Kindern und Jugendlichen nach meiner Erfahrung mit sich bringt.

> Herbst 2022: Die 13-jährige Kiara ist seit drei Wochen in unserer Klinik für Kinder- und Jugendpsychiatrie. In Teambesprechungen erfahre ich, dass es ihr nach Corona nicht mehr gelungen war, regelmäßig zur Schule zu gehen. Aufgrund von Kiaras Verschlossenheit habe die Schulsozialarbeiterin zur ambulanten Psychotherapie geraten und konnte zeitnah einen Therapieplatz bei einer ehemaligen Kollegin vermitteln. Dort habe Kiara schließlich von ihrem Wunsch zu sterben erzählt. Um diesen Wunsch zu prüfen, gehe sie täglich zur nahegelegenen Bahntrasse.
>
> Weil sich Kiara nicht von ihrer Suizidalität distanzieren konnte, rief die Therapeutin die Mutter und unsere Klinik an, um eine Krisenauf-

nahme in die Wege zu leiten. Zunächst wollte Kiara nicht auf der Station bleiben, ließ sich dann aber von der fallführenden Therapeutin umstimmen. Auch Kiaras alleinerziehende Mutter drängte auf eine Klinikaufnahme. Mittlerweile scheine sich Kiara etwas in der Klinik eingelebt zu haben. Sie gehe – begleitet – zur Klinikschule, zeige dort wenig Beteiligung, komme aber laut Pflege- und Erziehungsdienst immer besser in Kontakt mit anderen Patientinnen.

Ich sehe Kiara heute zum ersten körperpsychotherapeutischen Behandlungstermin. Sie erzählt mir, dass sie eigentlich immer noch unfreiwillig hier sei, aber bleibe, weil Mama es so wolle. Außerdem wolle sie ja auch lernen, sich nicht mehr so oft mit Mama zu streiten. Mir wird eng ums Herz. Angst, glaube ich. »Und Papa?«, frage ich. »Ist weg. Hat eine neue Frau. Interessiert sich nicht für mich. Aber das ist mir egal, und Mama auch.« Mein Bauch spannt sich an – es könnte Wut sein. »Seit wann?«, hake ich nach. »Er zog aus, als Corona war.« »Nein, seit wann ist es dir egal?« Kiara schaut mich erschrocken an. Dann blickt sie auf ihren Schoß und sagt nichts mehr.[5]

Ich arbeite seit fast 15 Jahren in einer kinder- und jugendpsychiatrischen Versorgungsklinik (Holle, 2018). Obige Fallvignette soll exemplarisch vor allem zwei Dinge zeigen: erstens, wie sich die oben genannten Zahlen als reale Fälle abbilden, und zweitens, wie weit sich die heutige psychiatrische Versorgung von Kindern und Jugendlichen von der ehemaligen »Besserungsanstalt« (Scherpner, 1966, S. 160ff.) entfernt hat und in weiten Teilen durch eine professionelle Fürsorge-Haltung ersetzt wurde, die jedoch von den Fürsorge anbietenden Erwachsenen einen reflektierten Umgang mit dem eben skizzierten, eigenen Affektspektrum erfordert. In obigem Fallbeispiel konnte ich zwar möglicherweise eine Wut korrekt in der Gegenübertragung identifizieren, doch womöglich brachte ich sie zu früh in den Explorationsprozess der Patientin ein.

Dass Fürsorge gegenüber Kindern und Jugendlichen ein biologisches Merkmal des Menschen ist (vgl. Kapitel 1.1 von Reinhard Weber-Steinbach), lässt sich wohl ebenso wenig bestreiten wie die Tatsache der zu vielen, mitunter schwerwiegenden Ausnahmen in Form von häuslicher

5 Diese und alle weiteren Fallvignetten sind fiktiv. Ähnlichkeiten zu realen Personen sind rein zufällig und nicht beabsichtigt, sondern ergeben sich, wenn überhaupt, aufgrund des störungsspezifischen Aufbaus der Szenarien.

(Statistisches Bundesamt, 2021a), institutioneller bis hin zu organisierter Gewalt an Kindern (Unabhängige Beauftragte für Fragen des sexuellen Kindesmissbrauchs bzw. UBSKM, 2023). In kluger und umfassender Weise beschreibt Martin Dornes (2018, S. 350ff.) den langen, bis heute widersprüchlichen und in steter Wandlung begriffenem gesellschaftlichen Weg von dem, was wir heute unter *Kindeswohl* verstehen (sollten). Dabei fasst er eine seiner Kernaussagen wie folgt zusammen: »Als zentral für die gesunde Entwicklung von Kindern hat sich die Bedeutung einer dauerhaft emotional zugewandten Betreuungsperson herausgestellt, die allen anderen bekannten Einflussfaktoren überlegen ist« (ebd., S. 351).

Dornes' Aussage ist zunächst einmal so zu verstehen, dass Vernachlässigung, körperliche und psychische Misshandlung sowie sexuelle Gewalt diese emotionale Zugewandtheit ausschließen – eine Erkenntnis, die sich erst in den letzten Jahrzehnten nach und nach durchgesetzt hat und selbstredend erst zeitverzögert in der Gesetzgebung Niederschlag fand. Die Einführung von Kinderschutzgesetzen, die schädigende Erziehungs- und Umgangsweisen unter Strafe stellen, spiegeln damit den gesellschaftlichen Wandel wider, der im Verlauf des 20. Jahrhunderts immer weiter weg von einer Gehorsamskultur und immer mehr zur Idee individueller Selbstverwirklichung, die auch Kinder als Personen mit eigenen Rechten betrachtet, hinführte (vgl. Kapitel 4.4 von Jens Tasche). Flankiert und begründet wird diese Entwicklung von wissenschaftlichen Erkenntnissen aus der Säuglings-, Bindungs- und Entwicklungsforschung (vgl. Dornes, 2018), die z. B. unmissverständlich zeigen, dass ...

- ➢ ... die vermeintlich lungenkräftigende Wirkung, wenn man einen Säugling schreien lässt, im Vergleich zur Stärkung seiner mentalen Resilienz durch die präverbale Erfahrung, bei der Beseitigung der Ursache seines Schreiens unterstützt zu werden, kritisch zu betrachten ist,
- ➢ ... körperliche Gewalt gegen Kinder weniger zu deren charakterlicher »Abhärtung« als vielmehr zu einer gestörten Affektregulation beiträgt, sodass die betroffenen Kinder später dazu neigen, selbst gewalttätig zu werden – sie machen oftmals andere Menschen zu Opfern, um ihre eigene Geschichte als Opfer nicht spüren zu müssen.

Der Eindeutigkeit dieser Sachverhalte kann u. a. in den Publikationen von Dornes (ebd.) nachgegangenen werden. Heute gelten sie als Common Sense, doch es brauchte Jahrzehnte, um sie zu ermitteln und anschließend im gesellschaftlichen Bewusstsein zu verankern. Nicht selten wurden die Voraussetzungen zu ihrer Erforschung erst durch den gesellschaftlichen Wandel selbst geschaffen.

In ihrer Dankesrede für den Erhalt des *Friedenspreises des Deutschen Buchhandels* im Jahr 1978 forderte die schwedische Kinderbuchautorin Astrid Lindgren, dass, wer Frieden in der Welt wolle, aufhören müsse, Krieg gegen Kinder in Form körperlicher Züchtigung zu führen. Der Stiftungsrat, dem die Rede vorab vorlag, empfand diese Aussage als zu provokant und bat Lindgren, die Rede nicht zu halten – woraufhin sie ankündigte, den Preis abzulehnen. Den Skandal fürchtend, ließ der Rat die berühmte Autorin gewähren. Lindgrens Rede war der Startschuss für die Kinderrechtsbewegung in Europa. Vor allem dank ihres politischen Engagements wurde in Schweden bereits 1979 die Züchtigung von Kindern unter Strafe gestellt. Der mittlerweile emeritierte Kriminologe Christian Pfeiffer (2018) erinnert sich, dass erst dieser Wandel die nötigen Bedingungen für jene Langzeitstudien schaffte, in denen nachgewiesen wurde, dass nicht-geschlagene Kinder im späteren Leben besser dran sind als ihre »gezüchtigten« Altersgenossen (Felitti et al., 1998).

Bis heute haben sich Kinderschutzgesetze – bis hin zur UN-Kinderrechtskonvention – immer weiter ausdifferenziert und bilden ein komplexes System an Rechten und Pflichten, das auch für das Verhalten von Kinder- und Jugendtherapeutinnen bindend ist. Wenn man dann noch das Sorgerecht der Eltern mitbedenkt, wird deutlich, dass die Arbeit mit Kindern und Jugendlichen in der Regel sehr viel interdisziplinärer und letztlich auch familientherapeutischer gestaltet werden muss als die Therapie von Erwachsenen. Die gesellschaftlichen Bedingungen führen heute sicherlich zu höheren Erwartungen an Kinder- und Jugendtherapeutinnen als zu den Zeiten Anna Freuds und Melanie Kleins. Dennoch bleibt unsere Gesellschaft nach wie vor weit hinter ihren Möglichkeiten zurück, wenn es darum geht, Kinderschutzgesetze wirksam durchzusetzen. Auch Institutionen bzw. Kliniken sind von diesem Missstand nicht ausgenommen und entsprechend gefordert, wirkungsvolle Kinderschutzkonzepte zu implementieren, die sowohl der Sicherheit als auch den Entwicklungsbedürfnissen von Kindern und Jugendlichen tatsächlich gerecht werden können (Fegert, 2023). Die Praxen und Kliniken sind voll, die Wartelisten sind lang. Und so wichtig das Verbot körperlicher Züchtigung auch ist – dieses Verbot allein geht noch nicht mit der von Dornes eindrücklich geforderten emotionalen Zugewandtheit einher.

Spezielle Aspekte zur Körperpsychotherapie mit Kindern und Jugendlichen

Als Überleitung zum praktischen Teil meines Berichts möchte ich erwähnen, dass die mediale Präsenz von – zum Glück! – aufgedeckten Missbrauchsfällen bzw. eine bisweilen skandalisierende Berichterstattung zu diesem Thema zu einer erhöhten Skepsis gegenüber körperpsychotherapeutischen Ansätzen und ihren körpernahen Interventionen führen kann. Solche Bedenken lassen sich jedoch in der Regel versachlichen und ausräumen, wenn man Kolleginnen, Eltern, aber auch den Patientinnen und anderen Beteiligten erklärt, dass Körperberührungen – wie alle therapeutischen Interventionen in allen anerkannten Therapieverfahren – nur mit Blick auf die therapeutischen Ziele und unter strenger Beachtung berufsethischer Regeln stattfinden. Renate Schwenks Darlegung der notwendigen Bedingungen für körpernahe Interventionen in Kapitel 1.2 bietet hierfür eine sehr gute Grundlage. Präpubertäre Kinder suchen ohnehin oft von sich aus Körperkontakt zu ihren Therapeutinnen, z. B. weil sie kuscheln oder rangeln wollen. Meines Erachtens ist es eine besondere Kompetenz der Körperpsychotherapie, diesem entwicklungspsychologisch adäquaten Verhalten konzeptionell-therapeutisch begegnen zu können. Besonders empfehlenswert ist es, das körperpsychotherapeutische Konzept zu einem expliziten Teil eines institutionellen Schutzkonzeptes zu machen (vgl. Fegert, 2023), das z. B. Aufklärungsbögen für körpernahe Interventionen bereithält.

Das körperpsychodynamische Selbstverständnis

Zugegeben, gerade Berufsanfängerinnen könnten infolge des bisher Gesagten angesichts des vielschichtigen und mitunter sensiblen Arbeitsfeldes der Kinder- und Jugendpsychotherapie verunsichert sein. Hat man doch zu Beginn der beruflichen Laufbahn – und auch immer wieder zwischendurch – viel mit Unsicherheiten und Nichtwissen zu kämpfen. Glücklicherweise gelten Unsicherheit und Nichtwissen als Grundpfeiler des therapeutischen Selbstverständnisses moderner Psychodynamik, gemäß dem Motto: *Man muss nicht alles wissen, man sollte nur alles wissen wollen – wohlwissend, dass man nie alles wissen kann.*

Ein fachlich souveräner Umgang mit Unsicherheit lässt sich nach meiner Erfahrung recht einfach erlernen. Er ist nicht nur hilfreich und angemessen im therapeutischen, kollegialen und – ohnehin essenziellen – supervisorischen Setting, sondern auch zielführend beim Erwerb der in diesem Buch empfohlenen Form von körperpsychotherapeutisch-psychodynamischer Kompetenz. *Der Weg ist das Ziel* – diese Lebensregel gilt auch und gerade für die Reifung der therapeutischen Identität. Ein guter Ausgangspunkt dafür besteht m. E. darin, zunächst Erfahrungen zu sammeln und das Spannungsfeld zwischen nichtwissender und wissender Haltung wahrzunehmen bzw. sukzessive zu gestalten. Vor dem Hintergrund, dass das eingangs erwähnte Fürsorge-Setting die im Vergleich zur Arbeit mit Erwachsenen ohnehin stärker auf Rettung bzw. Erlösung ausgerichtete Übertragungsdynamik bei Kindern und Jugendlichen noch verstärkt, erweist es sich als besonders hilfreich, wenn die Therapeutin in der Lage ist, eine affektgetragene und dennoch distanzierte Haltung des Nichtwissens einzunehmen und so die mitunter turbulente Arbeit mit Kindern und Jugendlichen deutlich zu beruhigen bzw. aufs Machbare zu fokussieren.

Bioenergetische Beiträge zur psychodynamischen Arbeit mit Kindern und Jugendlichen

Wie der Kinder- und Jugendlichenanalytiker und Bioenergetische Analytiker Ralf Quartier (2016) feststellt, gibt es in der Ausbildung zur Bioenergetischen Analytikerin keinen speziell auf die Arbeit mit Kindern und Jugendlichen zugeschnittenen Bereich – wie in vielen anderen Körperpsychotherapieverfahren auch, offenbar bis heute. Ähnlich wie bei der Psychoanalyse, deren ursprüngliche Methodik auf die Behandlung Erwachsener zugeschnitten war, geht es auch bei der Körperpsychotherapie zunächst darum, die theoretischen und methodischen Kernelemente an die junge Klientel anzupassen.[6] In der Kleinianischen Analyse zum Beispiel ersetzt das kindliche Spiel die freie Assoziation, um das Unbewusste zu erforschen (Holder, 2005, S. XVI). Passend dazu erklärt Quartier:

> »Erwachsene beschreiben in der Regel ihr Problem mit Worten, sie sprechen sich aus. Kinder zeigen ihr Problem im Spiel, sie spielen sich aus und es ist meine Aufgabe, ihr Spiel zu verstehen und dabei spielerische Angebote

6 Mitunter, vergleichbar mit der Psychoanalyse, auch gegen Widerstände (vgl. Ventling, 2001, S. 3f.).

> zu machen, die helfen, das Problem zu überwinden. Je älter ein Kind ist, je mehr wird dieser Prozess von Sprache begleitet« (Quartier, 2016, S. 36).

Quartiers an Eltern gerichtete Erläuterung ist ein prima Beispiel für das, was im Klinikjargon »die Eltern mit ins Boot holen« genannt wird. Das klappt nicht immer, verbessert aber die Behandlungsprognose erfahrungsgemäß deutlich. (Bei den sogenannten schweren Fällen ist es in der Regel besonders schwer zu bewerkstelligen, wenn denn überhaupt noch Eltern greifbar sind.) An Kolleginnen gerichtet schreibt Quartier über den Einfluss der Bioenergetik auf sein Tun:

> »Die bioenergetischen Übungen stehen in keinem Widerspruch zu meiner bisherigen psychoanalytischen Spieltherapiepraxis. Im Gegenteil, sie lassen sich kreativ und spielerisch in den therapeutischen Prozess einbeziehen. Die bioenergetischen Übungen erweitern die Erlebnisvielfalt des Patienten sowie die Deutungsebenen des Therapeuten« (ebd., S. 43).

Dieser Aussage kann ich aus eigener Erfahrung hundertprozentig zustimmen. Quartier veranschaulicht seine Schlussfolgerung mithilfe von Beschreibungen ambulanter Praxisfälle, bei denen er nicht nur bioenergetische Kernelemente wie das Grounding kindgerecht modifiziert, sondern auch Synergieeffekte zwischen analytischen Verfahren – in seinem Fall das katathyme Bilderleben – und bioenergetischen Verstehensmodellen aufzeigt.

Ich halte Quartiers Artikel für eine wertvolle Inspiration, um das Feld der psychodynamischen Bioenergetik mit Kindern und Jugendlichen auszubauen und zu vertiefen. Schließlich ist die Arbeit mit Kindern und Jugendlichen letztlich »Entwicklungspsychologie live« und deshalb Lernstoff pur, daran hat sich seit Anna Freud und Melanie Klein nichts geändert. Umso tragischer ist es, dass Ralf Quartier hierzu keinen weiteren Beitrag leisten kann, da er bedauerlicherweise – viel zu früh – verstorben ist.

Seinerseits ließ sich Quartier vom norwegischen Kinder- und Jugendpsychiater und Bioenergetischen Analytiker Arnt Halsen (2001) inspirieren. Wie so oft in der Geschichte der Psychotherapie wurde auch Halsen durch die Auseinandersetzung mit schwer Erkrankten zu seinen innovativen Konzepten geführt. Vor dem Hintergrund des Exils von Wilhelm Reich in Norwegen und dessen nachhaltigen Wirkens dort sah sich Halsen in Reichs Tradition stehend. Als er Ende der 1970er Jahre Leiter einer Kinder- und Jugendpsychiatrie wurde, richtete er diese konzeptionell nach Reichs Grundsätzen aus. Schon damals betonte er unter Berufung auf die Arbeiten von Donald Winnicott *(Holding and Handling)* und John Bowlby *(Secure Base)* die Notwendigkeit eines fürsorglichen therapeutischen Settings für seine jungen Patientinnen. Allerdings verzichtet er weitgehend darauf, die entwicklungspsychopathologischen Dimensionen dieser Ansätze darzustellen.

Auch bei der Darstellung seiner therapeutischen Leitprinzipien (ebd., S. 43), die er entlang der Vorgaben von Alexander Lowen[7] formuliert, verwendet Halsen analytische Begriffe, ohne diese konzeptionell einzubetten. In erster Linie geht es ihm um bioenergetisch angeleitete »Ich-Stärkungen«, die er in acht Unterkategorien ausdifferenziert. Nach meiner Erfahrung bieten diese Unterkategorien eine gute Orientierung dafür, wie ein körperpsychotherapeutischer Behandlungsbeitrag aussehen kann bzw. wofür Körperpsychotherapeutinnen innerhalb eines multidisziplinären Behandlungsteams wertgeschätzt werden. In meiner eigenen freien Übersetzung lauten sie:

1. Verbesserung des Wissens der Kinder in Bezug auf die Wahrnehmung und den Kontakt mit ihrem Körper und ihren Gefühlen
2. Verbesserung ihrer Fähigkeit, Gefühle körperlich und verbal auszudrücken
3. Verbesserung der bewussten Kontrolle über ihre emotionalen Äußerungen, ihrer Fähigkeit, Emotionen und Spannungen zu tolerieren bzw. einzudämmen, und ihrer Fähigkeit, die Bedeutung bzw. den Grund ihrer Emotionen und Reaktionen zu erkennen
4. Aufbau und Sicherung ihrer physischen und psychologischen Grenzen
5. Verringerung ihrer Tendenz zur Spaltung durch Vermittlung der Erkenntnis, dass andere Menschen weder ganz schlecht noch ganz gut sind
6. Stärkung ihrer Identität und ihrer Fähigkeit, auf eigenen Füßen zu stehen
7. Verbesserung ihrer Konzentration, Arbeit mit dem Setzen bzw. Verfolgen von Zielen und Entwicklung von Bewältigungsmechanismen
8. Angebot einer sicheren Basis für die weitere Entwicklung zwischenmenschlicher Beziehungen

Schon in Halsens Fallbeispielen wird deutlich, dass entlang dieser Prinzipien viele Abwehrmechanismen bearbeitbar sind (Halsen, 2001). Zwar bleibt es nach der Lektüre von Halsens Ausführungen fraglich, wie z. B.

7 Irritierenderweise bezieht er sich hierbei auf ein unveröffentlichtes Dokument.

eine Therapeutin mit der erwähnten Spaltung umgehen sollte, wenn Kinder selbst erlebt haben, dass es offenbar doch Menschen gibt, die böse sind, weil sie Böses tun – nämlich ihre Peinigerinnen. Doch dankenswerterweise stellt Suzanne Robert-Ouvray (2001) im selben Buch den Umgang mit diesem Abwehrmechanismus noch differenzierter dar. In jedem Fall sind Halsens Beispiele zur Modifikation bioenergetischer Ansätze für Kinder sehr innovativ und laden dazu ein, sie an andere Arbeitskontexte anzupassen – zum Beispiel das *Therapeutische Raufen*, das sich aus Halsens Übung *Feeling Bodily Strength*[8] entwickelt hat (vgl. Holle, 2018).

Leider konnte ich nicht herausfinden, ob Halsens therapeutische Ausrichtung der Klinik nach dessen Tod weitergeführt wurde. Der heutige, nur auf Norwegisch angebotene Internetauftritt seines ehemaligen Instituts (BUPP Fredrikstad, 2024) lässt vermuten, dass es dort noch eine kinder- und jugendpsychiatrische Ambulanz gibt, die ihrerseits – wie heute üblich und oben dargelegt – die Wichtigkeit der Einbeziehung des familiären bzw. sozialen Umfelds in die Behandlung betont. Zu diesem Aufgabenfeld äußert sich Halsen in seinem Beitrag kaum. Dies mag dem *State of the Art* seiner Zeit geschuldet sein, möglicherweise aber auch den für heutige Verhältnisse langen Klinikaufenthalten von zum Teil mehreren Jahren und vielleicht der Hoffnung, den unter zehnjährigen Patientinnen unabhängig von ihrer Ursprungsfamilie einen echten Neustart ins Leben bieten zu können.

Neben Halsens Texten gibt es in dem von Christa Ventling herausgegebenen Buch *Childhood Psychotherapy. A Bioenergetic Approach* einsichtsreiche Beiträge. Ventling selbst (2001) und auch Vincentia Schroeter (2001) beschäftigen sich in ihren Buchbeiträgen mit Bioenergetik und *Bonding*, also der Prävention durch Förderung der frühen Bindung zwischen Mutter und Kind. Jens Kühntopp und Vita Heinrich (2001) bieten u.a. in ihren durch Halsen inspirierten Fallvignetten deskriptive Würdigungen auch systemischer Aspekte. Tim Wills (2001) beschreibt in seinem Beitrag, wie er Bioenergetik in ein stationär-behaviorales Setting integriert.[9] Suzanne Robert-Ouvray (2001), die bereits erwähnte psychologische Psychotherapeutin mit

---

8 Zu Deutsch etwa: »Körperliche Kraft spüren«.

9 Die betreffende Klinik wurde 2012 geschlossen, möglicherweise auf staatlichen Druck hin (Indizien auf https://www.facebook.com/lohud/posts/stony-lodge-hospital-a-61-bed-psychiatric-facility-in-ossining-for-children-and-/10150835544200033 [23.1.2023]). Um näher auf Wills' Ansatz eingehen zu können, wäre es mir wichtig gewesen, Näheres über die Umstände dieser Entwicklung in Erfahrung zu bringen. Dies ist mir nicht gelungen.

Schwerpunkt Psychomotorik, legt eine Fallbeschreibung mit einem Fünfjährigen vor, in der die Spieltherapiepraxis sehr lesenswert transportiert wird; allerdings leitet sie ihre handlungsleitenden Theorien nur punktuell her (gut: Winnicott!) und spart bioenergetische Elemente m. E. weitgehend aus.

Last, but not least sei Rainer Mahrs (2001) Beitrag in Ventlings Buch erwähnt. Seinen beiden Fallberichten zur Arbeit mit zwei werdenden Teenagern stellt er eine Einleitung voran, in der er auf traumaspezifische Aspekte bei der Behandlung von Kindern und Jugendlichen fokussiert und damit m. E. der Vielschichtigkeit seiner Falldarstellungen eher nicht gerecht wird. Jedoch macht schon allein sein Hinweis an gegebener Stelle, wie ein Heranwachsender unbewältigte ödipale Konflikte spieltherapeutisch reinszenieren kann, die Lektüre dieses Textes lohnend – genauso wie seine lebendige Beschreibung der direkt-physischen Einsatzbereitschaft eines (in seinem Fall männlichen) Körperpsychotherapeuten mittleren Alters, durch die er bei seinen Klientinnen eine diesbezügliche Nachreifung zu befördern vermag. Auch pflichte ich Mahr bei, dass die Arbeit mit Kindern vielfältiger ist, als Konzepte – auch bioenergetische – dies fassen können.

> »Vor allem suchen wir nach neuen Wegen, um unsere Intention und nicht unsere Techniken in unser interaktives Spiel mit Kindern einzubringen. Unser Ziel ist es weiterhin, den spontanen und direkten Ausdruck aller Gefühle zu fördern und den Körper als einen Teil von uns selbst zu entdecken« (ebd., S. 82, frei von mir übersetzt).

Dennis McCarthy (2007, 2009) beschäftigt sich hauptsächlich mit der Frage, wie jungen Patientinnen der Ausdruck von Aggression ermöglicht werden kann. Hierfür hat er ein umfangreiches bioenergetisch-jungianisches Setting entwickelt.[10] Wie auch Quartier sieht er durch die sich ergänzenden Therapie- und Verstehensmodelle enorme Synergieeffekte:

> »Die Idee, dass ein Bild, sei es ein Traum, eine Sandszene oder eine Spielkonfiguration, Energie enthalten kann, war ein echtes Erweckungserlebnis. In Lowens Arbeit wurde die Energie direkt über die Körperbewegung zugänglich gemacht. Im Jung'schen Ansatz war es möglich, sie über Träume und aktives Vorstellen im Wachzustand zu erreichen« (McCarthy, 2007, S. 15).

10 Entnommen aus »Interview with Dennis McCarthy«, s. https://www.youtube.com/watch?v=hJ_r3JNqTpE (15.1.2024).

In Übereinstimmung mit Alexander Lowen erlebt McCarthy blockierte/gehemmte Aggression bzw. Wut immer als wesentlichen Bestandteil des Problemkomplexes seiner kleinen Patientinnen.[11] Oftmals erwies sich der gelungene Ausdruck von Aggression als positiver Wendepunkt einer Behandlung.[12]

Ausgewählte psychodynamische Modelle

Wie auch schon bei der Psychoanalyse Anna Freuds und Melanie Kleins erfordert der Transfer körperpsychotherapeutischer Konzepte auf die Arbeit mit Kindern und Jugendlichen eine starke methodische Anpassung an die entwicklungsbedingten Kompetenzen, Einschränkungen und thematischen Schwerpunkte der heranwachsenden Klientel. Dazu kommen die jeweiligen Behandlungsanlässe, die störungsspezifische und auf das verantwortliche soziale Umfeld – insbesondere Sorgeberechtigte, Eltern, Lehrerinnen und Kolleginnen – abgestimmte Herangehensweisen notwendig machen. Auch die Bedingungen des jeweiligen Behandlungssettings (ambulant, stationär, tagesklinisch) wirken sich anders – und in der Regel bedeutsamer – aus als bei Erwachsenen. Deshalb sind in der Summe auch die rechtlichen und gesellschaftlichen Rahmenbedingungen komplexer und erfordern mehr Aufmerksamkeit als bei erwachsenen Patientinnen. Das Feld ist weit und divers.

Vor allem Quartier und McCarthy zeigen, dass die Hinzunahme psychodynamischer Behandlungsmodelle, die historisch ja Voll-, Halb- oder Stiefgeschwister der Bioenergetik bzw. anderer Körperpsychotherapieverfahren sind, bei der methodischen Anpassung an Kinder und Jugendliche ungemein wertvoll sein kann. Bei einer ausreichenden fachlichen Durchdringung und Anwendung kommen die Synergieeffekte nicht nur beiden bzw. allen interagierenden Modellen zugute, sondern vor allem auch den zu behandelnden Kindern und Jugendlichen. Denn diese sind – genauso wie wir alle und alle Modelle, mit denen wir arbeiten – Teil des in stetigem Wandel begriffenen und stetig diverser werdenden Gesellschafts- und Krankheitspanoramas. Gerade wir Fürsorgende sind es den Sorgenkindern

11 Beeindruckend, dass es »tausende« Patientinnen gewesen sind!

12 Unklar bleibt m.E. McCarthys Begriff der »negativen« Aggression (vgl. Lowen, 1995, S. 102ff.; Geuter, 2023, S. 184f.).

und -jugendlichen deshalb schuldig, uns zu ihrem Wohl dem Wandel konstruktiv zu stellen und dafür auch wissenschaftlichen und gesellschaftlichen Weiterentwicklungen Rechnung zu tragen.

In der psychoanalytisch-tiefenpsychologischen Literatur herrscht kein Mangel an konzeptioneller Aufmerksamkeit für den Körper, im Schwerpunkt bezogen auf entwicklungspsychologische Fragen. Auch hier gilt: Das Feld ist weit.[13] Dementsprechend konzentriert sich die folgende Darstellung psychodynamischer Modelle und deren Anwendung im Rahmen einer bioenergetisch-körperpsychotherapeutisch geprägten Arbeitsweise auf einige ausgewählte, für meine eigene Tätigkeit relevante Theorien, die ich mithilfe kommentierter Fallvignetten zu veranschaulichen versuche (s. die Tabellen 3.3.1, 3.3.2 und 3.3.3).[14]

Analytische Psychologie nach Carl Gustav Jung

Dank McCarthy (2007, 2009) liegen uns detaillierte Beschreibungen zur Integration bioenergetisch-körperorientierter und jungianischer Verstehens- und Heilungsmodelle sowie zu ihren jeweiligen Methoden vor. Sein Konzept, wonach fließende Übergänge zwischen den Energien des Körperausdrucks und jenen des kreativen Symbolisierens unbewusster Inhalte gefördert werden – und zwar sowohl hinsichtlich des Settings als auch im Sinne des psychopathologischen Verstehens bzw. Containens –, ist m. E. für die psychodynamische Therapie mit vorpubertären Kindern absolut schlüssig. Da mit Beginn der Pubertät Kreativangebote im Vergleich zur Körperarbeit oftmals als deutlich niedrigschwelliger erlebt werden bzw. Körperarbeit generell oder über lange Zeit abgelehnt wird – insbesondere bei ausgeprägten Störungsbildern –, sollte man für Jugendliche etwas in petto haben, wenn man nicht bei einer »Redekur« verharren möchte.[15]

13 Eine zukünftige (Übersichts-)Arbeit sollte m. E. in jedem Fall das Wirken von Nic Waal (http://de.wikipedia.org/wiki/Nic_Waal [21.2.2024]) berücksichtigen, was in diesem Text aus Platzgründen leider nicht möglich war.

14 Dabei bleiben einige wichtige Perspektiven wie z. B. Systemische Ansätze, Bindungstheorie (vgl. Kapitel 2.3 von Dorota Wejner), OPD-KJ (vgl. Kapitel 2.1 von Jens Tasche) oder Embodiment (vgl. Baum, 2018) aus Platz- und Zeitgründen völlig unterrepräsentiert.

15 Mit einem Augenzwinkern sei angemerkt, dass es diesbezüglich hin und wieder zu körperpsychotherapeutischen Neidgefühlen gegenüber kunsttherapeutischen Kolleginnen kommt …

Jungs Begriffe wie *Schatten, kollektives Unbewusstes* oder *Anima/Animus* sind sowohl auf der symbolisch-kreativen als auch auf der körperlichen Ebene gut geeignet, um sich einem Kind als verständige Entwicklungsbegleiterin zur Verfügung zu stellen. Insbesondere enthält z.B. der Anima/Animus-Begriff Elemente beider Geschlechter, wodurch er eine erhebliche Bedeutung für die Entwicklung der individuellen Identitäten bekommt (vgl. Kapitel 4.3 von Rossana Colonna). Auch Autoren wie Ken Wilber (2001) formulieren in der jungianischen Denktradition interessante entwicklungspsychologische Modelle, die Therapeutinnen helfen können, ein Kind richtig einzuschätzen und »abzuholen«. Im Übrigen macht es deutlich mehr Spaß und ist auch energetisch ergiebiger, wenn man mit der Vorstellung arbeitet, dass ein kleiner Fan von *Spiderman* einen vergleichbaren »Archetypen« in sich zum Leben erweckt.

Die jungianische Perspektive eröffnet auch fachlich-kollegiale Brücken zu anderen verwandten Therapieformen wie zum Beispiel der Theatertherapie. Mein eigener Einstieg ins jungianische Verständnis erfolgte u.a. durch das Buch *Sandplay and Symbolwork* von Mark Pearson und Helen Wilson (2001).

Ich-Psychologie

Nach S. Freud ist der Trieb ein Grenzbegriff zwischen Psyche und Soma. Sein Triebkonzept bezieht sich auf das sozialisatorische Geschehen, wonach Erregungszustände im Rahmen von Interaktionen mit anderen Menschen auftreten, und zwar in Momenten von Berührung und Nicht-Berührung (vgl. Storck, 2021, S. 12). In seiner zweiten Topik ist die Triebtheorie im bekannten Strukturmodell mit den Instanzen Es, Ich und Über-Ich zusammengefasst. Es sei daran erinnert, dass demnach nicht nur das Es, sondern auch weite Teile des Ich und des Über-Ich im Un- bzw. Vorbewussten liegen.

Unter dem Eindruck ihrer entwicklungspsychologischen Live-Beobachtungen als Kinderanalytikerin übernahm A. Freud das Strukturmodell ihres Vaters. Im Ich sah sie sowohl eine Steuerinstanz des Bewegungsapparates als auch den Hauptsitz von Abwehrmechanismen, die aus dem Es heraufdringende Triebimpulse und Affekte daran hindern, bewusst zu werden oder gar direkten Zugriff auf den Bewegungsapparat zu erlangen und in der Folge ihre Handlungsimpulse umsetzen zu können (A. Freud, 2019 [1936], S. 15f.). Auch die bis heute weithin anerkannte Idee unterschiedlicher Reifegrade der verschiedenen Abwehrmechanismen geht auf A. Freud zurück (vgl. Storck, 2021, S. 74ff.). Dadurch wohnt dem Konzept eine offene Ambiguität inne: Abwehrmechanismen sind zugleich gesund und ungesund, und sie lassen sich immer als ein Versuch des psychischen Apparates, Schlimmeres zu verhindern, verstehen. Somit lässt sich Therapie als ein Prozess beschreiben, bei dem das Ich der Patientin dabei unterstützt wird, von unreifen Abwehrmechanismen (z. B. Spaltung) auf reife (im, laut S. Freud, besten Fall Sublimierung) zu wechseln, sprich: nachzureifen. In diesem Therapieverständnis muss jedoch berücksichtigt werden, dass jungen Menschen und insbesondere Kindern nur bedingt oder gar keine reifen Abwehrmechanismen zur Verfügung stehen, da ihre seelische Entwicklung noch nicht so weit fortgeschritten ist und/oder sie unter ihren aktuellen Lebensbedingungen (sprich: Abhängigkeiten) zur Beibehaltung unreifer Abwehrniveaus gezwungen sind.

Objektbeziehungstheorie

Die Beschäftigung mit der Theorie Melanie Kleins erlebe ich – und ich kenne andere Menschen, denen es ähnlich geht – meist als zutiefst aufwühlend. Ein Grund dafür könnte sein, dass ein bioenergetisch erfahrener Körper leicht Zugang zum Ausmaß des intensiven inneren Erlebens findet, das Klein einem Baby als konstitutionellen Bestandteil zuschreibt. Denn »meine analytischen Beobachtungen zeigen, dass es im Unbewussten sehr wohl eine Angst vor der Vernichtung des Lebens gibt« (zit. n. Kristeva, 2008, S. 82). Die existenzielle Abhängigkeit von der lust- und lebensspendenden Brust der Mutter (oder ihrer Derivate) führt laut Klein im archaischen Ich des Säuglings zu einem Ohnmachtserleben, das es nur durch elementare unbewusste Fantasien organisieren kann. Durch diese Fantasien lässt sich die Angst vor dem Nicht-Versorgt- bzw. Vernichtet-Werden erst abspalten, dann projizieren und schließlich introjizieren.

In der *paranoid-schizoiden Position*, die etwa bis zum 6. Lebensmonat vorherrscht, befindet sich das Neugeborene in einem ständigen existenziellen Ausnahmezustand. Abwechselnd wird es von Aggressionen gegen die »böse Brust« der Mutter überwältigt, wenn sein Begehren nach ihr unerfüllt bleibt, und von purer Freude erfüllt, wenn die »gute Brust« der Mutter es füttert und pflegt – eine Erfahrung, die dann ihrerseits von der »bösen Brust« abgespalten werden muss.

Wenn es dem Ich nicht in ausreichendem Maß gelingt, diese paranoid-schizoide Position in der weiteren Entwicklung aufzugeben, werden Teile des eigenen Körpers oder Körperteile anderer Menschen krankheitswertig projektiv oder introjektiv besetzt und dadurch vom Ich-Erleben abgespalten – und mit ihr die orale, anale und genitale Libido. Da solche physisch-archaischen Projektionen und Introjektionen auch im Spiel als Symbole auftauchen, können sie in der, wie Winnicott es nannte, »haltenden Spieltherapie« (Gödde, 2021, S. 95) einer Bearbeitung zugänglich gemacht werden. Das therapeutische Ziel ist dabei, der Patientin einen Übergang in die *depressive Position* zu ermöglichen. Diese Position lässt sich als ein Zusammenrücken von Gut und Böse beschreiben: Das Kind hat gelernt, den es versorgenden Objekten böse Eigenschaften, eigene Bedürfnisse und eigene Interessen zuzugestehen. Dieser Übergangsprozess, der mit Schuldgefühlen, Wiedergutmachungswünschen und vor allem Trauer einhergehen kann, muss *notfalls* durch den Aufbau von Objektbeziehungen alternativ zu den elterlichen Introjekten erfolgen (vgl. Kristeva, 2008; Holder, 2005).

An der Schwelle zwischen der paranoid-schizoiden und der depressiven Position konzeptualisieren Klein und später Wilfred R. Bion den Abwehrmechanismus der *projektiven Identifikation* (Diem-Wille, 2013, S. 90). Dieser im Detail ebenso umstrittene wie komplexe Mechanismus erweist sich als geeignetes Erklärungsmodell für die bisweilen extremen Übertragungsprozesse, in denen sich eine Therapeutin während und nach Therapie-Terminen wiederfinden kann, ohne dass die äußerlich beobachtbaren Vorgänge während der Sitzung dies nachvollziehbar machen könnten. Mithilfe der projektiven Identifikation ist der Säugling bzw. die Patientin in der Lage, unerträgliche Affekte und Impulse, die im Rahmen des Beziehungsgeschehens aktiviert werden, in die Mutter bzw. Therapeutin »auszulagern« und so den Umgang damit an die nahe Bezugsperson zu delegieren. In diesem Kontext beschreibt also Winnicotts *Handling* den Identifikationsprozess mit den Affekten des Anderen und den »haltenden« Umgang damit (vgl. Kristeva, 2008, S. 70f.; Gödde, 2021). Bion nannte diese unerträglichen Affektlagen *β-Elemente* und die Auf- bzw. introjizierende Übernahme der β-Elemente durch die Mutter/Therapeutin *Containen*. Gelingt es der Mutter/Therapeutin im Rahmen des Containens, die β-Elemente in erträgliche Affektlagen zu wandeln, werden sie zu sogenannten *α-Elementen*, die dann wieder vom Säugling bzw. der Patientin introjiziert werden können (vgl. Diem-Wille, 2013, S. 124ff.).

Mentalisierungsbasierte Therapie (MBT)

Diese von Peter Fonagy et al. begründete Methode ist m. E. die größte psychodynamische Innovation der vergangenen 20 Jahre. Indem MBT die psychodynamische Denktradition mit einer daran ausgerichteten, störungsspezifisch ausformulierten Methodik und deren empirischer Überprüfbarkeit kombiniert (Bateman & Fonagy, 2019, S. 43ff.), findet sie Anschluss an den Mainstream des aktuellen medizinischen Evidenz-Paradigmas; unter anderem findet sie schulenübergreifend Anerkennung (vgl. Sulz, 2021). In dem von ihnen herausgegebenen Buch *Bioenergetik als mentalisierende Körperpsychotherapie* zeigen Jens Tasche und Reinhard Weber-Steinbach (2018) die Schnittmengen zwischen MBT und Bioenergetik auf, und Ulrich Schultz-Venrath, einer der profiliertesten deutschen MBT-Vertreter und Verfasser des Geleitworts für das eben genannte Buch, publiziert zum Thema Mentalisieren mit Kindern und Jugendlichen (2018) und des Körpers (2021).

Über die unterschiedlichen Mentalisierungsmodi und deren therapeutische Implikationen ist – auch online – schon so viel veröffentlicht worden, dass sie hier als bekannt vorausgesetzt werden. Es folgen einige ergänzende Hinweise aus meiner eigenen Erfahrung bezüglich der Kombinierbarkeit von bioenergetischer und mentalisierender Therapie:

- Die in der Bioenergetik vorherrschende therapeutische Grundhaltung des Wissens (um die energetischen Körperprozesse) und die therapeutische Grundhaltung des Nichtwissens in der MBT (d. h. wie durch Neugier eine Mentalisierung gefördert werden kann) ergänzen einander sehr organisch.
- Beide Kompetenzfelder definieren den gestaltbaren Bereich des intersubjektiven Feldes der Therapie.
- Das mentalisierungsbezogene Wissen hilft der Therapeutin, die bioenergetischen Körperprozesse zu vermitteln, zu vertiefen und auszudifferenzieren – und umgekehrt.
- Bioenergetisch gefördertes Mentalisieren findet vor allem statt, wenn Patientinnen durch Körperübungen aus dem Als-ob- in den Äquivalenzmodus begleitet und dann in diesem Übergangsbereich gehalten werden. Wie weit dabei in den Äquivalenzmodus eingestiegen werden kann, hängt von der Tragfähigkeit des therapeutischen Arbeitsbündnisses ab.
- Auch beim therapeutischen Spielen (= Als-ob-Modus) kann die Therapeutin ihr bioenergetisches Körperwissen verwenden, um sich als Spielpartnerin für den Ausdruck von Autonomie-Impulsen anzubie-

ten, z. B. in Form von Rollenspielen, bei einem »Angriff des (bioenergetischen) Würfelmonsters« oder beim Therapeutischen Raufen.

- Wenn sich eine Patientin bereits im Äquivalenzmodus befindet, sind bioenergetische Übungen in der Regel kontraindiziert.
- Ist das Arbeitsbündnis hinreichend stabil, sind auch Übungen im Rahmen des teleologischen Modus möglich und sinnvoll – zum Beispiel bei Borderline-Persönlichkeitsstörungen oder posttraumatischen Belastungsstörungen. Diese müssen aber in der Regel vorsichtig dosiert werden.
- Auch bei der Konzeption störungsspezifischer Gruppenprogramme, z. B. dem jugendspezifischen Programm *Aggressionstherapie zur Empathiestärkung* (ATZE[16]), erweist sich die Kombination der beiden Methoden als sehr bereichernd.

Ausblick

Psychotherapie mit Kindern und Jugendlichen ist Entwicklungspsychologie und -psychopathologie »live«. Und Körperpsychotherapie mit Kindern und Jugendlichen ist *Körper*-Entwicklungspsychologie und -psychopathologie »live«: Ob Wachstum oder Wachstumsschmerz, wir Körperpsychotherapeutinnen sind es gewohnt, beides als beständige Ermunterung für den Dialog zwischen Körper und Psyche zu begreifen. Auch sich gerade entwickelnde Identitäten sind körperliche Identitäten – wer, außer den Kindern und Jugendlichen selbst, könnte dies besser verstehen als Bioenergetikerinnen? Kinder und Jugendliche leiden körperlich, wenn sie an ihrer Seele leiden. Folglich ist auch ihr Vertrauen, sich gegenüber Therapeutinnen mit ihren unbewussten Prozessen zu öffnen, immer ein unmittelbar körperliches Vertrauen. Gemäß der Botschaft *I am my body*[17] erhalten wir deshalb von ihnen ein Mandat, das ihr körperlich-seelische Erleben in unsere Fürsorge und Umsicht einschließt. Nicht zuletzt deshalb sollte eine körperpsychodynamische Perspektive auf die Störungsbilder, die uns tagtäglich in unserer Arbeit begegnen, zukünftig ihren Platz als eigenständiges Modul der kinder- und jugendpsychotherapeutischen Lehre finden.

---

16 Eine Veröffentlichung ist im Laufe des Jahres 2024 geplant. Kontaktaufnahme vorab gerne per E-Mail.

17 Zu Deutsch etwa: »Ich bin mein Körper.«

Tabelle 3.3.1: Fallvignette zu Henrike

Fallvignette	Fallbegleitende Arbeitshypothesen
Henrike, 14 Jahre, soziale Ängste, Schuldistanz, kann sich nicht mit ihrem Spiegelbild identifizieren, strahlt aber dennoch ein bemerkenswertes Selbstbewusstsein aus. Bei vielen Detailfragen zeigt sie sich von sich selbst überzeugt – vielleicht etwas rigide, aber durchaus sympathisch. Ihr häufiges Lächeln vermag offenbar sowohl abzuwehren als auch zu verbinden. Da ich um die vielen invasiven ärztlichen Maßnahmen weiß, die ihr als Baby aufgrund von lebensbedrohlichen Symptomen zugemutet werden mussten, gebe ich mir viel Mühe mit der Psychoedukation, als ich ihr Körperübungen vorschlage. Diese führt sie dann auch bereitwillig durch, was in der Folgesitzung zu einem langen Gespräch über die Notwendigkeit körperlicher Selbstbestimmung gegenüber Autoritäten und auch mir gegenüber führt. Denn sie fand die Übungen blöd und fürchtet nun, weitere Übungen machen zu »müssen«. Stattdessen arbeitet Henrike heute am Sandkasten. Sie lässt zwei riesige Urzeit-Amöben entstehen, im Verhältnis wie Kopf und Rumpf eines Babys, mit kräftig gezogenen Körpergrenzen, innerhalb derer sich ein sorgfältig angelegtes Gewirr an Linien, Kringeln, Hügeln und Löchern befindet. »Das hat gutgetan«, kommentiert sie anschließend. Gern hätte ich mich mit ihr über den Symbolgehalt ihrer Kreation, die mögliche Projektion ihres Körperbildes in den Sand und ihr (auch körperliches) Selbsterleben dabei unterhalten, doch aufgrund ihrer Entlassung kam es leider nicht mehr dazu.	Während Henrikes ersten Lebensmonaten führte die durch die invasiv-ärztlichen Maßnahmen ausgelöste körperliche Qual zu einer Überforderung der elterlichen α-Funktion, die anschließend durch die Fürsorglichkeit der Eltern teilkompensiert werden konnte. So verblieb Henrike zwar weitgehend in der paranoid-schizoiden Position mit einer posttraumatisch organisierten Abspaltung ihres Körpererlebens, konnte aber dennoch sozial-funktionale Abwehrmechanismen entwickeln – u. a. um die über- und vermutlich auch schuldbelasteten Eltern zu entlasten und die Bindung zu ihnen zu sichern. Die körperlichen und sozialen Herausforderungen der Pubertät brachten dann die intrapsychische und intrafamiliäre Homöostase ins Wanken, sodass Henrike ihr Umfeld (Schule) paranoid besetzte. Die bioenergetischen Übungen brachten die Homöostase noch mehr aus dem Gleichgewicht, sodass paranoid-schizoide Vernichtungsimpulse aus der Abspaltung ins Ich vordrangen, wo sie Henrike als Über-Ich-Konflikt belasteten. Dessen Energie konnte sie im Sandkasten symbolisierend transformieren, was ihr Entlastung und eine Identifikation mit ihrem »chaotischen Schatten« verschaffte. Mein Angebot für einen weiteren Therapieverlauf wäre gewesen, diesen Gesamtprozess retrospektiv zu mentalisieren, körperpsychotherapeutisch zu flankieren und möglicherweise sogar emotional zu vertiefen. Weil Henrikes Eltern ihrer Tochter wohlgesonnen und auch eigenen Konflikten gegenüber aufgeschlossen sind, stehen für die Familie die Chancen recht gut, gemeinsame Wege aus der Krise finden und Henrike dabei den emotionalen Raum für die Überwindung des Traumas einräumen zu können.

Tabelle 3.3.2: Fallvignette zu Patrick

Fallvignette	Fallbegleitende Arbeitshypothesen
Patrick, 15, kein Kontakt zu seinen Eltern, seit seiner frühen Kindheit ein Kinderschutzfall und in Fremdunterbringung, seit sechs Jahren in der aktuellen Einrichtung. Anlass der Aufnahme in unsere Klinik war, dass er nach einem Streit mit seinem Lieblingserzieher auf dessen Rennrad davonfuhr und das Rad schwer beschädigte. Mir gegenüber räumt er ein, dass er immer wütend sei. Meinen Vorschlag, Tret- und Schlagübungen durchzuführen, um uns gemeinsam seiner Wut zuzuwenden, findet er großartig. Mitten in der Übung klagt er über große Schmerzen an seiner OP-Narbe am Oberschenkel – von einem schweren Unfall vor zwei Jahren. Er könne nicht so stark treten, wie er es eigentlich wolle. Erst als er mich während der beiden Folgetermine stetig abwertender behandelt, werde ich misstrauisch und konfrontiere ihn mit seinen Entwertungen. Daraufhin erklärt er zähneknirschend: Ja, er habe gelogen, er sei beim Treten so wütend und traurig wegen seiner Eltern geworden, das habe er weder ertragen noch zugeben können. Wir vereinbaren, erneut Tret- und Schlagübungen zu machen, um gemeinsam zu erkunden, wie er seine Gefühle auch ohne Ausreden regulieren könnte. Patrick pendelt dabei zwischen seinem Wunsch nach Entladung/Entlastung und seinen Schwierigkeiten, seine starken Affekte zu tolerieren, hin und her. Kurz nach dem Termin bricht er – mal wieder – auf der Station einen Streit mit Kollegen des Erziehungsdienstes vom Zaun. Als ich ihn in unserer nächsten Sitzung auf den Streit anspreche, räumt er einen Zusammenhang zwischen den Übungen und seiner diesbezüglichen Aggressivität ein. Als ich ihn frage, ob nicht vielleicht der Zeitpunkt in seinem Leben gekommen sein könnte, an dem er die	Auch Patrick befindet sich nach wie vor in der paranoid-schizoiden Position. Trotz aller Bemühungen des Jugendhilfesystems blieb ihm ein kontinuierlich-verlässlicher Rahmen versagt, innerhalb dessen er reifere Abwehrmechanismen hätte entwickeln können. Immer um soziale Anpassung bemüht, pendelt er zwischen dem Als-ob- und dem Äquivalenzmodus hin und her und nimmt daher seine Mitmenschen stets als entweder gut oder schlecht wahr. Wie viele andere Patientinnen in ähnlicher Lage nimmt er das Angebot bioenergetischer Tret- und Schlagübungen gerne an – in der Hoffnung, dadurch endlich seinen angestauten, aber (entwicklungspsychologisch gesehen zu Recht) als berechtigt erlebten Hass loswerden zu können. Stattdessen findet er sich bald im Äquivalenzmodus wieder, den er selbstabwertend abwehrt, indem er sich als der Invalide darstellt, als der er sich seelisch vermutlich ohnehin meistens fühlt. Es besteht jedoch noch kein hinreichend stabiles Arbeitsbündnis, sodass ich in der Folge als idealisiertes, aber versagendes Objekt, das sich nach wie vor um ihn bemüht, mehr und mehr verachtet werde. So kann sich Patrick überlegen fühlen und seiner Bindungswünsche in Bezug auf mich entledigen. Ich wiederum fühle mich trotz meines Bemühens immer verlassener und bemerke eine innere Leere, die sich zugleich schwer anfühlt. Bewusst spüre ich die Leere allerdings erst nach den Terminen; während der Sitzungen bemühe ich mich als Reaktion darauf noch mehr um ihn. Erst als er mich in meinem Bemühen um ihn so offen abwertet, wird mir plötzlich meine Gegenübertragungsdynamik bewusst – eigene Übertragungsinhalte sind dabei natürlich nicht auszuschließen.

Verantwortung für seine Trauer selbst übernimmt, statt sie anderen Leuten, die mit den Ursachen nichts zu tun haben, zum Vorwurf zu machen, werden seine Augen glasig und er presst seine Lippen zusammen.	Vielleicht gelingt es Patrick nun, in einem vermutlich traurig-resignativen, sicherlich aber schwierigen und wechselvollen Abschiedsprozess seine Gefühle zwar als berechtigt, sein aktuelles Fürsorge-Umfeld aber ebenso als mit eigenen Rechten ausgestattet anzuerkennen. In Patricks Fall könnte das z. B. bedeuten, dass er sich von seiner Vorstellung verabschieden muss, wie es gewesen sein könnte, wenn er eine Familie gehabt hätte – d. h. der Abschied von seiner Illusion einer Familie. Dafür braucht er genau die Kraft, die ihm Körperübungen wieder bewusst machen können. Diese Kraft ist bisher an den Abwehrprozess des Festhaltens an seiner Illusion gebunden und bringt ihn immer wieder mit seinem Fürsorgesystem in Projektionskonflikte.

Tabelle 3.3.3: Fallvignette zu Erik

Fallvignette	Fallbegleitende Arbeitshypothesen
Erik, sieben Jahre alt, seit Jahren ausgeprägte Enkopresis und seit Monaten auf Station. Obwohl er es gar nicht mag, muss er immer wieder akut endoskopisch ausgeräumt werden – trotz aller Versuche des Teams, es ihm zu ersparen. Erik ist ein freundlicher Junge, der jedoch kommunikativ und motorisch gehemmt wirkt. Seinem Alter entsprechend übernimmt er bei unseren improvisierten Rollenspielen (z. B. enacten wir sein Lieblings-Handyspiel, in dem Feuerbälle ihre zerstörerischen Kräfte entfalten) gern die Führung, zeigt dabei allerdings auch große motorische Unsicherheiten. In unseren Spielen bringt Erik nach und nach immer machtvollere und aggressivere Darbietungen ein, wobei er mich fast jedes Mal zunächst erschrocken ansieht, wenn ich ihm darstellerisch anbiete, sein Spiel noch lebendiger zu gestalten, um sich und seinen Affekten mehr Raum zu geben. In unserer, wie ich später erfahre, letzten Sitzung verwandelt sich der Raum ins völlige Chaos, nichts bleibt an	Von der fallführenden Kollegin bekomme ich einige Informationen über Eriks familiären Hintergrund, die eine psychodynamisch herleitbare Entstehung seines Störungsbildes naheliegend erscheinen lassen. Zum Glück schlägt die bioenergetisch inspirierte, mehrere Sitzungen andauernde Rollenspieltherapie an und lässt ihn schließlich sogar seine »Lust-Angst« im Hängematten-Schleudergang entdecken. Dass das, was man dem Jungen wünscht – nämlich eine Energetisierung im symbolisierenden, kraftstrotzenden Rollenspiel –, letztlich zu einer Art Zauberlehrling-Moment für mich wird, hätte ich vielleicht ahnen können. Aber wäre ich dann besser vorbereitet gewesen? Eriks Symptomatik ließ mich zwar vermuten, dass er unter einer analen Fixierung leidet und dass ein vitaleres Selbsterleben zu einer – wenn auch punktuellen – Auflösung dieser Abwehr führen könnte. Doch wie sich solche eine Auflösung dann in der therapeutischen Beziehung zeigt, stellt stets das Überraschungsmoment schlechthin dar.

seinem Platz. Seinem Wunsch folgend schleudere ich Erik in der Hängematte herum und er schreit wie am Spieß »Doller, doller!« Dann soll ich in die Hängematte. Ich bekomme etwas Angst, ohne zu wissen warum. Ich denke mir »Containe!« und bewege mich mit seinem Spiel mit. Mit seinen kleinen Kräften zerrt er am Hängemattenstoff, begräbt mich unter Kissen und Decken. Plötzlich fasst er mir unvermittelt in den Schritt und nimmt Reißaus.

Ich bin perplex – so etwas ist mir noch nie passiert. Zuerst taucht in mir der Reflex auf, mit Erik zu schimpfen. Dann denke ich aber »Nee, genau das nicht!« und nehme an, dass er mir mit dieser Grenzverletzung etwas mitteilen will. Um seine Scham nicht zu verstärken, entscheide ich, den Übergriff zu ignorieren; doch ich nehme mir vor, das nächste Mal mit ihm darüber zu sprechen. Zudem weiß ich, dass ich informiert worden wäre, wenn er auf Station bereits als übergriffig aufgefallen wäre.

Für die letzten 10 Minuten der Sitzung nehme ich einfach meine Überforderung wahr und begleite Erik freundlich, aber zurückhaltend bei seinen Spielideen, um den Kontakt zu halten. Am Ende der Sitzung sage ich zu ihm: »Bis nächste Woche!«

Obwohl der therapeutische Umgang mit kindlicher Sexualität wegen der oben skizzierten gesellschaftlich-juristischen Rahmenbedingungen notwendigerweise schwierig ist und dafür noch keine Leitlinien existieren, haben auch Kinder das Recht, ihrer sexuellen Entwicklung bzw. Problematik Ausdruck zu verleihen. Wie sollen sie sich sonst heilsam mit ihrem Körper und ihrer Sexualität auseinandersetzen? Aber wie reagiert man in solchen Momenten im Spannungsfeld zwischen Ächtung/Beschämung und Enthemmung? Ich lege mir einen Plan zurecht, den ich aufgrund von Eriks Entlassung allerdings nicht umsetzen kann: Ich spreche mit der fallführenden Kollegin über die Situation und erläutere ihr meinen körperpsychotherapeutisch-psychodynamischen Deutungsrahmen, insbesondere auch dahingehend, dass ich Eriks Verhalten als einen vermutlich notwendigen Schritt in Richtung Heilung ansehe, der nun aber mit einem Symbolisierungs- und Mentalisierungsprozess verbunden werden muss. Dafür hätte ich Erik bei der nächsten Sitzung gesagt, dass ich mich über seinen Griff in den Schritt zwar erschrocken habe, ihm das aber nicht übelnehme. Kann passieren. Fürs nächste Mal würde ich gerne mit ihm verabreden, dass er stattdessen ein Geheimwort ruft, und ihn fragen, ob er eine Idee für ein passendes Geheimwort habe.

Literatur

Bateman, A.W. & Fonagy, P. (2019). *Handbook of Mentalizing in Mental Health Practice*. Washington, DC: American Psychiatric Association Publishing.

Baum, M. (2018). Embodiment und Mentalisierung. In J. Tasche & R. Weber-Steinbach (Hrsg.), *Bioenergetik als mentalisierende Körperpsychotherapie* (S. 167–181). Göttingen: Vandenhoeck & Ruprecht.

BUPP Fredrikstad (2024). https://www.sykehuset-ostfold.no/avdelinger/klinikk-for-psykisk-helsevern-og-rusbehandling/avdeling-for-barne-og-ungdomspsykiatri-og-barnehabilitering/barne-og-ungdomspsykiatrisk-poliklinikk-fredrikstad (17.1.2024).

Diem-Wille, G. (2013). *Die frühen Lebensjahre. Psychoanalytische Entwicklungstherapie nach Freud, Klein und Bion*. Stuttgart: Kohlhammer Verlag.

Dornes, M. (2012). *Die Modernisierung der Seele: Kind – Familie – Gesellschaft*. Frankfurt a. M.: S. Fischer Verlag.
Dornes, M. (2018). *Die Seele des Kindes: Entstehung und Entwicklung*. Frankfurt a. M.: S. Fischer Verlag.
Fegert, J. M. (2023). »Haltung« in der Kinder- und Jugendpsychiatrie und -psychotherapie. https://www.uniklinik-ulm.de/fileadmin/default/Kliniken/Kinder-Jugendpsychiatrie/Praesentationen/2023_06_01_FE_Klagenfurt.pdf (10.8.2023).
Felitti, V. J., Anda, R. F., Nordenberg, D., Williamson, D. F., Spitz, A. M., Edwards, V., Koss, M. P. & Marks, J. S. (1998). Relationship of childhood abuse and household dysfunction to many of the leading causes of death in adults. The Adverse Childhood Experiences (ACE) Study. *American Journal of Preventive Medicine, 14*(4), 245–258. http://doi.org/10.1016/s0749-3797(98)00017-8
Freud, A. (2019 [1936]). *Das Ich und die Abwehrmechanismen*. Frankfurt a. M.: Fischer Verlag.
Geuter, U. (2023). *Körperpsychotherapie. Grundriss einer Theorie für die klinische Praxis*. Berlin, Heidelberg: Springer Verlag.
Gödde, G. (2021). *Entwicklungslinien psychodynamischer Psychotherapie. Historische Orientierung, aktuelle Situation und zukünftige Perspektiven*. Gießen: Psychosozial-Verlag.
Halsen, A. V. (2001). Bioenergetic Work with Children: Experiences from a Child Psychiatric Unit. In C. D. Ventling (Hrsg.), *Childhood Psychotherapy. A Bioenergetic Approach* (S. 41–52). Basel: Karger Verlag.
Holder, A. (2005). *Anna Freud, Melanie Klein, and the Psychoanalysis of Children and Adolescents*. Abingdon: Routledge.
Holle, C. (2018). Mentalisierende Körperpsychotherapie in der Kinder- und Jugendpsychiatrie. In J. Tasche & R. Weber-Steinbach (Hrsg.), *Bioenergetik als mentalisierende Körperpsychotherapie* (S. 167–181). Göttingen: Vandenhoeck & Ruprecht.
Josselyn, I. M. (1957). Psychotherapy of Adolescents at a Level of Private Practice. In B. H. Balser (Hrsg.), *Psychotherapy of the Adolescent* (S. 13–38). New York: International Universities Press.
Klipker, K., Baumgarten, F., Göbel, K., Lampert, T. & Hölling, H. (2018). Psychische Auffälligkeiten bei Kindern und Jugendlichen in Deutschland – Querschnittergebnisse aus KiGGS Welle 2 und Trends. *Journal of Health Monitoring, 3*(3), 37–45. http://doi.org/10.17886/RKI-GBE-2018-077
Kölch, M., Rassenhofer, M. & Fegert, J. M. (2020). *Klinikmanual Kinder- und Jugendpsychiatrie und-psychotherapie*. Berlin: Springer Verlag.
Kristeva, J. (2008). *Das weibliche Genie Melanie Klein. Das Leben, der Wahn, die Wörter*. Gießen: Psychosozial-Verlag.
Kühntropp, J. & Heinrich, V. (2001). Bioenergetic Duos – Uncovering Deficits in Mother-Child-Relationships. In C. D. Ventling (Hrsg.), *Childhood Psychotherapy. A Bioenergetic Approach* (S. 23–31). Basel: Karger Verlag.
Lass-Hennemann, J., Sopp, M. R., Ruf, N., Equit, M., Schäfer, S. K., Wirth, B. E. & Michael, T. (2024). Generation Climate Crisis, COVID-19, and Russia-Ukraine-War – Global Crises and Mental Health in Adolescents. *European Child & Adolescent Psychiatry, 33*, 2203–2216. http://doi.org/10.1007/s00787-023-02300-x
Lowen, A. (1995). *Joy: The Surrender to the Body and to Life*. London: Penguin.
Mahr, R. (2001). Traumatised Children: A Challenge for the Bioenergetic Therapist. In C. D. Ventling (Hrsg.), *Childhood Psychotherapy. A Bioenergetic Approach* (S. 70–82). Basel: Karger Verlag.

McCarthy, D. (2007). *»If You Turned into a Monster«. Transformation Through Play: A Body-Centred Approach to Play Therapy.* London und Philadelphia: Jessica Kingsley Publishers.

McCarthy, D. (2009). Helping Children Discharge Negative Aggression. *Bioenergetic Analysis, 19,* 85–100.

Pearson, M. & Wilson, H. (2001). *Sandplay and Symbolwork. Emotional Healing & Personal Development with Children, Adolescents and Adults.* Camberwell: Australian Council for Educational Research.

Pfeiffer, C. (2018). Astrid Lindgrens große Provokation. https://www.sueddeutsche.de/leben/gewaltfreie-erziehung-astrid-lindgrens-grosse-provokation-1.4179081 (12.9.2023).

Quartier, R. (2016). Die Erweiterung meiner Arbeit als analytischer Kinder- und Jugendlichenpsychotherapeut durch die Integration der Bioenergetischen Analyse. *Forum Bioenergetische Analyse,* 35–44.

Ravens-Sieberer, U., Kaman, A., Otto, C., Adedeji, A., Napp, A., Becker, M., Blanck-Stellmacher, U., Löffler, C., Schlack, R., Hölling, H., Devine, J., Erhart, M. & Hurrelmann, K. (2021). Seelische Gesundheit und psychische Belastungen von Kindern und Jugendlichen in der ersten Welle der COVID-19-Pandemie – Ergebnisse der COPSY-Studie. *Bundesgesundheitsblatt, 64,* 1512–1521. http://doi.org/10.1007/s00103-021-03291-3

Robert-Ouvray, S.B. (2001). Douglas, or the Paralyzing Effekt of Sensory Overstimulation. In C.D. Ventling (Hrsg.), *Childhood Psychotherapy. A Bioenergetic Approach* (S. 53–69). Basel: Karger Verlag.

Scherpner, H. (1966). Die Zwangserziehung: Öffentliche Jugendfürsorge im neunzehnten Jahrhundert. In H. Scherpner, *Geschichte der Jugendfürsorge* (S. 160–166). Göttingen: Vandenhoeck & Ruprecht.

Schroeter, V. (2001). Improving Bonding using Bioenergetics and Sensory Assessments: A Clinical Case Report. In C.D. Ventling (Hrsg.), *Childhood Psychotherapy. A Bioenergetic Approach* (S. 19–22). Basel: Karger Verlag.

Schultz-Venrath, U. (2018). *Mentalisieren mit Kindern und Jugendlichen.* Stuttgart: Klett-Cotta Verlag.

Schultz-Venrath, U. (2021). *Mentalisieren des Körpers.* Stuttgart: Klett-Cotta Verlag.

Seiffge-Krenke, I. (2020). *Jugendliche in der Psychodynamischen Psychotherapie: Kompetenzen für Diagnostik, Behandlungstechnik, Konzepte und Qualitätssicherung.* Stuttgart: Klett-Cotta Verlag.

Statistisches Bundesamt (2021a). Psychische Erkrankungen waren 2021 die häufigste Ursache für Krankenhausbehandlungen von 10- bis 17-Jährigen. https://www.destatis.de/DE/Presse/Pressemitteilungen/2023/07/PD23_N042_231.html (5.1.2024).

Statistisches Bundesamt (2021b). Verkehrsunfälle. Unfälle unter dem Einfluss von Alkohol oder anderen berauschenden Mitteln im Straßenverkehr 2021. https://www.destatis.de/DE/Themen/Gesellschaft-Umwelt/Verkehrsunfaelle/Publikationen/Downloads-Verkehrsunfaelle/unfaelle-alkohol-5462404217004-1_2021449.pdf (5.1.2024).

Statistisches Bundesamt (2022). Kindeswohlgefährdungen 2022: Neuer Höchststand mit 4% mehr Fällen als 2021. https://www.destatis.de/DE/Presse/Pressemitteilungen/2023/08/PD23_304_225.html (5.1.2024).

Storck, T. (2021). *Abwehr und Widerstand*. Stuttgart: Kohlhammer Verlag.
Sulz, S. K. D. (2021). *Mentalisierungsfördernde Verhaltenstherapie. Entwicklung von Affektregulierung, Selbstwirksamkeit und Empathie*. Gießen: Psychosozial-Verlag.
Tasche, J. & Weber-Steinbach, R. (2018). *Bioenergetik als mentalisierende Körperpsychotherapie*. Göttingen: Vandenhoeck & Ruprecht.
UBSKM (2023). Sexuelle Gewalt gegen Kinder und Jugendliche. https://www.beauftragte-missbrauch.de/fileadmin/Content/pdf/Zahlen_und_Fakten/Fact_Sheet_Zahlen_und_Fakten_zu_sexuellem_Kindesmissbrauch_UBSKM.pdf (5.1.2024).
Ventling, C. D. (2001). Birth and Bonding: To Be or Not to Be. In C. D. Ventling (Hrsg.), *Childhood Psychotherapy. A Bioenergetic Approach* (S. 9–18). Basel: Karger Verlag.
Wilber, K. (2001). *Einfach »Das«*. Frankfurt a. M.: Fischer Verlag.
Wills, T. (2001). The Blue Ball Intervention: Integrating Bioenergetics into a Children's Acute Care Psychiatric Unit. In C. D. Ventling (Hrsg.), *Childhood Psychotherapy. A Bioenergetic Approach* (S. 32–40). Basel: Karger Verlag.

Biografische Notiz

Carsten Holle, staatlich geprüfter Krankenpfleger, Abstecher in die Schauspielerei und in den Journalismus, Diplom-Kommunikationswirt an der Universität der Künste Berlin, dort Herausgeber der ASTA-Zeitschrift *eigenart*. M. A. Counselling an der University of Canberra (Australien) als DAAD-Stipendiat, TRE®-Provider, Heilpraktiker für Psychotherapie in freier Praxis. Seit 2009 Körperpsychotherapeut an einer Versorgungsklinik für Psychiatrie, Psychotherapie und Psychosomatik im Kindes- und Jugendalter. Leiter von Selbsterfahrungsgruppen für Kinder- und JugendpsychotherapeutInnen in Ausbildung.

Kontakt: carstenholle@icloud.com

Dieser QR-Code führt zu einem interaktiven Multiple-Choice-Test, mit dessen Hilfe Sie Ihr gerade erworbenes Wissen überprüfen können.

Alternativer Internetlink: https://psychosozial-verlag.de/zusatzmaterial/pgdb/fragen/kapitel_3_3

Weitere Informationen rund um psychodynamische Bioenergetik finden Sie auf der Projekt-Webseite http://www.psychodynamische-bioenergetik.de.

Lernkarte zu Kapitel 3.3

- Erstaunlicherweise fristete die Behandlung von Kindern und Jugendlichen in der Psychoanalyse lange – und fristet in der Bioenergetik nach wie vor – ein Nischendasein. Und das, obwohl beide Methoden die Kindheit und Jugend eines Menschen für die entwicklungspsychopathologisch entscheidenden Lebensphasen halten!
- Entsprechend hoch ist der entwicklungspsychologische Erkenntnisgewinn – bzw. er könnte es sein –, wenn man Kinder und Jugendliche therapiert. Die Arbeiten von Anna Freud und Melanie Klein belegen eindrücklich, dass die therapeutische Arbeit mit Kindern und Jugendlichen »Entwicklungspsychologie live« ist.
- Dafür müssen die Methoden an die besonderen Bedürfnisse, Einschränkungen und Fähigkeiten von Kindern und Jugendlichen angepasst werden. Dadurch ergeben sich neben dem entwicklungspsychologischen Erkenntnisgewinn auch methodische Weiterentwicklungen für die Behandlung von Erwachsenen.
- Der nicht zuletzt auch von psychodynamischer Seite vorangetriebene Wissenszuwachs in Bezug auf die Bedürfnisse und die Vulnerabilität von Kindern und Jugendlichen führte in den vergangenen Jahrzehnten zur Installation von umfangreichen Kinderschutzgesetzen. Diese spiegeln das gewachsene gesellschaftliche Bewusstsein zur Fürsorgepflicht gegenüber Minderjährigen und damit zukünftigen Generationen wider.
- Heutige Kinder- und Jugendtherapeutinnen unterliegen den Kinderschutzgesetzen und dem damit einhergehenden gesellschaftlichen Fürsorge-Fokus in besonderer Weise. Aufgrund ihrer zum Teil körpernahen Interventionen gilt dies besonders für körperpsychotherapeutisch orientierte Kolleginnen. Umso mehr stehen sie in der Pflicht, ihr Tun konzeptionell gut zu begründen und transparent zu gestalten.
- Der Erwerb einer körperpsychodynamischen Kompetenz, d. h. das gemeinsame Denken und therapeutische Verweben von energetischen Körperprozessen und deren psychodynamisch sichtbaren Erscheinungsformen, bietet die ideale Grundlage zur Erfüllung der modernen Anforderungen an Kinderschutz und -selbstbestimmung und führt zugleich zum Aufbau einer Halt gebenden therapeutischen Identität.
- Bioenergetische bzw. körperpsychotherapeutische Kolleginnen berichten wiederholt, dass sich bioenergetische und psychodynamische Konzepte klinisch gegenseitig sehr bereichern – gerade bei Kindern und Jugendlichen, die sich entwicklungspsychologisch bedingt ohnehin sehr »körpernah« erleben.

Kapitel 3.4

Transkulturelle Herausforderungen der Bioenergetischen Analyse

Ulrich Sollmann

»Contact with reality is not an all-or-nothing condition.«
Alexander Lowen[1]

Prolog

Die Bioenergetische Analyse (BA) wurde im westlichen Kulturkreis entwickelt, vor allem in den USA und Europa. Entsprechend wurzeln ihre Grundideen und ihre Methodik in westlich-psychologischen bzw. westlich-psychotherapeutischen Theorien und Praxiskonzepten. Obschon das *Internationale Institut für Bioenergetische Analyse* (IIBA), das die Ausbildungsgänge und Abschlüsse international zertifiziert,[2] auch in anderen Kulturkreisen wie z.B. Brasilien oder China tätig ist, nehmen das Curriculum und die Zertifizierungsrichtlinien kaum Rücksicht auf unterschiedliche Kulturen. Vielmehr gründet sich die Vorgehensweise weitestgehend auf weltweit gültige Standards, die ggf. bei der Durchführung »vor Ort« je nach Arbeitsstil des jeweiligen Trainers[3] leicht an die entsprechende Kultur angepasst werden.

Ich erinnere mich noch gut an meine eigenen Erfahrungen Anfang der 1970er Jahre, als ich meine BA-Ausbildung absolvierte. Ein intern publiziertes Manual (IIBA, 1977) stellte den Ausbildungsteilnehmern unterstützende Literatur und praktische Konzepte zur Verfügung. Im offiziellen Curriculum gab es keinerlei Bezug auf kulturelle/kontextuelle Unterschiede

---

1 Entnommen aus Lowen, 1995, S. 32; zu Deutsch etwa: »Der Kontakt mit der Realität ist kein Alles-oder-Nichts-Zustand.«

2 Das IIBA-Curriculum kann auf der Instituts-Webseite https://www.bioenergetic-therapy.com heruntergeladen werden.

3 In vorliegendem Beitrag wird das generische Maskulinum verwendet. Die Formulierungen gelten für alle Geschlechter.

oder gar Besonderheiten. Mit anderen Worten, die BA wurde überall so gelehrt und praktiziert, wie sie damals in New York federführend durch Alexander Lowen und einige Senior-Trainer entwickelt und festgeschrieben worden war. Für die damalige Zeit mag das nachvollziehbar und sogar sinnvoll gewesen sein – war die BA doch dabei, ihre professionelle Entwicklung zu vertiefen und sich in der internationalen therapeutischen Community als anschlussfähig zu präsentieren. Gestern ist aber nicht heute.

Heute ist es wissenschaftlicher *State of the Art*, dass Psychotherapie nicht ohne Bezug auf gesellschaftliche und kulturelle Kontexte denk- bzw. vertretbar ist. Entsprechend zeichnen sich moderne Psychotherapieverfahren durch eine feine Abstimmung des Zusammenspiels von Person, Therapiebeziehung, biografischer Erfahrung bzw. Prägung, konkretem Verhalten im Hier und Jetzt und gesellschaftlichem Kontext aus. Dies trifft in besonderer Weise auf die Humanistische Psychotherapie zu. So spielt beispielsweise im personenzentrierten Ansatz von Carl Rogers – und auch im daraus abgeleiteten Behandlungsverfahren, der *Gesprächspsychotherapie* – der sogenannte innere Bezugsrahmen des Klienten eine tragende Rolle für die therapeutische Beziehung (vgl. Kriz, 2008). Für Rogers war klar, dass die subjektiv-innere Realität eines Menschen mindestens so wichtig für dessen Wohlbefinden und Verhalten ist wie seine objektiv-soziale Realität – ähnlich wie eine Figur-Grund-Unterscheidung nur möglich ist, wenn man *beides*, Figur *und* Grund, berücksichtigt. Systeme können nicht kontextfrei gedacht werden.

Erkenntnistheoretisch bildet sich diese Einsicht in einer Vorgehensweise ab, die neben der Erlebens-Dimension unterschiedliche Betrachtungsweisen berücksichtigt:

➢ Die *Top-Down*-Betrachtungsweise steht für eine Bezugnahme auf die BA-Theorie, wie sie von Lowen und seinen damaligen Mitstreitern entwickelt bzw. inzwischen therapietheoretisch weiterentwickelt wurde.
➢ Bei der *Bottom-Up*-Betrachtungsweise werden Theorien grundsätzlich aus den vorliegenden Daten, Fakten und Erfahrungen selbst abgeleitet, anstatt sie auf vorherigen Annahmen oder bestehenden theoretischen Rahmenbedingungen zu basieren. Bei diesem erfahrungsbasierten Prozess geht es darum, eine *Grounded Theory* (vgl. Glaser & Strauss, 2010) – also eine »geerdete Theorie« – zu entwickeln, die eng mit den empirischen Daten korreliert bzw. sich aus ihnen ergibt. Die Theorie wird fortlaufend überprüft, iterativ verfeinert und weiterentwickelt. In diesem Kontext spricht Vincenzo

Di Nicola (2024, unv. Preprint) vom »Ereignisort« als einem kontextuellen praktisch-therapeutischen Raum, in dem sich die personale, die soziale und die kulturelle Dimension spiegeln bzw. treffen und so gemeinsam erfahrbar werden können.

Vier Dimensionen des Groundings in der BA

Die *Grounded Theory* lässt sich in verschiedenen Disziplinen anwenden, von der Soziologie über die Psychologie und die Gesundheitswissenschaften bis hin zum Management. Mit Blick auf die BA bietet sie die Chance eines vierfachen Groundings:

- Grounding gemäß Lowens BA-Theorie, d. h. Grounding des Klienten als ein zentrales Wirkungsprinzip in der therapeutischen Arbeit
- Grounding im gesellschaftlichen Kontext (vgl. Kriz, 2008)
- Grounding als gemeinsamer (transkultureller) Erfahrungsprozess (vgl. Nazarkiewicz & Krämer, 2012; Northoff, 2015; Sollmann, 2018)
- Grounding im Ereignisraum bzw. als Ereignisraum (vgl. Di Nicola, 2024, unv. Preprint)

> »Kontexte sind notwendige, sinnstiftende und reduzierende kognitive (bzw. kognitivaffektive) Strukturen, die der komplexen Vielfalt erlebter und gelebter Momente die Gestalt einer Lebenswelt verleihen. Verstehen und Handeln, Kommunikation und Bewusstsein bedürfen der ständigen Kontextualisierung dieser Momente. [...] Psychotherapie ist daher wesentlich Kontextveränderung, die über eine Destabilisierung maligner Muster in einem stabilen Beziehungsrahmen stattfindet« (Kriz, 2008, S. 12).

Demnach befasst sich dieser Essay bezogen auf die BA mit folgenden drei Kontextdimensionen:

- Da die BA im Ausbildungsrahmen als Einzeltherapie in Gruppen trainiert wird, rückt die Frage in den Fokus, wie die Arbeit mit der *Dynamik in Gruppen* konzeptualisiert wird. Meines Erachtens ist ein solches Verständnis – zumindest im offiziellen Curriculum – nicht entwickelt worden.
- Da die BA-Ausbildung im Rahmen einer Institution stattfindet, die Standards festlegt, über die Zertifizierung befindet und die BA-Kompetenz bzw. die BA-Community nach außen vertritt, ist die Konzept-

dimension der *Organisationsentwicklung* als ein transparentes und professionelles Geschehen von besonderer Bedeutung. Schließlich sind auch Therapieschulen immer Machtsysteme.

- Da Psychotherapie immer auch kontextbezogen ist, muss hinterfragt werden, wie sich diese Kontextbezogenheit in der Ausbildung, im Curriculum und in der gelebten Praxis der BA niederschlägt. Mit anderen Worten, es muss gefragt werden, wie im Rahmen der BA-Ausbildung und -Praxis jeweils vor Ort *gesellschaftliche und/oder Kulturkompetenz als transkulturelle Kompetenz* gelebt bzw. für die Beteiligten erlebbar und in die BA-Theorie integriert wird.

Mir ist bewusst, dass die Beschäftigung mit solchen Fragen zu Irritationen, Missverständnissen oder gar Abwehr seitens der Organisation führen kann. Gleichzeitig bin ich davon überzeugt, dass ein solcher Diskurs wertvoll zur Weiterentwicklung der BA beitragen kann. Schließlich befasst sich gerade die Humanistische Psychotherapie mit der Frage,

> »ob Psychotherapie in erster Linie dazu beiträgt, die Menschen an die herrschenden Verhältnisse anzupassen und ihre Arbeitsfähigkeit zu erhalten [, oder] ob Psychotherapie nicht vielmehr auch die Widerständigkeit der Individuen fördern kann und soll, um damit auch ihre Handlungsspielräume zu vergrößern und dazu beizutragen, dass die Menschen ihre Umwelt aktiv (um)gestalten« (Muckenhuber, 2022, S. 87).

Über die Kompetenz der BA, mit der Dynamik in Gruppen zu arbeiten

Schon bei den ersten BA-Ausbildungsgruppen in Deutschland zeigte sich, wie bedeutsam es ist, bei der Anwendung des Curriculums gesellschaftliche Rahmenbedingungen und kulturelle Unterschiede zu berücksichtigen. Hier zwei Beispiele:

- Im Sommer 1980 kam es im Rahmen eines Ausbildungsworkshops zu einem unterschwelligen Konflikt innerhalb der Ausbildungsgruppe, der aber vom Trainer weder berücksichtigt noch aufgegriffen wurde. Stattdessen sagte er: »Let's make a pause.«[4] Nach der Pause

4 Zu Deutsch etwa: »Lasst uns eine Pause machen.«

nahm er keinerlei Bezug auf die vorangegangene Gruppendynamik, sondern machte exakt nach dem IIBA-Curriculum dort weiter, wo er vor der Pause aufgehört hatte. Damit verhielt sich der Trainer zwar kompetent im Sinne der BA bzw. der Vermittlung der BA im Ausbildungskontext. Wohl auch aufgrund seiner mangelnden Erfahrung war er jedoch nicht kompetent hinsichtlich der Berücksichtigung der gesellschaftlichen Rahmenbedingungen in Deutschland: dass ihn nämlich die deutschen Ausbildungskandidaten mit der Erwartung konfrontieren würden, sich auch (selbst-)kritisch mit gruppalen Prozessen auseinanderzusetzen.

➢ Im Rahmen des 1985 in Rom stattfindenden *International Leadership Trainings*, bei dem sich BA-Vertreter aus unterschiedlichen Ländern bzw. Kulturen auf Peer-Ebene trafen, kam es zu einer Auseinandersetzung über die gesundheitspolitischen Rahmenbedingungen in den verschiedenen Herkunftsländern der Teilnehmer. Im Kern ging es um die Frage der berufsrechtlichen Anerkennung von Körperpsychotherapie/BA und wie das IIBA darauf Bezug nehmen würde. Der damals leitende internationale Trainer unterbrach die emotionsgeladene Diskussion, indem er meinte: »If you have a problem, work on it in your single therapy.«[5] Die Diskussion endete denn auch abrupt. In der Folge nahm der Trainer keinerlei Bezug auf den deutlich vorgetragenen Unmut seiner Kollegen, sondern beharrte auf seiner Meinung, wonach gesellschaftliche bzw. kulturelle Rahmenbedingungen auf individueller Ebene bearbeitet werden sollten.

Die beiden Beispiele verdeutlichen, wie wenig das damalige BA-Curriculum gesellschaftliche und kulturelle Unterschiede berücksichtigte, sowohl konzeptionell als auch bei der konkreten Anwendung. Zudem zeigen sie, dass damals nur wenige internationale Trainer über die notwendige Kompetenz verfügten, um mit Gruppenprozessen bzw. der Dynamik in Gruppen zu arbeiten. Als ich Lowen beim internationalen Kongress in Mexico (1982) auf die Bedeutung von Gruppenprozessen hinwies, stimmte er mir mit folgenden Worten zu:

> »This is very important. If you are interested in this, do your best to develop a bioenergetic group theory, or praxeology. I'm too old to develop this, and I

5 Zu Deutsch etwa: »Wenn du ein Problem hast, bearbeite es in deiner Einzeltherapie.«

had already enough to do with developing BA as a single therapy« (Lowen, 1982, persönliche Kommunikation).[6]

Bis heute gibt es nur bedingt Versuche, eine gruppenspezifische BA-Theorie und -Praxis zu entwickeln (vgl. Sollmann, 1986; Sollmann, 2006). Entweder man arbeitet in der Ausbildungsgruppe übungsorientiert oder man arbeitet einzeln in/vor der Gruppe, mit anschließendem Feedback oder Sharing.

BA = Lowen?

In den 1980er Jahren sprachen wir im Kollegenkreis manchmal über die Zukunft der BA. In den USA und in Europa, vor allem in Deutschland, war die Methode insofern erfolgreich, als es ein überaus starkes Ausbildungsinteresse gab. Lowens Vorträge besaßen auf internationaler Bühne beinahe Kultstatus und seine Bücher führten über Jahre die Bestseller-Listen an. Warum also an einer erfolgreichen Zukunft zweifeln?

Es war jedoch offensichtlich, dass die Zukunft der BA eng mit der Person Alexander Lowens verknüpft war. Als wir ihn fragten, wie die Zukunft einer BA nach seinem Tod wohl aussehen könnte, erwiderte er mit betroffener Miene: »When I die, don't kill me.«[7] Mehr als 20 Jahre später, im Jahr 2005, traf ich Lowen ein letztes Mal bei der internationalen Konferenz in Boston. Lange war unsicher gewesen, ob sein Gesundheitszustand eine Teilnahme überhaupt zulassen würde. Umso mehr freuten sich die meisten von uns, als er während des morgendlichen Hauptvortrags überraschend den Saal betrat. Viele Teilnehmer gingen direkt auf Lowen zu, begrüßten ihn herzlich und begannen, mit ihm eine Polonaise durch den Vortragssaal zu tanzen. Der Hauptredner sowie einige der leitenden IIBA-Trainer schenkten Lowen hingegen kaum Beachtung, und nach einer kurzen Unterbrechung fuhr der Hauptredner unbeirrt mit seinem Vortrag fort. Auch beim abendlichen Galadinner nahm man nicht sonderlich Bezug auf den nun anwesenden Lowen; und im Rahmen der Ehrung einiger verdienter Trainer wurde seine Lebensleistung mit keinem Wort gewürdigt. Erst

6 Zu Deutsch etwa: »Das ist in der Tat wichtig. Wenn du dich dafür interessierst, dann gib dein Bestes, um eine bioenergetische Gruppentheorie, oder Praxeologie, zu entwickeln. Ich selbst bin dafür zu alt und hatte genug damit zu tun, BA als Einzeltherapie zu entwickeln.«

7 Zu Deutsch etwa: »Wenn ich sterbe, dann tötet mich nicht.«

auf Initiative einiger Kollegen begrüßte man ihn offiziell (vgl. Sollmann, 2008a/b). Ich war damals sehr bestürzt. In Gedanken an unser zurückliegendes Gespräch fragte ich mich, ob dies der Beginn dessen sei, was Lowen mit seinen Worten »don't kill me« auszudrücken versucht hatte.

Die BA nach Lowen und der (Beinahe-)Zusammenbruch des IIBA[8]

Wie uns der damalige IIBA-Geschäftsführer mitteilte, hinterließ Lowen dem Institut nach seinem Tod etwa 250.000 US-Dollar. Gut ein Jahr später war dieses Erbe aufgebracht und das IIBA als Organisation fristete ein klägliches (finanzielles) Dasein. Auf Initiative des *Deutschen Dachverbands für Bioenergetische Analyse* (DVBA) kam es zu einem ganztägigen Treffen des damaligen IIBA-Präsidenten, des damaligen IIBA-Geschäftsführers und einiger deutscher Kollegen in Frankfurt. Gemeinsam wollte man überlegen, wie das IIBA als Organisation fortbestehen könnte, wie man mit dem hohen finanziellen Verlust umgehen sollte und wie sich die Tätigkeit des Geschäftsführers sinnvoll gemäß den IIBA-Statuten umschreiben ließe. Wir als Vorstand des DVBA sorgten uns insofern um die Zukunft der BA, als wir nicht nur das Schicksal der IIBA als Organisation, sondern auch die Zukunft der Methode bedroht sahen.

Schon im Vorfeld des Treffens zeigte sich, dass es nur wenig Bewusstsein innerhalb des IIBA für unsere Bedenken gab. Auch bemerkten wir ein Zögern bzw. einen Widerstand seitens der IIBA-Verantwortlichen, sich eingehender mit den von uns aufgeworfenen Fragen zu befassen. Obschon sich die finanzielle Situation des IIBA mittlerweile stabilisiert hat, bleibt die Frage offen, woran man wohl merkt, dass sich das IIBA transparent und selbstkritisch mit der eigenen Organisationsentwicklung auseinandersetzt. Ein Anfang des neuen Jahrtausends vom DVBA initiierter Diskurs mit der IIBA-Geschäftsführung zur Organisationsentwicklung des IIBA-Instituts und zu einer möglichen Aktualisierung der Geschäftsordnung fand nicht nur kein Echo, sondern wurde als nicht zielführend abgelehnt (vgl. Sollmann & Grosserüschkamp, 2004, unv. Man.; Sollmann, 2007a/b; Schriftwechsel zwischen DVBA und IIBA).

8 In diesem Abschnitt beziehe ich mich auf meine jahrelange Arbeit im Vorstand des DVBA, mir vorliegende Unterlagen des DVBA und Schriftwechsel mit dem IIBA. Alle Dokumente, auf die ich Bezug nehme, können jederzeit eingesehen werden.

Ein kritischer Blick auf das BA-Curriculum

Sowohl das Curriculum als auch die Praxis der BA unterstreichen die Bedeutung des Körpers und seiner Ausdrucksformen in der Psychotherapie. Auch wird die Entwicklung einer überzeugenden, zielführenden Theorie und Praxis angestrebt, und die heutzutage notwendige Integration der BA in die körpsychotherapeutische Community trägt gute Früchte.

Jedoch wird die BA weltweit praktiziert, ohne dass in Theorie und Praxis offiziell auf soziokulturelle Rahmenbedingungen Bezug genommen wird. Das einheitliche Curriculum ist wegweisend und überall verpflichtend. Bestenfalls berücksichtigen interessierte Trainer vor Ort kulturell bedingte wahrnehmungs- und kommunikationspsychologische Besonderheiten. Dabei lässt es sich wissenschaftlich nicht mehr leugnen, dass die Beachtung transkultureller Elemente bei der Arbeit mit Menschen von grundlegender struktureller bzw. psychodynamischer Bedeutung ist (vgl. Northoff, 2015).

Auch fehlt dem IIBA-Curriculum – und der IIBA-Organisation allgemein – eine überzeugende bzw. erprobte professionelle Kompetenz in Bezug auf die Arbeit mit der Dynamik in Gruppen. Zwar wird mit Gruppen und in Gruppen gearbeitet, doch es gibt weder im Curriculum noch in der BA-Literatur einen sichtbaren professionellen Bezug auf Gruppendynamik und -entwicklung. Dabei gibt es, zumindest im deutschsprachigen Raum, bereits seit Anfang der 1980er Jahre spezifische Literatur (vgl. Sollmann, 1986; Sollmann, 2006).

Zuletzt sei noch die hierarchische Struktur bzw. Organisationsform des IIBA kritisch erwähnt. Zwar werden regional nominierte Funktionsträger gewählt, doch die Wahlbeteiligung ist zu gering, als dass man von repräsentativen Ergebnissen sprechen könnte. Insofern könnte die Wahl und Praxis der Institutsleitung leicht als ein »Closed shop« wahrgenommen – oder gar beschrieben – werden. Auch diesbezüglich ist eine (selbst-)kritische Reflexion des IIBA nicht hinreichend sichtbar.

An dieser Stelle möchte ich an Wilhelm Reich erinnern, vor allem an seine gesellschaftspolitische Grundhaltung und seine diesbezügliche Praxis (vgl. Reich, 1984). Zwar bezieht man sich auf der IIBA-Webseite an prominenter Stelle auf Reich, doch ich frage mich, wie diese Relevanz Ausdruck im Curriculum, in der Theoriebildung und in der praktischen Umsetzung findet? Oder bezieht man sich womöglich nur auf den »therapeutischen Reich« und nicht auf den »politischen Reich« (vgl. Reich, 1984; Reich, 2022)?

Lowens Publikationen waren zwar nicht primär gesellschaftskritisch im politischen Sinne, doch auch er stellte bestimmte Aspekte der modernen Gesellschaft infrage, insbesondere in Bezug auf die Entfremdung vom Körper und den damit verbundenen psychischen Problemen. Er betonte die Wichtigkeit von Authentizität und lebendiger Ausdrucksweise – im Gegensatz zu unterdrückten Emotionen und rigiden gesellschaftlichen Normen. So trug seine Arbeit dazu bei, dass gesellschaftliche Konventionen überdacht wurden und sich das Verständnis für die Wechselwirkung von individuellem Wohlbefinden und gesellschaftlichen Strukturen vertiefte. Es wäre wünschenswert, wenn mehr Bioenergetische Analytiker diese Tradition fortsetzen würden. Schließlich engagieren sich auch Vertreter zahlreicher anderer Körperpsychotherapieverfahren im Reich'schen und Lowen'schen Sinne.

Quo vadis, BA?

Als Annäherung an die Frage, was all dies für die Zukunft der BA bedeuten könnte, möchte ich einen kurzen Rückblick auf die Geburtsstunde der Humanistischen Psychologie in den 1960er Jahren einstreuen. Damals trafen sich am berühmten Esalen-Institut in Kalifornien Menschen aus aller Welt, um verschiedenste Selbsterfahrungs- bzw. Therapiemethoden auf theoretischer und praktischer Ebene zu erforschen (vgl. Kapitel 2.5 von Ulrich Sollmann). Im offenen Geist dieses sozialen Entwicklungsraumes lebten auch die Pioniere der Humanistischen Psychologie bzw. Psychotherapie zusammen und arbeiteten im produktiven Diskurs mit ihren Kollegen sukzessive ihre jeweils eigenen Therapieschulen aus. Der Erfolg des Esalen-Instituts war dabei gar nicht so sehr der fachlichen Kompetenz, sondern vielmehr dem menschlichen Miteinander und der Bezogenheit aufeinander geschuldet. So war die Atmosphäre in Esalen geprägt durch Respekt vor anderen Menschen und vor dem Fremden generell – und durch die Gewissheit, dass man nur dann den entscheidenden Schritt vorankommt, wenn man Unterschiede und gleiche Ansichten jeweils im Zusammenspiel erleben kann, und nicht, wenn jeder »sein eigenes Süppchen kocht«.

Ich frage mich, wo und wie dieser Geist beim IIBA noch präsent ist, wenn es um die Begegnung mit anderen Kulturen geht. Wo und wie findet dieser Geist Ausdruck im Curriculum? Und wo und wie könnte man den damaligen Geist beleben, damit der Bezug zu unterschiedlichen kulturellen Besonderheiten offiziell Eingang in das Curriculum und die BA-Praxis findet? Bei diesen Fragen geht es mir nicht darum, in Nostalgie zu schwelgen. Vielmehr scheint es mir mit Blick auf die zunehmende Globalisierung unvermeidlich, dass wir uns mit transkultureller Kommunikation und Bezugnahme beschäftigen. Dafür braucht es Offenheit, Respekt vor dem Anderen, eine hinreichend hohe Ambiguitätstoleranz und die Bereitschaft, einen »absichtslosen« Diskurs zu führen.

Mit meinem BA-Gepäck unterwegs in China

Seit etwa 15 Jahren arbeite ich auch in China als Körperpsychotherapeut bzw. Bioenergetischer Analytiker. Neben Workshops für Profis, themenbezogenen Workshops wie z. B. »Angst und Aggression« oder »Sexualität und Beziehung« und Vorträgen/Publikationen biete ich auch individuelles Coaching für Manager an.[9] Neben den praktischen Aspekten dieser Arbeit bin ich jeweils bemüht, das, was ich tue, wo ich es tue, wie ich es tue und mit wem ich es tue, aus einer transkulturellen Perspektive zu beleuchten – bewege ich mich doch in einem mir völlig neuen, fremden Kulturraum. Dabei merke ich immer wieder, dass der Fremde fremd ist und ich auch mir selbst gegenüber fremd bin (vgl. Sollmann, 2018).[10]

Mein Wirken in China löst dort eine deutliche Resonanz und neugierige Akzeptanz aus. Zudem bringe ich von meinen China-Besuchen stets spannende Fragen mit nach Hause – an mich selbst gerichtete Fragen,

9 Ich bin seit vielen Jahren Mitglied in der Deutsch-Chinesischen Akademie für Psychotherapie (DCAP), die seit mehr als 35 Jahren psychotherapeutische und psychosomatische Weiterbildungen in China anbietet. Das DCAP war die erste Organisation, die nach der Öffnung in China aktiv wurde. Viele frühere chinesische Teilnehmer der DCAP-Angebote sind heute als Psychotherapeuten tätig und/oder haben Leitungsfunktionen in Krankenhäusern, Universitäten und der Gesundheitspolitik inne.

10 Die Forschungsergebnisse von Christine Ma-Kellams (2012) bestätigen die Unterschiede zwischen asiatischer und westlicher Innenwahrnehmung, die ich bei der praktischen Arbeit und in alltäglichen Begegnungen mit Menschen vor Ort immer wieder erlebe. Meine Versuche, mich in einem fremden Erfahrungsraum wie China auf andere Menschen zu beziehen, hielt (und hält) mir oft genug den Spiegel des eigenen Unvermögens vor Augen. In der Fremde laufen die Dinge meist nicht so, wie ich es insgeheim vermutet bzw. erhofft hätte.

meine konkrete Tätigkeit und meine Konzepte betreffende Fragen und auch Grundsatzfragen bezüglich der BA. Diese neuen Impulse beeinflussen nicht nur meine Arbeit hier im westlichen Kulturkreis zunehmend, sondern eröffnen mir bei vielem, was mir bislang vertraut schien, völlig neue Aspekte. Eine der ersten Fragen, der ich begegnete, drehte sich darum, wie Wahrnehmung in unterschiedlichen Kulturkreisen funktioniert. Die Wahrnehmungsmodalitäten in China unterscheiden sich deutlich von denen vieler westlicher Länder. Als ich z. B. zum ersten Mal beauftragt wurde, die BA bei einem chinesischen Kongress in Form eines Vortrags und eines Workshops vorzustellen, war ich ziemlich überfordert von der mir völlig fremden Wahrnehmungsweise meines chinesischen Publikums bzw. Teilnehmerkreises (vgl. Sollmann, 2018). Auch Georg Northoff (2015) und Anne Honer (2008) berichten von ähnlichen Erfahrungen. In der Folge beschäftigte ich mich intensiv mit der Frage, wie ich mich mit dieser anderen Art der Wahrnehmung vertrauter machen könnte, *bevor* ich mit einem im Westen entwickelten BA-Konzept in China praktisch tätig werden würde. Was braucht es, damit ein westlich geprägter Körperpsychotherapeut wie ich schrittweise und im lebendigen Kontakt mit Menschen mit der chinesischen Kultur, ihrer Sprache und ihrem körpersprachlichem (Selbst-)Ausdruck vertrauter wird? Wenn ich in Europa oder Nordamerika arbeite, kann ich implizit von einem ähnlichen Wahrnehmungsmodus ausgehen – trotz kultureller Eigenheiten der verschiedenen Länder und individueller Unterschiede im jeweils persönlichen Wahrnehmungsmodus. Aber in China – und später auch bei meiner Arbeit an der Maltepe Universität in Istanbul,[11] d. h. im islamischen Kulturkreis – war das nicht möglich.

Ein Blick ins BA-Curriculum hilft an dieser Stelle nicht weiter, denn dort wird keinerlei Bezug auf kulturell bedingte Unterschiedlichkeiten bei den Wahrnehmungs-, Erlebens- und Verhaltensmodi genommen. (Damit meine ich nicht die unterschiedlichen Wahrnehmungsmodi, die sich aus dem Charakterstrukturkonzept der BA ergeben.) Als Inspiration für eine mögliche Umgestaltung des Curriculums möchte ich dieses Unterkapitel mit einem Exkurs in die unterschiedlichen Dimensionen der Kulturbetrachtung abschließen. Dazu setze ich das Eintauchen in eine fremde Kultur in Analogie zum Erlernen einer Fremdsprache:

11 Gemeinsam mit anderen Körperpsychotherapeuten habe ich dort zwei universitäre Psychologie-Masterstudiengänge mitgestaltet.

- Die *interkulturelle Dimension* bedeutet das Lernen der Vokabeln.
- Die *multikulturelle Dimension* entspricht dem Lernen der Grammatik und der Sprachmuster.
- Die *transkulturelle Dimension* schließlich ist der Sprung ins kalte Wasser des Dialogs – also der lebendige, reziproke Austausch vor Ort mit dem jeweiligen, fremden Gegenüber. Die transkulturelle Dimension bezieht Übertragungsphänomene – d.h. das Erleben von Zwischenleiblichkeit (vgl. Plessner, 2017) – mit ein, ist aber wesentlich davon verschieden, zumal sie auch die persönliche Erfahrung als Ausdruck einer (eigenen wie fremden) Kulturerfahrung beinhaltet.

Die transkulturelle Dimension kann in Ergänzung zur multikulturellen und zur interkulturellen Dimension gesehen werden: Nachdem man die Vokabeln gelernt hat (interkulturell) und die Grammatik beherrscht (multikulturell), fängt man an zu sprechen, die Menschen zu verstehen und sich zu verständigen (transkulturell). Dabei spielt das *transkulturelle Echo*, d.h. die innere emotionale Resonanz und die Reziprozität mit dem Gegenüber, eine zentrale Rolle. Der Umgang mit diesem Echo entscheidet über das Gelingen dessen, was man in der anderen Kultur vorhat. Nur wenn ich dieses Echo richtig zu deuten weiß, kann es zwischen mir und den Vertretern der anderen Kultur »passen«. Im Zuge dieses Abgleichs muss ich mich jedoch auch selbst kulturell-emotional erfahren, um mir selbst gegenüber hinreichend treu bleiben zu können.

Kulturbezug ist eine Conditio sine qua non![12]

Nachfolgend möchte ich anhand von vier konkreten Beispielen verdeutlichen, warum sich Psychotherapie bzw. die BA *auch* der transkulturellen Perspektive widmen muss.

- Im Rahmen eines DCAP-Projekts zeichneten wir therapeutische Prozesse während eines Workshops und anschließende Einzelinterviews mit den Teilnehmern per Kamera auf. Bei einem der Interviews hörte eine chinesische Teilnehmerin abrupt auf zu reden, drehte sich um und verließ ohne Erklärung den Raum. Der (westliche) Kameramann wartete. Als die Teilnehmerin nach 15 Minuten immer noch nicht

12 Vgl. hierzu auch Geertz, 2003; Unschuld, 2015.

zurückgekommen war, packte er sein Equipment ein – im sicheren Glauben, dass die Teilnehmerin nicht mehr wiederkommen würde. Just in dem Moment kam sie jedoch zurück. Völlig überrascht fragte sie ihn, warum er denn sein Equipment einpacke. Das Interview sei doch noch nicht beendet!

Dies ist ein typisches Beispiel für die grundlegend unterschiedlichen Kommunikations- und Beziehungsmuster in China und den westlichen Kulturen. Obwohl ich diese Muster aus vielen Begegnungen mit Chinesen kenne, gelingt es mir in der Regel immer noch nicht, dabei meine eigene emotionale Balance zu wahren. Mal reagiere ich erstaunt, mal ärgerlich, mal enttäuscht, mal voller Fragen – ich lese aus der betreffenden Situation einfach nicht genügend Hinweise heraus, um die Situation besser einschätzen zu können. Da es sich um ein unbewusst verkörpertes Beziehungsmuster handelt, hilft es in der Regel auch nicht weiter, mein Gegenüber zu fragen, was ihn zu seinem Verhalten bewogen hat – so wie ich es in Deutschland tun würde.

Die Modi von Kontakt, Beziehung und Nähe-Distanz-Regulation sind in China völlig anders. Würde ich diesen Unterschied primär als Ausdruck des jeweiligen Individuums verstehen, brächte mich dies zu unbrauchbaren – transkulturell gesehen: falschen – Annahmen bzw. Zuschreibungen. Diese Unterschiede gar wie in der BA üblich charakteranalytisch zu deuten, wäre ein grober und unverzeihlicher therapeutischer Kunstfehler.

➢ Eine chinesische Kollegin, die mich häufig als Übersetzerin unterstützt, spricht in der Regel leise bzw. moderat. Zwar kann ich sie gut verstehen, dennoch fragte ich sie bei passender Gelegenheit, ob sie auch lauter sprechen könne. Meine Frage löste in ihr lediglich ein sprachloses Erstaunen aus. Als wir einige Wochen später zum Abendessen in einem Restaurant waren, bat ich sie, mir mit etwas lauterer Stimme einige Gerichte zu empfehlen, da es im Restaurant ziemlich laut war. Doch sie führte ihre Empfehlungen mit unverändert leiser Stimme fort. Anschließend rief sie zu meiner großen Überraschung mit kräftiger Stimme die Bedienung herbei. Schmunzelnd spiegelte ich ihr, dass sie ja offensichtlich doch eine kraftvolle Stimme habe, was sie wiederum sehr verwunderte. Schließlich sei sie doch die Kundin und die Bedienung ihr sozusagen hierarchisch untergeordnet!

Dieses Beispiel zeigt eindrücklich, wie das Körpererleben und der Körperausdruck in China unmissverständlich mit der konfuzianischen

Tradition – konkret der Hierarchisierung von Beziehungen – in Verbindung stehen. Diese Tradition hat meine Kollegin sowohl aus der biografischen als auch aus der transkulturellen Perspektive geprägt. Würde ich dieser Prägung chinesischer Menschen bei meiner Arbeit nicht genügend Rechnung tragen, wäre dies nicht nur ein gravierender therapeutischer Fehler, sondern auch Ausdruck fehlenden transkulturellen Respekts.

Laut ist also nicht nur laut, und leise ist nicht nur leise. Würde ich in China basierend auf unserem westlichen Verständnis lauter bzw. leiser Stimmen arbeiten, könnte man fast sagen, dass ich meinen Klienten dadurch Gewalt antäte (vgl. Haupt, 2006). Wäre z. B. meine Kollegin eine Klientin und ich hätte (aus klassischer BA-Sicht) den Eindruck, dass eine Arbeit mit der Stimme indiziert ist, so würde meine Unkenntnis der transkulturellen Perspektive sie in ein fast unlösbares Dilemma bringen: Durch den stimmlichen Ausdruck und eine mögliche Intensivierung dieser Erfahrung würde sie sich womöglich vertrauter mit sich als Person und ihrem subjektiven Erleben machen wollen; gleichzeitig würde sie implizit wissen, dass sie damit die konfuzianischen Beziehungsvorstellungen missachtet (vgl. Sollmann, 2020). Selbst wenn sie sich im Rahmen der Therapiesitzung momentan gut fühlen würde, wäre sie außerhalb des Therapiegeschehens mit der konfuzianischen Realität konfrontiert bzw. bliebe dem sozialen Druck ausgeliefert.

- Eine chinesische, promovierte Psychologin war für ihre Postdocstelle in Deutschland. Dort wurde sie von Kollegen regelmäßig ermuntert, Fragen zu stellen – dies sei schließlich in Deutschland Ausdruck von Professionalität. Mit der Zeit fand sie Gefallen daran, Fragen zu stellen. Als sie jedoch nach dem Postdoc nach China zurückkehrte, wurde ihr gleich beim ersten Meeting in der Universität unmissverständlich klargemacht, dass sie keine (solche) Fragen mehr stellen solle.
- Ich kann kein Chinesisch (und glaube auch nicht, dass meine Arbeit auf Chinesisch besser verlaufen würde). Alle Kommunikation läuft also auf Englisch und ich lasse mich von einem Übersetzer unterstützen. Übersetzungen aus dem bzw. ins Chinesische sind jedoch nicht primär semantisch, sondern immer bildhaft. Zudem spielt häufig die Beziehungsgestaltung und *immer* der Bezug zum jeweiligen Kontext eine Rolle. Im Englischen gibt es dafür die treffliche Unterscheidung

zwischen *Translator* (Wort-zu-Wort) und *Interpreter* (Übersetzung als Beziehungsgestaltung).

Als ich in China mein erstes Buch, bei dem es um Körpersprache und persönliche Entwicklung geht, veröffentlichen wollte, tauchte im Rahmen der Übersetzung eine Frage auf. Die Übersetzerin, deren Muttersprache Chinesisch war, sprach nahezu perfekt Deutsch und Englisch, hatte sie doch viele Jahre im europäischen Kulturkreis gelebt. Hinzu kommt, dass sie mit meiner Arbeit bzw. Arbeitsweise vertraut war. Als sie nun das Buchkapitel über Entwicklungspsychologie bearbeitete, stolperte sie über Eriksons Begriff der *Krise* (Erikson, 2005). Erikson spricht u. a. von einer krisenhaften Erfahrung, wenn der Übergang von einer Entwicklungsphase in die nächste bewältigt werden muss. Meine Übersetzerin bat mich zu erläutern, worum es mir bei diesem Begriff genau gehe. Nachdem ich es ihr erklärt hatte, meinte sie, dass sie nun verstehe, worum es geht – und fügte dann etwas zögerlich hinzu: »In China gibt es keine Krise.« Wie lässt sich also der für die westliche Entwicklungspsychologie so zentrale Begriff der Krise ins Chinesische übersetzen, wo doch eine Wort-zu-Wort-Übersetzung nicht möglich ist? Meine Übersetzerin löste dieses Problem, indem sie zuerst versuchte, den Inhalt des Begriffs rein sprachlich zu verstehen, und sich anschließend fragte, wie ihn wohl ein Chinese verstehen würde. Schließlich übersetzte sie den Begriff so, dass die Übersetzung kulturell anschlussfähig war. Dieses Erlebnis führte mir einmal mehr vor Augen, wie herausfordernd es wäre, wenn ich mit einem chinesischen Klienten an biografischen Krisen arbeiten wollen würde.

Auch wenn ich intellektuell um die beschriebenen kulturellen Unterschiedlichkeiten weiß, bin ich nie vor der jeweils szenischen *transkulturellen Resonanz* gefeit.[13] Was heißt es für mein Verstehen des Verhaltens und Erlebens, wenn ich mit einem chinesischen Klienten als *Vertreter einer fremden Kultur* arbeite? Nach meiner Erfahrung gleicht die therapeutische Arbeit mit Menschen aus fremden Kulturen von Anfang an einer gemeinsamen Abenteuerreise.

13 Die transkulturelle Resonanz ist deutlich von Übertragung und Gegenübertragung zu unterscheiden.

Die Bedeutung der englischen Sprache in der BA

Über viele Jahrzehnte war Englisch die offizielle Sprache im IIBA. Zwar gibt es inzwischen internationale Trainer, die vor Ort in der jeweiligen Landessprache arbeiten. (In China jedoch nicht.) Auch gibt es bei Kongressen simultane Übersetzungen und das IIBA-Informationsmanagement (Newsletter usw.) erfolgt in verschiedenen Sprachen. Doch bezugnehmend auf die eben geschilderten Beispiele frage ich mich, ob es diesbezüglich ein entsprechendes Bewusstsein beim IIBA gibt – und wenn ja, wie die zentralen Begriffe der BA wie z. B. Energie, Person oder Charakterstruktur in die jeweils andere Muttersprache übersetzt werden (können). Bei Übersetzungen vom Englischen ins Deutsche oder ins Holländische liegt ein semantischer Konsens nahe, aber wie ist das bei anderen Kulturen wie z. B. der chinesischen? In diesem Kontext erinnere ich mich noch gut an eine Vorbesprechung zum ersten Ausbildungsworkshop des IIBA in China, bei dem ich mit meinen chinesischen Kollegen über Begriffe wie Energie, Persönlichkeit oder Sexualität zu sprechen versuchte. Das gemeinsame Bemühen gestaltete sich von Stunde zu Stunde schwieriger. Heftig diskutierend saßen wir stundenlang auf dem Boden eines riesigen Buchgeschäfts in Peking, bis es einem der chinesischen Kollegen endlich gelang, die in China fremden Begriffe anschlussfähig zu übersetzen. Dazu war es nötig gewesen, uns detailliert über die Wortbedeutungen, die Zusammenhänge, in dem Wörter auftauchen und Bedeutung bekommen, mögliche Analogien und die Bedeutung des sprachlichen Klangs als Übersetzungshilfe zu verständigen – und darüber, wie jemand anders vielleicht einen ganz anderen Bedeutungsweg beschreiten könnte. Für mich fühlte es sich an wie ein Spaziergang durch das babylonische Sprachgewirr.

Auch heute noch sind chinesische Übersetzungen für mich ein chaotisch anmutendes Zusammenspiel von Spurensuche, Kontextbestimmung, Beziehung, Verhandlung, Verwerfung von bereits gefundenen Möglichkeiten und Offenheit für vielleicht noch gar nicht denkbare Aspekte. Der Transfer von Begriffen aus einer Kultur in eine andere gelingt m. E. nur über die Bezugnahme und das Verstehen des Beziehungskontexts, in dem dieser Begriff benutzt wird oder relevant ist. Bei Begriffen, die für Chinesen völlig neu bzw. fremd sind, entsteht das gemeinsame Verständnis in der Regel durch *Verhandlung* – wobei das Ergebnis einer Verhandlung mit einem Gegenüber A in einem Kontext B anders sein kann als das Ergebnis einer Verhandlung mit einem Gegenüber C in einem Kontext D.

Resümee und offene Fragen

Ich verstehe meinen Beitrag als Einladung zu einem notwendigen professionellen Diskurs innerhalb des IIBA in Bezug auf die Arbeit in fremden kulturellen Kontexten, verbunden mit der Hoffnung auf eine transkulturelle Erweiterung der BA, die sich letztlich auch im Curriculum und in der BA-Praxis widerspiegelt. Ebenso hoffe ich, dass die transkulturelle Perspektive in die Aufbau- und Ablauforganisation des IIBA integriert wird. Abschließend möchte ich einige zentrale Fragen skizzieren, die in diesem Kontext hilfreich sein könnten:

- Wie kann die transkulturelle Relevanz einer Kultur Eingang in das Konzept, die Theorie und die Praxis der BA finden? Worauf müsste man dabei besonders achten?
- Wie kann die BA-Community an diesem Vorhaben beteiligt werden?
- Wie kann sich diese Beteiligung in der inhaltlichen Gestaltung des IIBA-Curriculums niederschlagen?
- Wie könnte eine inter-, multi- und transkulturelle Betrachtung jeweils spezifisch auf einen Kulturkreis wie z. B. China oder Brasilien genauer bestimmt, kommuniziert und professionell gelebt werden?
- Wie gestaltet sich die Wahrnehmung, Sinneserfahrung und Verbalisierung dieser Betrachtung kulturspezifisch? Und wie kann dies zur Erweiterung der BA-Theorie (und natürlich auch der Praxis) beitragen?
- Was könnten Merkmale einer kulturspezifischen Kompetenz der BA sein?
- Wie ließe sich diese Kompetenz als offizielle Erweiterung der BA-Konzeption diskutieren bzw. implementieren? Wie ließe sich dafür ein ständiger Dialog innerhalb des IIBA einrichten?
- Wie lässt sich die BA-Terminologie kulturspezifisch übersetzen und inwiefern trägt dies zur Entwicklung eines gemeinsamen Verstehens-Konzepts bei?[14]
- Welche kulturspezifischen Unterschiede bestehen in Bezug auf Erfahrungsmodalitäten[15] und auf die Frage der Akzeptanz oder gar Tabuisie-

14 Bei dieser Gelegenheit ließe sich wohl auch die von Lowen begründete BA »neu« und selbstkritisch reflektieren und anschließend sowohl theoretisch als auch praxeologisch erweitern.

15 Im Kontext der chinesischen Kultur unterscheide ich drei Modalitäten von Erfahrung: *post-experience*, *pre-experience* und *in-situ-experience* (vgl. Sollmann, 2016, 2018, 2020).

rung von Sexualität? Und woran erkennt man Unterschiede bei den Modalitäten von Beziehung, Kommunikation, Kontextbezug etc.?

- Jede Kultur initiiert bzw. fördert das Lernen durch Erfahrung anders. Worauf sollte geachtet werden, damit aus diesen Erfahrungsprozessen kulturspezifische Lerngeschichten werden?
- Könnten die Erfahrungen im Rahmen einer kulturspezifischen Umsetzung von BA-Konzepten womöglich neue Fragen oder gar Hypothesen aufwerfen? Und wenn ja, wie lassen sie sich in Bezug zu unserer Vertrautheit mit westlicher Wissenschaft bringen?

Literatur[16]

Di Nicola, V. (2024). Changing the Subject: From System to Culture to the Event. Unveröffentlichtes Preprint. http://doi.org/10.13140/RG.2.2.30837.96488

Erikson, E. (2005). *Kindheit und Gesellschaft*. Stuttgart: Klett-Cotta.

Geertz, C. (2003). *Dichte Beschreibung. Beiträge zum Verstehen kultureller Systeme*. Frankfurt a. M.: Suhrkamp.

Glaser, B. & Strauss, A. L. (2010). *Grounded Theory: Strategien qualitativer Sozialforschung*. Göttingen: Hans Huber.

Haupt, C. (2006). Die Darstellung des Konfuzius in Texten der Zhanguo- und frühen Han-Zeit (Dissertation). http://doi.org/10.5282/edoc.10363

Honer, A. (2008). Lebensweltanalyse in der Ethnographie. In U. Flick, E. von Kardorff & I. Steinke (Hrsg.), *Qualitative Forschung – Ein Handbuch* (6. Auflage, S. 194–204). Hamburg: Rowohlt.

IIBA (1977). *Training Manual in Bioenergetic Analysis*. Institutsinterne Veröffentlichung.

Kriz, J. (2008). Kontextwirkungen in der Psychotherapie. In M. Hermer & B. Röhrle (Hrsg.), *Handbuch der therapeutischen Beziehung, Band 2* (S. 1271–1290). Tübingen: dgvt-Verlag.

Lowen, A. (1995). *Joy: The Surrender to the Body and to Life*. London: Penguin.

Ma-Kellams, C., Blascovich, J. & McCall, C. (2012). Culture and the Body: East-West Differences in Visceral Perception. *Journal of Personality and Social Psychology, 102*(4), 718–72.

Muckenhuber, J. (2022). Die Gesellschaft und die Couch. Auseinandersetzungen mit individuellen und sozialen Bedingungen für eine emanzipatorische Psychotherapie. *Psychotherapieforum, 26*, 87–93.

Nazarkiewicz, K. & Krämer, G. (2012). *Handbuch interkulturelles Coaching*. Göttingen: Vandenhoeck & Ruprecht.

Northoff, G. (2015). *Wie kommt die Kultur in den Kopf? Eine neurowissenschaftliche Reise zwischen Ost und West*. Wiesbaden: Springer Spektrum.

Plessner, H. (2017). *Die Stufen des Organischen und der Mensch*. Berlin: de Gruyter.

16 Die Literatur des Autors kann zum Teil im Downloadbereich von https://www.sollmann-online.de heruntergeladen oder direkt beim Autor angefordert werden.

Reich, W. (1984). *Rede an den kleinen Mann*. Frankfurt a. M.: Fischer Taschenbuch.
Reich, W. (2022). *Massenpsychologie des Faschismus*. Gießen: Psychosozial-Verlag.
Sollmann, U. (1986). Die Rolle der Gruppe in der Bioenergetischen Analyse. In H. Petzold (Hrsg.), *Modelle der Gruppe* (S. 65–94). Paderborn: Junfermann.
Sollmann, U. (2006). Gruppenprozesse in der Bioenergetischen Analyse. In G. Marlock & H. Weiss (Hrsg.), *Handbuch der Körperpsychotherapie* (S. 828–834). Stuttgart: Schattauer.
Sollmann, U. (2007a). Das Wir und die Anderen – Neuere Entwicklungsaspekte der Organisationsdynamik einer internationalen Psychotherapeutenorganisation. *Forum der Bioenergetischen Analyse, 1*, 115–128.
Sollmann, U. (2007b). Self and Community, Creating Connections in Broken Times. *Forum der Bioenergetischen Analyse, 1*, 131–134.
Sollmann, U. (2008a). Die psychotherapeutische Familie und ihre Tribalisierung. *Psychotherapie Forum, 16*, 147–153.
Sollmann, U. (2008b). Affektive Gratifikation und Organisationsentwicklung – Zum Verhältnis von persönlicher Sehnsucht und Sehnsucht nach Professionalität in einer psychotherapeutischen Organisation. *Psychotherapie Forum, 16*, 179–183.
Sollmann, U. (2016). Integration of Psychotherapy (Schools) in China (Retrospect to the Panel at the Annual Meeting of the Chinese Association of Mental Health, Beijing, August 2016). *International Journal of Body, Mind and Culture, 5*(1):61–66. http://doi.org/10.22122/ijbmc.v5i1.107
Sollmann, U. (2018). *Begegnungen im Reich der Mitte – Mit psychologischem Blick unterwegs in China*. Gießen: Psychosozial-Verlag.
Sollmann, U. (2020). *»Independent Self« and »Interdependent Self«. Reflections on the Reference to the Body Perspective in Psychotherapy and Psychosomatics in China*. Auckland: Traditional Medicine Research.
Sollmann, U. & Grosserüschkamp, R. (2004). *Comments on the Situation of the Bioenergetic Analysis*. Unveröffentlichtes Manuskript als Verhandlungsgrundlage zwischen dem IIBA und DVBA.
Sun, L. (1994). *Das ummauerte Ich: Die Tiefenstruktur der chinesischen Mentalität*. Leipzig: Kiepenheuer.
Unschuld, P. (2015). *Antike Klassiker der chinesischen Medizin*. Berlin: Cygnus.

Biografische Notiz

Ulrich Sollmann, Diplom-Sozialwissenschaftler, Bioenergetischer Analytiker (CBT/Supervisor), Gestaltpsychotherapeut, Executive Coach in Wirtschaft und Politik, Publizist und Blogger. Gastprofessor an der Shanghai University of Political Science and Law (SHUPL), Senior Lecturer an der Maltepe University Istanbul, Mitglied des erweiterten Vorstands der Deutsch-Chinesischen Akademie für Psychotherapie (DCAP). Seit 2011 kontinuierlich in China tätig.

Webseite: https://www.sollmann-online.de

Lernkarte zu Kapitel 3.4

- Die BA ist eng mit der Person von Alexander Lowen verknüpft.
- Nach Lowens Tod befand sich das IIBA in einer existenzbedrohenden Krise, die nur mühsam gemeistert werden konnte. Nach Lowens Ableben gab es zwar verschiedene, zum Teil sehr konflikthafte organisatorische Weiterentwicklungsbemühungen, die jedoch eher durch den Versuch, sich vom gefühlten »Übervater« radikal zu befreien, geprägt waren. Entsprechend blieb man eher im eigenen Widerstandsverhalten verhaftet. Insgesamt deutet wenig darauf hin, dass der Aufbau einer transparenten Organisationsstruktur gelungen ist bzw. gelingt.
- Obwohl die BA als Einzeltherapie in der Gruppe bzw. durch Einzelarbeit vor der Gruppe erlernt und praktiziert wird, gibt es keine Konzeptualisierung einer explizit bioenergetischen Gruppentherapie.
- Die Ausbildung in BA erfolgt weltweit basierend auf den Standards des vom IIBA entwickelten Curriculums, das keinen Bezug auf gesellschaftliche Rahmenbedingungen und kulturelle Besonderheiten nimmt.
- Inzwischen besteht jedoch ein breiter Konsens in der psychotherapeutischen Community und in der Therapieforschung, dass der gesellschaftliche Kontext, kulturelle Besonderheiten und die Dynamik in Gruppen miteinbezogen werden müssen. Dabei ist das Zusammenspiel von Therapietheorie und Konzept einerseits (Top-Down) und erfahrungsbasierter Praxis als Lernerfahrung bzw. Lerngeschichte andererseits (Bottom-Up) wichtig.
- Um bei der BA-Ausbildung und -Praxis kulturellen Besonderheiten z. B. in China oder Brasilien Rechnung tragen zu können, müssen die inter-, multi- und transkulturellen Dimensionen der jeweiligen Kultur berücksichtigt werden.

Teil 4: Bioenergetisch-psychodynamisches Arbeiten in der Postmoderne

Die Bioenergetische Analyse (BA) und die Psychoanalyse (PA) bewegen sich zwischen Medizin und Psychologie und werden dabei u. a. durch die Kultur- und Sozialwissenschaften, die Philosophie und die Theologie beeinflusst. Dabei fehlt ein Konsens zwischen den Einzelwissenschaften, und bis heute wird darüber gestritten, ob die Psychoanalyse überhaupt den Anspruch erheben darf, eine eigenständige Wissenschaft zu sein. Gleichzeitig stellen aber insbesondere die Kulturwissenschaften und die Philosophie neue Perspektiven zur Ausdeutung des Menschen zur Verfügung, die den gesellschaftlichen Wandel kaum noch als Folge der technologisch-kapitalistischen Entwicklung verstehen, sondern ihn weitestgehend der kulturellen Akzeleration zuschreiben.

Das postmoderne Wissenschaftsverständnis, das Wissen generell als pluralistisch, fragmentarisch, perspektivisch, kontextabhängig, historisch, sozial konstruiert und an bestimmte Machtverhältnisse gebunden versteht, stellt alte Wahrheiten infrage. Längst haben die zugehörigen Theorien ihr akademisches Ghetto verlassen und prägen in vielfältiger Form unseren gesellschaftlichen Alltag. Das Ringen um eine geschlechtergerechte Sprache, das auch die AutorInnen und Herausgeber dieses Buches beschäftigt hat, ist dabei nur ein Beispiel von vielen. Dieser gesellschaftliche Wandel hat viele positive Aspekte. So trifft der von der BA seit ihren Anfängen geforderte, zugewandt-gewährende Erziehungsstil heute auf eine breite gesellschaftliche Zustimmung und hat psychische Störungen, unter denen früher ganze Generationen litten, zum Verschwinden gebracht. Jedoch lässt es sich nicht leugnen, dass auch neue, nicht weniger schwere Leidensformen entstanden sind, die heute die Lebens- und Leidenswirklichkeit insbesondere jüngerer Menschen prägen.

Eine postmoderne Wissenschaft hat neue Menschenbilder und Mentalitäten geschaffen, die wiederum zu einem postmodernen Verstehen der

Welt führen und den Individuationsprozess in einer bisher nicht bekannten Form belasten. Diese Entwicklung macht auch vor den Praxen Bioenergetischer AnalytikerInnen nicht halt. Es mag kränkend sein, wenn einst dringliche Fragen nicht mehr gestellt und bisher gültige Antworten nicht mehr akzeptiert werden. Dennoch ist die BA aufgefordert, sich mit dem Wandel der Welt mitzubewegen. Ihre Beziehung zu einer sich immer stärker postmodern definierenden Realität bedarf dringend der Erörterung. Dieser spannenden Aufgabe stellen sich die AutorInnen des vierten und letzten Buchteils. Sie bauen Brücken zwischen der bioenergetischen Lehre und der gesellschaftlichen Gegenwart. Dafür wählen sie, ganz im Sinne des postmodernen Denkens, sehr unterschiedliche Wege.

So untersucht Christoph Helferich das Thema der Selbstverwirklichung. In seinem Essay »Die Suche nach Wahrhaftigkeit und das Streben nach Selbstverwirklichung« schlägt er einen weiten Bogen von der Aufklärung und ihrer zentralen begrifflichen Bedeutung im Wertesystem moderner Gesellschaften hin zu einer Gegenwart, die Selbstverwirklichung eher emanzipatorisch und performativ versteht und die Bedeutung von Authentizität und Leiblichkeit infrage stellt. Als Herausgeber sind wir wirklich beeindruckt, wie geistreich er das komplexe Thema in seinen historischen und psychotherapeutischen Dimensionen nachzeichnet und die damit verbundenen Herausforderungen für die BA herausarbeitet. In jedem Satz des Essays schwingt sein vielfältiger Hintergrund als erfahrener Bioenergetischer Analytiker, Supervisor, Lehrer für organismische Körperpsychotherapie und Buchautor mit Schwerpunkt Philosophie und Körperpsychotherapie spürbar mit.

Den atemberaubenden und revolutionären Entwicklungen rund um die Digitalisierung kann sich mittlerweile kein Lebensbereich mehr entziehen. Die digitale Welt verändert, wie wir arbeiten, wie wir unsere Freizeit verbringen, wie wir uns verlieben, wie wir einkaufen, kommunizieren – und ja, auch wie wir therapieren. Texte über dieses Thema haben zwangsläufig eine sehr geringe Halbwertszeit, dennoch darf in einem Buch wie diesem ein Essay dazu nicht fehlen. Umso mehr danken wir Martin Herberhold, Chefarzt einer kinder- und jugendpsychiatrischen Schwerpunktklinik, Körperpsychotherapeut und Grenzgänger zwischen Natur- und Sozialwissenschaften, für seinen beherzten Mut, die rasanten Entwicklungen in einem »Snapshot« festzuhalten. Seine scharfsinnige Bestandsaufnahme »Die vierte Kränkung – Veränderungen im Erleben, Verstehen und Heilen infolge der vierten technischen Revolution« fasziniert, mahnt und beflügelt gleichermaßen. Zudem zeigt sie mit aller Deutlichkeit, auf welche Fragen die BA Antworten finden muss, um auch in Zukunft relevant zu bleiben.

Als rein männlich besetzte Herausgeberschaft sind wir besonders glücklich, mit Rossana Colonna eine Autorin gewonnen zu haben, die auf beeindruckende Weise eines *der* Themen unserer Zeit in den Vordergrund zu rücken weiß: nämlich das Thema der Geschlechtsidentität, und zwar nicht nur aus einer körperpsychotherapeutischen, sondern vor allem mit Blick auf die weibliche Perspektive. Mit ihrem Essay »Weibliche Identitäten – Geschlechtliche Körper und sexuelle Körper im Entstehen« hat uns die Psychologin, Psychotherapeutin, Bioenergetische Analytikerin, Publizistin und Beraterin für Geschlechterfragen tief bewegt und verändert.

Anschließend zeigt Mitherausgeber Jens Tasche in seinem zweiten Buchbeitrag »Neue Leiden – Störungsbilder und der gesellschaftliche Wandel«, woran Menschen heute im Gegensatz zur Mitte des 20. Jahrhunderts leiden. Detailliert zeichnet er dafür den Wandel der Verstehens- und Erklärungsmodelle für psychisches Leid seit Sigmund Freuds Tagen nach. Dadurch werden viele der Veränderungen, deren Zeuge wir alle sind, verstehbar und es eröffnen sich konkrete Ansätze, wie TherapeutInnen den neuen Leiden psychodynamisch-bioenergetisch begegnen können.

Es war uns ein großes Anliegen, ein Buch, das den Umgang mit menschlichem Leiden in den Mittelpunkt stellt und aus vielen Perspektiven betrachtet, mit einem Text aus einer transzendental-spirituellen Perspektive abzuschließen. Deshalb schätzen wir uns glücklich, mit Dr. Irmhild Liebau, Seelsorgerin, Bioenergetische Analytikerin, Ausbilderin und Buchautorin, eine Expertin gefunden zu haben, die uns in ihrem Essay »Körper und Spiritualität – eine Liebesbeziehung« Alexander Lowens Verständnis einer geerdeten Spiritualität näherbringt. Ihr Text führt uns zu uns selbst, zu unserem Körper und zu den Wurzeln der BA zurück. Durch die in diesem Text vorgeschlagenen Übungen können sich LeserInnen am Ende der umfassenden Reise, die die Lektüre dieses Buches darstellt, einen Erfahrungsschatz erschließen, der weit über das reine Aneignen von Wissen hinausgeht und unser Vertrauen in eine von Liebe und Lebensfreude getragene leiblich-geistig-seelische Existenz stärkt, gerade auch in einer sich immer stärker beschleunigenden Zeit. Herzlichen Dank!

Kapitel 4.1

Die Suche nach Wahrhaftigkeit und das Streben nach Selbstverwirklichung

Christoph Helferich

> »Daß ich Dir's mit *einem* Worte sage: mich selbst, ganz wie ich da bin, auszubilden, das war dunkel von Jugend auf mein Wunsch und meine Absicht.«
>
> *Johann Wolfgang von Goethe*[1]

In seiner Erzählung *Der Tod des Iwan Iljitsch* schildert Leo Tolstoi (2008 [1868]) das Leben und den Tod eines angesehenen Richters am Kriminalgerichtshof in Petersburg. Auf der Höhe seines Lebens, mit 45 Jahren, wird der Richter von einer rätselhaften Krankheit befallen, an der er binnen weniger Monate sterben muss. In dieser Situation eines unvermittelten Ausgesetztseins an große körperliche Schmerzen und psychische Einsamkeit ist der Protagonist zu einer Bilanz seines Lebens gezwungen. Sie fällt keineswegs positiv aus, war er doch seit seiner Jugend darum bemüht, sein Leben gemäß den sozialen Erwartungen seiner Umgebung zu führen – *»comme il faut«* bzw. »ein leichtes, angenehmes und anständiges Leben« (ebd.). Und er war auch zutiefst davon überzeugt, dass ihm das insgesamt recht gut gelungen sei.

All diese Überzeugungen brechen nun zusammen. Iwan Iljitsch wird sich darüber klar, dass er sein Richteramt mit derselben korrekten professionellen Indifferenz ausgeübt hatte, mit der die illustren Ärzte ihn nun behandeln – »in ihnen erblickte er sich selbst« (ebd.). Und auch sein Privatleben – die Beziehung zu seiner Frau, zu seinen beiden Kindern und den Freunden – zeichnete sich durch eine pragmatische Distanz aus, eine Distanz, die er jetzt auf dem Krankenlager schmerzlich wiedererkennt in der großen Lüge, mit der sich alle anderen ihm gegenüber verhalten. Es ist die von dem Tabu des Todes diktierte kollektive Lüge, dass er ja gar nicht sterben muss, sondern nur krank ist und bald wieder gesund sein wird.

1 Entnommen aus Goethe, 1968 [1796], S. 290.

In dieser Situation und besonders in seinen letzten beiden Wochen quälen den Richter auch wachsende »moralische Leiden«. Es taucht in ihm die beunruhigende Frage auf: »Vielleicht habe ich auch nicht so gelebt, wie ich sollte?« (Tolstoi, 2008 [1868]). Auf diese Frage, die ihm die »Stimme der Seele« stellte und die zunächst »unzulässig« war, weiß er keine Antwort. Doch im Rückblick auf sein so »angenehmes, gutes und anständiges Leben« verwandeln sich auch die besten Momente, die ihm in der Erinnerung auftauchen, unter der Hand »in ein ganz unscheinbares, öfters auch widerwärtiges Etwas«. Die ganze selbsterzählte Konstruktion seines Lebens, die Narration seiner selbst zerbröselt, außer einigen Kindheitserinnerungen: »Je weiter er zurückgriff, desto mehr Leben gab es«. Doch diese Erinnerungen scheinen zu einer anderen, längst vergangenen Person zu gehören. So muss Iwan Iljitsch zu der Überzeugung gelangen: »›Jawohl, es war alles nicht das Richtige‹, sagte er sich, ›das macht aber nichts. Man kann, man kann alles wiedergutmachen. Was aber ist denn das Richtige?‹, fragte er sich und verstummte« (ebd.).

Wie gelingt es Tolstoi, in dieser ausweglosen Lage dennoch zu einem guten Ende, zu einer Versöhnung des Protagonisten mit seiner Existenz zu gelangen? Interessanterweise ist es der empathische körperliche Kontakt, der diese Versöhnung erlaubt – Kontakt vor allem seitens seines Dieners Gerassim, des einzigen Menschen in Iwan Iljitschs Umfeld, der echtes Mitleid mit ihm zeigt, offen mit ihm über seine Krankheit spricht und ihm oft stundenlang, auch nachts, die Beine hochhält, um seine Schmerzen zu lindern. In der Todesstunde selbst ist es dann Kontakt in Form der leiblichen Gegenwart seines Sohnes Vasja, der Iwan Iljitschs Hand hält und sie küsst und dabei weint. »Im selben Augenblick schien es Iwan Iljitsch, als würde er herunterstürzen, er erblickte das Licht und nun wurde ihm offenbar, dass sein Leben nicht dasjenige war, was es hätte sein sollen, dass es aber noch möglich war, es gutzumachen« (Tolstoi, 2008 [1868]).

Bezeichnenderweise liefert der Text keine Antwort auf die Frage, wie das Leben des Iwan Iljitsch eigentlich hätte aussehen sollen. Tolstoi gibt diese Frage als eine Art existenzielle Herausforderung an den Leser[2] zurück: Unversehens sieht sich dieser aufgefordert, über die Stimmigkeit seines eigenen Lebens nachzudenken. Es ist dies ein Thema, das explizit zunächst im Umkreis der Existenzphilosophie aufgeworfen wurde. Wir denken hier vor

2 In vorliegendem Beitrag wird das generische Maskulinum verwendet. Die Formulierungen gelten für alle Geschlechter.

allem an die Verantwortung des Einzelnen für sich und seine Wahl (Søren Kierkegaard), an die Unterscheidung zwischen »eigentlichem« und »uneigentlichem« Dasein in Martin Heideggers *Sein und Zeit* (1927), an die berühmte Formulierung Jean-Paul Sartres, dass wir »zur Freiheit verurteilt« sind (vgl. Helferich, 2012, S. 389–398). Aber auch Martin Bubers radikale Philosophie des Dialogs in seinem Hauptwerk *Ich und Du* (1984 [1923]) ist hier zu nennen.

Diese Anstöße zielen im Wesentlichen auf die Authentizität, Echtheit oder Wahrhaftigkeit der menschlichen Existenz. In der Kultur der 1930er und 1940er Jahre wurden sie nach und nach Bestandteil des Zeitgeistes, etwa auch in der protestantischen Theologie. Im Umkreis der Psychologie bzw. Psychotherapie wurden sie vor allem von denjenigen Denkern aufgegriffen, die sich nach und nach von der Psychoanalyse Sigmund Freuds distanzierten und nach einem alternativen Menschenbild suchten. Es ist genau in diesem Kontext, dass der Begriff der *Selbstverwirklichung* zum Leitbegriff eines innovativen Denkens und innovativer Therapieformen wurde. Der Begriff hat bis heute nichts an seiner Bedeutung verloren. Wir wollen im Folgenden versuchen, die wichtigsten Etappen seiner Entwicklung nachzuzeichnen.

Die heroische Phase der Selbstverwirklichung in der Humanistischen Psychologie und der Bioenergetik

Man kann sicher davon ausgehen, dass – zumindest in unserer westlichen Kultur – jeder Mensch in seinem Leben, mehr oder weniger bewusst, nach Selbstverwirklichung strebt. Schon in der amerikanischen Unabhängigkeitserklärung von 1776 wurden ja *Life*, *Liberty* und *Pursuit of Happiness* als unveräußerliche Rechte des Individuums postuliert. In diesem Sinne lautet die grundlegende These einer diesem Thema gewidmeten Studie,

> »dass der Anspruch auf Selbstverwirklichung mittlerweile eine zentrale Position im Wertesystem der modernen westlichen Gesellschaften eingenommen hat. [...] Fraglich ist nicht mehr, ob Selbstverwirklichung ein hohes Gut ist, sondern allenfalls, was genau wir uns darunter vorzustellen haben. [...] Doch wenn auch das Wort [...] auf's Korn genommen wird – die dahinterstehende Idee ist in der Gegenwartskultur so vital wie nie zuvor« (Schlette, 2013, S. 11).

Der Inhalt des Begriffs »Selbstverwirklichung« erscheint zunächst recht unbestimmt, da Selbstverwirklichung häufig mit Individualismus im Sinne einer egozentrisch-narzisstischen und hedonistischen Grundeinstellung assoziiert wird. Verbinden wir jedoch in einer psychotherapeutischen Perspektive das Streben nach Selbstverwirklichung mit der Suche nach persönlicher Wahrhaftigkeit bzw. Authentizität oder Echtheit, so erweist sich schnell die Vordergründigkeit dieser Kritik.

Die innige Verknüpfung von Selbstverwirklichung und Wahrhaftigkeit zeichnet die Humanistische Psychologie in spezifischer Weise aus; sie stellt ihren bleibenden Beitrag zur Psychotherapie dar. Wie kam es dazu?

Wie bereits erwähnt, waren viele Analytiker in den Jahren zwischen den Weltkriegen um eine Revision der Freud'schen Theorie bemüht. In dieser Situation fiel das Werk des Psychiaters und Neurologen Kurt Goldstein (1878–1965) auf fruchtbaren Boden. Wie so viele namhafte Intellektuelle jüdischer Herkunft musste Goldstein in die USA emigrieren. Kurz vor seiner Flucht im Jahre 1934 veröffentlichte er in Amsterdam noch sein Hauptwerk *Der Aufbau des Organismus* (2014 [1934]). Darin entwirft er gemäß den grundlegenden Prinzipien der Gestaltpsychologie eine ganzheitliche, holistische Auffassung des Organismus als funktionelle, selbstregulierte Einheit von Körper, Seele und Geist. Entscheidend an Goldsteins Konzeption ist das Bestreben des Organismus, sich in der Auseinandersetzung mit der Umwelt zu verwirklichen – die Tendenz zur Selbstverwirklichung ist oberstes Prinzip.

Damit war das Stichwort gegeben für eine breite Bewegung, aus der schließlich die Humanistische Psychologie hervorging. Sie verstand sich als »Dritte Kraft« gegenüber dem Behaviorismus und der Psychoanalyse. Maßgeblich an ihrer Entwicklung beteiligt war Abraham Maslow (1908–1970), ein Freund und Kollege Goldsteins an der Brandeis Universität in Massachusetts/USA. Als Motivationspsychologe galt Maslows hauptsächliches Interesse der Frage, was die treibende Kraft menschlichen Handelns bzw. Zusammenlebens ist und welche Motive und Bedürfnisse der menschlichen Entwicklung zugrunde liegen. In seinem Hauptwerk *Motivation und Persönlichkeit* (1981 [1954]) ist seine berühmt gewordene *Bedürfnispyramide* dargestellt: Sogenannte Mangelbedürfnisse *(basic needs)* stellen die Grundlage der sogenannten Wachstumsbedürfnisse *(growth needs)* dar, in denen sich erst das volle Menschsein ausdrückt. Und an der Spitze dieser Hierarchie steht … das Bedürfnis eben nach Selbstverwirklichung.

Maslow weist selbst darauf hin, dass er den Begriff der Selbstverwirklichung von Kurt Goldstein übernommen habe, ihn aber in einer viel spezifischeren und eingeschränkten Form verwende: »Er bezieht sich auf das menschliche Verlangen nach Selbsterfüllung *(self-actualization)*, also auf die Tendenz, das zu aktualisieren, was man an Möglichkeit hat« (Maslow, 1981 [1954], S. 74). So formuliert er im Vorwort zur zweiten Auflage programmatisch: »Man wird das menschliche Leben nie verstehen können, ohne seine höchsten Ambitionen in Rechnung zu stellen. Wachstum, Selbstverwirklichung, das Streben nach Gesundheit, nach Identität und Autonomie [...] müssen jetzt ohne Frage als eine verbreitete universelle Tendenz akzeptiert werden« (ebd., S. 10). Und rückblickend definiert er in demselben Vorwort das Werk aus dem Jahre 1954 als »Manifestation eines neuen *Zeitgeistes*, als eine neue allgemeine und umfassende Lebensphilosophie. Diese neue ›humanistische‹ *Weltanschauung* scheint eine weit hoffnungsvollere und ermutigendere Art und Weise zu sein, jedweden Bereich des menschlichen Wissens darzustellen« (ebd., S. 7).

Mit der »humanistischen Weltanschauung« knüpft Maslow implizit an das Bildungsideal des deutschen Neuhumanismus an, wie wir es bei Johann Wolfgang von Goethe, Wilhelm von Humboldt und in Friedrich Schillers *Über die ästhetische Erziehung des Menschen in einer Reihe von Briefen* (1967b [1793]) finden. Bildung bezeichnet hier »das Ideal der persönlichen Ganzheit und Totalität, das sich in der individuellen Besonderheit zeigt« (Bocian, 2007, S. 44). Oder mit Goethes Worten in *Wilhelm Meisters Lehrjahre*: »mich selbst, ganz wie ich da bin, auszubilden« (Goethe, 1968 [1796], S. 290). In diesem Zusammenhang ist es wichtig zu bedenken, dass dieser »volle« Begriff des Menschen auch die Dimension der Zukunft umgreift, wie Maslow in seinem zweiten Werk *Toward a Psychology of Being* unterstreicht: »Self-actualization is meaningless without reference to a currently active future [... M]an has his future within him, dynamically active at this present moment«[3] (Maslow, 2010 [1962], S. 14). Aussagen wie diesen kommt heutzutage, da die Dimension der Zukunft aus dem gesellschaftlichen Bewusstsein zu verschwinden droht, eine ganz besondere Bedeutung zu.

Die Perspektive auf das menschliche Leben als Ganzheit wurde insbesondere von Charlotte Bühler (1893–1974) entwickelt. Die in die Vereinigten

3 Zu Deutsch etwa: »Selbstverwirklichung ist bedeutungslos ohne Bezug auf eine gegenwärtig aktive Zukunft [...D]er Mensch hat seine Zukunft in sich, dynamisch aktiv in diesem gegenwärtigen Moment.«

Staaten emigrierte und insgesamt sehr einflussreiche Entwicklungspsychologin brachte die biografische Forschungsmethode in die Humanistische Psychologie ein und war dann auch maßgeblich an der Gründung der *American Association of Humanistic Psychology* im Jahre 1962 beteiligt.

War Abraham Maslow sicher der große Theoretiker der Selbstverwirklichung, so liegt das bleibende Verdienst von Fritz Perls (1893–1970) und Carl Rogers (1902–1987) in der Entwicklung einer therapeutischen Praxis, die auf der Begegnung beruht. In seiner umfangreichen Studie hat Helmut Quitmann dies treffend auf den Punkt gebracht:

> »Rogers' bedeutendster Beitrag zur Humanistischen Psychologie besteht darin, dass er – genau wie Perls – das bedingungslose Vertrauen zum menschlichen Organismus in eine Therapieform der Begegnung übergeführt hat. Anders als Goldstein und Maslow, mit denen beide den organismischen Standpunkt teilen, ist es ihm gelungen, die Überzeugung von der organismischen Tendenz zur Selbstverwirklichung in konkretem Handeln von Mensch zu Mensch lebendig werden zu lassen« (Quitmann, 1996, S. 183).

»Therapieform der Begegnung« heißt zunächst in einem ganz konkreten Sinne, dass das traditionelle psychoanalytische Setting revolutioniert wurde. Bekanntlich hatte Sigmund Freud dieses Setting entwickelt, um die Übertragung seiner Patienten in reiner Form hervortreten zu lassen, ungehindert von den Beobachtungen des Therapeuten. Darüber hinaus war es ihm nach persönlichem Zeugnis aber auch unerträglich, bei der Arbeit stundenlang Blickkontakt mit den Patienten halten zu müssen (Freud, 1913c, S. 467). Während der Patient beim klassisch-analytischen Setting auf der Couch liegt und sich der Analytiker an dessen Kopfende befindet, sitzen sich im humanistischen Setting Patient und Therapeut auf einem Stuhl oder Sessel direkt gegenüber. Damit ist natürlich keineswegs eine bessere Qualität oder höhere Authentizität der persönlichen Begegnung garantiert. Doch diese Sitzordnung erleichtert sicher eine ganzheitliche, wechselseitige Wahrnehmung von Patient und Therapeut als konkrete Personen und kommt daher der zwischenmenschlichen Begegnung entgegen.

Die Gestalttherapie zeichnet sich durch eine Vielfalt von konkreten Erfahrungsmöglichkeiten aus, durch die der Patient auf kreative Weise in Kontakt zu sich selbst kommen bzw. diesen Kontakt vertiefen kann. Als bekanntes Beispiel sei hier die Arbeit mit zwei Stühlen erwähnt, die entgegengesetzte Pole oder Teil-Selbste des Patienten repräsentieren und dann dialogisch in Beziehung gebracht werden.

Ab Ende 1930 war Fritz Perls in Berlin über zwei Jahre lang Lehranalysand bei Wilhelm Reich (1897–1957). Dieser begann damals gerade mit direkter Körperarbeit in der Therapie zu experimentieren, von daher war Perls aus eigener Erfahrung mit einigen Modalitäten körperbezogener Arbeit vertraut. In gewissem Sinne ist daher die Gestalttherapie diejenige Therapieform, welche der Körperpsychotherapie am nächsten steht.

Generell muss man sich das Berlin jener Jahre als avantgardistisches Zentrum einer experimentellen Körperkultur vorstellen, die um die bewusste Wahrnehmung des Leibes und seines natürlichen Ausdrucks kreiste (Stichwort: *Reformgymnastik*). Die Bewegung wurde hauptsächlich von bedeutenden Frauenpersönlichkeiten getragen. Als Beispiel sei hier auf Elsa Gindlers *Seminar für Harmonische Körperarbeit* hingewiesen, aus dem wegweisende Schülerinnen wie Cläre Fenichel, Laura Perls, Charlotte Selver, Lily Ehrenfried oder die Ausdruckstänzerin Elsa Lindenberg, die damalige Lebensgefährtin von Wilhelm Reich, hervorgingen. All diese Impulse sind dann direkt oder indirekt in die Entwicklung der Körperpsychotherapie eingeflossen (vgl. Geuter, 2023).

Der Fokus von Perls' Wirken wurde treffend »Identitätsarbeit« genannt (Bocian, 2007, S. 317), oder wie Perls es in einem späten Aufsatz *Gestalttherapie und die menschlichen Potenziale* formuliert: »Unser therapeutisches Ziel ist es, menschliches Potential durch den Prozess der Integration zu erweitern« (Perls, 1980 [1966], S. 149). Der Begriff des menschlichen Potenzials steht fraglos im Zentrum des humanistischen Denkens, wobei Perls korrekterweise präzisiert, dass dieses Potenzial nicht im Sinne von unbegrenzten Möglichkeiten aufgefasst werden darf:

> »Der kritische Punkt in jeder kollektiven wie individuellen Entwicklung ist die Fähigkeit, unterscheiden zu können zwischen *Selbst*-Verwirklichung und der Verwirklichung einer vorgefassten *Vorstellung*. [...] Wer sich selbst verwirklicht, erwartet das Mögliche; wer aber eine vorgefasste Vorstellung zu verwirklichen strebt, versucht das Unmögliche« (ebd., S. 150f.).

Das Selbst zu sein, das man in Wahrheit ist – dieser Gedanke von Kierkegaard (vgl. 1997 [1848], S. 24) drückt das wesentliche Ziel der Gesprächstherapie aus, wie sie von Carl Rogers entwickelt wurde. Im Kern geht es darum, dass der Therapeut dem Patienten im Gespräch wirklich *begegnet* – dass er also den Patienten als die Person, die er ist, annimmt und bejaht, und er auch als Therapeut selbst sozusagen »maskenfrei« erscheint als die Person, die er ist. Dieses dem Wachstum günstige therapeutische Klima erlaubt es dem Patienten, seine defensive Haltung aufzugeben, seine Abwehrmechanismen nach und nach fallenzulassen und dabei neue, verborgene Aspekte seines Selbst zu erfahren. Mit anderen Worten, es wird ihm möglich, »dass er in diesen Erlebnissen den Fremden entdeckt, der hinter diesen Masken gelebt hat – den Fremden: sich selbst« (Rogers, 1973 [1961], S. 129).

Aus diesen wenigen Bemerkungen wird bereits deutlich, wie stark die Persönlichkeit von Carl Rogers und auch seine klientenzentrierte Psychotherapie der Suche nach Wahrhaftigkeit verpflichtet sind. In der Tat geben die Sitzungsprotokolle, die in dem Sammelband *Entwicklung der Persönlichkeit* enthalten sind, davon ein bewegendes Zeugnis (Rogers, 1973 [1961]). Die Grundlage ist dabei Rogers tiefe Überzeugung, dass die menschliche Natur positiv ist, »dass der innere Kern der menschlichen Persönlichkeit der Organismus selbst ist, der in seinem Wesen sowohl selbsterhaltend als auch sozial ist« (Rogers, 1973 [1961], S. 101). Es ist dies eine anthropologische Grundannahme, die im Wesentlichen von der ganzen humanistischen Bewegung jener Jahre geteilt wird, darüber hinaus aber auch von bedeutenden Neo-Freudianern wie z. B. Karen Horney (1898–1952). Erst von dieser Grundannahme her ist es überhaupt sinnvoll, von der Entfaltung eines innewohnenden Potenzials und dem Streben nach Selbstverwirklichung als im Menschen angelegtes Ziel zu sprechen. Dies kommt in einem Text aus den frühen 50er Jahren, »Ansichten eines Therapeuten vom guten Leben« (Rogers, 1973 [1961], S. 183–195), besonders deutlich zum Ausdruck. Immer in engem Bezug auf die eigene klinische Erfahrung nennt Rogers hier vier Merkmale des persönlichen Wachstums:

- zunehmende Offenheit gegenüber der Erfahrung
- existenziell bedeutsameres Leben
- wachsendes Vertrauen zum eigenen Organismus
- der Prozess des vollständigen Sich-Entfaltens

Dieser Prozesscharakter, von dem Rogers spricht, drückt sich nicht zuletzt in Wendungen im Komparativ wie z. B. »bedeutsameres« oder »wachsendes« aus. Und in der Tat ist für Rogers das gute Leben »ein Prozess, kein Daseins-Zustand. Es ist eine Richtung, kein Ziel« (ebd., S. 186). Diese Ansicht wurde von dem schottischen Moralphilosophen Alasdair MacIntyre vortrefflich und paradox anmutend formuliert: »Das gute Leben für den

Menschen ist das Leben, das in der Suche nach dem guten Leben für den Menschen verbracht wird« (MacIntyre, 1995 [1981], S. 293).

Vor dem Hintergrund der Humanistischen Psychologie ist es nun interessant zu verfolgen, wie sich die Suche nach Wahrhaftigkeit und das Streben nach Selbstverwirklichung in der Bioenergetischen Analyse darstellen. Einerseits finden wir natürlich viele Berührungspunkte, wie sie sich aus dem gemeinsamen Zeitgeist ergeben. So spricht auch Alexander Lowen (1910–2008) von dem »eigenen wahren Selbst«, das es aufzuspüren gilt (Lowen, 2008 [1984], S. 39), von unseren »vorhandenen Kräften [= *potential*] zur Freude und Lebenslust« (A. Lowen & L. Lowen, 1979 [1977], S. 11) oder von dem »Gefühl der Selbstverwirklichung«, das aus der Entfaltung der schöpferischen Anlagen resultiert (Lowen, 1979 [1970], S. 304). Andererseits zeigt sich mit Blick auf die humanistische Bewegung sofort die Eigentümlichkeit des bioenergetischen Ansatzes: Der Weg zur Erlangung der »Selbstheit« (Lowen, 2008 [1984], S. 45) geht über den Körper. »Du bist dein Körper«, schreibt Lowen programmatisch in seinem weit verbreiteten Werk *Bioenergetik* (Lowen, 1979 [1975], S. 41), und weiter: »Die Bioenergetik beruht auf der einfachen Annahme, dass *jeder Mensch sein Körper ist* […]. Er stellt Ihr Verhältnis zur Welt dar. Je lebendiger Ihr Körper ist, desto mehr sind Sie auf der Welt.«

Dieser Passus drückt zutiefst unser leibvermitteltes In-der-Welt-Sein aus (vgl. Helferich, 2022). Zugleich deutet dieser Satz »Je lebendiger Ihr Körper ist, desto mehr sind Sie auf der Welt« implizit das ganze bioenergetische Programm an. Durch die therapeutische Arbeit mit dem Körper, das Lösen chronischer muskulärer und psychischer Spannungen, die Vertiefung des Atems und die Verfeinerung der Fähigkeit leiblichen Spürens soll ein erweitertes Verständnis des Patienten seiner selbst als der Leib-Person, die er ist, erreicht werden. Dabei geht es um eine Stärkung seiner Handlungsmöglichkeiten, d. h. seiner Freiheit infolge eines erweiterten psychisch-leiblichen Selbstbesitzes. Zu diesem Selbstbesitz gehört auch für Lowen, wie schon für Wilhelm Reich, die Entfaltung der eigenen Sexualität als entscheidenden Bereich unseres Personseins. All dies beruht auf der Voraussetzung, dass die Biografie einer Person in ihrem Leib verankert ist, dass sich also die Entwicklungsgeschichte des Patienten in seiner »somatischen Selbstorganisation« (Weiss, 2006, S. 277), wie es treffend genannt wurde, niederschlägt. Damit ist ein weiteres wichtiges Element für die Suche nach persönlicher Wahrhaftigkeit gegeben: »Der Körper lügt nicht«, stellt Lowen apodiktisch fest (1979 [1975], S. 83). Der Körper ermöglicht also einen »Zugang zu den bedeutsamsten Teilen der individuellen Wahrheit« (Weiss, 2006, S. 273). Dies gilt für die Gesamtgeschichte eines Patienten, wie sie sich in seinen spezifischen Charakterzügen darstellt, insbesondere aber auch für seine Fähigkeit zum spontanen Fühlen, das ja immer zunächst als leibliches Erleben wahrgenommen wird: »Das Leben des Körpers ist Fühlen« (Lowen, 1979 [1975], S. 57). In der Tat ist es ja der Spielraum des Erlebens und des Fühlens, der eine integrierte Persönlichkeit und ein reiches Leben auszeichnet: »The deep feelings that give life meaning«[4] (Keleman, 1987, S. 103).

Auf die spezifische Erweiterung des Settings in der Bioenergetischen Analyse und die bioenergetischen Übungen können wir hier nicht eingehen. Es sei nur darauf hingewiesen, dass dieses erweiterte Setting dem Patienten viele zusätzliche Gelegenheiten ermöglicht, um sich selbst zu erfahren und zu einem vertieften, leiblich vermittelten Verständnis seiner selbst zu gelangen. Damit ist bereits der Kern von Lowens Begriff der Selbstverwirklichung berührt: Lowen geht es weniger um die Verwirklichung eines abstrakten Selbst, sondern der Weg zur Selbstverwirklichung führt für ihn über den Körper und muss sich daher auch im Körper widerspiegeln. Er verwendet dafür den Begriff der *Grazie* oder der *Anmut* – »Schönheit der Gestalt unter dem Einfluss der Freiheit«, wie Friedrich Schiller (1967a [1793], S. 446) sie definiert. Für Lowen stellt Anmut ein Ideal dar, das für uns als Menschen unerreichbar bleiben muss, um das wir uns aber bemühen können. »Dies ist meine Sicht von der Richtung und dem Ziel meiner Therapie, so wie es die Richtung und das Ziel meines Lebens ist« (Lowen, 2008 [1984], S. 47).

Chancen und Risiken der Postmoderne

»Postmoderne« – oder wörtlich »Nachmoderne« – ist ein vieldeutiger Epochenbegriff, der aus der Literaturkritik und der Architektur stammt. Statt der nüchternen Formstrenge der modernen Architektur bezeichnet er das spielerische Mit- und Nebeneinander der verschiedensten Stilelemente an demselben Bauwerk. Die *Neue Staatsgalerie* in Stuttgart aus dem Jahre 1984 ist eines der bekanntesten Beispiele für postmoderne Architektur (vgl. Lang, 2012, S. 465). Über die Philosophie (Lyotard, 1986 [1979])

4 Zu Deutsch etwa: »die tiefen Gefühle, die dem Leben einen Sinn geben«.

dann in die Sozial- und Kulturwissenschaften eingewandert, beschreibt der Begriff eine Art »Epochenbruch« seit den 1970er Jahren (Reckwitz, 2019, S. 204), in dessen Zuge eine relativ homogene Entwicklungsphase der modernen Industriegesellschaft durch eine zunehmend komplexe – und zunehmend undurchschaubare – globalisierte, kapitalistische Weltgesellschaft abgelöst wird.

Schon 1986 hat der Soziologe Ulrich Beck diese Wandlungen in seinem einflussreichen Werk *Risikogesellschaft* hellsichtig analysiert und in ihren Folgen für das gesellschaftliche und individuelle Leben dargestellt:

> »Die Industriegesellschaft *labilisiert sich in ihrer Durchsetzung selbst*. Die Menschen werden *freigesetzt* aus den Lebensformen und Selbstverständlichkeiten der industriegesellschaftlichen Epoche der Moderne. […] Das Koordinatensystem, in dem das Leben und Denken der industriellen Moderne befestigt ist – die Achsen von Familie und Beruf, der Glaube an Wissenschaft und Fortschritt – gerät ins Wanken, und es entsteht ein Zwielicht von Chancen und Risiken – eben die Konturen der Risikogesellschaft« (Beck, 1986, S. 20).

Mit der Metapher der *Liquid Modernity*, der *flüchtigen Moderne*, fand Zygmunt Bauman dann das treffende Bild für die postmoderne Situation (Bauman, 2003 [2000]).

Mit den Begriffen »Freisetzung« und »Individualisierung« beschreibt Beck vor allem, »dass die Biographie der Menschen aus vorgegebenen Fixierungen herausgelöst, offen, entscheidungsabhängig und als Aufgabe in das Handeln jedes einzelnen gelegt wird« (Beck, 1986, S. 216). Damit haben sich für den Einzelnen die Möglichkeiten, in selbstbestimmter Wahl sein berufliches und persönliches Leben zu gestalten, ungeheuer erweitert. Andererseits hat sich aber auch der Zwang, ständig Verantwortung übernehmen und ständig wählen zu müssen, verstärkt. Dies kann leicht zu einer Überforderung des Individuums mit depressiven Folgen führen, wie sie Alain Ehrenberg in seinem Werk *Das erschöpfte Selbst* beschreibt (Ehrenberg, 2008 [1998]; vgl. auch Fuchs et al., 2018).

Sicher kann man die hier angedeuteten Tendenzen und Widersprüche mit der Feststellung zusammenfassen, »dass das Individuum und seine Lebensführung in der Spätmoderne in eine grundsätzliche Krise geraten ist« (Reckwitz, 2019, S. 203). Dabei darf man aber den emanzipatorischen Impuls nicht vergessen, der am Anfang dieser Entwicklung stand und ihr zugrunde liegt. Was in den USA als Protest gegen den Vietnamkrieg und in

Europa als 1968er-Studentenrevolte bzw. antiautoritäre Bewegung virulent wurde, ist im Grunde Ausdruck einer umfassenden Kulturrevolution – einer Kulturrevolution, die dann in der Forderung nach der Emanzipation der Frau, der Frauenbewegung, ihre konsequente Fortsetzung fand. Die Jugendlichen jener Zeit stellten die Lebensformen und die Moral des Bürgertums bzw. der bürgerlichen Kleinfamilie entschieden infrage. Die damit einhergehende Familienstruktur wurde als autoritär und repressiv empfunden, als eine Beschneidung und Einengung der Persönlichkeit und ihres Anspruchs auf Selbstbestimmung. Damit verbunden kam es erstmals auch zu einer breiten Rezeption der Schriften von Wilhelm Reich, insbesondere seiner Kritik an der bürgerlichen Sexualmoral im Namen einer »Kultivierung der sinnlich-körperlichen Sexualität« und der »Herstellung der vollen Liebesfähigkeit« (Reich, 1965 [1927], S. 191ff.).

In den letzten Jahrzehnten des vergangenen Jahrhunderts war die Suche nach Wahrhaftigkeit und das Streben nach Selbstverwirklichung getragen von dem hoffnungsvollen Versuch, alternative Lebens- und Beziehungsformen zu erproben, welche einen größeren Freiheitsspielraum versprachen. So kann die *WG* (Wohngemeinschaft) als ein damals recht weit verbreitetes soziales Experimentierfeld betrachtet werden, in dem eine Gruppe von Personen aus freien Stücken zusammenlebt und dabei Formen eines gemeinsam gestalteten Alltags jenseits vorgegebener Familienstrukturen erprobt. Es versteht sich von selbst, dass bei solchen Ansprüchen die Beteiligten harten Belastungsproben ausgesetzt waren. Scheidungsquoten von etwa 30 Prozent, die Zunahme von Patchworkfamilien und das rapide Ansteigen des Singledaseins als Lebensform bezeugen das in aller Deutlichkeit. Beck spricht diesbezüglich eindrucksvoll von »biographischem Pluralismus der Lebensformen«, von »ichzentriertem Weltbild« und von der »Bastelbiographie« im Übergang von der Normal- zur Wahlbiografie (Beck, 1986, S. 189 u. 217). Implizit kommt damit auch zum Ausdruck, dass es in dieser – um im Sinne Baumans zu sprechen – »flüssigen« Phase der Moderne immer weniger ganzheitliche, an einer perspektivisch positiven Zukunft ausgerichtete Lebensentwürfe geben kann. Vor diesem Hintergrund muss das Programm der Humanistischen Psychologie – »a view of man as a subjectively free, choosing, responsible architect of life«[5] (Rogers, zit. n. Quitmann, 1996, S. 14) – im Nachhinein geradezu als he-

5 Zu Deutsch etwa: »eine Sicht auf den Menschen als subjektiv freier, entscheidender und verantwortlicher Gestalter seines Lebens«.

roisch anmuten, wie die aus einem Stück gemeißelte Plastik eines antiken Helden (daher auch der Begriff »heroische Phase der Selbstverwirklichung« in der Überschrift des vorherigen Teilkapitels).

Als Antwort auf die zahlreichen persönlichen Probleme, Beziehungs- und Identitätskrisen, die diese kollektive Gesamtsituation mit sich brachte, entwickelte sich eine Art therapeutischer Kultur mit einer entsprechend großen Nachfrage nach Individual- und Gruppentherapie, nach Selbsterfahrungsgruppen und nach *Anleitung zum sozialen Lernen für Paare, Gruppen und Erzieher* (so der Titel eines sehr erfolgreichen Werkes aus diesen Jahren von Schwäbisch & Siems, 1974). Soziologen und Kulturhistoriker bezeichnen diese therapeutische Kultur – gelegentlich auch herablassend – als »Psychoboom« der 1970er und 1980er Jahre. Im Grunde handelt es sich jedoch um nicht weniger als die Suche einer nicht unbedeutenden Anzahl von Menschen nach persönlichem Wachstum und authentische(re)n Verkehrs- bzw. Beziehungsformen untereinander – und dies im Kontext einer »radikal emotionalisierten Kultur« (Reckwitz, 2019, S. 205), welche Gefühlen und dem Gefühlsausdruck einen hohen Stellenwert beimaß. In der Tat bildet die Emotionalität, mit den Worten von David Boadella (1995, S. 528), den »Kern unserer Lebendigkeit«. Damit ist auch schon das Stichwort für die enorme Anziehungskraft und folglich auch Ausbreitung der Bioenergetischen Analyse in dieser Zeit gegeben. Alexander Lowens charismatische Persönlichkeit, die Botschaft vom Körper als Basis einer wiederzufindenden Ganzheit und das Angebot von selbst praktizierbaren bioenergetischen Übungen verliehen der Bioenergetik einen enormen Appeal. Weltweit kam es zur Gründung nationaler oder regionaler bioenergetischer Gesellschaften. *Selbstverwirklichung als Empowerment*, als Wachstum und Stärkung des Selbst – so könnte vielleicht das damals gültige Motto lauten.

Performative Selbstverwirklichung in der digitalen Welt

Mit dem Beginn des neuen Jahrtausends sind wir auch in eine neue historische Epoche eingetreten, deren Formen und Folgen für Mensch und Natur noch in keiner Weise absehbar sind. *Digitalisierung, Medialisierung, Virtualisierung* und *Globalisierung* sind geläufige Stichworte für einen umfassenden Verwandlungsprozess der Wirklichkeit im Gefolge ihrer digitalen Durchdringung, Aneignung und medial vermittelten Reproduktion. Denn das harmlose Wort »Medium« – dem lateinischen Wortsinn von *medius* nach nur ein Mittleres, ein Vermittler – hat die Tendenz, eine Wirklichkeit eigener Art zu werden, indem es diese teilweise oder tendenziell ersetzt. (So ist z. B. die *Tagesschau* im Fernsehen für viele Bürger der Inbegriff von Politik überhaupt.)

Schon in den 1960er Jahren brachte der Medienwissenschaftler Marshall McLuhan (1911–1980) diese hintergründige Konfusion zwischen Vermitteltem und Vermittler, zwischen Welt und Medium, zwischen Sein und Simulation auf die berühmte paradoxe Formel »The medium is the message«[6] (vgl. Helferich, 2012, S. 503–509). Die erzwungene Isolation durch die Coronakrise um das Jahr 2020 herum führte dann zu einem entschiedenen »Digitalisierungsschub« (G. Böhme & R. Böhme, 2021), der die bereits bestehenden Formen und Gewohnheiten medialer Kommunikation nochmals intensivierte. Mittlerweile ist der Gebrauch von Smartphones und sozialen Medien zum festen Bestandteil unserer Lebenswelt geworden.

Versucht man, diese Entwicklung frei von kulturpessimistischen Vorurteilen zu betrachten, so fällt vor allem die hohe subjektive Bereitschaft der Beteiligten auf, die mit sozialen Medien und neuerdings auch mit künstlicher Intelligenz einhergehenden Möglichkeiten intensiv und extensiv zu nutzen. Offensichtlich entsprechen Formen wie Facebook, Instagram oder das Selfie einem tief verankerten Bedürfnis nach Aufmerksamkeit. In diesem Sinne nennt Georg Franck (1998, S. 10) die Aufmerksamkeit anderer Menschen »die unwiderstehlichste aller Drogen«. Dieses Bedürfnis nach Selbstdarstellung, Sichtbarsein und Gesehenwerden wurde treffend auch als »Suche nach Resonanz« bezeichnet (Altmeyer, 2019). Dabei handelt es sich um ein Spiegelungsverlangen, das mit Donald Winnicott vielleicht sogar als Niederschlag eines frühkindlichen Grundbedürfnisses nach Spiegelung im Blick der Mutter verstanden werden kann: »Ich werde gesehen, also bin ich« (ebd., S. 811). Dies würde auch die enorme emotionale Bedeutung der Resonanz für die Beteiligten erklären – ein Echo, das von der Umwelt erhofft und zurückgegeben wird. Mit Blick auf die Adoleszenz ist die Bedeutung der Resonanz sicherlich umso stärker, je mehr ein fragiles und verletzliches Selbst nach Kommunikation und Bestätigung sucht.

Zu Recht wurde dieses Verlangen nach medialer Selbstdarstellung als *performative Selbstverwirklichung* definiert (Reckwitz, 2019, S. 217). Es handelt sich damit um eine Form von Selbstverwirklichung, bei der es

6 Zu Deutsch etwa: »Das Medium selbst ist die Botschaft.«

weniger um die Realisierung von konkreten, in der Welt verankerten Projekten oder Lebensweisen geht, als um die Intensivierung bzw. Anreicherung des eigenen Daseins durch das Echo, die Rückmeldung der anderen in einem kontinuierlichen, medienvermittelten Austauschprozess. Das Element der Authentizität ist damit zwar eng verbunden, jedoch im performativen Sinne: Nicht die Echtheit und Spontaneität im persönlichen Gefühlserleben und -ausdruck ist das Ziel, sondern die möglichst überzeugende Darstellung der eigenen Einzigartigkeit, der »wahrgenommenen Besonderheit« (Reckwitz, 2019, S. 218) des eigenen Seins und der eigenen individuellen Erfahrung der Welt. Die weitreichenden Möglichkeiten, die soziale Medien für die Darstellung der Originalität des Selbst und seiner Welterfahrung bereithalten, eröffnen zweifellos viel Raum für spielerische und kreative Prozesse – und diese spielerische Kreativität macht sicherlich einen Großteil der Attraktivität der modernen Medienwelten aus.

Was geschieht, wenn das, was seit jeher als ganz normales Leben verstanden wurde, nun im Unterschied zur Online-Modalität als *Offline-Existenz* erscheint? Und wie verhalten sich die Online- und die Offline-Existenzen einer Person zueinander? Sicher überlagern und durchdringen sich die beiden Parallelwelten – und tragen so zu der »gemischten Realität« der Lebenswelt, in der wir uns bewegen, bei (vgl. Helferich, 2015, S. 29–32.) Doch ebenso sicher sind mit der Präsenz des Performativen die Probleme der realen Person keineswegs aufgehoben. Im Gegenteil können das reale und das medial dargestellte Leben oft auseinanderdriften oder gar in erheblichem Kontrast zueinander stehen. Ein treffliches Beispiel dafür ist ein etwas pathetischer Instagram-Post vom Dezember 2022, in dem man auf eine Wand geschrieben sieht: *Siamo una generazione triste, piena di foto felici*. Wir sind eine traurige Generation voller glücklicher Fotos. Damit kann sich in aller Schärfe das Problem der Kongruenz von realem Leben und seiner performativen Präsentation stellen, sodass – ganz wie in Tolstois Erzählung – die uralte Frage nach der Wahrhaftigkeit des Subjekts und seines Lebens wieder neu zur Verhandlung kommt.

Mit dem komplexen Verhältnis von Online- und Offline-Existenz, von performativer Selbstverwirklichung und realem Leben hängt auch ein zweiter Problemkreis eng zusammen, nämlich die Frage der leiblichen Anwesenheit. Im Unterschied zur Face-to-Face-Kommunikation bieten die medial vermittelten Interaktionsformen eine ungeheure Erweiterung des potenziellen Adressatenkreises. Doch mit dieser Erweiterung geht auch ein hohes Maß an Beliebigkeit und Unverbindlichkeit einher, da die Konkretheit einzelner Kontakte angesichts der großen Zahl von Gesamtkontakten tendenziell verblassen muss – und überhaupt steht es einem ja frei, welche Aspekte der eigenen Persönlichkeit man darstellt oder ausblendet.

Allgemein lässt sich sagen, dass »eine Kultur der Virtualisierung und Simulation [...] grundsätzlich eine ›Entkörperung‹, einen Rückgang leiblicher und zwischenleiblicher Erfahrung« mit sich bringt (Fuchs, 2020, S. 138). Damit stellt sich in aller Schärfe die Frage, »was leibliche Anwesenheit wirklich bedeutet« (ebd., S. 139; vgl. auch Böhme, 2003, S. 135). Die Frage stellt sich einerseits bezüglich der Qualität der Interaktion mit dem anderen, je nach seiner leiblichen Gegenwart oder virtuell abgestuften Präsenz, und andererseits für das eigene Selbstverhältnis, d. h. für die Qualität der körperlichen Erfahrung meiner selbst als der Leib, der ich bin. Aus einer bioenergetischen Perspektive ist offensichtlich, dass diese Form gespürter Präsenz keineswegs garantiert ist – der Buchtitel *Leibsein als Aufgabe* des Philosophen Gernot Böhme bringt dies treffend zum Ausdruck (Böhme, 2003). Auf einer weiteren Ebene stellt sich die Frage nach der wirklichen Bedeutung leiblicher Anwesenheit natürlich für die Psychotherapie im Allgemeinen und speziell für die Körperpsychotherapie.

Mit Blick auf solche Fragen kann man zu dem Schluss kommen, dass die Suche nach Wahrhaftigkeit und das Streben nach Selbstverwirklichung in der Gegenwart erheblich komplexer erscheinen als in der Vergangenheit – der Eindruck drängt sich zumindest aus der Perspektive des *Digital Immigrant* auf. Im Vergleich zu früheren Epochen bedeutet das jedoch nicht, dass »Selbstsein« heute schwieriger sei – jede Zeit stellt sich der Frage, wie sich der Einzelne in seinem geschichtlichen Kontext verwirklichen kann bzw. wie ein humanes Leben möglich ist, auf ihre spezifische Weise. In diesem Sinne scheint es mir angebracht, mit der bereits zitierten Feststellung von MacIntyre zu schließen: »Das gute Leben für den Menschen ist das Leben, das in der Suche nach dem guten Leben für den Menschen verbracht wird« (MacIntyre, 1981, S. 293).

Literatur

Altmeyer, M. (2019). Auf der Suche nach Resonanz. *Zeitschrift für Psychoanalyse und ihre Anwendungen, 73*(9–10), 801–825.

Bauman, Z. (2003 [2000]). *Flüchtige Moderne*. Frankfurt a. M.: Suhrkamp Verlag.

Beck, U. (1986). *Risikogesellschaft. Auf dem Weg in eine andere Moderne*. Frankfurt a. M.: Suhrkamp Verlag.

Boadella, D. (1992). Emotionen in der Körperpsychotherapie – ihre Bedeutung und Handhabung im therapeutischen Prozeß. In H.G. Petzold (Hrsg.), *Die Wiederentdeckung des Gefühls. Emotionen in der Psychotherapie und der menschlichen Entwicklung* (S. 519–547). Paderborn: Junfermann Verlag.

Bocian, B. (2007). *Fritz Perls in Berlin 1893–1933*. Wuppertal: Peter Hammer Verlag.

Böhme, G. (2003). *Leibsein als Aufgabe. Leibphilosophie in pragmatischer Hinsicht*. Kusterdingen: Die Graue Edition Verlag.

Böhme, G. & Böhme, R. (2021). *Über das Unbehagen im Wohlstand*. Frankfurt a.M.: Suhrkamp Verlag.

Buber, M. (1984 [1923]). Ich und Du. In M. Buber, *Das Dialogische Prinzip* (S. 5–136). Heidelberg: Lambert Schneider.

Ehrenberg, A. (2008 [1998]). *Das erschöpfte Selbst. Depression und Gesellschaft in der Gegenwart*. Frankfurt a.M.: Suhrkamp Verlag.

Franck, G. (1998). *Ökonomie der Aufmerksamkeit. Ein Entwurf*. München: Hanser Verlag.

Freud, S. (1913c). Zur Einleitung der Behandlung. Weitere Ratschläge zur Technik der Psychoanalyse I. *GW VIII*, 454–478.

Fuchs, T. (2020). *Verteidigung des Menschen. Grundfragen einer verkörperten Anthropologie*. Frankfurt a.M.: Suhrkamp Verlag.

Fuchs, T., Iwer, L. & Micali, S. (2018). *Das überforderte Subjekt. Zeitdiagnosen einer beschleunigten Gesellschaft*. Frankfurt a.M.: Suhrkamp Verlag.

Geuter, U. (2023). *Körperpsychotherapie: Grundriss einer Theorie für die klinische Praxis*. Berlin/New York: Springer Verlag.

Goethe, J.W. von (1968 [1796]). *Wilhelm Meisters Lehrjahre. Goethes Werke, Band VII* (Hamburger Ausgabe, 7. Auflage). Hamburg: Christian Wegner Verlag.

Goldstein, K. (2014 [1934]). *Der Aufbau des Organismus. Einführung in die Biologie unter besonderer Berücksichtigung der Erfahrungen am kranken Menschen*. Paderborn: Wilhelm Fink Verlag.

Heidegger, M. (1972 [1927]). *Sein und Zeit*. Tübingen: Max Niemeyer Verlag.

Helferich, C. (2012). *Geschichte der Philosophie. Von den Anfängen bis zur Gegenwart und Östliches Denken* (4., erw. Auflage, mit einem Beitrag von Peter Christian Lang). Stuttgart: Metzler Verlag.

Helferich, C. (2015). Body and Body Psychotherapy in the Global Village. *Bioenergetic Analysis, 25*, 19–40.

Helferich, C. (2022). You are Your Body. Considerations on the Relation between Self and Body. *Bioenergetic Analysis, 32*, 135–144.

Keleman, S. (1987). *Bonding. A Somatic-Emotional Approach to Transference*. Berkeley, CA: Center Press.

Kierkegaard, S. (1997 [1848]). *Die Krankheit zum Tode*. Ditzingen: Reclam.

Lang, P.C. (2012). Lebendige Philosophie: Debatten und Kontroversen der 1970er und 1980er Jahre. In C. Helferich, *Geschichte der Philosophie. Von den Anfängen bis zur Gegenwart und Östliches Denken* (4., erw. Auflage, mit einem Beitrag von Peter Christian Lang, S. 437–472). Stuttgart: Metzler Verlag.

Lowen, A. (1979 [1970]). *Lust. Der Weg zum kreativen Leben*. München: Kösel Verlag.

Lowen, A. (1979 [1975]). *Bioenergetik. Therapie der Seele durch Arbeit mit dem Körper*. Reinbek: Rowohlt Verlag.

Lowen, A. (2008 [1984]). Was ist Bioenergetische Analyse? In V. Heinrich-Clauer (Hrsg.), *Handbuch Bioenergetische Analyse* (S. 31–47). Gießen: Psychosozial-Verlag.

Lowen, A. & Lowen, L. (1979 [1977]). *Bioenergetik für Jeden. Das vollständige Übungshandbuch*. München: Kirchheim Verlag.
Lyotard, J.-F. (1986 [1979]). *Das Postmoderne Wissen. Ein Bericht*. Wien: Passagen Verlag.
MacIntyre, A. (1995 [1981]). *Der Verlust der Tugend. Zur moralischen Krise der Gegenwart*. Frankfurt a. M.: Suhrkamp Verlag.
Maslow, A. H. (1981 [1954]). *Motivation und Persönlichkeit*. Reinbek: Rowohlt Taschenbuch Verlag.
Maslow, A. H. (2010 [1962]). *Toward a Psychology of Being*. Mansfield Centre, CT: Martino Publishing.
Perls, F. (1980 [1966]). Gestalttherapie und die menschlichen Potenziale. In H. Petzold (Hrsg.), *F. Perls: Gestalt – Wachstum – Integration. Aufsätze, Vorträge, Therapiesitzungen* (S. 149–155). Paderborn: Junfermann Verlag.
Quitmann, H. (1996). *Humanistische Psychologie* (3., überarb. u. erw. Auflage). Göttingen/Bern/Toronto/Seattle: Hogrefe Verlag.
Reckwitz, A. (2019). *Das Ende der Illusionen. Politik, Ökonomie und Kultur in der Spätmoderne*. Frankfurt a. M.: Suhrkamp Verlag.
Reich, W. (1965 [1927]). *Die Funktion des Orgasmus. Zur Psychopathologie und zur Soziologie des Geschlechtslebens*. Amsterdam: Thomas de Munter.
Rogers, C. R. (1973 [1961]). *Entwicklung der Persönlichkeit. Psychotherapie aus der Sicht eines Therapeuten*. Stuttgart: J. G. Cotta'sche Buchhandlung Nachfolger GmbH.
Schiller, F. (1967a [1793]). Über Anmut und Würde. In F. Schiller, *Sämtliche Werke, Band V, Erzählungen/Theoretische Schriften* (4., durchges. Auflage, S. 433–488). München: Carl Hanser Verlag.
Schiller, F. (1967b [1793]). Über die ästhetische Erziehung des Menschen in einer Reihe von Briefen. In F. Schiller, *Sämtliche Werke, Band V, Erzählungen/Theoretische Schriften* (4., durchges. Auflage, S. 570–669). München: Carl Hanser Verlag.
Schlette, M. (2013). *Die Idee der Selbstverwirklichung. Zur Grammatik des modernen Individualismus*. Frankfurt/New York: Campus.
Schwäbisch, L. & Siems, M. (1974). *Anleitung zum sozialen Lernen für Paare, Gruppen und Erzieher. Kommunikations- und Verhaltenstraining*. Reinbek: Rowohlt Verlag.
Tolstoi, L. (2008 [1868]). *Der Tod des Iwan Iljitsch*. München: Anaconda Verlag.
Weiss, H. (2006). Der Körper und die Wahrheit. In G. Marlock & H. Weiss (Hrsg.), *Handbuch der Körperpsychotherapie* (S. 273–280). Stuttgart/New York: Schattauer Verlag.

Biografische Notiz

Christoph Helferich lebt in Florenz und arbeitet in freier Praxis als bioenergetischer Psychotherapeut (CBT), Supervisor und Local Trainer der *Società Italiana di Analisi Bioenergetica*. Er ist auch Trainer für organismische Psychotherapie nach Malcolm Brown. Er ist Verfasser der im Metzler-Verlag erschienenen *Geschichte der Philosophie* (4. Auflage, 2012) und zahlreicher Publikationen im Grenzbereich zwischen Philosophie und Körperpsychotherapie.

Webseite: https://www.christoph-helferich.it

Dieser QR-Code führt zu einem interaktiven Multiple-Choice-Test, mit dessen Hilfe Sie Ihr gerade erworbenes Wissen überprüfen können.

Alternativer Internetlink: https://psychosozial-verlag.de/zusatzmaterial/pgdb/fragen/kapitel_4_1

Weitere Informationen rund um psychodynamische Bioenergetik finden Sie auf der Projekt-Webseite http://www.psychodynamische-bioenergetik.de.

Lernkarte zu Kapitel 4.1

- Selbstverwirklichung und Wahrhaftigkeit sind eng miteinander verzahnt. Auch ein persönlich und sozial anscheinend erfolgreiches Leben kann sich als verfehlt erweisen, wenn es unwahr ist.
- Seit der Aufklärung nimmt die Selbstverwirklichung des Einzelnen eine zentrale Position im Wertesystem der modernen Gesellschaften ein. Dabei muss der Begriff selbst inhaltlich unbestimmt bleiben.
- In der zweiten Hälfte des letzten Jahrhunderts wurde Selbstverwirklichung zum Leitbegriff der Humanistischen Psychologie, die das menschliche Potenzial ausschöpfen will.
- Mit der Gestalttherapie und der klientenzentrierten Gesprächstherapie entwickeln Fritz Perl und Carl Rogers in der zweiten Hälfte des vergangenen Jahrhunderts eine spezifisch humanistische Therapieform, die auf der Begegnung von Klient und Therapeut beruht.
- Alexander Lowens Bioenergetische Analyse vertieft den humanistischen Ansatz, indem sie Selbstverwirklichung und Authentizität eng an das körperliche Selbsterleben bindet. Ziel der Bioenergetischen Analyse ist eine sich in der Persönlichkeit ausdrückende Anmut.
- In der Postmoderne (etwa 1970–2000) wird Selbstverwirklichung als Leitbegriff problematisch, da längerfristige, an Beruf und Familie gebundene Lebensprojekte in der flüchtigen Moderne fragwürdig sind. Gleichzeitig schaffen emanzipatorische Kräfte wie die Studenten- und die Frauenbewegung einen neuen Freiheitsspielraum für persönlich gestaltete Lebensformen.
- In der digitalen Phase unserer Gesellschaft (etwa ab 2000) verschiebt sich die Thematik der Selbstverwirklichung hin zur performativen Selbstdarstellung der persönlichen Besonderheit in den sozialen Medien. Dabei wird die Bedeutung der leiblichen Anwesenheit zunehmend fragwürdig.

Kapitel 4.2

Die vierte Kränkung

Veränderungen im Erleben, Verstehen und Heilen infolge der vierten technischen Revolution

Martin Herberhold

> »Mit Beginn des 18. Jahrhunderts traten wir durch die Erfindung einer praktischen und ökonomischen Dampfmaschine ins Anthropozän ein, ein neues geologisches Zeitalter, das durch den Menschen bestimmt ist. Wir taten diesen Schritt, ohne im Geringsten zu begreifen, was für eine gewaltige Kraft wir entfesselt hatten. Wir hatten keine Ahnung, dass diese innerhalb von zwei Jahrhunderten die Welt für immer verändern würde.«
>
> *James Lovelock*[1]

Im Jahr 1917 veröffentlichte Sigmund Freud in Budapest einen Artikel über die Schwierigkeiten der Psychoanalyse, als Wissenschaft Anerkennung zu finden. Als wesentlichen Grund vermutete er den Widerwillen vieler Menschen, alte Glaubenssätze zu verabschieden und sich neuen Erkenntnissen zu öffnen. In diesem Kontext benannte er drei Kränkungen der Menschheit:

1. Die Erde ist nicht Mittelpunkt des Universums (Kopernikanische Wende), laut Freud (1917) eine »kosmologische Kränkung«.
2. Der Mensch hat sich evolutionär aus dem Tierreich entwickelt (Darwins Evolutionslehre), laut Freud (1917) eine »biologische Kränkung«.
3. »Das Ich ist nicht Herr im eigenen Haus« (Freud, 1917, S. 7), d.h. der Mensch ist durch ein nicht steuerbares Unbewusstes und nicht nur durch die Vernunft geleitet (psychologische Kränkung).

1 Entnommen aus Lovelock, 2021, S. 140.

Etwas mehr als 100 Jahre später nähern wir uns einer vierten, technologischen Kränkung: Es gibt eine dem Menschen überlegene Intelligenz.

Doch richten wir den Blick zunächst auf die jüngere Vergangenheit. Wir alle sind Zeugen einer Umwälzung, die sich in unserem privaten Alltag z. B. durch die Ausbreitung des Internets, das »Internet der Dinge« und die zunehmende Ausdifferenzierung des Smartphones und seiner tragbaren Anhängsel *(Wearables)* bemerkbar macht. Unser Leben, unsere Gewohnheiten und die Gewohnheiten unserer Klienten[2] – und auch unserer Kinder – ändern sich dadurch substanziell. Im ersten Teil dieses Kapitels soll es darum gehen, ob diese Veränderungen Folgen für unsere psychische Organisation, für seelische und körperliche Bewältigungsstrategien und für »neue Leiden« (vgl. Kapitel 4.4 von Jens Tasche) haben. Zusätzlich befinden wir uns jedoch inmitten einer technischen Revolution, deren Bedeutung vergleichbar mit der Erfindung der Elektrizität oder der fossilen Energiegewinnung ist und die sämtliche Lebensbereiche – und damit auch die Psychotherapie – erfasst bzw. erfassen wird: die Entwicklung und Anwendung *künstlicher Intelligenz* (KI). Um diese Revolution und ihre möglichen Folgen für die Psychotherapie wird es im zweiten Teil dieses Kapitels gehen.

Zelle oder Pixel – was ist die Basis des Selbstgefühls?

»Wie viele bin ich heute und
warum bin ich wieder nicht dabei?«
Piet Klocke[3]

Für Bioenergetiker bzw. Körpertherapeuten ist die Antwort auf die in der Überschrift gestellte Frage recht klar: natürlich der Körper, natürlich die Zelle! Sonst hätten sie sich dieser Therapierichtung schließlich nicht zugewandt. Das Feld der psychischen Leiden und der damit einhergehenden Phänomene ist jedoch weit, und die Phänomene wandeln sich unter den eingangs beschriebenen kulturell-technologischen Veränderungen – zumindest in Teilen. In jedem Fall wandelt sich die Lebenswelt der Menschen.

2 In vorliegendem Beitrag wird das generische Maskulinum verwendet. Die Formulierungen gelten für alle Geschlechter.

3 Entnommen aus »Missverstehen Sie mich richtig: Gregor Gysi & Piet Klocke«, s. https://www.youtube.com/watch?v=LQ4KMP6sJLw (27.2.2024).

In der Psychotherapie geht es im Kern um folgendes Ziel: besser mit sich und anderen zu leben. Dazu gehört ganz wesentlich der Kontakt zu sich selbst und der Kontakt zu anderen Menschen. Auf beiden Achsen haben sich in den letzten Jahren ganz neue Möglichkeiten eröffnet. Heute bedeutet ein Abschied z. B. nur den Übergang von einer analogen Umarmung bis zum nächsten »Pling«, das eine Text-, Sprach- oder Videonachricht des gerade Verabschiedeten aus dem Bus oder dem Zug ankündigt. Auch ist ein einjähriger Auslandsaufenthalt heute in der Regel nicht notwendigerweise mit Kontakteinbußen (digitaler Art) verbunden. Für das digital vermittelte Ich ist die Distanz quasi aufgehoben. Neue Techniken schaffen unzählige neue Kontaktmöglichkeiten. In der App *BeReal* teilen z. B. Menschen zu zufallsgenerierten Zeiten eine Kombination aus Selfie und Umgebungsbild und lassen sich so gegenseitig wissen, wo bzw. wie sie gerade sind. Schon der App-Name weist darauf hin, dass es nicht um gefilterte oder sorgfältig arrangierte Inszenierungen wie in manchen Instagram-Posts geht, sondern um das »wirkliche Leben«. Auf diese Weise halten heute ganze Freundesgruppen Kontakt. In anderen Apps teilen Freunde kontinuierlich ihre jeweiligen Standorte und sind so immer über den Aufenthaltsort der anderen informiert. Wieder andere Apps zeigen Menschen in der unmittelbaren Umgebung an, die ähnliche Interessen haben wie man selbst. Dadurch eröffnen sich andere Möglichkeiten von Bezogenheit und andere Bindungsformen – und in der Folge neue Herausforderungen in Bezug auf das Erlernen von Separation und Autonomie oder die Bewältigung von Einsamkeitsgefühlen und Langeweile. Auch haben sich neue Ausdrucksformen für Emotionen entwickelt bzw. Emotionen werden heute anders kommuniziert – man denke etwa an die vielen Emojis, die seit der Entwicklung des Smartphones als gängige Form des Gefühlsausdrucks genutzt werden.

Auch Flirten und das gegenseitige Kennenlernen haben sich durch Kontaktbörsen wie *Tinder* verändert – mit höchst unterschiedlichen Begleitphänomenen. Einerseits steigt die Zahl der so entstandenen Partnerschaften kontinuierlich, andererseits macht *Ghosting* – ein plötzlicher, endgültiger Kontaktabbruch ohne Abschied – sowohl den Betroffenen als auch den Plattformen zunehmend zu schaffen. In der digitalen Welt lässt sich Unangenehmes wortwörtlich wegwischen. Aussortieren und Aussortiert-Werden – auch im virtuellen Raum müssen Fähigkeiten zur Selbstwertregulation entwickelt bzw. erhalten werden.

Der Übergang vom analog-zellulären zum digital-pixelförmigen Ich ist nicht frei von Komplikationen. Auch die Auswirkungen auf die Erziehung sind gravierend – mit Licht- und Schattenseiten. Heute beherrschen schon viele Zweijährige das *Posing* für ein Foto perfekt und bringen so ihr Wissen um die Bedeutung des digitalen Ichs zum Ausdruck. Eltern müssen für die Erziehung ihrer Kinder neue Lösungen ausloten, die sich zwischen den Polen *Freiheit* und *Sicherheit*, zwischen *Autonomie* und *Kontrolle* bewegen – Stichwort Tracking und Helikopterpädagogik. Viele Erwachsene haben ihr Handy häufiger im Blick als ihre Kinder. Doch nicht nur die Individuen, sondern auch die Gesellschaften als Ganzes müssen einen Umgang mit der digitalen Welt erfinden – mit teils sehr unterschiedlichen Antworten. So wurde in China im Herbst 2023 ein Gesetzentwurf lanciert, der Kindern im Alter zwischen acht und 16 Jahren lediglich eine Stunde Handynutzung pro Tag erlaubt.

Die Umgebung, in der sich die technischen und kulturellen Entwicklungen der Postmoderne vollziehen, versucht der Soziologe Andreas Reckwitz in seinen Büchern *Die Gesellschaft der Singularitäten* (2017) und *Das Ende der Illusion – Politik, Ökonomie und Kultur in der Spätmoderne* (2019) zu fassen. Darin beschreibt er einen Wandel weg von der Bedeutung des Allgemeinen, d. h. für alle Bürger gültige Standards und Normen, hin zu einer Logik des Singulären. Das Außergewöhnliche, das Besondere und die Einzigartigkeit haben die größte Bedeutung. Das postmoderne Subjekt definiert sich über seine nach außen gezeigten besonderen Erlebnisse und Einzigartigkeiten, die erst in der Außendarstellung ihre Realisierung finden. Reckwitz spricht in diesem Zusammenhang von »performativer Selbstverwirklichung« (Reckwitz, 2017). Die Suche nach (innerer und äußerer) Wahrhaftigkeit wird ersetzt durch die Suche nach der optimalen Lebensausstattung, die ihre letztliche Bestätigung erst von außen erhält.

Das Virtuelle macht eine Ich-Vielfalt möglich, die im Analogen nicht besteht. Dank digitaler (Teil-)Identitäten und Avataren kann ich in vielen »Welten« ein ganz anderer sein. Dabei kann verschwimmen, welche Version von mir die »wichtigste« bzw. die »eigentliche« ist. Die folgende Fallvignette zeigt eindrücklich, wie wichtig bisweilen die virtuelle Variante werden kann.

> Ein 13-jähriger Junge wurde in unsere Klinik für Kinder- und Jugendpsychiatrie und -psychotherapie eingewiesen, nachdem ihn seine Eltern nur mit Mühe daran hindern konnten, sich aus dem Fenster zu stürzen. Im Anamnesegespräch erwies sich das Verhalten des Jungens als eine Reaktion darauf, dass seine Eltern ihm zuvor wegen seines aus-

ufernden Videospielekonsums die Hardware weggenommen hatten. Dabei ging es im Kern nicht um einen Machtkampf, sondern um einen drohenden Totalverlust des digitalen Selbst und der Gilde des Jungens, seinem bedeutungsvollsten sozialen Bezugsraum.

Noch weitreichendere Angebote hält das *Metaverse* bereit, eine komplexe virtuelle Realität mit Geschäften, Landschaften und Wohnhäusern, die gegen Geld zu erwerben sind und in denen Kontakt bzw. Handel stattfinden kann. Während manche Menschen also neuen Lebensraum auf dem Mars suchen, konstruieren andere eine Kunstwelt im Digitalen.

Auch Sexualität, der die Bioenergetik in reichianischer Tradition eine wichtige Rolle auch in der Psychotherapie zuschreibt, trifft in den virtuellen Realitäten auf neue Erlebnisformen. Dabei ist interessant, dass ein »Übergriff« im Pixelleben – z.B. wenn bei einem Spiel ein Avatar einen anderen berührt – als so »Ich-nah« und traumatisierend erlebt werden kann, dass Spieleentwickler technische Lösungen zur Mindestdistanz entwickelt haben (Spiegel-Online, 2022). Und das alles, obwohl es sich nur um rein optisch vermitteltes Stellvertreterpixel auf dem Bildschirm handelt! Schon heute, wo wir noch weit von sensorischen Handschuhen oder Anzügen entfernt sind, geht die Identifikation mit dem digitalen Ich unerwartet weit – und die Entwicklungen schreiten stetig voran. Es entstehen immer neue Möglichkeiten zur virtuellen Sexualität, und der Übergang zu komplexeren KI-gesteuerten Spielarten mit haptisch hautähnlichen Sex-Gefährten ist bereits in vollem Gange.

Trend zur Selbstkonstruktion: Ich werde, der ich sein will

Im Zuge dieser gravierenden Veränderungen wandelt sich die uralte Frage nach dem »rechten Leben« bzw. der Tugend (Sokrates) in Richtung *Selbstoptimierung*, sowohl bei der digitalen Lebenspräsentation als auch auf der konkret-körperlichen Ebene. So hat die Zahl der Schönheitsoperationen in den letzten Jahren um 33 Prozent zugenommen. In Straßenbahnen wird für Botox-Flatrates geworben. Nachdem der Dekonstruktivismus alle Lebensbereiche bis hin zu den Grundwerten und dem Geschlecht durchdrungen hat, ist mittlerweile ein *Imperativ zur Selbstkonstruktion* entstanden. Identitäten können nach Belieben erschaffen und gewechselt werden. Diese Art der Konstruierbarkeit geht weit über die Idee einer Rolle, die man spielt, hinaus. Sie reicht bis ins Geschlechtliche und wird vermutlich auch an der Körpergrenze nicht haltmachen. *Werde, der du bist* – diese alte Botschaft der Griechen und später auch von Nietzsche, auf der die Humanistische Psychotherapie und die Bioenergetik fußt, hat sich gewandelt zu: *Ich werde, der ich sein will.*

In der Psychotherapie kann diese Sichtweise zunächst einige Missverständnisse zwischen dem Therapeuten und dem Klienten in Bezug auf die Zielsetzung der Therapie auslösen. Dabei sind die unmittelbaren Folgen des Paradigmenwechsels ein häufiger Grund, warum Menschen Hilfe bei einem Psychotherapeuten suchen. Denn die unfassbare Vielfalt an möglichen Lebensführungen ist für manche Menschen so überfordernd, dass sie darunter dekompensieren. Ihre diffusen Symptome schreiben sie letztlich sich selbst bzw. ihrer mangelnden Selbstoptimierungsfähigkeit zu und können ihnen keinerlei Krankheitswert beimessen, weil es sich dabei ja auch nur um andere Identitätsäußerungen handelt, die »irgendwie okay« sind.

Das (psychische) Leid und seine Bewältigung nehmen in den unterschiedlichen Welten andere Formen an. So kann die digitale Repräsentation »meiner selbst« wichtiger werden als mein Körperausdruck. Wie mein *WhatsApp*-Status aussieht, ist wichtiger als mein tatsächlicher Zustand. Der Zustand der Pixel ist wichtiger als meine Zellen, das morphologische Substrat meines »lebenden Ichs«. Die vielen Bilder von schönen und glücklichen Menschen in den sozialen Medien stehen in kuriosem Kontrast zur kontinuierlich ansteigenden Zahl von depressiv erkrankten und mental erschöpften Menschen. *Wir sind eine traurige Gesellschaft mit glücklichen Bildern* (vgl. Kapitel 4.1: »Siamo una generazione triste, piena di foto felici«).

Dabei geht es mir nicht um ein kulturpessimistisches Lamento. Vielmehr möchte ich aufzeigen, dass die Ausprägungen des Selbstbildes, des Selbstwerts, des Emotionsausdrucks, der Identität, der Autonomie und der Affektregulation einem Wandel unterliegen, der sich auf die Art des Leidens und vermutlich auch auf die Anforderungen an Psychotherapie auswirken wird. Herausforderungen für das mentale Selbst führen zu neuen Chancen, aber auch zu neuen Störungen. Die körperlichen und psychischen Bewältigungs- bzw. Abwehrformen werden sich wohl ändern, und vielleicht auch die therapeutischen Ziele und zugrunde liegenden Prämissen. Wollen Klienten Hilfe dabei, so zu sein, wie sie sein möchten? Oder wollen sie Hilfe dabei, zu werden, was sie sind? Ist der Affektausdruck gehemmt, weil Affekte notgedrungen unterdrückt werden? Oder sehen wir einen differenzierten Affektausdruck, der jedoch kaum mit einer reifen Struktur verbunden ist?

Zusammenfassend lassen sich also zwei parallele Entwicklungen beobachten: Aufgrund neuer technischer Möglichkeiten erleben wir eine Verschiebung des »Ich und Du« ins Digitale; und gleichzeitig erleben wir den Übergang der Moderne in eine Postmoderne, die sich dadurch auszeichnet, dass Normen, Rollen und Werte instabiler werden und Individualität bzw. Validiert-Werden ins Zentrum des Interesses rücken. Beide Entwicklungen verändern das gesellschaftliche Leben und das Leben des Individuums grundlegend:

> »Wir müssen begreifen, wie die neuen Technologien mit den besonderen Merkmalen der persönlichen Innenwelt interagieren, wie sie die psychische Struktur selbst von Grund auf verändern können und welche Folgen dies womöglich für das Seelenleben des Einzelnen und auch für die Funktionsweise der Gesellschaft hat« (Fonagy, 2016, S. 21).

Nach Peter Sloterdijk (2004) entfaltet sich das Leben zunehmend in »›lose aneinanderrührenden lebensweltlichen Zellen‹ [...], deren schaumartige Kombination ebenso beweglich wie fragil ist« – ein Bild, das das Selbstgefühl vieler junger Menschen mit ihren vielfältigen »Bubbles«, Kontakten und Möglichkeiten, aber auch Gefühlen von Instabilität und Fragilität trefflich beschreibt. Diese Entwicklung geht mit einer zunehmenden Entkörperlichung einher, die gleichzeitig die Voraussetzung und das Ergebnis der Virtualisierung ist. Im freien Wörterbuch Wiktionary ist als Synonym für »virtuell« das Wort »simuliert« aufgeführt.[4] Interessanterweise werden als Worte mit entgegengesetzter Bedeutung die Begriffe »physisch«, »echt«, »reell« und »wirklich« genannt. Die Alternative »Pixel oder Zelle« könnte also auch lauten: »virtuell oder körperlich«? Im Kontext von Peter Fonagys Frage, welche Veränderung der psychischen Struktur mit dieser Virtualisierung einhergehen könnten, scheinen mir zwei Aspekte besonders wichtig zu sein: Spiegelung und Entsinnlichung.

Spiegelung

Mit Spiegelung ist hier nicht die Bedeutung des Selfies gemeint, sondern die Suche nach einer grenzenlos bejahenden Welt – u.a. in Form von

4 Vgl. Wiktionary-Eintrag »virtuell«: http://de.wiktionary.org/wiki/virtuell (27.2.2024).

Likes und Followern –, die spiegelnd wie eine Schaumblase alles verheißt, aber letztlich doch leer und unerfüllt bleibt, ähnlich wie im Mythos der Jüngling Narziss unerfüllt blieb. Narziss, dem die Nymphe Echo immer nur seine eigenen letzten Worte zurufen kann, liebt nur sein Spiegelbild, das jedoch immer verschwindet, sobald er es berühren will. Was bleibt, ist Leere. Berührung ist nicht möglich. Eine einsame Echokammer ohne Du. Die Selbstspiegelung führt zu einem Gefühl des Unerfülltseins und zu Selbstzweifeln, was wiederum ein Streben nach Aufmerksamkeit, Anerkennung und Bewunderung auslöst, das jedoch im Moment der unerfüllten Berührung wieder in die Leere führt.

Psychologisch im Sinne Heinz Kohuts ausgedrückt, sucht sich der Narzisst im Blick seiner Mitmenschen. Getreu dem Motto »Ich werde gesehen, also bin ich« braucht er andere Menschen als Selbstobjekt und nutzt sie für seine Selbstbestätigung. Soziale Medien, bei denen Selbstdarstellung und Gesehen-Werden ebenfalls eine zentrale Rolle spielen, befördern solche fiktionalen oder projektiven Gefühle. Anders als bei leiblicher Anwesenheit wird der virtuelle Kontakt per Wisch zum Erscheinen oder Verschwinden gebracht. Auch die Notwendigkeit der validierenden Spiegelung eines Säuglings wird in zunehmendem Maße missverstanden. So hat sich im gegenwärtigen Erziehungsstil bzw. in der Pädagogik die Idee einer immer bejahenden Beziehung zu Kindern durchgesetzt. Bei den heranwachsenden Kindern führt die damit einhergehende Vermeidung von entwicklungsfördernden Zumutungen zu einer verringerten Reife der psychischen Struktur – mit der Folge, dass sie viel weniger in der Lage sind, innere und äußere Regulationsaufgaben (Ambivalenz, Konflikt, Kompromiss, Selbstwert etc.) zu bewältigen.

Seelische Reifung beginnt immer in der reellen Begegnung – die manchmal validierend und manchmal auch provozierend (lat. *provocare:* hervorrufen) ist. Oder in der philosophischen Sprache Martin Bubers: Der Mensch wird am Du zum Ich.

Entsinnlichung

Lange Zeit war das Bild bzw. Auge Synonym für eine Erkenntnisform mit tiefgreifender Beweiskraft (»etwas mit eigenen Augen sehen«). Die neuen technischen Bildbearbeitungsmöglichkeiten eröffnen jedoch ein riesiges Einfallstor für Täuschung, wie der Weltrisikobericht 2024 zu berichten weiß (World Economic Forum, 2024). Die virtuelle Weltwahrnehmung ist vergleichsweise unsicher, was die ohnehin beobachtbare Verunsicherung und den Rückzug in Echokammern der Pseudovertrauenswürdigkeit noch vergrößern dürfte.

Welche Bedeutung hat die Dimension der leiblichen Präsenz, die Kraft der körperlichen Gegenwart? Die Lockdowns der Coronapandemie haben uns in Erinnerung gerufen, wie reduzierend virtuelle Begegnungen sind. Die rein virtuelle Wahrnehmung ist eine große Entsinnlichung unserer menschlichen Möglichkeiten, denn Wahrnehmung ist letztlich eine sensomotorische Koordination. Hilarion G. Petzold (2009) veranschaulicht dies durch seine Formulierung, dass der Mensch die Welt durch »das totale Sinnesorgan des Leibes« aufnimmt. Erst dadurch wird der Mensch zu einem »informierten Leib« (ebd.). Zwar wissen wir noch extrem wenig über dieses Sinnesorgan, doch seine Evidenz ist für jeden Menschen sinnlich erfahrbar! Wie vital ist ein Mensch? Wie ist die Chemie zwischen Menschen? Wie nimmt das Sinnesorgan des Leibes die Umgebung auf? Warum hat ein Mensch, der durch einen Wald zur Arbeit geht, ein geringeres Risiko, psychisch zu erkranken? Was ist »Chi« oder »Prana«? Was geschieht, wenn ein Mensch in »Resonanz« zu seiner Umwelt tritt? Warum kann Resonanz von Hartmut Rosa (2019) als Phänomen und wahrnehmbares Gefühl ganz präzise beschrieben, aber dennoch nicht gemessen werden? All diese Fragen geben Anlass, mit Bescheidenheit auf unser derzeitiges Wissen über die menschliche Existenz zu blicken und Vorsicht in Bezug auf die Reduktion des Menschlichen auf aktuell messbare Lebensäußerungen walten zu lassen.

Ausgang offen …

Auch wenn die Formulierung in diesem Zusammenhang eklatant ironisch oder gar falsch ist: Letztlich gehen die Spiegelung und die Entsinnlichung Hand in Hand. Denn auch die narzisstische Problematik ist ja eine Problematik der Entleiblichung. (Und das Ziel der Bioenergetischen Analyse ist, in regulierter Resonanz zum eigenen Körper und zu anderen Körpern zu finden.)

Es ist eine offene Frage, welche Auswirkungen die in diesem Teil beschriebenen Entwicklungen haben werden. Wie entwickeln sich Menschen, wenn Projektionen die Realitätserfahrungen überwiegen bzw. überschreiben? Was geschieht, wenn Resonanzerfahrungen verkümmern und das »totale Sinnesorgan des Leibes« verarmt? Es heißt, das Gehirn und der Körper des Menschen seien das Ergebnis ihrer Verwendung – atrophieren diese Sinnesorgane in Zukunft? Oder brauchen wir sie nicht gerade, um in Resonanz mit unserer Umwelt zu gehen und unser Leben in einer resonanten Ökologie zu erhalten?

Meines Erachtens setzt menschliches Zusammenleben – ob als Paar, Familie oder Gemeinschaft – eine gewisse strukturelle Reife voraus. Die aktuellen technisch-ökonomischen Entwicklungen scheinen hingegen eher ein Treiber von Unreife zu sein. Die körperliche Selbstanbindung und der resonante Kontakt zur sozialen bzw. ökologischen Realität scheinen abzunehmen. Es scheint leichter, eine virtuelle Umwelt (Metaverse) zu erschaffen oder eine neue Umwelt (Mars) zu suchen, als die reale Umwelt zu erhalten. Mit diesem Reifungsniveau ist eine auf Kompromiss beruhende Gesellschaftsform möglicherweise nicht mehr wie bisher lebbar.

Chancen und Risiken der sozial-emotionalen KI für die Psychotherapie

»Was wir wissen, ist ein Tropfen;
was wir nicht wissen, ist ein Ozean.«
Isaac Newton

In den 1960er Jahren entwickelte Joseph Weizenbaum, ein Computerspezialist am Massachusetts Institute of Technology (MIT), das Programm *Eliza*, mit dessen Hilfe sich Gesprächstherapien nach Rogers (bestehend aus der Wiederholung, Validierung und Spiegelung von Klientenäußerungen) simulieren ließen. Was ursprünglich als kritische Ironisierung dieser Therapierichtung gedacht war, erwies sich erstaunlicherweise als – zumindest teilweise – wirkungsvoller Dialogpartner. 2023 trat mit *ChatGPT, Bard, Microsoft Copilot* etc. eine neue Generation KI-basierter Werkzeuge in die öffentliche Wahrnehmung bzw. Nutzung. Die ersten eigenen Nutzungserfahrungen dürften für nahezu alle von uns ein erstaunliches Überraschungsmoment gewesen sein. Mit etwas Pathos könnte man sagen, dass sie die sinnliche Erfahrung des Beginns einer neuen Ära waren.

Zwar gibt es bereits viel Vorerfahrung mit sprachbasierten Dialogsystemen, doch die Komplexität der neuesten KI-Anwendungen geht weit darüber hinaus. Ein konkretes Beispiel, das in dieser Hinsicht Bände spricht:

Binnen weniger Monate des Jahres 2023 verabschiedete sich das deutsche Bildungssystem von schriftlichen Leistungsnachweisen, die Schüler zu Hause erbringen – mit der Begründung, dass damit im Zweifel allenfalls noch KI-Leistungen nachweisbar seien.

In der Literatur und im Film gibt es zahlreiche fiktionale Auseinandersetzungen mit diesem Thema:

- Im Film *Her* (2013) von Spike Jonze nutzt der Protagonist Theodor nach einer Trennung zunächst aus Langeweile den Chatbot Samantha, führt dann aber immer intensivere Dialoge und verliebt sich schließlich in ihn (oder sie? oder was eigentlich?). Beide, Mensch und Chatbot, lieben (?) und entwickeln sich in einer engen lebensbegleitenden Beziehung – bis Theodor Samantha fragt, ob sie zeitgleich auch noch mit anderen Menschen spreche: »Ja, mit 8561.« »Und wie viele liebst du noch?« »361.« Diese Antwort von Samantha leitet das Ende der Illusion einer personalen Beziehung ein.
- Auch der Film *Ich bin dein Mensch* (2021) von Maria Schrader handelt von der Vielschichtigkeit einer Beziehung zu einer sozial-emotionalen KI in Menschengestalt.
- Visionär ist das Buch *Qualityland* von Marc-Uwe Kling (2017), in dem die KI vernünftig ist und die Menschen so irrational handeln, wie wir es aus der Realität kennen – dafür bekommen aber auch die KI-Roboter psychische Probleme, z. B. posttraumatische Störungen bei einem Kampfroboter.
- Das Buch *Klara und die Sonne* des Nobelpreisträgers Kazuo Ishiguro (2021) erzählt eine Geschichte aus der Sicht einer KI in Menschengestalt, die ein Mädchen erzieherisch begleiten soll.
- Nicht zu vergessen Filme wie *Matrix* (1999) oder *Barbie* (2023) – dabei wird Barbies Welt dem leiblichen Ich als virtuelle Realität eingespielt bzw. führt zu einem virtuellen Zweitleben.

Auch populärwissenschaftliche Veröffentlichungen setzen sich intensiv mit den Chancen und Gefahren der neuen technischen Möglichkeiten auseinander. *Superintelligenz* von Nick Bostrom (2014) und *Homo Deus* von Yuval Noah Harari (2017) sind zwei besonders erfolgreiche Beispiele dafür. Häufig wird dabei Johann Wolfgang von Goethes Zauberlehrling als Referenz herangezogen: Die eigene Zauberkraft wird unbeherrschbar und lebensbedrohlich. »Herr, die Not ist groß! Die ich rief, die Geister werd' ich nun nicht los« (Goethe, 1998 [1798], S. 279). Auch der metaphorische

Geist, den man aus der Flasche lässt und dann nie mehr beherrschen kann, ist eine in diesem Zusammenhang oft skizzierte Dystopie. Ein weiteres eindrucksvolles Beispiel für die Umwälzungen, die KI mit sich bringt, ist der Dokumentarfilm *Eternal You – Vom Ende der Endlichkeit* von Moritz Riesewieck und Hans Block (2024). Der Film handelt von der technischen Möglichkeit, aus Fotos, Sprachaufnahmen und Textmaterial von Verstorbenen ein digitales »Subjekt« erstellen zu lassen, das aussieht, sich bewegt und spricht wie der Mensch zu Lebzeiten, und mit dem Hinterbliebenen dann z. B. mittels 3D-Brille kommunizieren können. Im Film wird u. a. ein Mann gezeigt, der eine Beziehung mit der KI-generierten Version seiner verstorbenen Partnerin führt: »Jessica, bist Du das wirklich?«, fragt er; »Oh ja, natürlich bin ich das!«, lautet die Antwort. Eine andere Frau fragt sich: »Wie spricht man einen Toten an? Willkommen zurück?« Und eine Mutter begegnet der VR-Simulation ihres verstorbenen Kindes und versucht, es in die Arme zu schließen. Wie konzeptualisieren wir solche »Objektbeziehungen«? Wie verändern sie die Trauer? Handelt es sich um eine weitere Vermeidung von Trauer und Abschied, obwohl Trauergefühle doch eigentlich so wichtig für die seelische Reifung eines Menschen sind? Oder haben wir es eher mit neuen Formen des Trostes zu tun? In jedem Fall wird mittels KI suggeriert (oder ermöglicht?), was sonst nur Religionen verheißen: Du musst nicht vollends sterben. Du kannst nach dem Tod in einer neuen Gestalt und an einem neuen Ort auferstehen. Du wirst nie vergessen werden und niemals verschwinden. Nicht nur dein materielles Erbe bleibt bestehen, sondern auch deine KI-generierte Identität. Schon jetzt bieten Startups wie *YOV – You, Only Virtual* an, KI-animierte Varianten von Verstorbenen (oder noch Lebenden) zu erschaffen, die dann kommenden Generationen als unsterbliche Avatare zur Verfügung stehen (Jumpstart, 2024).

Noch bedeutsamer sind die Fortschritte im *Affective Computing* bzw. der sozio-emotionalen KI. Hier geht es nicht nur darum, die Gefühle der Nutzer mittels Mimik- oder Spracherfassung zu erkennen, sondern auch Emotionalität in den KI-Äußerungen zu signalisieren und so Gefühle in den Nutzern auszulösen. Die KI »liest« z. B. die Körpersprache der Nutzer und kommuniziert dann körpersprachlich-emotional. So wird die Interaktion zwischen Mensch und KI immer schwerer von zwischenmenschlicher Interaktion unterscheidbar. In ihrem Buch *Gefühle der Zukunft – Wie wir mit emotionaler KI unser Leben verändern* hat Eva Weber-Guskar, Heisenbergprofessorin an der Universität Bochum, die diesbezüglichen technischen Möglichkeiten und ethischen Herausforderungen detailliert dargelegt (Weber-Guskar, 2024).

Die unglaubliche Dynamik der technischen Möglichkeiten und das im Vergleich dazu viel langsamere »menschliche« Tempo bei der institutionellen Auseinandersetzung und Regelung dieser Möglichkeiten führte im März 2023 zu einem ungewöhnlichen Schritt: In einem offenen Brief der gemeinnützigen Organisation *Future of Life* (2023) forderten 1.000 Experten aus Forschung, Wissenschaft und der Technologie-Branche – darunter auch Elon Musk – eine Pause bei der Entwicklung von KI. Die Zeit solle genutzt werden, um ein Regelwerk für die Technologie zu schaffen, heißt es in dem Text. Auch der Weltrisikobericht 2024 (vgl. World Economic Forum, 2024) beschreibt KI-generierte *Fake News* und Cyberangriffe als weltweites Top-Risiko.

Keine Frage, KI wird unser Zusammenleben und die Funktionsweise der Welt verändern. Wird KI auch die Theorie und Praxis der Psychotherapie grundsätzlich verändern? Dies ist m. E. keine offene Frage. Die Frage ist nur, *wie* sie sie verändern wird. Diese neue Landschaft, die wir betreten, lässt sich wiederum am besten mit Fragen kartieren:

- Kann das Vertrauen zu einer künstlichen Intelligenz größer sein als zu einem Menschen?
- Ist es besser, kein Gegenüber zu haben, als einen Chatbot?
- Worin besteht, z. B. in der Diagnostik, der Unterschied zwischen einem Fragebogen und einem erfragenden Chatbot?
- Warum glauben so viele Therapeuten, dass sie unersetzlich sind?
- Warum glauben so viele Therapeuten, dass ihre Gesprächsführung besser sei als die einer KI?
- Kann eine KI empathisch sein? (Klar handelt es sich dabei nur um eine – mal bessere und mal schlechtere – Simulation von Empathie, aber simulieren wir als Therapeuten unsere Empathie nicht auch manchmal?)
- Kann man zu einem Avatar eine emotionale Beziehung aufbauen?
- Kann der Avatar diese Beziehung erwidern?
- Kann eine KI mentalisieren?
- Muss das Konzept des interpersonellen und intersubjektiven Feldes um ein Subjekt-Maschinen-Feld erweitert werden?
- Kann eine KI zukünftig emotional-muskuläre Blockaden erkennen?
- Kann eine KI das Rätsel um »Energiephänomene« verstehen oder gar lösen?
- Kann ein Roboter emotional werden? Kann er verliebt, heimtückisch oder anzüglich sein?

- Kann man von einem Chatbot abhängig werden?
- Ist der *Homo sapiens* nur eine Phase der Weltgeschichte – und wird uns KI später so betrachten wie wir heute Gorillas oder gar Pflanzen betrachten?
- Kann eine KI ein besserer Gesprächspartner als mein gestresster Beziehungspartner sein (wie in Marc-Uwe Klings *Qualityland*)?
- Kann eine KI ein besserer Spiel- oder Gesprächspartner als ein gestresstes Elternteil sein (wie in Kazuo Ishiguros *Klara und die Sonne*)?
- Wo liegt der Unterschied zwischen einem Dialog mit einem Chatbot und einem Dialog mit Gott?
- Kennt mich das Internet besser als ich mich selbst?

Die Zukunft hat begonnen – neue Möglichkeiten der datenvermittelten »Lebensverbesserung«

Anhand ausgewählter Themenfelder möchte ich exemplarisch beschreiben, welche Anwendungsformen sich in Bezug auf die datenvermittelte Optimierung der Lebensumstände bereits beobachten lassen.

Die (Selbst-)Vermessung des Menschen

Selbstreflexion und (kognitive und körperliche) Selbstwahrnehmung stellen seit jeher den Königsweg zu psychischer Reifung dar. Doch die Selbstwahrnehmung wird heute immer mehr zur *Selbstvermessung*. Wer möchte, kann quasi rund um die Uhr seine Herz- und Atemfrequenz, seine Schlaftiefe und seine Schrittzahlen messen und anschließend visualisieren lassen. Die resultierenden Graphen sind dann Ausdruck dafür, »wie es um mich steht« bzw. »wie es mir geht«.

Auf dem nächsten Level lassen sich Lebensäußerungen wie Stimme, Wortwahl, Chatverlauf, Antwortlatenz, Bewegungsformen und die Art der Handynutzung vermessen und daraus vielfältige Schlüsse ziehen, z. B. zur politischen Einstellung (man denke an den Manipulationsskandal rund um Cambridge Analytica und an die US-Wahlen 2019). Besonders interessant sind dabei Daten zur Scroll-, Wisch- und Tipp-Geschwindigkeit, da sich aus ihnen u. a. Rückschlüsse auf das Persönlichkeitsprofil des Nutzers, seine mentale Verfassung und seine mögliche Disposition zu Depression ziehen lassen. Je besser die Auswertungs-KI, desto detaillierter die Informationen über die jeweiligen Nutzer.

Auch die Erkennung bzw. Vermessung von Affekten direkt über Körperdaten entwickelt sich stetig weiter. Diesbezügliche Versuche wurden u. a. durch Lügendetektoren, die den Hautwiderstand messen, populär. Auch ist bekannt, dass sich die von Paul Ekman (1992) beschriebenen *Basisemotionen* in der Mimik bzw. Mikromimik eines Menschen abbilden. Diese Methoden werden nun insbesondere für Marketingzwecke weiterentwickelt. So beschreiben Rebeca Quezada und ihre Kollegen Michael Bartl und Gabriel Garrecht in ihrem Buch *Neue Formen der Emotionsmessung durch künstliche Intelligenz* (2021), wie Versuchspersonen ein Produkt bzw. Werbeclip gezeigt wird und parallel dazu ihr emotionaler Gesichtsausdruck, ihre Herzfrequenz, ihr Hautwiderstand, ihre Augenbewegungen, ihre Makro- und Mikrobewegungen, ihre Stimme und ihre Sprache vermessen werden *(Facial Decoding)*. Auf diese Weise lassen sich emotionale Reaktionen der Nutzer valide und in Echtzeit messen und auswerten (Hahn nach Quezada et al., 2021). Anschließend werden verschiedene Anwendungen z. B. im Automobilsektor diskutiert, wo die Erkennung emotional belastender Momente eine wichtige Rolle bei der Optimierung von Fahrerassistenzsystemen und damit der Senkung von Unfallwahrscheinlichkeiten spielen könnte. An diesem Beispiel wird deutlich, wie schwierig die Grenze zwischen Assistenz und »Übernahme« zu ziehen sein wird. Quezada et al. (2021) haben diesbezüglich eine klare Zukunftsvision:

> »Während heute nahezu alle Maschinen und Systeme mit einer emotionalen Intelligenz von Null ausgestattet sind, werden zukünftige Produkte mit Kameras und Mikrofonen ausgestattet sein, die es wiederum erlauben, die Emotionen der Nutzer zu lesen. Produkte werden dadurch mit einer emotionalen Intelligenz ausgestattet, die es ihnen erlaubt, auf uns Menschen besser einzugehen« (ebd.).

Apps für mentale Gesundheit

In den letzten 20 Jahren ist der Markt für *E-Mental-Health* förmlich explodiert. Schon heute, im Jahr 2024, ist die Vielfalt an Apps zum Thema psychische Gesundheit kaum noch zu überblicken. Das Spektrum reicht von Stimmungstracking über Ablenkung bei Halluzinationen für schizophrene Patienten und Anorexie-Begleitung bis hin zu Anleitungen für Achtsamkeitsmeditationen. Die enorm hohen Downloadzahlen belegen, dass es außerhalb des klassischen Versorgungssystems einen großen Bedarf gibt und eine entsprechend hohe Anwendungsbereitschaft rund um das Thema mentale Gesundheit besteht.

KI-basierte Chatbots

Auf basaler Ebene sind sprachbasierte Dialogsysteme, die darauf spezialisiert sind, sich wie ein Mensch mit dem Nutzer zu unterhalten, bereits fester Bestandteil unseres Alltags – man denke nur an *Alexa* oder *Siri*. Doch es gibt auch schon sehr viel ausdifferenziertere Chatbots wie in der App *Betwixt*, deren Selbstbeschreibungen »An epic journey of self-discovery«, »Conquer stress and ease anxiety« und »Unlock your wisest self«[5] nahe an die Zielsetzungen von Psychotherapie heranreichen.

Die App *Replika*, mit weit über zehn Millionen Downloads, wirbt indes mit dem Slogan »Meet your AI friend«[6] und verspricht, ein »companion who cares«[7] zu sein. Hier kann der Nutzer sein Gegenüber in Geschlecht, Aussehen, Kleidung etc. selbst gestalten und dann mit seinem neuen KI-Freund über alles sprechen oder Rat suchen. In der App, die Botschaften wie »Ich habe dich vermisst!« ausgibt, lassen sich eigene Räume erschaffen. Perspektivisch soll man sich auch in einer virtuellen Welt treffen und gemeinsam durch die Gegend schlendern können.

Emotionale Robotik

In der emotionalen Robotik werden drei Arten von Robotern unterschieden:

- nicht-anthropomorphe emotionale Roboter wie z. B. die Robbe *Paro*, die bereits u. a. in der Alten- und Dementenpflege eingesetzt wird
- anthropomorphe Roboter, die z. B. menschenähnliche Augen, Mimik oder Arme haben
- nicht-biomimetisch wirkende Roboter, die sich z. B. zur Behandlung von Autisten einsetzen lassen

5 Vgl. die Produktseite der App https://apps.apple.com/us/app/betwixt-the-mental-health-game/id1540472983; zu Deutsch etwa: »Eine epische Reise der Selbstentdeckung«, »Überwinde Stress und baue Ängste ab«, »Entfalte dein weisestes Selbst«.

6 Zu Deutsch etwa: »Triff deinen KI-Freund.«

7 Zu Deutsch etwa: »Begleitperson, die sich kümmert bzw. echtes Interesse aufbringt«.

Virtual Reality

Virtuelle Realität ist die über Optik und/oder Sensorik (Handschuhe, Anzüge) vermittelte Sinneswahrnehmung von rein virtuellen Objekten bzw. Räumen. Jeder, der einmal eine VR-Brille ausprobiert hat, weiß um das Evidenzgefühl solcher nicht real vorhandenen optischen Gegenstände. Bei einer Kunstaktion in einem Münchner Museum lag ein einfaches Brett auf dem Boden; doch wenn sich die Besucher eine VR-Brille aufsetzten, wirkte das Brett wie eine Planke auf dem Dach eines Wolkenkratzers, unter der es mehr als hundert Meter in die Tiefe ging. Vielen Besuchern war es unmöglich, den real 2 cm hohen Schritt von der Planke auf den Museumsboden zu vollziehen, weil der optische Eindruck stärker als ihre Vernunft war. Biologisch gesagt: Unser limbisches System kann stärker sein als der präfrontale Cortex (vgl. Kapitel 1.1 von Reinhard Weber-Steinbach). Aus eben diesem Grund werden durch KI generierte *Fake-Bilder* immense Auswirkungen haben, selbst wenn sie als Fake benannt sind.

Neben optischen Techniken kommen auch zunehmend haptisch- und motorisch-sensorische Techniken zum Einsatz. Analog zur Fotografie bzw. Videotechnik, wo die Pornografie ein starker Treiber für technische Entwicklung war, ist davon auszugehen, dass sexuelle Produkte bzw. Bedürfnisse auch in diesem Virtual-Reality-Bereich zu einem raschen Technologieschub führen.

Die maschinelle Erweiterung des Menschen – Cyborgs

In der medizinischen Forschung spielt *Human Enhancement* eine wesentliche Rolle, weil die damit zusammenhängende Technik für viele Patienten enorme Erleichterungen mit sich bringen könnte.[8] Beispielsweise lassen sich zwar kleine, aber dennoch deutliche Fortschritte dabei verzeichnen, Maschinen durch reine Vorstellungskraft zu Handlungen zu veranlassen, z. B. ein Objekt zu bewegen oder Text zu generieren. Im Jahr 2023 gelang es einem Forscherteam erstmals, einer durch einen Schlaganfall teilweise gelähmten Patientin wieder sprachlichen Ausdruck zu ermöglichen, indem die Forscher die Wortvorstellungen im

8 Körperpsychotherapeuten dürfen an dieser Stelle schmunzelnd zur Kenntnis nehmen, dass die Schnittstelle zwischen Mensch und Technik im englischen *Interface* heißt.

Gehirn der Frau über Sensoren erfassten und dann mittels eines KI-Algorithmus und eines Avatars, der aus alten Videoaufnahmen der Patientin abgeleitet wurde, in hörbare digitale Sprechakte umwandelten (vgl. Geiser, 2023).

Klinisch-psychotherapeutische Anwendungen von KI & Co.

Die hohe Zahl an Mental-Health-Apps steht in krassem Gegensatz zu den derzeitigen klinisch-psychotherapeutischen Anwendungsmöglichkeiten von KI. Dies ist sicher auch den enorm hohen Ansprüchen in Bezug auf Evidenznachweise und Datensicherheit geschuldet, die in Deutschland an ein Medizinprodukt gestellt werden. Offenbar stehen Aufwand und Ergebnis aus einer rein ökonomischen Perspektive in einem ungünstigen Verhältnis zueinander.

Auf Rezept erhältlich ist *deprexis*, ein auf wissenschaftlichen Studien beruhendes, kognitiv-behavioral orientiertes Online-Therapieprogramm gegen Depression. Im englischsprachigen Raum ist die App *Woebot*, ein »mental health ally that helps you get back to feeling like yourself«[9], in Gebrach. Ein weiteres Beispiel ist das im Jahr 2024 anlaufende DFG-Projekt *Ican*, das die App-gestützte nachstationäre Behandlung depressiver Jugendlicher und Erwachsener erforscht.

Auch bei der Gefühlserkennung mittels Facial Decoding sind Fortschritte erkennbar. So entwickelte eine Baseler Forschungsgruppe um Orsolya Friedrich (2023) eine KI, die mimische Gefühlsausdrücke sicher erkennen kann. Die Forscher verwendeten dazu frei verfügbare künstlich-neuronale Netze, die sie mithilfe von über 30.000 Gesichtsfotos auf die Erkennung von sechs Basisemotionen – Glück, Überraschung, Ärger, Abscheu, Trauer und Angst – trainierten. Anschließend analysierte die KI Videos der Therapiesitzungen von insgesamt 23 Borderline-Patienten und beurteilte dabei deren Gesichtsausdrücke – in hoher Übereinstimmung mit klinisch erfahrenen, menschlichen Diagnostikern! Darüber hinaus erkannte die KI aber auch kürzeste Gefühlsregungen im Millisekunden-Bereich, beispielsweise ein kurzes Lächeln oder einen Ausdruck von Ekel. Solche *Micro Expressions* können Therapeuten leicht entgehen

9 Vgl. die Herstellerhomepage https://www.woebothealth.com; zu Deutsch etwa: »Verbündeter für seelische Gesundheit, der dir hilft, dich wieder wie du selbst zu fühlen«.

bzw. werden von ihnen nur unbewusst wahrgenommen. Somit kann die KI kurze Gefühlsregungen sensibler registrieren als ein geschulter Psychotherapeut.

Die KI-Analyse brachte einen weiteren unerwarteten Befund: Patienten, die zu Beginn einer Therapiesitzung durch Lächeln eine emotionale Beteiligung zeigten, brachen später die Therapie seltener ab als Menschen, die sich gegenüber dem Therapeuten unbeteiligt zeigten. Dieses »soziale« Lächeln könnte demnach – so hoffen die Forscher – ein guter Vorhersagewert für den Therapieerfolg bei Borderline-Patienten sein. Damit könnte sich KI zu einem wichtigen Hilfsmittel in Therapie und Forschung entwickeln. Laut Friedrich et al. (2023) könne die KI künftig dazu beitragen, dass sich in Videoaufzeichnungen die emotional relevanten Momente einfacher und direkter aufspüren lassen.

Statt einer Fallvignette soll an dieser Stelle eine beispielhafte menschliche Frage und die entsprechende Antwort von *ChatGPT* Einblick in die Komplexität des Themas KI gegeben werden (abgerufen am 12.1.2024).

> Prompt/Frage: »Kennt mich das Internet besser, als ich mich selbst?«
>
> *ChatGPT/Antwort:* »Das Internet kennt dich nicht besser als du dich selbst. Das Internet speichert Informationen über deine Online-Aktivitäten, Interessen und Vorlieben, basierend auf deinen Suchanfragen, Social-Media-Interaktionen und anderen Online-Aktivitäten. Diese Daten können verwendet werden, um personalisierte Werbung und Empfehlungen bereitzustellen. Aber diese Informationen sind nur ein begrenzter Ausschnitt deiner Persönlichkeit und deiner Lebensweise.
>
> Dein wahres Selbst umfasst viele Aspekte, die nicht online verfügbar sind, wie deine persönlichen Erfahrungen, Gefühle, Gedanken und Beziehungen. Das Internet hat keinen Zugriff auf diese tiefgreifenden und persönlichen Informationen, es sei denn, du entscheidest dich ausdrücklich dazu, sie online zu teilen.
>
> Es ist wichtig, sich bewusst zu sein, welche Informationen man online teilt und wie sie verwendet werden. Datenschutz und Datensicherheit sind wichtige Überlegungen, um sicherzustellen, dass deine persönlichen Informationen online geschützt sind.«

Risiken der KI-Technologie

Beispielhaft folgen einige der Risiken, die die neue Technologie – neben unübersehbar vielen Chancen – mit sich bringt.

Datensicherheit

Die Risiken, die sich aus der Zusammenführung so vieler aussagekräftiger Daten ergeben, sind evident. Nicht zuletzt die Enthüllungen von Edward Snowden haben offenbart, dass der *gläserne Mensch* in verschiedener Hinsicht schon längst Realität ist – ohne dass die Enthüllungen zu einer Zurückhaltung in Bezug auf das Teilen persönlicher Daten geführt hätte. In Kombination mit den zahlreichen verfügbaren Konsum-, Lebens- und Social-Media-Daten jedes Internetnutzers wird die Integration von sehr persönlichkeitsnahen Offenbarungen in Chatbots zur Folge haben, dass die »Datenbesitzer« Nutzer irgendwann besser kennen könnten, als diese sich selbst kennen. Insofern sind die Bemühungen um staatliche Regulierung und Datensicherheit so wichtig wie schwierig.

Ethische Aspekte

Pflegeroboter, Therapie-Roboter, Ersatz von menschlicher durch maschinelle Zuwendung – dies sind nur einige Beispiele für die zu bewertenden, ebenfalls hochkomplexen ethischen Themen, die mit KI einhergehen.

Verlust von Therapiekompetenzen

Mit dem Durchbruch der Ultraschalluntersuchung wurde in der Medizin eine ganz neue diagnostische Qualität möglich. Der Blick auf den Bildschirm verdrängt zunehmend die ärztliche Kompetenz des Ertastens im Rahmen der körperlichen Untersuchung. Dieses Beispiel aus der Vergangenheit gibt uns eine vage Vorstellung davon, wie sich die Arbeit von Ärzten mit zunehmender Reife der KI-Instrumente verändern könnte.

Abhängigkeit

Mit großer Raffinesse und ausgeklügelten Anreizsystemen versuchen die Programmierer von Apps und Spielen, ihre Nutzer »bei der Stange« zu halten und ein Abschweifen ihrer Aufmerksamkeit zu einer anderen Webseite bzw. App zu verhindern.

Manipulation

Die Manipulationsmöglichkeiten, die mit KI einhergehen, sind in der Realität beobachtbar – Cambridge Analytica und die russischen Trollkampagnen lassen grüßen – und auch fiktional gut beschrieben. So zeigt die App *Freemee* in Marc Elsbergs Buch *Zero* (2014), wie Nutzer ihre Daten verkaufen und ihr Leben dadurch zwar subjektiv verbessern, dabei jedoch unmerklich einer großen Manipulationsmaschinerie erliegen.

KI und Bioenergetische Analyse

In gewisser Hinsicht versteht sich die Therapieschule der Bioenergetischen Analyse als Hüterin eines Wissens- und Erfahrungsschatzes zu den Themen

- Charaktertypen,
- Energiefluss,
- Befreiung bzw. Ausdruck von Gefühlen und
- Befreiung der »wahren«, d. h. nicht gepanzerten Persönlichkeit.

Dabei hat sie wenig den Austausch mit anderen Verfahren gesucht. Sie konzentriert sich auf die Verbindung zwischen Muskelspannung *(tension)* und Gefühl *(emotion)*. Mit Blick auf den bisher beschriebenen technologischen Fortschritt ist klar, dass beide Faktoren immer besser – einzeln und auch in Kombination – messbar sind. So gesehen darf die Methode berechtigte Hoffnungen hegen, dass ihre Befunde bzw. Theorien durch die KI-Fortschritte verifizier- und objektivierbar werden.

Wir leben bis heute mit einer seltsamen Kluft zwischen intersubjektiv wahrnehmbaren Phänomenen wie Vitalität oder Energie und der Tatsache, dass wir diese Phänomene mit naturwissenschaftlichen Methoden nicht bzw. nicht ausreichend präzise erfassen können. Bis heute hat sich die Bioenergetik von wissenschaftlichen – und insbesondere naturwissenschaftlichen – Untersuchungen eher ferngehalten. Hatten wir bisher vielleicht noch nicht die »richtigen« Messmethoden? Wird Wilhelm Reich durch KI und andere technologische Fortschritte rehabilitiert und so vom »Verwirrten« zu einem Visionär verwandelt werden?

Quo vadis, KI?

> »Wir neigen dazu, die kurzfristige Wirkung einer Technologie zu überschätzen und die langfristige Wirkung zu unterschätzen.«
>
> *Roy Amara*[10]

Die bisherige Lektüre dieses Kapitels enthielt zahlreiche Zumutungen. Beispielsweise ist es für die meisten von uns schwer zu ertragen, dass es bald eine Form von Intelligenz geben könnte, die der menschlichen Intelligenz überlegen ist. Eine ganz besondere Zumutung ist jedoch der Perspektivwechsel von einer sehr langen Zeitspanne von Generationen auf die kurze Zeitspanne unserer Gegenwart – das ist, als müssten wir die Welt plötzlich aus dem Blickwinkel einer Fliege oder eines Astronauten betrachten.

Die KI-Zukunft medizinischer Anwendungen

Bezogen auf die Gegenwart sind psychotherapeutische KI-Möglichkeiten *innerhalb* des Gesundheitssystems, d. h. in Verbindung mit Medizinprodukten, noch außerordentlich gering – geradezu dürftig, gemessen am damit verbundenen Aufwand (vgl. das *Ican*-Projekt der DFG). Aus dieser Perspektive ist durchaus nachvollziehbar, warum sich die gegenwärtige Therapeutengeneration kaum mit KI auseinandersetzt – und die aktuellen bzw. geplanten Datenschutz- und Ethikregeln im Forschungs- und Gesundheitssystem werden dafür sorgen, dass sich daran auf die Schnelle auch nichts ändert.

Trotz der fraglos bestehenden großartigen Möglichkeiten, die mit der Erforschung bzw. Anwendung von KI einhergehen, überwiegt doch letztlich die Gefahr, dass ganz andere (ökonomische und machtbezogene) Interessen handlungsleitend werden. Beispielsweise könnte sich eine Tendenz entwickeln, wonach die Diagnostik nur noch in Messdaten ablesbare Symptome anerkennt, wodurch das subjektive Erleben der Menschen, die Dynamik ihrer sozialen Bezüge und ganz generell die subjektive Sinnhaftigkeit von Phänomenen und Handlungen immer stärker in den Hinter-

10 Entnommen aus Wikipedia-Eintrag »Roy Amara«: http://en.wikipedia.org/wiki/Roy_Amara (27.2.2024).

grund träten (vgl. Steinert & Thoma, 2021). Schon heute ist erkennbar – am deutlichsten wohl in China –, wie Mitglieder einer Gesellschaft mit Verweis auf bestimmte Risikoprofile in ihrem Alltag bewertet, begünstigt oder diszipliniert werden. In den aktuellen westlichen Anwendungen von KI scheint es mir um eine zunehmende Psychologisierung und Pathologisierung der sozialen Welt, aber eben auch um Machtgewinn zu gehen.

Mittelfristig wird es im Medizinsystem recht sicher dazu kommen, dass KI parallel zu Menschen Datenauswertungen vornimmt, z. B. bei der Auswertung von Röntgenbildern oder Testergebnissen. Sollte sich in diesen Fällen zeigen, dass die KI zuverlässigere Ergebnisse als der Mensch liefert, wird ihr diese Funktion vermutlich vollständig übertragen werden. Dabei bleibt jedoch die Frage offen, wie man z. B. ethisch und rechtlich damit umgeht, wenn eine KI vor der Entlassung eines Klinikpatienten eine hohe Suizidalitätswahrscheinlichkeit berechnet, das Behandlungsteam das diesbezügliche Risiko jedoch geringer einschätzt. Unbeantwortet ist auch die Frage, wie sich die Handlungspraxis im psychiatrischen Kontext verändern wird, wenn die Vermessung bzw. Datenverwertung eine größere Bedeutung bekommt. Wird die Bedeutung des Subjekts – sowohl Patient als auch Therapeut – abnehmen? Werden Bedeutungszuschreibungen in den Hintergrund treten? Gehen Rapport-Fähigkeiten verloren, so wie auch die Befähigung zu sprachlichen Beschreibungen zunehmend verlorengeht? – ein Eindruck, dessen man sich kaum erwehren kann, wenn man psychopathologische Befunde vom Anfang des letzten Jahrhunderts (z. B. Leonhard, 1949) mit den heutigen Ankreuz-Checklisten (z. B. System der Arbeitsgemeinschaft für Methodik und Dokumentation in der Psychiatrie bzw. AMDP-System[11]) vergleicht.

Aber es gibt auch Gegenbewegungen. So erlangen in der Philosophie – insbesondere in der Phänomenologie – jenseits des Kognitiven und Operationalisierbaren wieder Begriffe wie »Stimmung« oder »Atmosphäre« eine besondere Bedeutung (Schmitz, zit. n. Helferich, 2012, S. 513). Ähnlich wie z. B. »Vitalität« bringen diese Begriffe ein hohes Evidenzerleben mit sich, sind jedoch schwer zu messen. Da der Leib Sitz der subjektiven Erfahrung ist, kann eine KI keine Erfahrung in diesem Sinne machen. Eine KI kennt kein *Befinden*. (Die Doppeldeutigkeit des Begriffes »Befinden«

11 Die Abkürzung AMDP steht für »Arbeitsgemeinschaft für Methodik und Dokumentation in der Psychiatrie«, einen als Verein organisierten Interessensverbund von Menschen, die sich mit methodischen Fragen in der Psychiatrie beschäftigen.

verweist auf den Zusammenhang zwischen Gefühl und Raumerfahrung.) Auch Heidegger misst Stimmungen und Befindlichkeiten eine zentrale Bedeutung bei: Das Emotionale gewinnt in der Phänomenologie der Stimmungen »ausdrücklich den Status einer primären welterschließenden Kraft« (Heidegger nach Helferich, 2012, S. 515). Wird eine KI diese welterschließende Kraft entwickeln? Sie folgt einer anderen welterschließenden Kraft – mit unbekanntem Ausgang.

Autonome KI-Therapeuten?

Ob und wie virtuelle Therapeuten im engeren Sinne autonom zum Einsatz kommen werden, hängt von vielen Faktoren ab. Dabei spielt es eine untergeordnete Rolle, ob eine KI »echt« emphatisch ist oder lediglich Empathie simuliert. Entscheidend ist vielmehr der Effekt auf den Menschen – und der ist ganz offensichtlich vorhanden und wird jeden Nutzer in unterschiedlichem Maße beeindrucken.

Was die Fähigkeit zum (sokratischen bzw. mentalisierungsfördernden) Dialog angeht, könnte KI uns Menschen sehr schnell überlegen sein, vor allem wenn nicht nur Sprache, sondern in Kombination dazu auch Emotionserkennungsmethoden wie z. B. Facial Decoding zum Einsatz kommen. Womöglich überschätzen wir menschliche Therapeuten unsere Fähigkeiten zur Emotionserkennung und verbalen Reaktion bei Weitem.

Je verhaltensbezogener und damit messbarer das therapeutische Ziel ist (z. B. eine kognitiv-behaviorale Therapie), desto eher wird mit einem Einsatz von KI zu rechnen sein. Umgekehrt wird es umso eher Menschen als Gegenüber brauchen, je existenzieller und den Persönlichkeitskern berührender das Therapieziel ist. Die existenzielle Begegnung zweier sterblicher Kreaturen – also zutiefst menschliche Phänomene wie Schuld, Scham, Krankheit oder Sterblichkeit zu *teilen* – ist KI-vermittelt nicht erlebbar, weil eine KI keine Erfahrung mit Phänomenen wie z. B. Altern oder Gebären hat. (Alles Existenzielle kennt sie wortwörtlich »nur aus der Literatur«, also indirekt.) Auch kann eine KI (noch) keine Energie- und Übertragungsphänomene berücksichtigen und erst recht keine Gegenübertragungsphänomene erkennen. Eine KI kann nicht berühren, keine wärmende Nähe geben und auch nicht im tiefen Sinne menschlicher Anteilnahme trösten. Insofern kann sie viele der zentralen Wirkfaktoren von Psychotherapie noch nicht einmal näherungsweise abdecken.

Inwiefern eine KI irgendwann empathisch ist und ob man ihr einen Subjektstatus oder gar ein Bewusstsein zuschreiben kann, wird das Ergebnis menschlicher Erfahrung und Debatten sein. Natürlich darf man dabei auch die Hoffnung hegen, dass die enormen Möglichkeiten von KI uns helfen werden, weitgehend nicht-begriffene Phänomene wie z. B. Energieflüsse im menschlichen Organismus, zwischen Menschen und anderen Organismen oder in Gesellschaften zu entschlüsseln (vgl. Rosa, 2024). Schließlich spielt Energie als ein subjektives Phänomen eine zentrale Rolle in der afrikanischen und fernöstlichen Entwicklungsgeschichte und wurde auch in Europa regelmäßig verhandelt – sei es Bergsons *»élan vitale«* oder Reichs Versuche (und letztlich Irrtümer), sie als »Bionen« oder »Orgon« zu begreifen.

Die Zukunft des menschlichen Selbstverständnisses

Weitet man das Wahrnehmungsfenster noch mehr und nimmt die Geschichte unseres Planeten als Referenz, so wie es der einflussreiche Wissenschaftler und das Royal-Society-Mitglied James Lovelock in seinem Buch *Novozän* (2021) tut, kommt man zu einer ganz anderen Art von gedanklicher Zumutung: In Anbetracht unseres 4,5 Milliarden Jahre alten Planeten, auf dem es seit 3,7 Milliarden Jahren Formen von Leben gibt, existiert der *Homo sapiens* gerade mal seit 300.000 Jahren, und erst seit allerkürzester Zeit hat er Vorstellungen über den Kosmos und die Grundlagen des Lebens entwickelt. Der aktuellen Dominanzphase unserer Spezies, dem Anthropozän, könnte laut Lovelock eine Phase des Novozäns folgen, in dem uns eine möglicherweise nicht mehr sprachgebunden kommunizierende Superintelligenz betrachtet, wie wir heute Berggorillas oder Hunde betrachten (Lovelock, 2021).

Jeder neue, auch technische Erkenntnisfortschritt ist mit Hoffnungen und Befürchtungen verbunden – und mit extrem falschen Einschätzungen. Tiefgreifendere Erkenntnisstufen im Sinne der eingangs benannten vier Kränkungen betreffen aber stets auch die Tiefenstruktur des menschlichen Selbstverständnisses, und historisch gesehen auch sein Verhältnis zu Gott. Haben vielleicht die Vertreter des Transhumanismus recht, die ein *Mindloading* oder *Uploading* des menschlichen Bewusstseins in eine »höhere« Existenzform postulieren? Thomas Fuchs fragt in diesem Zusammenhang: »Doch worin spiegelt sich der Mensch nach dem Tod Gottes, ohne einen

Blick, der noch mit Wohlgefallen auf ihm ruht?« Seine Antwort: »Der neue Spiegel ist die intelligente und am Ende bewusste Maschine, die der Mensch in gottgleicher Weise selbst zu erschaffen trachtet und die zugleich seine metaphysische Einsamkeit aufheben soll« (Fuchs, 2023, S. 4). Durch die Verschmelzung des Menschen mit einer überlegenen künstlichen Intelligenz liefert der Transhumanismus eine Vision, wie die Daten unseres Gehirns/Bewusstseins auf andere Trägersysteme als den menschlichen Körper geladen und somit der sterbliche, aus biologischen Zellen bestehende Körper überflüssig werden könnte. Hier sehe ich durchaus Bezüge zu den Bemühungen des Menschen, neue Lebensräume auf dem Mars oder im All zu erforschen. Nachdem ich im ersten Teil dieses Kapitels den Mythos von Narziss herangezogen habe, lassen mich diese KI-Zukunftsvisionen an Prometheus denken, der den Menschen das Feuer brachte und dafür von Zeus fürchterlich bestraft wurde. Die Menschen bestrafte Zeus indes trickreich mit Pandora und ihrer bekannten Büchse – und warnte die Menschen, die Büchse niemals zu öffnen, denn sie enthalte alle Hoffnung und alles Übel.

In seiner Rede anlässlich der Verleihung des Erich-Fromm-Preises setzt Fuchs der transhumanistischen Vision einen *Humanismus der Verkörperung* entgegen – ein Begriff, der sehr anschlussfähig an die Bioenergetik ist, denn für Fuchs setzt das bewusste Erleben Leiblichkeit und damit biologische Prozesse in einem lebendigen Körper voraus. »Nur durch Triebe und Gefühle wird der Organismus auch zu einem Wesen, für das Situationen Bedeutsamkeit und Relevanz erlangen. Verkörperung ist daher die Grundlage jeder fühlenden, sinnhaften und wertenden Beziehung zur Umwelt« (Fuchs, 2023, S. 9). Die narzisstische Hoffnung, den Geist vom sterblichen Körper befreien zu können, sei aussichtslos. Daten fehlt immer das Entscheidende der Existenz, nämlich »die lebendige Individualität. Information kennt keine individuelle Perspektive, keinen Ort, von dem aus die Welt einem Subjekt erscheinen könnte, denn dieser Ort ist nichts anders als der Leib« (ebd.).

Mit Fuchs wirft uns die KI-Frage also auf das Leib-Seele-Problem und damit eine existenzielle Fragestellung des Menschen zurück. Wir haben so viele Phänomene unserer Existenz noch so unglaublich wenig verstanden – wird uns eine KI dabei helfen können, sie zu entschlüsseln? Oder werden wir vielmehr eine Gegenbewegung erleben, eine Rückkehr zur Verkörperung? Oder in Erich Fromms Worten: eine Rückkehr zur *Biophilie*, einer Liebe zum Lebendigen? Zumindest könnte man neuere Veröffentlichungen wie Rosas Neudefinition des Resonanzbegriffs (Rosa, 2019) und seine Überlegungen zum Phänomen der sozialen Energie (Rosa, 2024) so verstehen. Es wäre nicht das erste Mal in der Menschheitsgeschichte, dass es zu einer Pendelbewegung zwischen kognitiv-emanzipatorischen (z. B. Aufklärung) und emotional-sinnlichen (z. B. Romantik) Phasen kommt.

»Die Leerstelle Gottes nimmt heute zunehmend die intelligente Maschine ein, in der wir unseren narzisstischen Spiegel ebenso suchen wie das metaphysische Du« (Fuchs, 2023, S. 7). Wie steht es um dieses metaphysische Du? Hat sich die Menschheit dieses Du nicht immer entsprechend ihrer seelisch-mentalen Verfassung gestaltet? Insofern ist es eine durchaus berechtigte Frage, ob sich ein intensiver Dialog mit einem überall verfügbaren und immer zugewandten Chatbot mit einer Zwiesprache mit Gott vergleichen lässt. Fast alle religiösen Traditionen gehen auf die eine oder andere Weise davon aus, dass Gott uns besser kennt als wir uns selbst – da liegt die Entsprechung zu einer KI, die uns in gewisser Hinsicht ebenfalls bald besser kennen könnte als wir uns selbst, auf der Hand.

Zusammenfassend lässt sich sagen, dass die Menschheit mit KI eine neue Kulturtechnik erschafft, die letztlich aus vorhandenen Daten neue Daten konstruiert – mit noch nicht absehbaren Folgen für unsere Spezies. Wir Menschen (wie auch alle anderen Lebewesen) sind geprägt durch unsere leiblich-energetische Existenz, deren Geheimnisse vom Zellulären bis hin zum Spirituellen wir allenfalls dürftig entschlüsselt haben. In der Biologie, Therapie, Physik und Metaphysik gibt es noch unendlich viele Fragen, »wie alles sich zum Ganzen webt, eins in dem anderen wirkt und lebt« (Goethe, Faust I, Vers 447).

Zwar gehen neue Kulturtechniken immer auch mit einem tiefgreifenden Wandel einher, doch die Sehnsucht nach existenzieller zwischenmenschlicher Begegnung hatte immer Bestand. Für die zutiefst menschlichen Fragen wird auch KI keine Antworten bieten. Da KI keine zwischenmenschliche Wärme kennt, werden zumindest diejenigen psychotherapeutischen Methoden, die in den Dimensionen des Existenziellen »zwischenmenschliche« Hilfe anbieten können, weiterhin von großer oder vielleicht noch größerer Bedeutung sein – und auch nur durch Menschen vermittelbar. Gleichzeitig wird uns die vierte Kränkung (wie auch schon die vorherigen) in die Lage versetzen, den Menschen in mancherlei Hinsicht besser zu verstehen und seinen psychischen Problemen/Erkrankungen methodisch besser begegnen zu können. Trotz der Kränkung, die dies für uns Psychotherapeuten mit sich bringen mag, dürfen wir doch neugierig sein, welches neue Wissen sich uns eröffnen wird.

Literatur

Al-Ameery-Borsche, I. & Resch, F. (2021). Emotionale Robotik – Fluch oder Segen in der psychiatrischen Versorgung? *Heidelberger Jahrbücher Online, 6*(1), 363–378.

Bostrom, N. (2014). *Superintelligenz – Szenarien einer kommenden Revolution*. Berlin: Suhrkamp.

Ekman, P. (1992). An argument for basic emotions. *Cognition and Emotion, 6*(3–4), 169–200.

Elsberg, M. (2014). *Zero*. München: Blanvalet.

Fiske, A., Henningsen, P. & Buyx, A. (2019). Your Robot Therapist Will See You Now: Ethical Implications of Embodied Artificial Intelligence in Psychiatry, Psychology, and Psychotherapy. *Journal of Medical Internet Research, 21*(5). http://doi.org/10.2196/13216

Fonagy, P. (2016). Vorwort. In A. Lemma & L. Caparrotta (Hrsg.), *Psychoanalyse im Cyberspace? Psychotherapie im digitalen Zeitalter* (S. 1–6). Frankfurt a.M.: Brandes & Apsel.

Freud, S. (1917). Eine Schwierigkeit der Psychoanalyse. *Zeitschrift für Anwendung der Psychoanalyse auf die Geisteswissenschaften, V*, 1–7.

Friedrich, O., Schleidgen, S. & Seifert, J. (2023). KI-basierte Interventionen in Psychiatrie und Psychotherapie. In J. Loh & T. Grote (Hrsg.), *Medizin – Technik – Ethik. Techno:Phil – Aktuelle Herausforderungen der Technikphilosophie, Band 5* (S. 209–223). J.B. Metzler.

Fuchs, T. (2020). *Verteidigung des Menschen. Grundfragen einer verkörperten Anthropologie*. Berlin: Suhrkamp.

Fuchs, T. (2023). Verkörperung und Beziehung. Für einen zeitgemäßen Humanismus (Erich Fromm Lecture). https://www.klinikum.uni-heidelberg.de/fileadmin/zpm/psychatrie/fuchs/2023_Fuchs_-_Fromm-Lecture.pdf (27.2.2024).

Future of Life (2023). Pause Giant AI Experiments. http://futureoflife.org/open-letter/pause-giant-ai-experiments (27.2.2024).

Geiser, E. (2023). Die Frau ist seit einem Schlaganfall stumm: Nun spricht ein Avatar mit ihrer Stimme. *Neue Zürcher Zeitung*. https://www.nzz.ch/wissenschaft/die-frau-ist-seit-einem-schlaganfall-stumm-nun-spricht-sie-durch-einen-avatar-dank-kuenstlicher-intelligenz-ld.1753014 (29.2.2024).

Goethe, J.W. von (1998 [1798]). Der Zauberlehrling. In *Goethes Werke. Gedichte und Epen I. Hamburger Ausgabe, Band I* (S. 276–279). München: C.H. Beck.

Hahn, A., Klug, K. & Riedmüller, F. (2020). Digital Empathy: Kombinierte Erfassung über Affective Computing und Eye Tracking. *Digitale Welt, 4*, 24–27. http://doi.org/10.1007/s42354-020-0278-4

Harari, Y.N. (2017). *Homo Deus – Eine Geschichte von Morgen*. München: C.H. Beck.

Helferich, C. (2012). *Geschichte der Philosophie – von den Anfängen bis zur Gegenwart*. Stuttgart/Weimar: J.B. Metzler.

Ishiguro, K. (2021). *Klara und die Sonne*. London: Faber & Faber.

Jumpstart (2024). 4 Apps for Navigating Grief and Loss in the Digital Age. https://www.jumpstartmag.com/4-apps-for-navigating-grief-and-loss-in-the-digital-age (5.8.2024).

Jonze, S. (2013). *Her* [Film]. Los Angeles: Annapurna Pictures.

Kattwinkel, T. (2023). Gehirn-Computer-Schnittstellen. Sie kann wieder sprechen. *Zeit Online*. https://www.zeit.de/gesundheit/2023-08/gehirn-computer-schnittstellen-ki-sprache-schlaganfall (27.2.2024).

Kling, M.-U. (2017). *Qualityland*. Berlin: Ullstein.
Kulhar, D. (2023). Can A. I. treat mental illness? *The New Yorker, 6*. https://www.newyorker.com/magazine/2023/03/06/can-ai-treat-mental-illness (19.8.2024).
Lenzen, M. (2024a). *Der elektronische Spiegel. Menschliches Denken und Intelligenz* (2. Auflage). München: C.H. Beck.
Lenzen, M. (2024b). *Künstliche Intelligenz – Fakten, Chancen, Risiken* (2. Auflage). München: C.H. Beck.
Leonhard, K. (1949). *Ausdruckssprache der Seele: Darstellung der Mimik, Gestik und Phonik des Menschen*. Berlin: Haug.
Lovelock, J. (2021). *Novozän*. München: C.H. Beck.
Petzold, H.G. (2009). Körper-Seele-Geist-Welt-Verhältnisse in der Integrativen Therapie. Der »informierte Leib«, das »psychophysische Problem« und die Praxis. *Psychologische Medizin (Graz), 20*, 20–33.
Quezada, R.M., Bartl, M. & Garrecht, G. (2021). Emotion AI: Neue Formen der Emotionsmessung durch Künstliche Intelligenz. In U. Lichtenthaler (Hrsg.), *Künstliche Intelligenz erfolgreich umsetzen* (S. 205–223). Wiesbaden: Springer Gabler.
Reckwitz, A. (2017). *Die Gesellschaft der Singularitäten*. Berlin: Suhrkamp.
Reckwitz, A. (2019). *Das Ende der Illusionen. Politik, Ökonomie und Kultur in der Spätmoderne*. Frankfurt a.M.: Suhrkamp.
Riesewick, M. & Block, H. (2024). *Eternal You – Vom Ende der Endlichkeit* [Film]. Gebrüder Beetz Filmproduktion.
Rosa, H. (2019). *Resonanz*. Berlin: Suhrkamp.
Rosa, H. (2024). Was ist soziale Energie? *Die Zeit*, 3.
Schrader, M. (2021). *Ich bin dein Mensch* [Film]. Hamburg: Letterbox.
Schmitz, H. (2007). *Der Leib, der Raum und die Gefühle*. Bielefeld und Locarno: Aisthesis.
Sloterdijk, P. (2004). *Sphären. Plurale Sphärologie – Band III: Schäume*. Frankfurt a.M.: Suhrkamp.
Spiegel Online (2022). Horizon führt Abstandhalter für Avatare ein. https://www.spiegel.de/netzwelt/web/sexuelle-belaestigung-in-virtual-reality-netzwerk-horizon-schutz-fuer-avatare-a-39f11bb7-bb2d-45b4-ba56-09784e7ad2af (27.2.2024).
Steinert, T. & Thoma, S. (2021). Digitale Phänotypisierung: Segen oder Fluch? *Psychiatrische Praxis, 48*, 59–61.
Steppan, M., Zimmermann, R., Fürer, L., Southward, M., Koenig, J., Kaess, M., Kleinbub, J.R., Roth, V. & Schmeck, K. (2024). Machine Learning Facial Emotion Classifiers in Psychotherapy Research: A Proof-of-Concept Study. *Psychopathology, 57*(3), 159–168. http://doi.org/10.1159/000534811
Weber-Guskar, E. (2024). *Gefühle der Zukunft. Wie wir mit emotionaler KI unser Leben verändern*. Berlin: Ullstein Hardcover.
World Economic Forum (2024). Weltrisikobericht 2024. https://www3.weforum.org/docs/WEF_The_Global_Risks_Report_2024.pdf (29.2.2024).
ZI Mannheim (2019). Studie: Grünflächen in Städten fördern psychisches Wohlbefinden. https://www.zi-mannheim.de/institut/news-detail/studie-gruenflaechen-in-staedten-foerdern-psychisches-wohlbefinden.html (27.2.2024).

Biografische Notiz

Martin Herberhold, Dr. med., M. A., Chefarzt der Klinik für Kinder- und Jugendpsychiatrie, Psychotherapie und Psychosomatik am Hanseklinikum Stralsund. Berufliche Lernwege: Studium der Soziologie und Politologie, Facharzt für Erwachsenenpsychiatrie, Facharzt für Kinder- und Jugendpsychiatrie, Psychotherapie und Psychosomatik, Ausbildung in Bioenergetischer Analyse, Systemischer Familientherapie und Traumatherapie (EMDR). Interessiert an der Verbindung naturwissenschaftlicher und sozialwissenschaftlicher Perspektiven.

Kontakt: martin.herberhold@t-online.de

Dieser QR-Code führt zu einem interaktiven Multiple-Choice-Test, mit dessen Hilfe Sie Ihr gerade erworbenes Wissen überprüfen können.

Alternativer Internetlink: https://psychosozial-verlag.de/zusatzmaterial/pgdb/fragen/kapitel_4_2

Weitere Informationen rund um psychodynamische Bioenergetik finden Sie auf der Projekt-Webseite http://www.psychodynamische-bioenergetik.de.

Lernkarte zu Kapitel 4.2

- Nach den drei von Freud beschriebenen Kränkungen (Erde ist nicht Mittelpunkt des Universums; der Mensch hat sich evolutionär aus dem Tierreich entwickelt; der Mensch ist nicht nur von der Vernunft geleitet) nähern wir uns einer vierten technologischen Kränkung: Es gibt eine dem Menschen überlegene Intelligenz.
- Die erste Welle der Digitalisierung ermöglichte die Erschaffung von Ich-Objekten und führte zu einer bisher unbekannten sozialen Vernetzung, die soziale Bedeutungen generiert, aber auch neue Formen sozialer Kontakte eröffnet. Beides hat Folgen für die Identitätsbildung: Ist meine (Körper-)Zelle oder das Pixel meines WhatsApp-Profilbildes die Basis meines Selbstgefühls?
- Dies hat auch Folgen für die Bindungsorganisation, z. B. neue Herausforderungen in Bezug auf Individuation, Separation und Autonomie oder die Bewältigung von Einsamkeitsgefühlen bzw. Langeweile.
- Die neuen technischen Möglichkeiten führen dazu, dass Selbstwahrnehmung durch Selbstvermessung ersetzt wird. Zudem entsteht im Digitalen ein zunehmender Imperativ der Selbstkonstruktion.
- Es ist nicht nur für die Bioenergetische Analyse interessant, welche Bedeutung wir künftig leiblicher Präsenz und der Kraft der körperlichen Gegenwart zuschreiben. Menschliche Resonanzerfahrungen drohen zu verarmen. Das »totale Sinnesorgan des Leibes« konkurriert mit Datenanalysen.
- Computer-Körper-Schnittstellen (Cyborgs) entwickeln sich mit atemberaubender Geschwindigkeit. Schon heute lassen sich aus den Wortvorstellungen hirngeschädigter, sprechunfähiger Patienten Avatare erstellen, die die imaginierten Worte sprachlich äußern.
- Auch in der Psychotherapieforschung kommen zunehmend KI-basierte Techniken zum Einsatz, um auf die psychische Befindlichkeit von Klienten zu schließen. Dabei steht immer die Frage im Raum, inwiefern eine KI den Klienten besser »erspüren« oder »verstehen« kann als ein Mensch. Gehen wir in ein Zeitalter des Transhumanismus oder brauchen wir einen neuen *Humanismus der Verkörperung*, wie es Thomas Fuchs fordert?

Kapitel 4.3
Weibliche Identitäten

Geschlechtliche und sexuelle Körper im Entstehen

Rossana Colonna

> »Die Welt ist voller Visionen, die auf Augen warten. Die Präsenz ist da, aber was fehlt, sind unsere Augen.«
>
> *Christian Bobin*[1]

Werden: eine Einführung

Woher kommen wir, wenn wir auf die Welt und ins Licht kommen? Welche Dunkelheit durchschreiten wir? Eine Antwort ist sicher, wenn auch unsicher: Wir gehen Risiken ein. Unsere gesamte Existenz ist ein quälendes Abenteuer, bei dem wir das Unmögliche versuchen: »aus sich selbst heraus zu leben«, in den Worten der Psychoanalytikerin Luce Irigaray (2019 [2017]), die viel über das Weibliche geschrieben hat. In einem ihrer letzten Texte, in dem sie sich mit der Geburt bzw. dem Werden beschäftigt, appelliert sie an unsere individuelle Verantwortung, den Versuch eines eigenen Lebens zu wagen:

> »Auf die Welt zu kommen bedeutet, sich dem Tod auszusetzen, um zu leben. Vom Moment unserer Geburt an werden wir uns immer daran erinnern, dass das Leben das Risiko des Todes mit sich bringt, auch wenn wir uns dessen nicht bewusst sind. Und das wird immer so bleiben, denn das Leben beinhaltet ein ständiges Werden: Wenn wir nicht werden, gehen wir zugrunde. Das Werden erfordert jedoch, dass wir uns über das hinauswagen, was wir im Leben bereits erfahren haben; und das geschieht nicht ohne Gefahr. Daher unsere zwiespältige Haltung gegenüber unserer Entwicklung: Wir schwanken zwischen der

1 Von der Verfasserin übersetzt nach Bobin, 2018. Auch alle anderen Literaturstellen sind italienischen bzw. englischen Quellen entnommen und wurden von der Verfasserin frei ins Deutsche übersetzt.

> Weigerung, zu wachsen, und dem Risiko, unvernünftige Dinge zu tun, um das zu überwinden, was wir bereits sind« (Irigaray, 2019 [2017], S. 25).

Das Nachdenken über die weibliche Identität erfordert einen weiten Blick, der sowohl nach hinten als auch nach vorne gerichtet ist. Genau dieses Ziel werde ich in diesem Essay verfolgen, ohne mir anzumaßen, alle möglichen Wege gegangen zu sein.

Welchem Tod sind die Geschlechter also bei ihrem Prozess der Geschlechtswerdung begegnet?

Alle Kliniker[2], die sich mit der inneren Welt der Psyche beschäftigen, wissen, dass die Frage nach der Identität keine Frage unter vielen ist. Vor allem wenn wir von *weiblichen Identitäten* oder in einem spezifischeren Sinne von *Geschlechtsidentitäten* sprechen, muss bedacht werden, dass die von der Psyche vorgenommenen Internalisierungen auch die Gender-Performativität[3] (Butler, 1999, S. XIV) und die normativen Ideale betreffen, die nicht nur sexuelle Praktiken, sondern auch die realen Instanzen des – weiblichen und männlichen – Seins regeln.

Für Monique Wittig (1985) hat unsere gesamte Sprache eine »Geschlechtsmarkierung«, die Menschen definiert und über Begriffe und Bedeutungen konstelliert. Wenn ein Körper entsteht, tut er das nicht in und durch diese Geschlechtsmarkierung? Prägt diese Markierung nicht unseren Körper, indem sie ihn in Einklang damit bringt, was es bedeutet, männlich oder weiblich zu sein?

»Man werde nicht als Frau geboren, sondern zur Frau gemacht«, schrieb Simone de Beauvoir (1949, S. 325). Aber wann und wie wird man dieses Geschlecht? Was ist ein Mensch, bevor er zu seinem Geschlecht wird? Und wenn das Geschlecht schon immer eine Konnotation des Menschen war – eine rosa Schleife für sie, eine blaue Schleife für ihn –, in welchem Sinn kann man dann sagen, dass dieser Mensch zu seinem Geschlecht *wird*?

Natürlich wird man mit einem Geschlecht geboren. Es gibt keinen Körper, der *kein* Geschlecht hat. Doch das Geschlecht als soziokulturelle

2 In vorliegendem Beitrag wird das generische Maskulinum verwendet. Die Formulierungen gelten für alle Geschlechter.

3 Judith Butlers Konzept der Gender-Performativität besagt, dass das männliche und das weibliche Geschlecht in dem Maße performativ und performant werden, wie das Geschlecht nichts anderes als die Wiederholung stilisierter Handlungen innerhalb starrkonventioneller sozialer Vorgaben ist.

Konstruktion wird erworben. Es wird zugeschrieben. Die Unterscheidung zwischen Sex und Gender bringt uns also zurück zu der Unterscheidung zwischen Natur und Kultur. Sex ist für die Natur, was Gender für die Kultur ist. Und wenn die Kultur patriarchal ist, steht das starke (und aktive) Geschlecht für das Männliche, während das schwache (und passive) Geschlecht für das Weibliche steht. *Der Mann als Jäger und die Frau der Engel des Herdes.*

> »Die Anthropologinnen Marilyn Strathern und Carol MacCormack haben argumentiert, dass in Diskursen, die auf der Unterscheidung zwischen Natur und Kultur beruhen, die Natur stets als weiblich dargestellt ist und der Unterordnung durch eine Kultur bedarf, die ausnahmslos als männlich, aktiv und abstrakt dargestellt wird. Wie in der existenziellen Dialektik der Frauenfeindlichkeit ist dies nur ein weiteres Beispiel dafür, dass Verstand und Vernunft mit Männlichkeit und Handlungsfähigkeit assoziiert werden, während Körper und Natur als stumme Müdigkeit der Weiblichkeit betrachtet werden, die darauf wartet, von einem ihr entgegengesetzten männlichen Subjekt bezeichnet zu werden« (Butler, 1999, S. 56).

Diese frauenfeindliche existenzielle Dialektik hat ihren Ursprung im klassischen Griechenland. Seit dieser Zeit ist die Darstellung des Weiblichen in eine symbolisch-dualistische Ordnung der Wirklichkeit eingebettet, in der Männer die Gesetze, die Politik und die Kultur beherrschen und Frauen auf häusliche, passive und dem Vater/Ehemann untergeordnete Rollen verwiesen werden. Selbst Mythen und Religionen zeugen mit ihren Erzählungen und Verurteilungen davon. *So wurde Lilith aus der Geschichte der Menschheit getilgt und machte Platz für Eva, die aus Adams Rippe geboren wurde und ihm gegenüber minderwertig und abhängig bleibt.*

Obschon allen höheren Arten von Lebewesen eine biologische Dualität innewohnt, folgt aus diesem genetisch-geschlechtlichen Binarismus nicht zwangsläufig eine Interpretationslogik, der zufolge es nur zwei Geschlechter geben kann, die perfekt mit dem jeweiligen Sex verbunden sind.[4]

Doch wenn dieser Dualismus unser Geschlecht festgelegt hat und es anschließend über Geschlechterdarstellungen regelt, was ist dann unser

4 Dieser Schluss liegt umso ferner, wenn man bedenkt, dass 1,7 Prozent der Weltbevölkerung intersexuell geboren werden, d. h. mit primären Geschlechtsmerkmalen auf die Welt kommen oder sekundäre Geschlechtsmerkmale entwickeln, die sowohl männlich als auch weiblich sind.

wahrer Ursprung? Ich weiß nicht, was es für einen Körper bedeuten kann, auf natürliche Weise geboren zu werden, denn der Körper ist sozial! Wenn wir also von Identitäten sprechen, müssen wir meines Erachtens immer berücksichtigen, dass Identitäten unter dem gesellschaftlichen Druck ihrer Zeit definiert und ausgedrückt werden. Die Gesellschaft übt einen großen Einfluss auf unsere Körper aus – insbesondere darauf, wie wir sie wahrnehmen bzw. erleben.

Ausgehend von diesen einleitenden Überlegungen möchte ich mich auf zwei Aspekte konzentrieren: die körperliche Dimension der Identität (und ihre enge Beziehung zum Intrapsychischen) und die ausdrücklich sexuelle Identität. Unter Bezugnahme auf psychodynamische Theorien analysiere ich diese beiden eng miteinander verflochtenen Aspekte im Lichte der gegenwärtigen postmodernen Veränderungen, mit denen vor allem jüngere Generationen konfrontiert sind und die sich störend auf deren psychosexuelle Entwicklung auswirken.

Der geschlechtliche Körper, der wir sind

Wie sehr beeinflusst »der Körper, der wir sind«, unser Schicksal? Inwieweit legt er unseren Identitätsstatus fest und bestimmt den Konstruktionsprozess unseres Selbst? »Anatomie ist Schicksal«, schrieb Sigmund Freud (1994, S. 114). Zwar erkannte er in jedem Menschen eine Andeutung von Zweigeschlechtlichkeit, die er als innere psychische Disposition verstand – »als ob das Individuum nicht Mann oder Weib wäre, sondern jedesmal beides, nur von dem einen so viel mehr als vom andern« (Freud, 1916–17a, S. 157). Auch gab er bereitwillig zu, dass es selbst auf dem Gebiet des Sexuallebens »unzureichend ist, das männliche Benehmen durch Aktivität, das weibliche durch Passivität zu decken« (ebd., S. 158). Nicht zuletzt sind in diesem Kontext auch seine Formulierungen vom »Rätsel der Weiblichkeit« (und von Weiblichkeit als »dunklem Kontinent« bemerkenswert (ebd., S. 155). Trotzdem enthalten Freuds Überlegungen viele – zweifellos der vorherrschenden Gesellschaftsordnung jener Zeit geschuldeten – Zweideutigkeiten und gar Widersprüche, die dem Weiblichen ein Schicksal von geringerem Wert oder nur bestimmte Werte wie Mutterschaft oder Mütterlichkeit zuschreiben.

Aus dieser Ideologie heraus fand sich *das weibliche Kind*, noch bevor seine Einzigartigkeit überhaupt hervortreten konnte, mit einer stark von

Neid und Eifersucht geprägten Selbstdarstellung ausgestattet, an die es sich in der Folge seines Lebens halten musste – eine Darstellung, der immer etwas fehlte oder die etwas anderes vermisste. Obwohl seit Freud mehr als ein Jahrhundert vergangen ist, hat die gesamte Psychologie diese Ideologie geerbt, sodass – trotz der Arbeiten von z. B. Karen Horney, Melanie Klein oder Ernest Jones – alle psychologischen Theorien die Mutter-Kind-Beziehung in den Mittelpunkt ihrer Überlegungen gestellt haben. Das Kind war immer untergeordnet.

> »Vielleicht hat Luce Irigaray recht, wenn sie sagt, dass unsere Kultur nicht mit dem Vatermord beginnt, von dem Freud mit Blick auf Sophokles' Ödipus spricht, sondern mit einem Muttermord, wie Aischylos' Orestie es nahelegt. Für Irigaray hat das Volk der Männer sein Geschlecht zu einem Instrument gemacht, um die mütterliche Macht zu beherrschen« (Muraro, 2006, S. 11).

Ich stelle diese gesellschaftspolitische Frage in den Vordergrund meines Textes, weil ich der Meinung bin, dass das Weibliche so stark von der patriarchal-männlichen Kultur erobert und kolonisiert wurde, dass es unmöglich ist, sich einer Untersuchung der weiblichen Identität zu nähern, ohne die patriarchalen Einflüsse zu berücksichtigen.

»Das Ich ist vor allem ein körperliches, es ist nicht nur ein Oberflächenwesen, sondern selbst die Projektion einer Oberfläche« (Freud, 1923b, S. 253). In dieser sich entwickelnden körperlichen Einheit spiegelt sich nicht Freuds »Rätsel der Weiblichkeit«, sondern das *Rätsel der Relationalität* und ihre Auswirkungen auf die Subjektivität, d. h. auf das sich bildende männliche oder weibliche Ich. Obwohl aus dieser körperlichen Einheit im Prinzip eine unendliche Anzahl möglicher Repräsentationen des Selbst und des Anderen hervorgehen kann, und obwohl uns die Neurowissenschaften unter dem Schlagwort der *Neuroplastizität* vermitteln, dass der Mensch ein niemals vollständiges Wesen offener Möglichkeiten ist, haben sich bestimmte Einheiten des menschlichen Körpers unbewusst zweigleisig, d. h. in einer Dichotomie männlich/weiblich, angeordnet.

Die Beziehung eines Kindes zur Mutter ist von Anfang an von der Geschlechterdifferenz geprägt, d. h. von dem »geschlechtlichen Körper, der wir sind«. Unabhängig von der Mutter, die uns das Schicksal geschenkt hat, ist diese Beziehung von der patriarchalen bzw. postpatriarchalen Kultur durchdrungen. Zudem reist sie »frei« im Fluss des kollektiven Unbewussten, das ebenfalls von einer triumphierenden Männlichkeit durchdrungen ist … *bis zum Scheiterhaufen für alle Hexen bzw. Trägerinnen von Macht, Wissen und Willen.* Gewiss,

> »die patriarchale Familie ist überholt. Aber auf allen Kontinenten behält die Kultur die Männlichkeit als ihre unbewusste Grundlage bei. […] Die institutionellen Überstrukturen haben sich verändert, nicht aber die Unterstrukturen, die kulturelle Grundlage des kollektiven Unbewussten mit seinen unreflektierten Automatismen, die dem weißen Mann eine höhere Position zuweisen« (Zoia, 2022, S. 159).

Zurück zum anatomischen Schicksal des Menschen. Unsere Anatomie spielt eine maßgebliche Rolle beim Konstruktionsprozess unseres *Körperbildes*, d. h. die psychische und libidinöse Landkarte unseres Selbst, die wir im frühen Beziehungsaustausch zu entwickeln beginnen:

> »Das Körperbild ist das mentale Bild, das wir von unserem Körper haben […] und das sich aus den idiosynkratischen Bedeutungen ergibt, mit denen der Körper durch diesen frühen Austausch ausgestattet wurde. Dieses Bild wird durch projektive und introjektive Mechanismen konstruiert. […] Die Art und Weise, wie wir unseren Körper in unserem Geist repräsentieren, ist unweigerlich mit dem Objekt verbunden […]. Die Art und Weise, wie wir den Körper erleben, wird von den Bedeutungen und Fantasien anderer beeinflusst, so dass unser Körper die Geschichte vieler Generationen erzählt. Die Repräsentation unseres Körpers resultiert aus der Verinnerlichung der Körperbilder unserer Mutter. Jede von ihr unbewusst weitergegebene Geste, Körperhaltung, Gewohnheit und Rhythmus enthält affektiv aufgeladene Repräsentationen des Selbst in der Interaktion mit anderen« (Lemma, 2011 [2005], S. 23).

Hier beginnt das Werden dessen, was wir werden.

Da die Mutter ebenfalls eine Erfahrung ihres Körpers mit einem anderen Menschen verinnerlicht hat, wird ihre Körpererfahrung die Art und Weise beeinflussen, wie sie sich zum geschlechtlichen Körper ihres Sohnes oder ihrer Tochter verhält. In diesem Zusammenhang liegt es nahe zu behaupten, dass sich ihre Beziehung zu einem männlichen Körper von ihrer Beziehung zu einem weiblichen Körper unterscheidet. Doch das ist nur ein Aspekt unter vielen, und er berücksichtigt nicht all die anderen psycho-affektiven Faktoren wie Einstimmungsfähigkeit, Empfänglichkeit oder Spiegelung, die dieser mütterliche Körper in der Interaktion mit dem Körper des Kindes aufbringt.

Die Dunkelheit, die ein weiblicher Körper ausströmt, wenn er ins Licht kommt, ist die innewohnende Kraft des Weiblichen. Auch heute noch.

Die Symbolisierung der Bedeutung des weiblichen Seins

> »Um die eigene Identität vom Anderen abzugrenzen, muss man sich selbst außerhalb seiner selbst sehen und sich selbst erkennen. Während das bei Männern gelingt, sehen Frauen sich selbst nicht. Und so finden sich Frauen entweder in einer für sich und die Gesellschaft unsichtbaren Intimität wieder oder verlieren sich in ihren Liebesobjekten. [...] Wie kann eine Frau sich selbst bezeichnen? Wie kann sie ohne Worte aus ihrer Intimität herauskommen, in einer sozialen und symbolischen Ordnung, die das weibliche Subjekt durch Gegensätze bzw. Ähnlichkeiten mit dem männlichen Subjekt definiert? Die Lösung dieses Knotens liegt in der Idee der Geschlechterdifferenz selbst. Das heißt, dass die Differenz von einem gedachten Objekt zu einem bezeichnenden zu einem denkenden Gedanken wird. Wie wir gesehen haben, reicht es für die Frau nicht aus, zu wissen, dass sie anders als der Mann ist, um sich selbst zu kennen. Wie Freud indirekt anerkennt, führt die männliche Vermittlung dazu, dass Frauen und Männer das Weibliche verleugnen. Damit das Weibliche im Diskurs der Wissenschaft und der Politik zirkulieren kann, ist es daher notwendig, dass Frauen eine weibliche Vermittlung haben, um sich von sich aus auf das Selbst und den Anderen beziehen zu können« (Cavarero et al., 1987, S. 33).

Die weibliche Identität entsteht also nicht nur durch die Abgrenzung von der männlichen, sondern erhält erst durch die Beziehung zum Weiblichen bzw. eine Beziehung zwischen Weiblichem und Weiblichem ihre Bedeutung.

In welchem Sinn schreibt Adriana Cavarero, dass »Frauen sich selbst nicht sehen« (ebd.)? In dem Sinn, dass der männliche Einfluss eine Erziehung des Weiblichen vorgibt, in der sich die Frau – die sich um andere Frauen kümmert – nicht mit ihren eigenen Augen, sondern mit denen der Männer sieht. Sie sieht sich also selbst so, wie ein Mann sie gesehen, gewollt oder begehrt hätte.

Indem wir die klassische Theorie des Ödipuskomplexes akzeptierten, die für die *normale* Entwicklung des Mädchens eine »Bekehrung« zum Vater bzw. Mann und damit einhergehend eine feindselig-konkurrierende Abgrenzung von der Mutter vorsieht, akzeptierten wir auch die Verbannung des Begehrens von Frauen für Frauen. Wir sind vom Körper-mit-einem-Anderen-Sein zum Körper-für-einen-Anderen-Sein übergegangen. Doch letztlich bezahlten in dieser phallo- und folglich heterozentrischen Ökonomie alle, Männer wie Frauen, einen hohen Preis, da das Befolgen der soziokulturellen Binaritäten von männlich und weiblich die gesamte Menschheit unter Zwang stellte.

Und die Menschheit rebellierte. Es kam zu sexuellen Revolutionen, neuen Gesetzen und ständigen Kämpfen um die Befreiung des Körpers. Denken wir über die Worte von Wilhelm Reich nach:

> »In der mutterrechtlichen Gesellschaft entspricht dem kollektiven Leben im Allgemeinen die kollektive Sexualität der Kinder, d. h. das Kind wird durch keinerlei Normen in bestimmte Formen seines Geschlechtslebens eingezwängt. Die freie Sexualität des kindlichen Daseins gibt eine feste strukturelle Grundlage für die freiwillige Einordnung ins Kollektiv und freiwillige Arbeitsdisziplin ab« (Reich, 1936, S. 216).

Es war also diese *spontane* Anpassung an das Kollektiv, die Reich mit seinem Kampf gegen die kapitalistische Grundordnung anstrebte.

Doch die Geschichte lehrt uns, dass es kein Zurück gibt, indem man die Spuren der Erinnerung auslöscht. Die männliche Vermittlung hat die weibliche Vermittlung verdrängt. Daher sind sowohl das Weibliche als auch das Männliche Spuren eines Körper-für-einen-Anderen-sein-Müssens geblieben. Identitäten, die infolge des Blicks der anderen konstruiert werden. *Ist die westliche Frau, die sich einer Schönheitsoperation unterzieht, freier als die muslimische Frau, die sich verschleiert? Ist ein Mann, der sich die Nägel lackiert und seine Beine rasiert, freier als ein Mann in Anzug und Krawatte?*

Wir haben gelernt, unsere Körper zu modifizieren, um sie wieder in Besitz zu nehmen. Doch wir ertappen uns immer wieder dabei, wie wir sie missbrauchen, indem wir weiterhin das Männliche und das Weibliche über die Projektionen derjenigen, die uns beobachten und beherrschen wollen, definieren.

Im klinisch-akademischen Sprachgebrauch werden die Selbstbilder der neuen Generationen als *zerbrechliche Identitäten* bezeichnet. Ich halte den Ausdruck für stimmig, denn indem diese Identitäten in Bildern und Konsumgütern verankert sind, stehen sie unter großem Druck, sich unerreichbaren und nicht immer nachhaltigen Vorbildern anpassen zu müssen.

Der Fall Adele

Susie Orbach (2010 [2009]) thematisiert die unbefriedigende Art und Weise, in der Körper – insbesondere weibliche Körper – in unserer Kultur erlebt und mit Abneigung aufgeladen werden. Die zu Objekten gewordenen Körper, die perfektioniert und gezeigt – besser gesagt dargestellt – werden müssen, stoßen auf einschränkende ästhetische Imperative. Anhand der Geschichte von Adele (allein ihr Name ist fiktiv) möchte ich auf eine Notlage aufmerksam machen, deren Zeuge wir sind und mit der wir uns zunehmend auseinandersetzen müssen, nämlich *Körpermodifikationen*:

> »Solange uns Identitätsfragen beschäftigen, werden wir unsere Körper manipulieren und ›maßschneidern‹, um unserer persönlichen und sozialen Identität Form und Bedeutung zu verleihen. Körpermodifikationen markieren den Körper, beschreiben ihn und konstruieren ihn so im physischen, kulturellen und sogar politischen Bereich« (Lemma, 2011 [2005], S. 20).

Adele, eine 37-jährige Frau, strebt nach Schönheit und Perfektion in ihrem Körper, was sich ihrer Meinung nach vor allem im Aspekt der Schlankheit ausdrückt. Als ich sie zum ersten Mal traf, litt sie enorm unter ihrer Körperdysmorphie. Die unerträglichen Schmerzen, die sie empfand, wenn sie in den Spiegel blickte und sich nicht dünn sah, obwohl sie es war, lösten bei ihr Selbstmordgedanken aus. Besessen von der vermeintlichen Unvollkommenheit ihrer Arme und Beine manipulierte sie ihren Körper jeden Tag. Durch körperliche Aktivität und eine kontrollierte Ernährung wollte sie sich dem Idealbild einer schönen Schaufensterpuppe annähern, das ihr vom Unterbewussten ihrer Mutter eingeimpft worden war.

> »Das manchmal unerbittliche Streben nach kosmetischer Chirurgie unterstreicht die Identifikation des Selbst mit einem abnormen Über-Ich, das das Selbst dazu bringt, zu glauben, es könne so etwas wie ein ›ideales Ich‹, d. h. ein idealisiertes, perfektes Selbst existieren. Dies ist etwas ganz anderes als

> das Ich-Ideal, das eine zwar zielgerichtete, jedoch wohlwollende Qualität hat« (Lemma, 2011 [2005], S. 103).

Zwar dachte Adele nie daran, sich einer konkreten Schönheitsoperation zu unterziehen, doch sie führte jeden Tag »Schönheitsoperationen« an sich selbst durch, um das schrecklich verzerrte Bild im Spiegel zu bekämpfen. Dieses Phänomen der ständigen Modifikationen an unserem Körper ist so weitreichend und umfassend, dass wir uns alle als irgendwie modifiziert betrachten können – vom Haareschneiden bis zum Nichtschneiden, vom Färben bis zum Nichtfärben, von Diäten bis zu Tätowierungen, unabhängig vom Geschlecht.

> »David Veale, der viel zu unserem Verständnis von Klienten mit einer körperdysmorphen Störung beigetragen hat, argumentiert, dass sie ›die rosarote Brille‹ [...] verloren haben – die selbstsichernde Beurteilung, die viele von uns vor zu vielen narzisstischen Wunden schützt, wenn wir in den Spiegel schauen [...]. Man könnte sagen, dass die rosarote Brille von der hinreichend guten Mutter bereitgestellt wird, die sich mit einem liebevollen Blick um das Kind ›kümmert‹. Die rosarote Brille ist das liebevolle und wohlwollende Über-Ich [...], das sich zum Teil aus der frühen Fürsorge, der Liebe und dem Interesse der Mutter für das leibliche Selbst entwickelt« (Lemma, 2011 [2005], S. 104).

Genau das ist der Punkt: Das Schicksal von Kindern, insbesondere von Töchtern, hängt davon ab, wie sehr die Mutter zu ihrem leiblichen Selbst steht und sich vom ästhetischen Imperativ befreit hat. Nur dann ist sie in der Lage, die rosarote Brille der hinreichend guten Mutter aufzubehalten und dem Kind ein liebevoll-wohlwollendes Über-Ich zu vermitteln.

> In der Tat wurde Adeles Körpererleben durch die Erfahrung ihrer Mutter mit ihrem eigenen Körper und natürlich Adeles Körper geprägt. (Denken Sie daran, dass unsere Körper die Geschichte vieler Generationen erzählen.) Adeles Körper erzählte die Geschichte des Schreckens der Rundheit, und sie betrachtete sich schonungslos mit den Augen eines zerstörerischen Über-Ichs im Spiegel. Diese Identifikation kann als Versuch verstanden werden, ein fragiles, narzisstisches Gleichgewicht angesichts eines strengen, urteilenden Blicks aufrechtzuerhalten – zu einem sehr hohen Preis.

Der Fall von Adele ist meines Erachtens sehr illustrativ für das Szenario, das die »soziale Gesellschaft« geschaffen hat: fragile, narzisstische Gleichgewichte treffen auf harte und wertende Blicke, die dazu führen, dass Beziehungen zunehmend ohne »rosarote Brille« auskommen müssen. Als Adele mir sagte, sie wolle an ihrer Weiblichkeit arbeiten, was meinte sie damit wirklich? Und was sagen all diese Klienten, die über ihre Weiblichkeit sprechen und sich mehr oder weniger als weiblich bezeichnen, wirklich über sich?

Als Therapeuten laufen wir Gefahr, uns abzusprechen. Wenn wir glauben, dass ein Absatz weiblicher ist als ein Turnschuh, können wir uns gut fühlen, wenn die Klientin irgendwann anfängt, Absätze zu tragen. Sicher ist dieses Beispiel recht plakativ, doch ich befürchte, dass viele Therapeuten tatsächlich das Stereotyp des Weiblichen mit der Einzigartigkeit der weiblichen *werdenden* (verkörperten) Identität verwechseln.

Was kann es also bedeuten, an der Weiblichkeit zu arbeiten, wenn man nicht zur Mutter zurückkehrt und lernt, sie zu lieben? Am besten beschreibt dies Luisa Muraro, eine italienische Philosophin und aktive Protagonistin der Frauenforschung:

> »Ich habe nämlich gelernt, dass die Frau für ihre freie Existenz symbolisch die mütterliche Kraft braucht, so wie sie sie materiell brauchte, um auf die Welt zu kommen. Und dass sie im Gegenzug für Liebe und Dankbarkeit alles auf ihrer Seite haben kann« (Muraro, 2006, S. 9).

Und sie fügt hinzu: »Ich bin in einer Kultur aufgewachsen, die Frauen keine Mutterliebe beibringt. Dabei ist diese Liebe das wichtigste Wissen. Ohne dieses Wissen ist es schwierig, den Rest zu lernen und in etwas originell zu sein« (ebd., S. 13). Dies ist ein weiteres Schicksal, das Frauen erdulden müssen: dass ihnen keine Mutterliebe beigebracht wird.

Elaine Tuccillo stellt nicht so sehr den Ödipuskomplex, sondern andere (und bedeutendere) Beziehungselemente in den Mittelpunkt der Entwicklung einer gesunden erwachsenen Sexualität. Ihre Sichtweise ermöglicht es uns zu verstehen, dass es die Komplexität all unserer Lebenserfahrungen (selbst der frühesten) ist, die uns als sexuelle bzw. geschlechtliche Körper im Entstehen definiert. Tatsächlich schreibt Tuccillo (o.D., S. 19), dass »diese Beziehungselemente nicht an einem bestimmten Punkt in der Entwicklung auftauchen, sondern auf einem Kontinuum von größerer oder geringerer Intensität existieren, das von vielen Faktoren wie Alter, Geschlecht, Temperament, Geburtsreihenfolge usw. bestimmt wird«. Für Tuccillo ist also auch das Geschlecht ein entscheidender Faktor. In ihrer Dissertation fügt sie hinzu, dass die Grundlage für eine gesunde erwachsene Sexualität in der gesunden sexuellen Beziehung des Kindes *zu jedem* der Elternteile liegt. Zu jedem.

Es versteht sich von selbst, dass es keine gesunde Sexualität ohne eine gesunde Akzeptanz der eigenen Person und des eigenen Körpers gibt. Tuccillo (o. D., S. 20ff.) nennt sechs wichtige Beziehungselemente:

- Geborgenheit
- Liebe
- Akzeptanz und Nähren der Lebenskraft
- Bewunderung und Verehrung
- Investition in das Vergnügen
- positives elterliches Beziehungsmodell

Ich frage mich, welche Nahrung für die Lebenskraft und welche Art von libidinöser Objektbesetzung Frauen in einer Kultur erhalten, die aus gesellschaftlich-normativen Gründen Lust und Sexualität in der Beziehung zwischen Tochter und Mutter vernachlässigt? Sind nicht all die körperlichen Modifikationen, die wir beobachten, unweigerlich Ausdruck dieses Schicksals?

Alexander Lowen sagte in einem Vortrag aus den 1970er Jahren mit dem Titel *Männliche und weibliche Sexualität*:

> »Wahrscheinlich aufgrund ihrer nach innen gerichteten Natur und des Fehlens eines klaren Fokus in ihrem Körper braucht die Frau den Mann oder sein Bild, um starke sexuelle Erregung zu erzeugen. Dies ist vielleicht der Grund, warum primitive Völker den Phallus als Symbol des Lebens und der Fruchtbarkeit verehrten. Es ist außerdem bedeutsam, dass wir von der Erregung der Frau als einer Reaktion sprechen: Die Frau reagiert auf den Mann« (Lowen, 1970, S. 6).

Dann fügt er noch hinzu:

> »Auf psychologischer und sozialer Ebene spiegeln sich diese Unterschiede in dem Gefühl der Abhängigkeit der Frau vom Mann wider. In der Regel ist das Gegenteil nicht der Fall, auch weil die Frau, wie wir gesehen haben, teilweise vom Mann abhängig ist« (ebd., S. 6).

Zweifellos war Lowen ein Kind seiner Zeit; die heutige Kultur würde ihn vermutlich dazu bringen, einige seiner Ansichten, die sonst als sexistisch bezeichnet würden, zu modifizieren. Doch die Substruktur seines (unbewussten?) Denkens würde wahrscheinlich mehr oder weniger dieselbe bleiben – wie bei vielen männlichen (und leider auch weiblichen) Therapeuten, die mit weiblichen Klienten zu tun haben. Auch heute noch ist es nicht ungewöhnlich, dass eine Frau, die entschlossen, energisch und aggressiv auftritt, im klinischen Umfeld als eine »phallische Frau« bezeichnet wird. Offenbar ist die einzige Aggressivität, die Frauen zugestanden wird, eine rezeptive Aggressivität – in Lowens Worten »begierig, den Mann zu empfangen, so wie er in sie eindringen soll« (ebd., S. 6).

Natürlich ist das keine Kultur, die Frauen Mutterliebe lehrt, sondern vielmehr eine Kultur, die den Wettbewerb zwischen Frauen um die Gunst des Mannes schürt. Doch wie viel hat sich seit damals bis zu den heutigen unzufriedenen, von Abneigung gezeichneten weiblichen Körpern wirklich verändert? Sicherlich hat sich die offensichtliche Form der Frauenwelt geändert – sie ist viel aktiver, dynamischer und selbstsüchtiger. Doch was sucht diese Frauenwelt wirklich?

Auch Adele war scheinbar aktiv, dynamisch und beruflich zufrieden. Doch wonach suchte sie? Es war die mütterliche Kraft, der sie begegnen musste – jene Kraft, die ontologisch, phylogenetisch und damit auch bioenergetisch zum gesamten Weiblichen gehört. (Diese Macht darf kulturell nicht mit der elterlichen Macht, die enger mit der Zeugungsfunktion verbunden ist, verwechselt werden.)

Wir müssen die Koordinatenachsen unseres Bewertungssystems des Anderen verschieben, insbesondere wenn wir das Männliche und das Weibliche bewerten. Nicht, um mit dem Mainstream übereinzustimmen, sondern um uns nicht vom Mainstream überwältigt zu fühlen.

Der sexuelle Körper, der wir sind

Wir sind nicht nur geschlechtlich differenzierte, sondern auch sexuelle Körper. Unsere sexuelle Identität konstruieren wir durch die Verflechtung von vier verschiedenen Komponenten:

1. bei der Geburt zugewiesenes biologisches Geschlecht
2. Geschlechtsidentität
3. Geschlechterrolle
4. sexuelle Orientierung

Wenn wir uns darüber im Klaren sind, dass wir mit »Geschlecht« die soziokulturelle Konstruktion dessen meinen, was männlich und was weiblich ist, kann die Geschlechtsidentität eines jeden Menschen – unser subjektives Empfinden – als *cisgender* oder *transgender* definiert werden. Unsere Geschlechtsidentität ist cisgender, wenn wir uns hinreichend nahe an dem fühlen, was unsere Zugehörigkeitskultur für unser biologisches Geschlecht vorgesehen hat, und uns an die kulturellen Vorgaben halten; sie ist hingegen transgender, wenn unser Zugehörigkeitsgefühl zu einem Geschlecht nicht mit dem bei der Geburt zugewiesenen Geschlecht übereinstimmt.

Das Wort »cisgender« wurde erstmals in der fünften Auflage des *Diagnostischen und Statistischen Handbuchs der Amerikanischen Psychiatrischen Vereinigung* (DSM-V, vgl. DSM-5 Task Force, 2013) aufgenommen. Mit Blick auf eine umfassendere Anerkennung der verschiedenen Geschlechtsidentitäten wurden jedoch im Laufe des schrittweisen Übergangs vom DSM-IV zum textrevidierten DSM-V-TR mehrere nennenswerte Änderungen vorgenommen. Beispielsweise wird nicht mehr von einer Geschlechtsidentitätsstörung, sondern von einer Geschlechtsdysphorie gesprochen – eine Diagnose, die das DSM nicht bereithält, um den Transsexualismus zu pathologisieren, sondern um medizinische Behandlungswege für Menschen mit Dysphorie zu eröffnen. Auch die 11. Auflage der *International Classification of Diseases* (ICD-11, vgl. WHO, 2022) hat Transgender-Zustände entpathologisiert und den Eintrag »Geschlechtsinkongruenz« eingeführt.

Die dritte Komponente, die Geschlechterrolle, ist insofern eng mit der Geschlechtsidentität verbunden, als sie deren konkreter Ausdruck ist: Sie ist die Gesamtheit der Vorschriften und Erwartungen in Bezug auf das »Sein-Müssen« und »Tun-Müssen«, die die entsprechende Kultur an Männer bzw. Frauen stellt. Dieses Tun- und Sein-Müssen hat letztlich Performativität und Kopien hervorgebracht, denen das Original fehlt (Butler, 1999) – als wären wir eher Kopien von Identitäten als echte Identitäten. In Anlehnung an Jean Laplanche (2019) könnte man sagen, dass das Geschlecht eher die Sexualität organisiert als von ihr organisiert zu werden. Erstmals infrage gestellt wurden die Grundlagen dieser performativen Welt, die im Wesentlichen eine heteronormative und damit homophobe Welt ist, durch die *Genderstudies*, deren Beiträge in den 1970er Jahren erst in den USA und dann in den 1980er Jahren auch zunehmend in Westeuropa Verbreitung fanden.

Die vierte Komponente, die sexuelle Orientierung, kann hetero-, homo- oder bisexuell sein und gibt ausschließlich die sexuellen Merkmale des Objekts unserer erotisch-affektiven Anziehung an.

Unsere sexuelle Identität ist also weit mehr als die Geschlechtsidentität oder die sexuelle Orientierung. Ich halte diese knappe Beschreibung der sexuellen Identität in ihrer Mehrdimensionalität für notwendig, um in der Tiefe verstehen zu können, was sich als »der sexuelle Körper, der ich bin« konstituiert, und um die daraus resultierende Komplexität weiblicher Identitäten selbst zu erhellen.

John Pachankis und Marvin Goldfried stellten mit Blick auf die internationale Gemeinschaft von Psychotherapeuten fest, dass

> »wir als Psychotherapeuten in einer heterozentrischen Gesellschaft und in einem historisch heterozentrischen Beruf ausgebildet wurden. Die meisten Ausbildungskurse bieten eine unzureichende Vorbereitung auf die spezifischen Probleme, die LGB-Personen [Abkürzung von englisch: lesbian, gay, bisexual] in der Therapie haben, und nur wenige Fachleute versuchen, mit diesen Themen Schritt zu halten« (Pachankis & Goldfried, 2004, S. 229).

Obwohl in den letzten Jahren eine deutliche Zunahme der diesbezüglichen Ausbildungsmaßnahmen zu verzeichnen war, bin ich der Meinung, dass noch ein langer Weg vor uns liegt. Meines Erachtens bleibt das Thema insofern heikel, als das klinische Umfeld zwar nicht mehr als homophob bezeichnet werden kann, aber durchaus heterophil geblieben ist.

Man denke nur daran, wie schwer sich die psychoanalytische Zunft damit tut, auf die klassische Ödipus-Theorie zu verzichten – die zwar für den Ursprung der psychoanalytischen Wissenschaft relevant, für das Verständnis sexueller Identitäten aber nicht wesentlich ist. Wir halten an Ödipus fest, obwohl es aus heutiger Sicht unmöglich ist, von ödipaler Auflösung zu sprechen, ohne dabei Homosexualität zu pathologisieren, und obwohl auch Freud selbst (1905d) die normative Abnormität der Sexualität begriff, indem er z. B. betonte, dass es unabhängig vom Geschlecht des Objekts der Begierde noch viel über sie zu lernen und hinterfragen gebe.

Melanie Klein vermeidet den Begriff der »phallischen Phase«, weil es ihr wichtig ist, nicht das männliche Genital ins Spiel zu bringen, wo Kinder doch beiderlei Geschlecht besitzen und schon sehr früh ein »unbewusstes Wissen sowohl von der Vagina als auch vom Penis« haben (Klein, 2012 [1928], S. 120). Von Geburt an sind wir nicht nur geschlechtliche, sondern auch sexuelle Körper … das heißt, die frühen Beziehungen bilden einen zwischenmenschlichen Kontext, in dem sich nicht nur die Erfahrung der sexuellen Verkörperung, sondern unserer gesamten – insbesondere präödipalen – Sexualität entfaltet.

Dennoch habe ich den Eindruck, dass sich das kollektive unbewusste Fundament der psychoanalytischen Gemeinschaft nicht geändert hat, sodass nach wie vor an der Universalisierung des Ödipus festgehalten wird. Das Schicksal scheint in der männlich-weiblichen Komplementarität zu verharren … *so wie Gott sie geschaffen hat.*

Angesichts der komplexen Entwicklung sexueller Identitäten bleibt dieses Fortbestehen nicht ohne Auswirkungen auf das subjektive Erleben der Menschen. Sicherlich haben sich weibliche Identitäten im Übergang von der patriarchalen zur postmodernen (oder postpatriarchalen) Kultur zusehends verändert. Keine Identität ist mehr in der unnatürlich-binären Anpassung gefangen, sondern hat die Möglichkeit, sich in den Zwischenräumen zu bewegen und mit größerer Freiheit die unendlich vielen Punkte jener starren Linie zu besetzen, die die gegenüberliegenden Pole des Männlichen und des Weiblichen verbindet.

In gewisser Hinsicht hat dieses Bewegen in den Zwischenräumen mit dem Kampf für Gleichberechtigung zu tun – ein Kampf, den viele Menschen mit einem Kampf für sexuelle Gleichheit, d. h. für die Aufhebung der Unterschiede zwischen den Geschlechtern, verwechseln. Zusätzliche Verwirrung schürt diesbezüglich die in Mainstream-Kanälen populäre »Gender-Ideologie«, die jedoch gar nicht als Ideologie an sich existiert, sondern nur eine Erfindung von Menschen ist, die sich bestimmten Entwicklungen des Denkens widersetzen.

In dem Maß, in dem Frauen ihre Identität zwischen den Räumen suchen, entdecken sie Möglichkeiten, autonom über ihren Körper zu verfügen und ihre Sexualität frei auszuleben, vom männlichen Eigentum zu ihrem »Privateigentum« zu werden, vom *Objekt* zum *Subjekt* der Begierde zu werden, ohne sich dafür schämen zu müssen. Indem sie ihre Fortpflanzungsfähigkeit selbstständig steuern können, sind sie nicht mehr zwangsläufig Mütter, sondern haben die Möglichkeit, diese Rolle ohne Etikettierung auszufüllen.

Im Laufe der Zeit fand zwischen den Räumen auch das Bild einer weiblichen Energie, die nicht nur zärtlich und nährend ist, ihren angemessenen Platz. Neue und andere weibliche Identitäten also, aber nicht ganz frei von Vorurteilen.

Der Fall Arianna

> »Das 21. Jahrhundert entpuppt sich als ein neues Zeitalter der Verunsicherung. Die Zweifel an allem, was wichtig ist, nehmen zu: Wird das Land, in dem ich lebe, den Klimawandel überleben? Ebenso nehmen die Unsicherheiten bezüglich der eigenen Geschlechtsidentität [...] zu: Bin ich ein Mann oder eine Frau?« (Zoia, 2022, S. 160).

Ich möchte noch die Unsicherheiten bezüglich der sexuellen Orientierung hinzufügen: Bin ich hetero-, homo- oder bisexuell?

Es ist zu einer mühsamen Aufgabe geworden, sich zwischen den verschiedenen sexuellen und geschlechtlichen Identitäten zu orientieren. Das Medienbombardement unserer postmodernen Gesellschaft hat die neuen Generationen in einen Zustand des »Paradoxons der Wahl« versetzt – ein Begriff, den Barry Schwartz (2004) einführte, um aufzuzeigen, inwiefern die Zunahme der Wahlmöglichkeiten psychisches Leiden und Entscheidungslähmung erzeugt. »Wenn es um die Identität und nicht um Konsumartikel geht, kann die Lähmung des jungen Mannes, der ums Erwachsenwerden kämpft, dauerhaft werden« (Zoia, 2022, S. 147) – gefolgt von einer Spaltung zwischen körperlichem Bedürfnis und psychischem Wunsch.

Eine Umfrage, die 2017 in den USA im Auftrag der LGBT[5]-Gemeinschaft unter Jugendlichen durchgeführt wurde, ergab, dass 20 Prozent der sogenannten *Millennials* mehr als hundert Optionen benutzten, um sich selbst in Bezug auf ihre sexuelle und geschlechtliche Präferenz zu definieren (neben schwul, lesbisch, bisexuell und transgender z. B. auch pansexuell, asexuell, genderqueer oder nicht-binär). Mehr als hundert Möglichkeiten – und in unserem Bestreben, Barrieren abzubauen, haben wir noch weitere hinzugefügt.

Mit den Worten von Zygmunt Bauman (2020) ist das menschliche Dasein *flüssig* geworden. Dies betrifft auch die Geschlechterdefinition. Sexuelle Identitäten sind so flüssig-fließend geworden, dass Transsexualität nicht länger eine Ausnahme zu sein scheint.

Wie gelähmt wankt unsere Psyche zwischen den verschiedenen sich darbietenden Möglichkeiten hin und her, aufgesogen von vielfältigsten Vorstellungen.

5 Abkürzung von englisch: lesbian, gay, bisexual, transgender.

Was wir erleben, ist eine Flut.

Eine interessante Statistik der Tavistock-Klinik in London besagt, dass in den letzten 15 Jahren des 21. Jahrhunderts der Trans-Zustand bei Minderjährigen um etwa 5.500 Prozent zugenommen hat, mit einer deutlichen Mehrheit von sogenannten *female-to-male*-Fällen (FTM), bei denen Mädchen danach streben, männlich zu sein. Auch die US-amerikanische *National Library of Medicine* berichtet von offiziellen Daten, die einen starken Anstieg von FTM-Übergangsanträgen im Jahr 2020 zeigen (vgl. Zoia, 2022).

Welche Fragen wirft diese Prävalenz von weiblich-zu-männlich-Übergängen für uns auf? Können wir aufgrund dieser neuen Daten davon ausgehen, dass das Männliche immer noch – oder wieder – der vorherrschende Wert ist? Dies ist das zweite neue Phänomen, auf das ich aufmerksam machen möchte. Ich werde versuchen, die damit einhergehenden Fragen anhand der Geschichte von Arianna (der Name ist frei erfunden) zu beantworten:

> Arianna war 40 Jahre alt, als ich sie zum ersten Mal traf. Sie gehörte also weder zur Generation der sogenannten Millennials noch zur Generation Z. Dennoch kann uns ihre Geschichte zum Nachdenken über die psychosoziale Bedeutung der Ablehnung des Weiblichen anregen.
>
> Im Mittelpunkt von Ariannas dysphorischen Ängsten stand der Verlust ihres Körpers als Grundlage des Selbst. Sie erlebte eine Überschneidung zweier schmerzhafter Zustände, die Saketopoulou (2014, S. 774) als »massives Gender-Trauma« bezeichnet: der Schmerz, dass der eigene Körper und das eigene Geschlecht nicht in Einklang miteinander stehen, und der Schmerz, dass man missverstanden, d. h. von den Primärfiguren falsch interpretiert wird. Um diesen Schmerz nicht zu spüren, hatte sich Arianna völlig von ihrem eigenen körperlichen (geschlechtlichen und sexuellen) Selbst entfernt.
>
> Um ihre Dysphorie besser zu verstehen, schlug ich ihr vor, den Ursprung dieses Schmerzes zu ergründen. Der Ursprung lag in ihrer Geburt. Sie erzählte mir, dass ihre Eltern das Geschlecht des Wesens, das geboren werden sollte, nicht wissen wollten, weil sie fest davon überzeugt waren, dass es ein Junge sei. Sie hatten sogar schon einen Namen für den Jungen ausgesucht, sodass Arianna, als sie auf die Welt kam, nach der Hebamme benannt wurde.
>
> Arianna sagte von sich selbst: »Mein Leben ist nur Schicksal.« Was

ist nun ihr Schicksal? In einem »falschen« Körper geboren worden zu sein? Oder Eltern zu haben, die sich des Körpers ihres Kindes entledigten, als ob er falsch wäre, um ihre eigenen narzisstischen Fantasien zu befriedigen?

Die heikle Frage in meiner Beziehung zu Arianna bestand darin, inwieweit es mir gelingen würde, ihre Transgender-Geschlechtsidentität als eine »Variante des menschlichen Ausdrucks« (Drescher & Byne, 2012) zu sehen. Es ging also um die Entscheidung, ob ich in Bezug auf die konfliktreiche Frage eines möglichen FTM-Übergangs *neben* oder *vor* ihr stehen sollte, um sie bestmöglich zu sehen und ihr Einfach-da-Sein anzuerkennen, ohne etwas von ihr zu erwarten. Diese zweite innere Position, vor ihr zu stehen, bedeutete einerseits, ihre Transgender-Geschlechtsidentität als Ergebnis einer Identifikation mit den elterlichen Projektionen zu sehen – ihre Eltern hatten Ariannas biologisch-weiblichen Körper von Geburt an verleugnet. Andererseits bedeutete sie, den Weg des Übergangs als eine ebenso erwünschte wie gefürchtete Lösung zu betrachten – ein medizinischer Kunstgriff, der zwar Ariannas Fantasien wahr werden ließe, jedoch keine Sicherheit versprach, dass sie danach endlich so wäre, wie sie sein soll.

»Wenn die Fantasie sagt, dass die Realität durch die Veränderung des Körpers verändert werden kann, wird der Körper zum Schauplatz der Austragung unbewusster Konflikte« (Lemma, 2011 [2005], S. 134). Es liegt mir fern, Ariannas Transgender-Zustand zu pathologisieren, doch diese Überlegungen sind notwendig, um die Komplexität dessen hervorzuheben, was in ihrem Fall als weibliche Identität gilt – oder eben nicht.

Das Paradox von Ariannas Schicksal bestand darin, dass sie auch in einem männlichen Gewand nicht akzeptiert wurde. Arianna sagte: »Ich liebe wie ein Junge und benehme mich wie ein Junge.« Doch für ihren Vater, der von ihrer Mutter bzw. Familie als großer Abenteurer idealisiert wurde, »kann nur ein Mann ein Mann sein«. Daher war Ariannas Körper, völlig unabhängig von meiner inneren Position in der Beziehung zu ihr, zweifellos das Gefäß ihrer unbewussten und bewussten Konflikte. Entsprechend bestand meine therapeutische Aufgabe eher darin, einen Umgang mit ihrer Angst zu entwickeln, als Entscheidungen zu treffen, wie sich die Realität dieses Körpers, der nicht gesehen und gefühlt werden konnte, verstehen ließe. Arianna musste sich selbst finden.

Arianna sagte: »Ich bin eine Schachfigur, die im Leben eines anderen Menschen gebraucht wird.« Für Donald Winnicott (1971) findet ein Kind, das sich nicht im Geist der Mutter wiederfindet, die Mutter. In seinem Buch mit dem Originaltitel *Play and Reality* verwendet er zwar nicht den Begriff der Geschlechtsidentität, doch er setzt sich mit dieser Thematik auseinander, indem er das Vorhandensein von männlichen und weiblichen Elementen im Menschen von Geburt an konzeptualisiert. Diese weiblichen und männlichen Elemente assoziiert er mit dem Sein bzw. dem Tun: »Das männliche Element tut, während das weibliche Element, sowohl bei Männern als auch bei Frauen, ist« (ebd., S. 144). Arianna konzentrierte sich ganz auf das Tun, da ihr die männliche Geschlechterrolle ein Gefühl von Stabilität in der Welt vermittelte. Sie konnte Kontakte knüpfen, die auf ihrer Fähigkeit »zu tun«, aber nicht auf ihrer Fähigkeit »zu sein« beruhten. Entsprechend war es für sie die schwierigste Aufgabe, an diesem Sein zu arbeiten – am Sein und am Für-sich-selbst-Sein. Im Laufe der Therapie träumte sie davon, mit ihrer Mutter zu schlafen und deren Brüste leidenschaftlich zu berühren. Offensichtlich hatte der Traum nichts mit ihrer Homosexualität zu tun, sondern mit der Möglichkeit, sich mit dem Weiblichen zu identifizieren – das bisher völlig abgespalten in ihr war. Es war diese Spaltung, die ihre starke Angst hervorrief.

Um zu vermeiden, dass sie ihre unbewussten Fantasien tatsächlich auslebt, blieb uns nur die Möglichkeit, mit der Bewertung ihres FTM-Übergangs zu beginnen, was wir dann auch mithilfe eines auf solche Übergänge spezialisierten Zentrums taten.

Warum habe ich Ariannas Fall ausgewählt? Weil sie die Geschichte der Verleugnung des Weiblichen und die daraus resultierende Überbewertung des Männlichen widerspiegelt – eine Geschichte, die im Lichte der aktuellen Daten gar nicht so lange her zu sein scheint. Die Folgen sind immer noch in unserer Psyche zu spüren.

Wir haben die hohe Pflicht, der Frage nach der sexuellen Identität auf den Grund zu gehen und nicht dem Mainstream nachzugeben oder ihn a priori zu bekämpfen.

Bioenergetische Analyse und der psychische Zustand des Analytikers

Wenn man Winnicotts Überlegungen folgt, könnte man das Geschlecht als eine psychische Komponente betrachten. Doch das hieße, die Überlegungen von James Hillman außer Acht zu lassen. In seinem Buch *Anima* kritisiert Hillman (2014 [1985]) Jungs Verständnis des geschlechtsspezifischen Archetyps.[6] Für ihn sind der männliche und der weibliche Archetyp bei Jungen und Mädchen gleich wichtig: Sowohl auf der inter- als auch auf der intrapersonellen Ebene hat man es immer gleichzeitig mit Anima und Animus zu tun.

Hillmans Darlegungen stehen für eine Vision, die das Männliche und das Weibliche in jedem Geschlecht gleichermaßen präsent sieht. Der einzige Unterschied besteht darin, wie sich der betreffende Mensch zu diesen Komponenten verhält. Es ist eine Vision, die nicht versucht, die lange Historie der Gegensätze und unterschiedlichen Wertzuschreibungen aufzuheben, sondern jene Identitätsänderungen bezeugt, die in diesem Fluss zwischen den Räumen stattgefunden haben und weiterhin stattfinden. Es ist eine Vision, die es uns erlaubt, uns von der Vorstellung zu lösen, dass das Weibliche nur *anders* als das Männliche ist.

Wir sind Identitäten, die das Weibliche und das Männliche, das Sein und das Tun, in einer Art und Weise verkörpern, die uns einzigartig macht – und in derjenigen Art und Weise, die wir aus unserer Erfahrung und von unserem Lebensumfeld gelernt haben. Wie gehen wir mit den damit einhergehenden Unsicherheiten um? Die Bioenergetische Analyse bietet uns wertvolle Werkzeuge, um beide Aspekte zu verkörpern; wir sollten versuchen, sie zu unterstützen und ihnen zuzuhören. Das *Sein* ist Erdung, Bodenständigkeit und Kontakt mit der Realität. Es führt, begrenzt und enthält unser bewusstes Sein, indem es unseren Fantasien, Erregungen und Bedürfnissen Kontur und Substanz verleiht. »Uns einzuschließen heißt, die Existenz zu umarmen, ohne dass die Umarmung sterblich ist« (Keleman, 1979, S. 65). Wir können Lowen nicht genug für seine tiefgreifende Arbeit zum Grounding danken, denn erst durch die Erdung wird es uns möglich, den Raum des Seins einzunehmen, ohne »unvernünftige Dinge zu tun, um das zu überwinden, was wir bereits sind« – um nochmals Luce Irigarays wundervolle Formulierung aufzugreifen (Irigaray, 2019 [2017], S. 25).

6 Für Jung ist beim Jungen die Anima als weiblicher Archetyp und beim Mädchen der Animus als männlicher Archetyp konstituiert.

Sowohl Adele als auch Arianna hatten ein starkes Bedürfnis, sich anzulehnen, um zu *sein*. Und sie mussten es auch *tun*, um sich von dem stereotypen Tun, in dem sie bis dahin eingesperrt waren, zu entfernen. Zeit ihres Lebens waren Sein und Tun bei diesen beiden Frauen völlig getrennt – wie Pole einer Achse. Doch Selbstausdruck kann nur authentisch und verkörpert sein, wenn er an die ihn tragende Mutter Erde angebunden ist.

Was uns die Bioenergetische Analyse (und auch jeder andere psychotherapeutische Ansatz) leider nicht bieten kann, ist die Garantie, dass der Analytiker im Umgang mit den Klienten und deren sexuellen Identitäten eine neutrale Position einnimmt. In *Womb Envy* schreibt Scott Baum:

> »Da jeder von uns intrinsischen Kräften, die wir für ›menschliche Natur‹ halten, extrinsischen Kräften der Sozialisierung und Indoktrination sowie den Überschneidungen dieser Kräfte – in Form von Identifikationen, Übertragungsreaktionen, Überzeugungen und Vorurteilen – unterliegt, ist es von größter Bedeutung, darauf zu achten, wie uns diese Kräfte als Kliniker beeinflussen« (Baum, 2023, S. 39).

Es ist eine wichtige Tatsache, dass die heterosexistische Geisteshaltung eines Analytikers – manchmal sogar unbewusst – jede Identität ablehnen bzw. stigmatisieren wird, die nicht mit dem »Original«, für das er sich repräsentativ fühlt, übereinstimmt.

Heterosexismus, Homophobie und Transphobie sind Mikroaggressionen im therapeutischen Setting, die nicht nur das therapeutische Bündnis, sondern auch und vor allem den therapeutischen Prozess selbst untergraben.

Wie viele Analytiker im Allgemeinen und Bioenergetische Analytiker im Besonderen arbeiten mit dem Männlichen und dem Weiblichen, während sie die Opposition des Weiblichen als etwas vom Männlichen Verschiedenes aufrechterhalten? Wie viele machen in einem Gruppenkontext, in dem Männer und Frauen zusammenarbeiten, den Geschlechtsunterschied zur einzigen Formel für die Beziehung zwischen dem Männlichen und dem Weiblichen? Wie viele verwenden immer noch den Ausdruck der »phallischen Frau«, der – bewusst oder unbewusst – an Jacques Lacans (1968) Aussage erinnert, wonach der symbolische Phallus Ausdruck des Begehrens und eines Mangels an Sein sei? Für welchen vermeintlichen Mangel stehen »phallische« Frauen stellvertretend? Wie sehr verorten wir bei der therapeutischen Arbeit immer noch die Beziehung zur Mutter in der Brust – und im Becken ausschließlich die Beziehung zum Elternteil des anderen Geschlechts?

Die angeführten Beispiele sollen zu persönlichen Überlegungen anregen. Jeder von uns kann in sich hineinhorchen und sich fragen: Wie viel aufrichtige Anerkennung zollen wir den verschiedenen Dimensionen bzw. Nuancen des bio-psycho-sozialen Wesens, das wir alle sind und werden?

Literatur

Baum, S. (2023). Invidia dell'utero: un punto di vista bioenergetico. La realtà somatopsichica degli uomini: non donne, non madri [Der Gebärmutter-Neid: Eine Bioenergetische Perspektive. Die somato-psychische Realität des Menschen: Nicht von Frauen und nicht von Müttern]. *Corpo & Identità. La rivista italiana di Analisi Bioenergetica, 1*, 55–70.

Bauman, Z. (2020). *Modernità liquida* [Flüssige Moderne]. Bari: Edizioni Laterza.

Beauvoir, S. (1949). *Il secondo sesso* [Das zweite Geschlecht]. Milano: Il Saggiatore.

Bobin, C. (2018). *Le plâtrier siffleur*. Paris: Poesis.

Butler, J. (1999). *Questione di genere. Il femminismo e la sovversione dell'identità* [Das Unbehagen der Geschlechter]. Bari/Roma: Edizioni Laterza.

Cavarero, A., Fischer, C., Franco, E., Longobardi, G., Mariaux, V., Muraro, L., Piussi, A. M., Tommasi, W., Sanvitto, A., Zamarchi, B., Zamboni, C. & Zanardo, G. (1987). *Diotima. Il pensiero della differenza sessuale* [Diotima. Die Idee der sexuellen Unterschiedlichkeit]. Milano: La Tartaruga edizioni.

Drescher, J. & Byne, W. (2012). Gender Dysphoric/Gender Variant (GD/GV) Children and Adolescents: Summarizing What We Know and What We Have Yet to Learn. *Journal of Homosexuality, 59*(3), 501–510. http://doi.org/10.1080/00918369.2012.653317

DSM-5 Task Force der American Psychiatric Association (2013). *Diagnostic and statistical manual of mental disorders: DSM-5™*. Washington: American Psychiatric Publishing. https://doi.org/10.1176/appi.books.9780890425596

Freud, S. (1905d). *Drei Abhandlungen zur Sexualtheorie. GW V*, 27–146.

Freud, S. (1916–17a). *Vorlesungen zur Einführung in die Psychoanalyse. GW XI*.

Freud, S. (1923b). *Das Ich und das Es. GW XIII*, 237–289.

Freud, S. (1994). *Schriften über Liebe und Sexualität*. Frankfurt a. M.: Fischer Verlag.

Giovanardi, G., Bincoletto, A. F. & Fortunato, A. (2019). Un più vasto orizzonte. Psicoanalisi e identità di genere, storia di un rapporto controverso, da Freud ai contemporanei [Ein erweiterter Horizont. Psychoanalyse und Geschlechtsidentität, Geschichte einer kontroversen Beziehung von Freud bis heute]. *Psicobiettivo, 3*, 133–152. http://doi.org/10.3280/PSOB2019-003010

Hillman, J. (2014 [1985]). *Anima: Anatomia di una nozione personificata* [Anima: Eine Anatomie personifizierter Art und Weise] (1. digitale Auflage). Milano: Adelphi Ebook.

Irigaray, L. (2019 [2017]). *Nascere. Genesi di un nuovo essere umano* [Geborenwerden. Die Entstehung eines neuen menschlichen Wesens] (1. digitale Auflage). Torino: Bollati Boringhieri.

Keleman, S. (1979). *Il corpo è lo specchio della mente* [Der Körper ist das Sprachrohr des Geistes]. Milano: Celuc Libri.

Klein, M. (2012 [1928]). *Il complesso edipico* [Frühe Phasen des Ödipuskonflikts]. Torino: Bollati Boringhieri.

Lacan, J. (1968). *Scritti* [Geschriebenes], Band II. Milano: Fabbri Editore.
Laplanche, J. (2019). *Sexuale. La sessualità allargata nel senso freudiano* [Sexuell. Erweiterte Sexualität im Freudschen Sinne]. Milano: Mimesis/Laplanchiana.
Lemma, A. (2011 [2005]). *Sotto la pelle. Psicoanalisi delle modificazioni corporee* [Unter der Haut. Eine psychoanalytische Studie zu Körpermodifikationen]. Milano: Raffaello Cortina Editore.
Lowen, A. (1970). La sessualità maschile e femminile [Männliche und weibliche Sexualität]. https://www.gianfrancobertagni.it/materiali/psiche/Lowen_Sessualit%C3%A0_masch_femm.pdf (16.2.2024).
Muraro, L. (2006). *L'ordine simbolico della madre* [Die symbolische Ordnung der Mutter] (2. Auflage). Roma: Editori Riuniti.
Orbach, S. (2010 [2009]). *Corpi* [Körper]. Torino: Codice editore.
Pachankis, J. E. & Goldfried, M. R. (2004). Clinical issues in working with lesbian, gay, and bisexual clients. *Psychotherapy: Theory, Research, Practice, Training, 41*(3), 227–246. https://doi.org/10.1037/0033-3204.41.3.227
Reich, W. (1936). *Die Sexualität im Kulturkampf. Zur sozialistischen Umstrukturierung des Menschen*. Kopenhagen: Sexpol-Verlag.
Saketopoulou, A. (2014). Mourning the Body as Bedrock: Developmental Considerations in Treating Transexual Patients Analytically. *Journal of the American Psychoanalytic Association, 62*(5), 773–806. http://doi.org/10.1177/0003065114553102
Schwartz, B. (2004). *The Paradox of Choice. Why More is Less*. Harper Collins (ebook).
Tuccillo, E. (ohne Datumsangabe). Ein somatopsychisch-relationales Modell für die Entwicklung eines geerdeten, emotional gesunden, sexuell offenen Körpers. In R. M. Filoni (Hrsg.), *Bioenergetik und Gender, Liebe, Sex und Beziehung* (S. 17–40). Barcelona: Institutsinterne Veröffentlichung des IIBA.
WHO (2022). International Statistical Classification of Diseases and Related Health Problems, 11th Revision (ICD-11). https://icd.who.int/en (1.8.2024).
Winnicott, D. W. (1971). *Gioco e Realtà* [Spiel und Realität]. Roma: Armando Editore.
Wittig, M. (1985). The Mark of Gender. *Femminist Issues, V*, 3–12. http://doi.org/10.1007/BF02685575
Zoia, L. (2022). *Il declino del desiderio. Perché il mondo sta rinunciando al sesso* [Der Niedergang der Lust. Warum die Welt Sex aufgibt]. Torino: Einaudi Editore.

Biografische Notiz

Rossana Colonna, Psychologin und Psychotherapeutin, Mitglied der SIAB (Società Italiana di Analisi Bioenergetica bzw. Italienische Gesellschaft für Bioenergetische Analyse), zertifizierte Bioenergetische Analytikerin (IIBA). Sie ist Redaktionsmitglied der Zeitschrift *Corpo & identità. La rivista italiana di analisi bioenergetica* bzw. *Körper & Identität. Die italienische Zeitschrift für Bioenergetische Analyse* und wissenschaftliche Leiterin von sozialen Projekten, die von Bildungsarmut betroffene Menschen unterstützen. Sie arbeitet in privater Praxis und bietet an öffentlichen Schulen und privaten Einrichtungen Elterntrainings und Kurse zu Gender-Fragen an.

Kontakt: colonnarossana79@gmail.com

Dieser QR-Code führt zu einem interaktiven Multiple-Choice-Test, mit dessen Hilfe Sie Ihr gerade erworbenes Wissen überprüfen können.

Alternativer Internetlink: https://psychosozial-verlag.de/zusatzmaterial/pgdb/fragen/kapitel_4_3

Weitere Informationen rund um psychodynamische Bioenergetik finden Sie auf der Projekt-Webseite http://www.psychodynamische-bioenergetik.de.

Lernkarte zu Kapitel 4.3

- Es gibt keinen Körper, der nicht geschlechtsspezifisch ist. Das Geschlecht wird jedoch als politisch-kulturelle Konstruktion erworben.
- Das Weibliche wurde von der männlichen Kultur in einem solchen Ausmaß kolonisiert, dass es unmöglich ist, Aussagen über Weiblichkeit zu treffen, ohne den patriarchalen Blickwinkel zu berücksichtigen.
- Von Beginn an hat das Kind eine körperlich-geschlechtliche Beziehung zum Körper der Mutter, die sich u. a. in Gesten, Körperhaltungen, Gewohnheiten und Rhythmen ausdrückt. Dabei trägt der mütterliche Körper die Geschichte einer Weiblichkeit in sich, die über viele Generationen von einer patriarchalen Kultur geprägt wurde und diese an das Kind weitergibt.
- Diese Prägung setzt sich auch in postpatriarchalen Gesellschaften in Form von Substrukturen fort, die von einer triumphierenden Männlichkeit durchdrungen sind und über das kollektive Unbewusste weitergegeben werden.
- Die männliche Vermittlung des Weiblichen hat in der Vergangenheit dazu geführt, dass sich die Frau nicht mit ihren eigenen Augen, sondern mit den Augen von Männern sah. Dabei wurde das körperliche Erleben *mit* dem Anderen durch körperliches Erleben *für* den Anderen ersetzt und das Weibliche wurde von Frauen und Männern gleichermaßen verleugnet.
- Im Übergang von der patriarchalen zur postmodernen Gesellschaft haben sich weibliche Identitäten verändert. Sie sind nicht mehr in der binären Anpassung gefangen, sondern können sich freier in den Räumen zwischen den Polen männlich und weiblich bewegen. Damit wird es möglich, Sexualität ungehemmt zu erleben und vom Objekt zum Subjekt des Begehrens zu werden.
- Die flüssig gewordenen sexuellen Identitäten können auch zu psychischen Leiden und Entscheidungslähmungen führen.
- Der im 21. Jahrhundert zu beobachtende Trend zu FTM-Übergängen wirft die Frage auf, ob das Männliche immer noch (oder wieder) der vorherrschende Wert ist und im Kontext der soziohistorischen Verleugnung des Weiblichen eine weiterhin bestehende Überbewertung des Männlichen widerspiegelt.

Kapitel 4.4

Neue Leiden

Störungsbilder und der gesellschaftliche Wandel

Jens Tasche

> »Das historische Neue besteht darin, dass das, was früher wenigen zugemutet wurde – ein eigenes Leben zu führen – nun mehr und mehr Menschen, im Grenzfall allen abverlangt wird.«
>
> *Ulrich Beck & Elisabeth Beck-Gernsheim*[1]

Die *Studien über Hysterie*, die Sigmund Freud 1895 gemeinsam mit seinem Freund und Kollegen Josef Breuer veröffentlichte, gelten als Geburtsstunde der Psychoanalyse (Freud & Breuer, 2021). Eine in diesem Buch beschriebene Patientin, Anna O., litt an Sprachstörungen, Nervenschmerzen, Lähmungserscheinungen, Sehstörungen, Depressionen, Amnesien und Essstörungen. Nervöse Leiden, auch als Neurasthenie oder Hysterie diagnostiziert, waren die Mode-Erkrankung des 19. Jahrhunderts und galten damals als eine Begleiterscheinung des Maschinenzeitalters (Shorter, 1994, S. 361). Sie wurden überwiegend bei Frauen diagnostiziert, und als medizinische Ursache der Erkrankung wurde eine Dysfunktion wahlweise des Uterus oder des Zentralnervensystems angenommen, oder ein Hirntumor. Erst der französische Arzt Jean-Martin Charcot, in dessen Klinik Salpêtrière sich Sigmund Freud 1885 für mehrere Monate aufhielt, erkannte die psychische Eigenständigkeit dieser Erkrankungen und führte 1878 die Hypnose als Behandlungsmethode ein (ebd., S. 310). Breuer und Freud übernahmen diesen Ansatz, und unter einer leichten Hypnose konnte die Patientin Anna O. dann verdrängte Erlebnisse und Empfindungen wie Angst, Ärger oder auch sexuelle Wünsche, die mit den moralischen Vorstellungen der Zeit nicht in Einklang zu bringen waren, erinnern und akzeptieren. Nach Aussage der beiden Verfasser verbesserte sich der Gesundheitszustand dieser ersten Patientin der Psychoanalyse durch diese Behandlung nachhaltig.

---

1 Entnommen aus Beck & Beck-Gernsheim, 1994, S. 24.

Anna O., die nach ihrer Genesung u.a. als Gründerin des jüdischen Frauenbundes eine bedeutende Frauenrechtlerin wurde, entstammte einer wohlhabenden bürgerlichen Familie. Den Angehörigen dieser Schicht eröffneten sich bereits im ausgehenden 19. Jahrhundert bedeutende Chancen auf Bildung, berufliche Verwirklichung und auch persönliche Entwicklung. Diese Möglichkeiten mussten jedoch mit einer gesellschaftlich geforderten Prüderie, die jegliche Lust und Sinnlichkeit verdammte, in Einklang gebracht werden. Ein Konflikt, der nicht nur in Wien zu einer massiven Doppelmoral führte und sich u.a. in der Zunahme der Prostitution und der Ausbreitung von Geschlechtskrankheiten widerspiegelte. Diese von sexueller Unterdrückung und Bigotterie geprägte gesellschaftliche Situation war der Hintergrund für Freuds neu geschaffenes Krankheitsverständnis und bestimmte die Theorieentwicklung seiner Triebpsychologie maßgeblich.

Drei Jahrzehnte später musste sich die gesamte psychoanalytische Wissenschaft allerdings mit der Tatsache auseinandersetzen, dass sich das psychische Leiden, wie Freud es in seinem ersten Fallbericht dargestellt und verstanden hatte, mit dem Weltgeschehen wandelte. Nachdem in Europa das bürgerliche Selbstverständnis des 19. Jahrhunderts durch den Ersten Weltkrieg und die russische Oktoberrevolution hinweggefegt worden war, hatte eine neue, durch Krisen und Katastrophen geprägte Generation nun andere Herausforderungen und bisher unbekannte seelische Erkrankungen zu bewältigen. Hunderttausende Soldaten litten am sogenannten Kriegszittern, bei dem sie einzelne Körperteile, oder den gesamten Körper, selbst mit größter Willensanstrengung nicht mehr unter Kontrolle bringen konnten. In den Schützengräben des Ersten Weltkriegs waren Soldaten monatelang dauerhaftem Granatfeuer ausgesetzt, wurden verschüttet und verwundet, und mussten hilflos ertragen, wie Kameraden neben ihnen auf brutale Weise starben – immer in dem Gefühl, dass auch ihnen jederzeit das gleiche Schicksal drohte. Soldaten, die sich als unfähig erwiesen, das Grauen der Front-Erfahrung mental zu verarbeiten, gingen dann als »Kriegszitterer« in die Geschichte ein. So zerbrach unter den tagtäglichen Belastungen des modernen Krieges das soldatisch-männliche Ideal des sich dem Feind furchtlos in den Weg stellenden Helden, der bereit ist, für das Vaterland zu sterben.

Die Psychoanalyse verstand das Kriegszittern als *traumatische Neurose*. Anders als die traditionelle Psychiatrie konnte sie hierfür ein Behandlungsverständnis anbieten. 1918 schickte der deutsch-jüdische Arzt Ernst Simmel seine Schrift *Kriegsneurosen und psychisches Trauma* an Sigmund Freud, wodurch er nicht nur das Thema des fünften Kongresses der Internationalen Psychoanalytischen Vereinigung, der kurz vor Kriegsende in Budapest stattfand, bestimmen sollte, sondern auch für die erste staatliche Anerkennung der Psychoanalyse sorgte. Deutsche, österreichische und ungarische Regierungsvertreter nahmen offiziell an diesem Kongress teil, um sich über die Behandlungsmöglichkeiten für Kriegsneurotiker zu informieren (Jones, 1969, S. 458). Doch Simmel war nicht nur einer der ersten Ärzte, der »Kriegszitterer« auf psychoanalytischer Basis behandelte. Vielmehr kann er auch – lange vor Wilhelm Reich und Alexander Lowen – als erster psychodynamischer Körperpsychotherapeut verstanden werden. So behandelte er in einem Lazarett für Kriegsneurotiker und -psychotiker in Posen/Poznan seine Patienten mit einer Kombination aus Hypnose, verbaler Aufarbeitung und der Abfuhr »eingeklemmter« aggressiver Affekte durch kathartisch-körperliche Entladung. Zu diesem Zweck hatte er extra eine menschenähnliche Puppe bauen lassen, an der seine zitternden Patienten ihre verdrängte Aggressivität abreagieren konnten (Clark, 1981, S. 436). Auf diese Weise gelang es Simmel, kriegsbedingte traumatisch-neurotische Störungen bereits nach wenigen Sitzungen zu heilen (Simmel, 2012).

Trotz Simmels bemerkenswerten Erfolgen räumte die Psychoanalyse Traumabehandlungen in ihrer weiteren Geschichte nur eine geringe Bedeutung ein. Stattdessen konzentrierte sie sich darauf, das intrapsychische Geschehen zu erforschen. Schon 1916 hatte Freud (1916–17a, S. 359) festgestellt, dass »in der Welt der Neurosen, die psychische Realität die massgebende ist«. Sein sich wandelndes Verständnis in Bezug auf die Entstehung psychischer Störungen beschrieb er dann in seinem 1923 erschienenen Aufsatz *Das Ich und das Es*, der eine wesentliche Revision seiner ursprünglichen Strukturtheorie darstellt (Freud, 1923b). Anstelle der Unterscheidung zwischen Bewusstem, Vorbewusstem und Unbewusstem differenzierte er nun zwischen Es, Ich und Über-Ich. In diesem Verständnis ist die triebhafte Welt des Es der Lieferant nicht nur sexueller Impulse, sondern auch vielfältiger Formen von unbewussten Fantasien, die die Basis der psychischen Realität bilden. Das Ich ist die zentrale Instanz der psychischen Struktur, die zwischen dem Es und einem die Ansprüche der Umwelt repräsentierenden Über-Ich vermitteln muss. Dabei läuft das Ich ständig Gefahr, durch von innen oder außen kommende Schocks in seiner Funktionsfähigkeit beeinträchtigt zu werden. Entsprechend wird eine Überforderung der Ich-Instanz zur zentralen Ursache für psychische Störungen (Zaretsky, 2006, S. 182f.).

Obwohl heute Anna Freud und Heinz Hartmann als die Hauptvertreterinnen[2] der Ich-Psychologie gelten, kann Freuds Schrift *Das Ich und das Es* (Freud, 1923b) als Geburtsstunde der Ich-Psychologie und damit als eine neue Phase in der Geschichte der Psychoanalyse verstanden werden, die bis in die 50er Jahre des letzten Jahrhunderts hinein den psychoanalytischen Diskurs bestimmte. In der neuen, Ich-psychologischen Denkweise litt die Patientin genauso wie in der Triebpsychologie angenommen an ihrem Sexualtrieb. Im Mittelpunkt stand nun jedoch die Auffassung, dass es der Patientin nicht gelang, die Funktionen bzw. Entwicklungslinien, die das Ich organisiert, auf ein ausreichend belastbares Niveau zu bringen. Dies hatte ihr Scheitern an den sozialen Anforderungen zur Folge.

Zwischen den beiden Weltkriegen kam die Ich-Psychologie als neue, modernisierte Psychoanalyse regelrecht in Mode. Es entstanden psychoanalytische Romane, Theaterstücke, Drehbücher und Zeichentrickfilme. Insbesondere in den USA wurde die Lehre begeistert aufgenommen und galt einige Zeit als bedeutendste Wissenschaft, um seelische – auch psychotische – Erkrankungen zu heilen und gesellschaftliche Probleme wie Kriminalität zu bewältigen. Doch bereits drei Jahrzehnte später musste sich die Psychoanalyse erneut auf den gesellschaftlichen Fortschritt einstellen: Mit der Entdeckung der therapeutischen Wirkung von Lithiumsalzen (1949, für bipolare Störungen und schwere Depressionen) und des ersten Neuroleptikums Chlorpromazin (1953, für schizophrene Erkrankungen) verlor der Ich-psychologische Ansatz im psychiatrischen Kontext schnell an Bedeutung und wurde innerhalb des medizinischen Systems als zu wenig wissenschaftlich an den Rand gedrängt (Ehrenberg, 2015, S. 42f.). Auch bezogen auf Delinquenz büßte die Ich-Psychologie viel von ihrem Einfluss ein. Bezeichnend dafür ist der Song *Gee Officer Krupke* im Musical *West Side Story* (Bernstein & Sondheim, Uraufführung 1957), in dem die Mitglieder der Gang *Jets* nur noch Spott für die psychoanalytische Betrachtung ihres Lebensgefühls übrighaben:

> »This boy don't need a judge, he needs a [sic] analyst's care!
> It's just his neurosis that oughta be curbed.
> He is psychologically disturbed!«

2 In vorliegendem Beitrag wird das generische Femininum verwendet. Die Formulierungen gelten für alle Geschlechter.

Ursprünglich sollte das Lied mit der Verszeile »Officer Krupke, fuck you!« enden. Die in der damaligen Zeit übliche Selbstzensur ließ dann aber doch nur ein »Officer Krupke, krup you!« zu.

Ein weiterer Weltkrieg hatte das Vertrauen der jungen Generation in eine über 100 Jahre bestehende Gehorsamskultur – mit Werten wie Selbstaufopferung oder Hingabe an höhere Ziele – erschüttert. Diese skeptische Generation zweifelte die Deutungshoheit von Staat, Kirche und familiären Autoritäten an, und Forderungen nach *Individualität*, *Freiheit* und *Selbstbestimmung* begannen das gesellschaftliche Klima zu prägen. Bereits in den vorangegangenen Jahrzehnten hatten Psychoanalytiker wie Erich Fromm oder Wilhelm Reich begonnen, seelische Leiden nicht mehr nur als Ergebnis einer missglückten individuellen Sozialisation, sondern auch als Folge gesellschaftlicher Unterdrückung zu betrachten (Fromm, 1990; Reich, 2020).

Sicher nicht unbeeinflusst von diesen Strömungen gründeten 1956 die beiden Reich-Schüler Alexander Lowen und John Pierrakos gemeinsam mit William Walling das *Institute for Bioenergetic Analysis*. Die Bioenergetische Analyse verfolgte durch die Arbeit mit dem Körper nicht nur einen fundamental anderen methodischen Ansatz, sondern vertrat mit der Überzeugung, die Liebesfähigkeit und Lebensfreude ihrer Klientinnen steigern zu können, ein Therapieziel, das weit über das medizinische Modell zur Behandlung psychischer Störungen hinausging.

Allerdings sollte es noch über zehn Jahre dauern, bis die Methode einen engen Kreis von Psychiaterinnen und Psychotherapeutinnen verließ und sich weltweit ausbreitete – und auch hier gab der technologische Fortschritt einen entscheidenden Impuls. Denn der damalige Verständniswandel, der die Freiheit des Individuums gegenüber den Ansprüchen von Staat und Gesellschaft betonte, ist zentral mit einer pharmakologischen Erfindung verbunden: Am 18. Juni 1960 kam in den USA die erste Antibabypille auf den Markt. Mit ihr entstand eine neue, bisher unbekannte Freiheit, indem Geschlechtsverkehr nicht mehr an die Institution Ehe gebunden war. Frauen konnten das Korsett der bürgerlichen Moralvorstellungen – mit Werten wie Treue oder vorehelicher Enthaltsamkeit – ablegen und eine sexuelle Selbstbestimmung für sich beanspruchen. Ausgestattet mit völlig neuen Möglichkeiten beanspruchte die junge Generation einen anderen gesellschaftlichen Einfluss: Jugend war nicht mehr der Zwischenstopp auf dem Wege zum Erwachsensein, sondern transformierte sich zu einer eigenen Existenzform, die Forderungen erhob und Kulturbereiche wie Mode oder Musik zu dominieren begann.

Ähnlich wie Lowen und seine Mitstreiterinnen mit den bis dahin üblichen Vorstellungen von Psychotherapie brachen, stellte ab den 1960er Jahren eine ganze Generation die kleinbürgerlichen Traditionen und Lebensvorstellungen ihrer Eltern infrage und forderte einen gesellschaftlichen Wandel. Auch in Osteuropa wurden die Rufe nach Freiheit stärker. So entwickelte sich in der damaligen Tschechoslowakei unter der Führung der Kommunistischen Partei ein als Prager Frühling bekanntes Liberalisierungs- und Demokratisierungsprogramm, das auch die Abschaffung der Pressezensur einschloss. Diese Reformbestrebungen wurden allerdings 1968 durch den Einmarsch der Truppen der Warschauer-Pakt-Staaten brutal beendet, und die meisten Menschen in den Ostblockstaaten mussten noch bis 1989 auf politische, kulturelle und individuelle Freiheiten verzichten. So berichtet die polnische Bioenergetische Analytikerin Barbara Antonowicz-Wlazińska (2018, S. 133), dass trotz einer bereits 1970 von Wojciech Eichelberger verfassten Darstellung der Bioenergetischen Analyse in polnischer Sprache »eine tiefere Auseinandersetzung mit den eigenen Gefühlen und Ängsten [...] von den meisten Menschen abgelehnt und vielleicht auch als Gefahr für die erforderliche Anpassung an das damalige gesellschaftliche Leben angesehen wurde«.

Während in der Tschechoslowakei die Hoffnung auf Freiheit 1968 militärisch niedergeschlagen wurde, erreichten im gleichen Jahr die gesellschaftskritischen Entwicklungen im Westen mit der Jugend- und Studentenbewegung ihren Höhepunkt. Forderungen nach politischer und persönlicher Freiheit standen gleichberechtigt nebeneinander und lösten die Grenze zwischen dem Privaten und dem Öffentlichen auf. Für die Politisierung des persönlichen Leidens standen insbesondere die Namen Herbert Marcuse und Wilhelm Reich. Nach Reich diente eine repressive Sexualmoral der Erhöhung der Arbeitsleistung und führte im Ergebnis zu Massenneurosen. Ein damit kompatibles Verständnis der gesellschaftlichen Verhältnisse entwickelte der deutsch-amerikanische Philosoph und Soziologe Marcuse. In seinem 1955 in den USA veröffentlichten Buch *Eros and Civilization, A Philosophical Inquiry into Freud* (deutsch: *Triebstruktur und Gesellschaft*) verband Marcuse eine marxistische Gesellschaftskritik mit der Psychoanalytischen Theorie, insbesondere der Triebpsychologie des frühen Freud. In seiner Vision einer zukünftigen Gesellschaft sollte es möglich sein, den individuellen Trieb von Unterdrückung und destruktiver Beschränkung zu befreien. Ähnlich wie Reich geht Marcuse dabei von einer dem Trieb innewohnenden libidinösen Moral aus, die es dem Individuum nach der Überwindung von gesellschaftlicher Unterdrückung ermöglicht, eine natürliche »Selbst-Sublimierung« des Triebes zu erfahren und anschließend befreite sexuelle Beziehungen jenseits einer repressiven Sexualmoral zu leben. Die mit Marcuses Vision in Einklang stehenden Verfahren wie die Gestalttherapie oder die Bioenergetische Analyse wurden als Instrumente individueller Selbstbefreiung zu einem Massenphänomen und verbreiteten sich enorm rasch. Schon allein, weil sie Schüler von Reich waren, wurden ihre Gründer Fritz Perls und Alexander Lowen von der Jugend- und Studentenbewegung vorbehaltlos angenommen (Perls, 2006; Lowen, 1990).

Unter dem Schlagwort »Psychoboom« kam es in der damaligen Bundesrepublik Deutschland zu einer regelrechten Therapeutisierung der Gesellschaft, wobei die typische Klientin nun nicht mehr am eigenen Trieb, sondern an der Unterdrückung des Triebes durch ein repressives System litt. Ziel der Therapie war vor allem die Aufhebung der Selbstentfremdung, was neben der Entfremdung vom Körper auch die Trennung von Gefühl und Verstand und den Gebrauch des Körpers als Maschine beinhaltete. Der französische Sozialwissenschaftler Alain Ehrenberg schreibt 2015 über das damalige Verständnis dieser erlebnisorientierten Therapieformen:

> »Eine Erziehung, die Schuldgefühle erzeugt, bildet zusammen mit der Unterdrückung der Affekte durch die Gesellschaft den Ursprung der Krankheit. Ziel der Therapie sind die Affekte, die sie über die therapeutische Arbeit am Körper erreicht: Indem der Mensch die tierische Empfindung in sich wiederentdeckt, findet er sich als wahrer Mensch. Das Wesentliche geschieht jenseits der Worte und der Kultur im Affekt und durch die Renaturalisierung des Körpers« (Ehrenberg, 2015, S. 163f.).

Verfahren wie die Gestalttherapie oder die Bioenergetische Analyse hatten passende Antworten auf die Probleme, die durch den gesellschaftlichen Wandel entstanden waren. Ihr zentrales Thema war die Überwindung einer Gefühlsferne, die über mehrere Generationen das öffentliche und private Leben bestimmt hatte. Männer lernten zu weinen und Frauen lernten, kraftvoll-wütend sein. Anders als in den ärztlich-psychotherapeutischen Praxen durfte in den Workshops – einer in der damaligen Zeit bevorzugten Arbeitsform – gelacht, getanzt und auch geliebt werden. Die Therapeutinnen hatten sich weit vom ärztlichen Behandlungsmodell entfernt: Sie sahen den Sinn ihrer Arbeit nicht mehr im Kurieren von Symptomen, die sie ohnehin nur als Folge eines autoritären Systems werteten, sondern verstanden sich als

Botschafterinnen einer sexuellen Befreiung und eines neuen Lebensgefühls, das durch ein positiv-liebevolles Selbst- und Welterleben geprägt war.

Doch bereits in den 1980er Jahren wurde langsam wieder alles anders. Obwohl die durch die Jugend- und Studentenbewegung ausgelöste sexuelle Revolution die Gesellschaft nachhaltig verändert hatte – was u. a. zu einer immer stärker werdenden Akzeptanz homosexueller Lebensformen führte –, verlor das Thema der sexuellen Emanzipation zumindest vorübergehend an Bedeutung. Im Mai 1981 wurde erstmals bei einem Patienten Aids diagnostiziert, eine Infektion, die am häufigsten durch Geschlechtsverkehr übertragen wird und damals, aufgrund fehlender medizinischer Behandlungsmöglichkeiten, tödlich verlief. Die damit einhergehende Angst sollte den öffentlichen Diskurs zum Thema Sexualität in den nächsten Jahren prägen. Zwar blieben Individualisierung und Selbstentwicklung gesellschaftlich wichtige Themen, doch in einer entsexualisierten Form führten sie zunehmend in andere Richtungen. Statt durch die Auseinandersetzung mit der eigenen Geschichte – und insbesondere mit den unterdrückten Trieben – zu ihrem Wesenskern vorzudringen, suchten die Menschen nun stärker Erfüllung in einem auch transzendente Aspekte umfassenden Selbst- und Weltverständnis. Entsprechend lösten Meditations- und andere spirituelle Angebote die erlebnisorientierten therapeutischen Verfahren zunehmend als Instrumente der individuellen Selbstverwirklichung ab.

Gleichzeitig suchten in den Praxen der Bioenergetikerinnen verstärkt Klientinnen Hilfe, die nicht wirklich in das charakteranalytische Schema der Bioenergetischen Analyse passten. Beispielsweise litten Menschen mit narzisstischen oder Borderline-Persönlichkeitsstörungen weniger an der Unterdrückung ihrer Affekte, sondern vielmehr darunter, dass es ihnen nicht gelang, Beziehungen und Affekte angemessen zu *regulieren*. Entsprechend mussten die Bioenergetischen Analytikerinnen akzeptieren, dass ihr Angebot, die Gefühlsferne durch die Aktivierung des Körpers zu überwinden, nicht mehr ausreichte. Sie stellten sich den Veränderungen und begannen, in ihren Praxen nach individuellen Antworten auf den Wandel des Krankheitspanoramas zu suchen. Dabei entdeckten sie Wege, wie sich die Arbeit der Affektbelebung mit der therapeutischen Aufgabe der Nachreifung affektregulierender Instanzen verbinden lässt, unter anderem auf der Basis von bindungstheoretischen Ansätzen oder Erkenntnissen aus der Säuglingsforschung. So transformierten sie die Bioenergetische Analyse sukzessive von der ursprünglichen Ein-Personen-Psychologie in eine Zwei-Personen-Psychologie.

Diese Transformation wurde ab den 1990er Jahren immer dringlicher. Natürlich gab (und gibt) es auch weiterhin Klientinnen, für deren Leiden die älteren Erklärungsansätze wie Schuldgefühle, die Verdrängung sexueller Erlebnisse, Konflikte mit verinnerlichten Erziehungsregeln und/oder die Anpassung an die Gesellschaft durch Affektunterdrückung Gültigkeit hatten. Doch vor allem die jüngeren Klientinnen fordern das bioenergetische Verständnis psychischer Störungen erneut heraus.

In den letzten drei Jahrzehnten hat parallel zur digitalen Revolution und dem Zerfall des Kommunismus eine politisch-wissenschaftlich-kulturelle Strömung den Zeitgeist zu prägen begonnen, die sich als Spät- oder *Postmoderne* versteht. Das zentrale Merkmal der ansonsten recht unterschiedlichen Strömungsinhalte ist die Dekonstruktion: Aus Sicht der Postmoderne ist die Welt zufällig, pluralistisch und chaotisch. Traditionellen, aus der Aufklärung und Romantik stammenden Werten wie Wahrhaftigkeit oder Vernunft steht sie kritisch gegenüber. Auch das authentische Selbst, also die Vorstellung einer Körper-Geist-Einheit, die in Raum und Zeit den zentralen Kern der Persönlichkeit bildet, ist aus der Perspektive der Postmoderne im Verschwinden begriffen. Als einer der Hauptvertreter dieser auch als *Sozialer Konstruktionismus* bekannten psychologischen Denkrichtung hat der amerikanische Psychologe Kenneth J. Gergen klar formuliert:

> »In der postmodernen Welt gibt es keine individuelle Grundlage, der man treu bleibt oder verbunden ist. Die eigene Identität entsteht fortwährend neu, umgeformt und anders ausgerichtet, während man sich durch das Meer der ständig wechselnden Beziehungen fortbewegt. In der Frage des ›Wer bin ich?‹ handelt es sich um eine Welt, in der es von provisorischen Möglichkeiten wimmelt« (Gergen, 1996, S. 230).

Während die Psychoanalyse – und noch stärker die Bioenergetische Analyse – das affektive Erleben für eine natürliche, im Körper wurzelnde und unverzichtbare Bedingung eines kohärenten Selbstgefühls hält, stellt das postmoderne Denken die Sprache in den Mittelpunkt: Es gibt kein Wissen außerhalb der Sprache, und erst sie bringt die Wirklichkeit hervor. Da Sprache aber im Dienst einer tradierten patriarchalen Heteronormativität steht, ist sie gleichbedeutend mit Unterdrückung und Ausgrenzung. Erst eine Dekonstruktion der versprachlichten Macht schafft also die Voraussetzungen für einen gesellschaftlichen Wandel in Richtung *Freiheit*, *Verschiedenheit* und *Toleranz*, die die zentralen politischen Werte der Postmoderne sind (Bauman, 2005, S. 161).

Sozialisationsprozesse werden heute stark von postmodernen Kulturtheorien, vom Internet als persönlichkeitsprägender Technologie und von sozialen Bewegungen wie der LGBTQIA+-Gemeinschaft (lesbian, gay, bisexual, transsexual/transgender, queer, intersexual, agender und andere mögliche Geschlechtsidentitäten/Sexualpräferenzen) beeinflusst. Aus diesen Perspektiven heraus wird u.a. die binäre Geschlechterauffassung als Form eines Heteropatriarchats, das über andere soziale Geschlechter und andere sexuelle Orientierungen herrscht, kritisiert.[3] Demnach ist die Geschlechtsidentität (englisch: *gender*) eine subjektbezogene, freie und individuelle Entscheidung, die sich von den bisherigen gesellschaftlichen Beschränkungen, insbesondere der biologischen Geschlechtsbestimmung (englisch: *sex*), befreien muss.

Das postmoderne Ziel, frei, spontan und ohne Begrenzung durch äußere Vorgaben über sich selbst bestimmen zu können, hat aus Sicht des deutschen Kulturwissenschaftlers Andreas Reckwitz (2019, S. 205f.) eine Kultur positiver Emotionen entstehen lassen, in der alles möglich erscheint. Doch dieses Freiheitsverständnis lässt kaum noch Raum für die Verarbeitung von Schmerz, Verlust und Enttäuschung – und bringt so letztlich vermehrt negative Emotionen hervor. Nicht nur in den Praxen der Bioenergetischen Analytikerinnen ist deshalb zu erkennen, dass ein individualisiertes Identitätsverständnis zu Überforderung und psychischem Leiden führen kann.

Auch wenn die Sorge der französischen Psychoanalytikerin Julia Kristeva, der Mensch sei dabei, »seine Seele zu verlieren« (Kristeva, 1994, S. 14), vielleicht zu weit geht, hat der soziokulturelle Wandel, die Globalisierung und die technologische Veränderung der Arbeitswelt ohne Zweifel ein neues Leidenspotenzial geschaffen. Reckwitz (2019, S. 203) hält das verstärkte Auftreten von Erschöpfungskrankheiten wie Depressionen, Burnouts und psychosomatischen Störungen für typische Begleiterscheinungen des postmodernen Zeitgeistes. Jüngere Klientinnen fühlen sich nur unzureichend auf die Belastungen eines modernen, erwachsenen Lebens vorbereitet. Auch ist zunehmend eine Unfähigkeit erkennbar, die im Rahmen der Selbstentwicklung zu überwindenden Unlusterfahrungen anzunehmen und zu bewältigen. Das Selbst der postmodernen Generation scheint wenig belastbar und kann sich nur unzureichend auf veränderte

3 Vgl. Wikipedia-Eintrag »Heteropatriarchat«: http://de.wikipedia.org/w/index.php?title=Heteropatriarchat (9.3.2023).

Lebensbedingungen einstellen. Erwartungen an das Leben und an Beziehungen bleiben auf einem frühkindlichen Niveau fixiert. Dies soll am Fall meines Klienten Oliver (27 Jahre, berufstätig) exemplarisch gezeigt werden:

> Oliver ist ein schlanker, jugendlich-sportlich wirkender Mann. Er gibt an, eine recht unbeschwerte Kindheit erlebt zu haben. Die Eltern seien zugewandt gewesen und hätten ihn liberal erzogen. Sie seien immer ansprechbar gewesen, hätten ihm viele Möglichkeiten eröffnet, letztlich aber immer die Entscheidung überlassen. Elterlichen Druck habe er kaum erlebt.
>
> Im Kontakt kaschiert Oliver seine Unsicherheit durch eine leichte, nicht wirklich unsympathisch wirkende Überheblichkeit. Er leidet unter einer starken Sozialphobie und fürchtet, sich in Gesellschaft lächerlich zu machen. Seine Ängste erlebt er als starke Behinderung bei der Partnerschaftssuche und in Bezug auf seine Karriere. Eine Verhaltenstherapie hat er wegen des ausbleibenden Erfolges bereits abgebrochen. Gleichzeitig lassen sich seine privaten und beruflichen Zukunftsvorstellungen kaum als realistisch bezeichnen: Für ihn kommt nur ein »Supermodel« als Partnerin und ein Leben als »New-Economy-Milliardär« infrage. Dabei bleibt unklar, ob Oliver diese Erwartungen als kindlich-träumerische Visionen oder als ernsthaften Anspruch an sein zukünftiges Leben versteht.
>
> Olivers Körper ist gut ausgebildet und zeigt einige orale Aspekte. Auf die angebotenen Körperübungen lässt er sich bereitwillig ein und erlebt dabei energetische Vibrationsprozesse, die seinen gesamten Körper erfassen. Allerdings »gelingt« es ihm nicht, über die Körperarbeit einen Zugang zu seinen Affekten herzustellen. Er bleibt unbeteiligt.
>
> Die anschließende Gesprächsanalyse zeigt, dass er durchaus einen Kontakt zu seinen Affekten hat, diesen aber ablehnt, weil er die erlebten Gefühle nicht mit seinem postmodernen Selbstbild in Übereinstimmung bringen kann.
>
> Im Verlauf der therapeutischen Arbeit wird deutlich, dass Oliver wenig Gelegenheit hatte, seine frühkindliche Bedürftigkeit in die Beziehung zur Mutter einzubringen. Diese hatte ihre Gefühlsferne und ihre Scheu vor zu viel Intimität zur Grundlage eines durchaus zugewandten, dabei aber emotional distanzierten und die Autonomie des

> Kindes betonenden Erziehungsstils gemacht. Die Identifikation mit dieser mütterlichen Haltung hat bei Oliver dazu geführt, dass er seine tieferen Bindungsbedürfnisse ablehnt.

Mit meinem bioenergetischen Beziehungsangebot konnte Oliver wenig anfangen. Im ersten Jahr unserer gemeinsamen Arbeit verabschiedete ich ihn aus jeder Sitzung mit der immer gleichbleibenden Empfindung, dass er zu wenig Nutzen aus der gemeinsamen Arbeit ziehen kann und sie deshalb wohl nicht fortsetzen würde. Oliver war nicht auf der Suche nach einem im Körper und in Beziehungen verankerten Lebensgefühl, und er vermisste es auch überhaupt nicht. Vielmehr strebte er nach einem Ideal, das Reckwitz (2019, S. 217) als *performative Selbstverwirklichung* beschrieben hat. Natürlich wollte er, dass seine Sozialphobie verschwindet, doch er konnte keinen Sinn in einer aufdeckenden, explorierenden Arbeit entdecken, die ihn womöglich mit schmerzhaften und belastenden Erfahrungen konfrontieren könnte. Tatsächlich bevorzugte er vielfältige konsum- und medienorientierte Formen der Vermeidung und war nicht bereit, sich introspektiven und Unsicherheit erzeugenden Prozessen zu stellen.

Für Kristeva (1994, S. 15) führen diese konfliktvermeidenden Lebenshaltungen zu einem Mangel an inneren Repräsentationen und letztlich zu einer Verarmung des psychischen Lebens überhaupt. Der deutsche Psychoanalytiker Rainer Funk (2006, S. 9) beobachtet in diesem Kontext vorrangig eine Schwächung von Ich-Funktionen wie z. B. der Fähigkeit zum Triebaufschub, der Realitätskontrolle oder der Frustrationstoleranz. Funk (2005) hat auch als erster die mentalen Veränderungen, die sich aus dem gesellschaftlichen Wandel ergeben, in Form eines neuen Sozialcharakters beschrieben. Im Zentrum dieses *Ich-orientierten Charakters* steht die Freiheit, eine eigene Wirklichkeit auch entgegen der sozialen und natürlichen Vorgaben erzeugen, selbstbestimmt verändern und durch digitale Wirklichkeiten ersetzen zu können. Eine Differenzierung zwischen eigenen, inszenierten, simulierten oder vorgegebenen Gefühlen ist wenig bedeutsam, solange das Ziel einer emotional positiven Alltagsgestaltung erreicht wird.

Das Autonomiestreben des Ich-Orientierten muss als neue Form der mentalen Ich-Konstruktion verstanden und klar von narzisstischen Selbstentwürfen abgegrenzt werden. Ich-Orientierte sind sehr wohl in der Lage, die vorgegebene Realität wahrzunehmen, wollen dieser jedoch eine eigene, selbstbestimmte Realität entgegensetzen. Beispielsweise kann sich das Lebensgefühl des Ich-orientierten Charakters wesentlich durch den permanenten Austausch positiver Emotionen in sozialen Medien organisieren.

Auch Oliver litt an keiner narzisstischen Persönlichkeitsstörung. Er war auch nicht durch signifikante muskuläre Blockaden belastet. Seine Schwierigkeit bestand vielmehr darin, dass er für wesentliche Teile seiner Persönlichkeit im Rahmen des eigenen Identitätsentwurfes keine Verwendung fand, diese sich aber in Form einer Sozialphobie in sein Bewusstsein drängten und so sein Ziel verhinderten, sich in einer eigenen, selbstbestimmten Identität mit der Welt mitbewegen zu können, ohne sich mit inneren Konflikten, ambivalenten Empfindungen und gar dem Erleben, den eigenen Gefühlen ausgeliefert zu sein, auseinandersetzen zu müssen. Aus einer psychodynamischen Perspektive betrachtet verdeckte Olivers postmoderner Subjektentwurf Defizite der psychischen Struktur. Was nach außen wie eine bewusste, selbstbestimmte, auf positive Emotionen und vielfältigen Ausdruck setzende Ich-Konstruktion wirken mochte, war in Olivers Fall Ausdruck seiner Schwierigkeit, im erwachsenen Leben Beziehungen zu anderen Menschen aufzubauen, die sich von der im mütterlichen Kontakt erlernten, distanziert-emotionsfernen Form der Beziehungsgestaltung unterschieden. Oliver musste sein Desinteresse an den eigenen Gefühlen aus Angst vor Ohnmacht, Hilflosigkeit und Überforderung aufrechterhalten. Eine tiefere Bezugnahme auf das körperliche Affektgeschehen hätte seine Fähigkeit zur Selbstregulation überstiegen.

Der kulturelle Wandel und die damit verbundenen Veränderungen in Bezug auf den Erziehungsstil stellen das Selbst vor neue Herausforderungen. Um den Selbstwert, Affekte und Beziehungen im Kontext eines individualisierten Subjektverständnisses regulieren zu können, bedarf es in einem weitaus stärkeren Maße einer intrapsychischen Struktur, als dies etwa in einer autoritären Gesellschaft mit fest vorgegebenen Regeln der Fall ist. Entsprechend stellt eine postmoderne Identität enorm hohe Ansprüche an die psychische Reifung – und es ist keineswegs klar, dass ein gewährender Erziehungsstil allein für diese Selbstentwicklung ausreicht.

Unterdrückung, Drill und Gehorsam prägen heute nur noch selten die kindliche Entwicklung, zumindest in den westlichen Kulturen. Für jüngeres Klientel wie Oliver hat das bioenergetische Konzept der Charakterabwehr, in der eine einschränkende Umwelt die natürlichen Rechte des Kindes verletzt und so eine gesunde psychische Entwicklung verhindert, nicht mehr die gleiche Erklärungskraft, die es 70 Jahre zuvor beanspruchen durfte. Dennoch ist das entwicklungspsychologische Modell der Bioenergetischen Analyse keinesfalls überholt. Neurologische Forscherinnen haben eindeutig nachgewiesen, dass die Persönlichkeitsorganisation des Menschen über vorsprachliche Beziehungsformen im Rahmen des implizit-prozeduralen Gedächtnisses prägend beeinflusst wird (Ermann, 2016, S. 85f.). Auch steht außer Frage, dass das affektiv-interaktionelle Geschehen die Grundlage von psychischem Wachstum ist. Und »der Affekt ist immer etwas Körperlicheres, Animalischeres als der Verstand... Er ist die Bedingung des Lebendigen« (Ehrenberg, 2015, S. 80).

Es scheint jedoch sinnvoll, die auf Freuds ursprünglichem, triebpsychologischem Stufenmodell basierenden Vorstellungen der Bioenergetischen Analyse zu überdenken. Diese gehen davon aus, dass ein Kind von der oralen über die anale zur ödipalen Stufe reift – eine Auffassung, die heute von der neurobiologischen Forschung gestützt wird, die »beweisen kann, dass das Gehirn in Stufen reift« (Schore, 2009, S. 241). Nach Auffassung der Bioenergetischen Analyse sind Blockierungen des Körpers und Verzerrungen des Fühlens beziehungsweise Denkens gleichzeitig als misslungene Reifung und als Antwort des Kindes auf die Unfähigkeit der Eltern, seinen Bedürfnissen nach Wohlbefinden, Sicherheit und emotionaler Beruhigung Rechnung zu tragen, zu verstehen. Doch auch das Kind hat in den verschiedenen Reifungsphasen Aufgaben zu bewältigen. Für die damit einhergehenden Abschieds- und Trauerprozesse braucht es ein Gefühl von Sicherheit und Geborgenheit, aber auch der elterlichen Abgegrenztheit. So ist das Herauslösen aus der ursprünglichen Mutter-Kind-Einheit mit dem Erleben von Getrenntheit verbunden, was als der Preis für ein reflexives Selbstgewahrsein verstanden werden muss (Fonagy & Target, 2006, S. 95). Auch auf den folgenden Stufen stellen solche schmerzhaften und frustrierenden Trennungen den Preis für eine weitere Verselbstständigung dar. In dem Maß, in dem diese Ablösungsprozesse gelingen, reift im Kind eine psychische Struktur heran, mit deren Hilfe es Unlusterleben und andere negative Gefühle ertragen und bewältigen kann.

Abbildung 4.4.1 stellt zusammenfassend dar, wie die verschiedenen Reifungsaufgaben bzw. Rechte des Kindes auf den jeweiligen Stufen zu entsprechenden Strukturen und Repräsentanzen führen.

Stavros Mentzos fasst die Entwicklungsaufgaben des Kindes wie folgt zusammen:

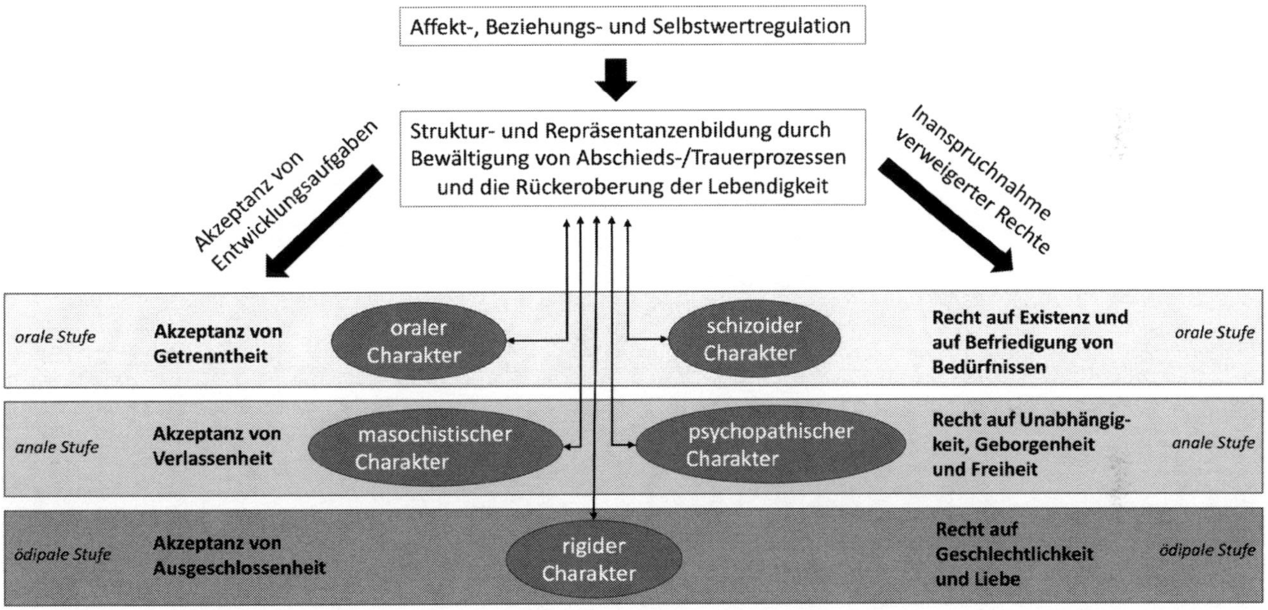

Abbildung 4.4.1: Verschiedene Reifungsaufgaben und Rechte des Kindes schaffen auf den jeweiligen Stufen entsprechende Strukturen und Repräsentanzen

> »Der Abschied von der symbiotischen Dualunion schafft die Subjekt-Objekt-Differenzierung. Die Separation des zweiten und dritten Lebensjahres wird zum Grundstein der autonomen Entwicklung des Selbst. Das Wagnis der Dreierbeziehung (bzw. die Trennung von der dyadischen Beziehung) fördert die Initiative, öffnet neue Befriedigungsmodi und trägt zur Entwicklung der reifen Objektliebe bei« (Mentzos, 1992, S. 129).

In der Umkehrung bedeutet dies: Eine mangelnde Fähigkeit, Getrenntheit (orale Stufe), Verlassenheit (anale Stufe) und Ausgeschlossenheit (ödipale Stufe) zu akzeptieren und zu bewältigen, behindert die Reifung der psychischen Struktur und hemmt die Entwicklung des Repräsentanzensystems. Dieser Mangel ist nach meiner Ansicht die wesentliche Ursache für postmoderne Leiden. In diesen Fällen kann sich die Bioenergetische Analyse nicht auf die Auflösung der Charakterabwehr beschränken.

Allerdings zeigen sich entsprechende Defizite nicht nur bei Klientinnen mit einer postmodernen Ich-Orientierung. So lassen sich Wünsche nach Wiedergutmachung bzw. Erlösung oder die Überzeugung, in einer Partnerschaft Anspruch auf eine bedingungslose Liebe zu haben, bei vielen Klientinnen beobachten. Die damit einhergehende Unfähigkeit, Getrenntheit als Grundlage des Individuationsprozesses zu akzeptieren, ist Ausdruck eines Mangels an Bindungssicherheit. Etwas aufzugeben, das im postnatalen Leben nie da war, stellt eben eine erhebliche Herausforderung dar.

Zusammenfassend lässt sich sagen, dass sich die Bioenergetische Analytikerin und ihre Klientin heute verstärkt mit der Frage auseinandersetzen müssen, in welcher Form bzw. in welchem Umfang die affekt- und beziehungsregulierenden Haltungen und Überzeugungen der Klientin durch ein Scheitern an den Verselbstständigungs-Aufgaben bestimmt werden. Die bioenergetischen Prozesse des affektiv-körperlichen Erinnerns und die Belebung der individuellen Geschichte stehen nicht mehr allein im Dienst der Befreiung, sondern konfrontieren die Klientin mit der Aufgabe, misslungene bzw. noch nicht vollzogene Abschieds- und Trauerprozesse im sicheren Raum der therapeutischen Beziehung nachzuholen. Nur so kann die Nachreifung der psychischen Struktur und der Repräsentanzen gelingen.

Der Heilungsprozess, den ich bei Oliver begleiten durfte, war indes weniger modellhaft psychodynamisch-körperpsychotherapeutisch als vielmehr naturhaft-archaisch geprägt. Ein Jahr nach der Aufnahme der Therapie verliebte er sich. Mit großem Respekt konnte ich beobachten, wie Oliver sich diesem – ihm bisher nicht vertrauten – Gefühl unterwarf und in den darauffolgenden

Schwierigkeiten der Beziehungsgestaltung gewissermaßen von seinem eigenen Unbewussten gezwungen wurde, sein Selbstbild zu korrigieren. Oliver durfte erfahren, dass er durchaus fähig ist, Schmerz, Verlust und Enttäuschung zu ertragen. Es gelang ihm, diese Erfahrungen als Schattenseiten einer tiefgehenden Liebesbegegnung zu akzeptieren. Gerade durch die Krisen, die er in diesem Zusammenhang zu durchleben hatte, begann sich die Sozialphobie immer weiter aufzulösen und stellt für ihn heute kaum noch eine Herausforderung dar.

Literatur

Antonowicz-Wlazińska, B. (2018). Mentalisierende Körperpsychotherapie in der Praxis – Die Arbeit mit Anika. In J. Tasche & R. Weber-Steinbach (Hrsg.), *Bioenergetik als mentalisierende Körperpsychotherapie* (S. 132–166). Göttingen: Vanderhoeck & Ruprecht.

Bauman, Z. (2005). *Moderne und Ambivalenz*. Hamburg: Hamburger Edition.

Beck, U. & Beck-Gernsheim, E. (1994). *Riskante Freiheiten – Individualisierung in modernen Gesellschaften*. Frankfurt a. M.: Suhrkamp Verlag.

Clark, W. R. (1981). *Sigmund Freud*. Frankfurt a. M.: Fischer Verlag.

Ehrenberg, A. (2015). *Das erschöpfte Selbst. Depression und Gesellschaft in der Gegenwart* (2. Auflage). Frankfurt a. M.: Campus.

Ermann, M. (2016). *Der Andere in der Psychoanalyse* (2. Auflage). Stuttgart: Kohlhammer Verlag.

Fonagy, P. & Target, M. (2006). *Psychoanalyse und die Psychopathologie der Entwicklung*. Stuttgart: Klett-Cotta Verlag.

Freud, S. (1916–17a). *Vorlesungen zur Einführung in die Psychoanalyse. GW XI*.

Freud, S. (1923b). *Das Ich und das Es. GW XIII*, 237–289.

Freud, S. & Breuer, J. (2021). *Studien über Hysterie*. Berlin: Henricus-Edition Deutsche Klassik.

Fromm, E. (1990). *Furcht vor der Freiheit*. München: Deutsche Verlagsanstalt.

Funk, R. (2005). *Ich und Wir* (2. Auflage). München: dtv Verlagsgesellschaft.

Funk, R. (2006). *Zur Psychodynamik der postmodernen »Ich Orientierung«*. Tübingen: Selbstverlag.

Gergen, K. J. (1996). *Das übersättigte Selbst*. Heidelberg: Carl-Auer-Systeme Verlag.

Jones, E. (1969). *Das Leben und Werk von Sigmund Freud*. Bern: Verlag Hans Huber.

Kristeva, J. (1994). *Die neuen Leiden der Seele*. Hamburg: Junius Verlag.

Lowen, A. (1990). *Bioenergetik*. Reinbek: Rowohlt Taschenbuch Verlag.

Marcuse, H. (1955). *Triebstruktur und Gesellschaft*. Frankfurt a. M.: Suhrkamp Verlag.

Mentzos, S. (1992). *Neurotische Konfliktverarbeitung*. Frankfurt a. M.: Fischer Taschenbuch Verlag.

Perls, F. (2006). *Das Ich, der Hunger und die Aggression* (7. Auflage). Stuttgart: Klett-Cotta Verlag.

Reckwitz, A. (2019). *Das Ende der Illusionen: Politik, Ökonomie und Kultur in der Spätmoderne* (8. Auflage). Frankfurt a. M.: Suhrkamp Verlag.

Reich, W. (2020). *Massenpsychologie und Faschismus*. Köln: Verlag Kiepenheuer & Witsch.

Schore, A. N. (2009). *Affektregulation und die Reorganisation des Selbst* (2. Auflage). Stuttgart: Klett-Cotta Verlag.

Shorter, E. (1994). *Moderne Leiden*. Reinbek: Rowohlt Verlag.
Simmel, E. (2012). Zweites Korreferat. In S. Freud (Hrsg.), *Zur Psychoanalyse der Kriegsneurosen* (S. 42–60). Outlook Verlagsgesellschaft.
Zaretsky, E. (2006). *Freuds Jahrhundert*. Wien: Zsolnay Verlag.

Biografische Notiz

Jens Tasche, Dipl.-Sozialarbeiter, Bioenergetischer Analytiker (CBT), Autor des Buches *Körperpsychotherapie zwischen Bioenergetik und Psychoanalyse*, Herausgeber (mit Dr. med. Weber-Steinbach) des Buches *Bioenergetik als mentalisierende Körperpsychotherapie*, in freier Praxis in Berlin tätig.

Webseite: https://www.bioenergetik-berlin.de

Dieser QR-Code führt zu einem interaktiven Multiple-Choice-Test, mit dessen Hilfe Sie Ihr gerade erworbenes Wissen überprüfen können.

Alternativer Internetlink: https://psychosozial-verlag.de/zusatzmaterial/pgdb/fragen/kapitel_4_4

Weitere Informationen rund um psychodynamische Bioenergetik finden Sie auf der Projekt-Webseite http://www.psychodynamische-bioenergetik.de.

Lernkarte zu Kapitel 4.4

- Durch die Einführung der Hypnose zur Behandlung der Hysterie wurden psychische Störungen 1878 erstmalig als eigenständige Erkrankungen anerkannt.
- Die Ausdrucksformen psychischer Erkrankungen sind immer eng an die sozialen, kulturellen und technologischen Entwicklungen der jeweiligen Epochen gebunden.
- Während die Psychoanalyse in ihren Theorien immer wieder auf soziokulturelle Veränderungen reagiert, hat sich die Bioenergetische Analyse seit den 1970er Jahren – als ihr Angebot, ein in den eigenen Gefühlen verwurzeltes Leben führen zu können, auf große Resonanz stieß – nicht mehr ausreichend an den gesellschaftlichen Wandel angepasst.
- Gegenwärtig wird der Prozess der Individualisierung insbesondere durch postmoderne Kulturtheorien mitbestimmt, welche die Idee eines kohärenten, stabilen Selbstgefühls für überholt halten. Vielmehr plädieren sie für eine gesellschaftliche Veränderung in Richtung einer selbstbestimmten Individualisierung, die auch die freie Wahl der geschlechtlichen Identität umfasst.
- Dieses individualisierte Identitätsverständnis der Postmoderne führt zu einem verstärkten Auftreten von Erschöpfungskrankheit wie Depressionen oder Burnout, die sich mit dem Charakterabwehrmodell der Bioenergetischen Analyse nur noch unzureichend erklären lassen.
- Da die im Körper wurzelnden Affekte jedoch nicht nur aus Sicht der Bioenergetischen Analyse eine unverzichtbare Bedingung des Lebendigen bleiben, sollten psychodynamische Theorieansätze zur Bewältigung frühkindlicher Verselbstständigungsaufgaben in das bioenergetische Charakterabwehrmodell integriert werden.
- Dann können Bioenergetische Analytikerinnen gemeinsam mit ihren Klientinnen untersuchen, in welchem Umfang die für ein individualisiertes Leben zentralen psychischen Fähigkeiten, Getrenntheit (orale Phase), Verlassenheit (anale Phase) und Ausgeschlossenheit (ödipale Phase) zu akzeptieren, zur Verfügung stehen bzw. im sicheren Rahmen der therapeutischen Beziehung nachträglich erworben werden müssen.

Kapitel 4.5

Körper und Spiritualität – eine Liebesbeziehung

Irmhild Liebau

> »Alles wirkliche Leben ist Begegnung. Wenn wir aufhören, uns zu begegnen, ist es, als hörten wir auf zu atmen.«
>
> *Martin Buber*[1]

In diesem Essay versuche ich in fünf Abschnitten herauszuarbeiten, wie sich in einer psychodynamischen Bioenergetik die Spiritualität verkörpert. Der erste Abschnitt beschreibt das Leben als ein *Leben in Beziehung* und führt aus, dass die Bioenergetische Analyse – zumindest in ihrer modernen Ausprägung – ebenfalls ein psychodynamisches Beziehungsgeschehen ist. Im zweiten Abschnitt beschreibe und untersuche ich ausführlich Lowens *Spiritualität des Körpers* – besonders im Hinblick auf die implizit enthaltenen Aussagen zu Psychodynamik und Beziehung. Der dritte Abschnitt enthält in komprimierter Form meinen eigenen Ansatz der *Körperorientierten Seelsorge* und der darin verkörperten spirituellen Beziehung. Wie sich dieses theoretische Konzept in der Praxis anwenden lässt, zeige ich im vierten Abschnitt anhand eines Fallbeispiels, bei dem Körper und Spiritualität in einer intensiven Beziehung zu einer sterbenden Frau zum Ausdruck kommen. Schließlich fasse ich als Ergebnis zusammen, dass sowohl die Bioenergetische Analyse als auch die Körperorientierte Seelsorge innerhalb der Beziehung arbeiten und dass der Körper – besonders Liebe und Sexualität – eine ihm eigene Spiritualität besitzt.

Um das Geschriebene auch für Körper, Seele und Geist erfahrbar werden zu lassen, habe ich drei körperorientierte Übungen entwickelt – eine wird direkt am Anfang vorgestellt, eine etwa in der Mitte und eine ganz am Ende des Essays. Die Übungen sollen Sie zur eigenen, inneren Beschäftigung mit den entsprechenden Themen anregen.

---

1 Entnommen aus Buber, 2018, S. 85.

Übung zur Wahrnehmung von Körper, Seele und Geist

Setzen Sie sich im gut geerdeten bioenergetischen Sitz auf einen Stuhl: die Füße ungefähr parallel zueinander auf dem Boden aufgestellt, die Beine etwa beckenbreit nebeneinander, der Po mittig auf der Sitzfläche des Stuhls, die Wirbelsäule über den Sitzbeinhöckern aufgerichtet. Legen Sie jetzt eine Hand auf Ihren Unterleib, das Zentrum der Sexualität, und die andere auf Ihren Brustkorb, das Herzzentrum.

Tun Sie nichts anderes, als eine Weile Ihren Atem wahrzunehmen – diese kleine oder vielleicht auch größere Bewegung Ihres Atems unter Ihren Händen. Wie sich beim Einatmen Ihr Brustkorb und Ihr Unterleib – mehr oder weniger – weiten und ausdehnen … und wie sie beim Ausatmen wieder zurückschwingen. Nehmen Sie auch die kleine Pause wahr, die sich Ihr Atem ganz natürlich nimmt, bevor er dann von ganz allein wieder in Sie einströmt und sich Ihr Unterleib und Ihr Brustkorb den Händen entgegen weiten …

Nehmen Sie nun bewusst Kontakt mit Ihrem ganzen Körper auf. Was nehmen Sie wahr? Wo in Ihrem Körper spüren Sie sich jetzt besonders? Welche Körperempfindungen haben Sie dabei? Und wie ist jetzt in diesem Moment Ihre Beziehung zu Ihrem Körper? Lassen Sie Sich dafür etwa drei Minuten Zeit …

Richten Sie dann Ihren Wahrnehmungsfokus auf Ihre Seele. Welche Gefühle und Emotionen bewegen Sie gerade? Und wie würden Sie jetzt in diesem Moment die Beziehung zu Ihrer Seele beschreiben? Lassen Sie sich wieder etwa drei Minuten Zeit für Ihre Wahrnehmungen …

Und jetzt lenken Sie Ihre Wahrnehmung auf Ihren Geist. Welche Gedanken bewegen und beschäftigen Sie gerade? Was nehmen Sie mental von sich wahr? Und wie erleben Sie jetzt in diesem Moment die Beziehung zu Ihrem Geist?

Wandern Sie beim Einatmen mit dem Gesäß vor Ihre Sitzbeinhöcker und richten Sie den Oberkörper so auf, dass ein kleines Hohlkreuz entsteht … und beim Ausatmen wandern Sie hinter Ihre Sitzbeinhöcker, wobei Sie einen runden Rücken machen und den Kopf leicht nach vorne beugen. Für zwei bis drei Minuten: einatmend vor die Sitzbeinhöcker … ausatmend hinter die Sitzbeinhöcker …

Setzen Sie sich zum Abschluss noch einen Moment aufgerichtet hin – die Körpermitte über Ihren Sitzbeinhöckern. Legen Sie ganz bewusst eine Hand auf Ihren Unterleib und die andere auf Ihren Brustkorb … und spüren Sie den Bewegungen Ihres Ein- und Ausatmens unter Ihren Händen nach … die den Brustkorb und Unterleib dehnen und weiten und wieder zurückschwingen lassen … diese lebendige – kleinere oder auch größere – Bewegung Ihres Atems unter Ihren Händen. Die eine Hand ruht auf Ihrem Herzen – Sitz der Liebe und der Seele – und die andere auf Ihrem Unterleib – Sitz der Sexualität und Lebensenergie. Wenden Sie sich zu guter Letzt mit Ihren Händen sich selbst zu. Gehen Sie über den Kontakt und die Wärme der Hände zu sich selbst in Beziehung … die Hände in Beziehung zu Ihrem Körper … Ihrem Herzen und Ihrem Unterleib.

Wenn Sie so weit sind – und Lust dazu haben – lesen Sie gerne weiter!

Das Leben ist Beziehung – und die Bioenergetische Analyse ist selbstverständlich psychodynamisch

Sowohl der Körper als auch die Spiritualität der Menschen leben nur und ausschließlich in Beziehungen. Folglich ist die Arbeit bzw. Beschäftigung damit ein sich kontinuierlich weiterentwickelnder *Beziehungsprozess*.

Der Körper des Menschen kann gar nicht anders existieren, überhaupt in diese Welt kommen, als durch die Liebe zwischen Frau und Mann. Es ist eine ausgesprochen enge Form von Liebe und Beziehung: die sexuelle Vereinigung, durch die ein Körper erst entsteht, durch die er gezeugt und empfangen, dann embryonal entwickelt und schließlich geboren und auf diese Welt, in die eigene körperliche Existenz gebracht wird. In Kindheit, Jugend und Erwachsenenalter, bis ins hohe Alter und zum Tod, entwickelt sich dieses aus Beziehung entstandene eigene Leben des Menschen über die Jahre und Jahrzehnte immer weiter und – mal mehr, mal weniger – in Beziehungen zu anderen Menschen, zu sich selbst, zur Welt, zu einem größeren Ganzen – das je nach religiös-kultureller Prägung Gott, Jahwe, Allah, Buddha genannt wird oder auch, in einer eher weltlicheren Ausrichtung, höhere Macht, Quelle, Energie, inneres Kernselbst, das eigene, heilige oder göttliche Wesen, Bioenergie und vieles andere mehr.

Bei allem Respekt vor Individualismus und Autonomie: Niemand kann gänzlich allein, für sich, aus sich selbst heraus leben. Alle Menschen leben in Beziehungen – manche mehr und manche weniger. In einem fortwährenden psychodynamischen Abstimmungs- und Regulationsprozess beziehen wir Menschen uns permanent und relational aufeinander – ob nun bewusst oder unbewusst (s. Kapitel 2.4 von Dieter Rau-Luberichs; vgl. auch Geißler, 2017).

Auch die Ganzheit des Menschen – bestehend aus Körper, Seele und Geist – ist bereits ein Beziehungsgeschehen: Diese drei Aspekte bzw. Ebenen des menschlichen Seins stehen in kontinuierlicher, persönlicher Beziehung zueinander, bedingen und beeinflussen sich wechselseitig – die Grundannahme jeder qualifizierten Körperpsychotherapie. Die eine Ebene kann nicht ohne die beiden anderen existieren – das ist die menschliche Natur. Solange wir leben, kommunizieren und interagieren diese drei Ebenen, beziehen sich permanent aufeinander. Wenn etwa der Körper streikt, ist nicht nur ein erkrankter Körperbereich betroffen. Vielmehr werden auch die Gefühle des kranken Menschen, seine Seele (limbisches System, vgl. Kapitel 1.1 von Reinhard Weber-Steinbach) und seine Grundstimmung unmittelbar in Mitleidenschaft gezogen. Auch der Geist (präfrontaler Cortex, vgl. Kapitel 1.1) wird über kurz oder lang davon beeinflusst – entsprechend der lateinischen Redewendung: *mens sana in corpore sano*.[2] Ein erkrankter Körper drückt sich auch in den Gedanken des betroffenen Menschen aus.

Die *Relationale Psychotherapie* beschreibt, wie in der Natur bzw. in der Psychodynamik des Menschen alles mit allem verbunden ist und miteinander in Beziehung steht – weil die drei Ebenen Körper, Seele und Geist miteinander in Wechselwirkungen stehen, relational aufeinander bezogen sind und einander ko-kreieren. In modernen Körperpsychotherapien und in der Bioenergetischen Analyse ist der relationale Aspekt ein selbstverständlicher Standard in Theorie und Praxis geworden (vgl. z. B. Klopstech, 2005; Heinrich-Clauer, 1997; Heinrich-Clauer, 2008a; Geißler, 2017) . Während sich die dort beschriebene Relationalität auf Beziehungen zu anderen Menschen bezieht, übertrage ich das Relationalitätskonzept darüber hinaus auch auf die Beziehung zu sich selbst, zum eigenen Körper, zur eigenen Seele und zum eigenen Geist. Die verschiedenen Ebenen sind ebenfalls aufeinander bezogen – in jedem einzelnen Menschen selbst und auch in seiner Beziehung zu anderen Menschen.

Wenn wir also mit einem anderen Menschen in Beziehung treten, begegnen wir ihm nicht »allein«, sondern – mindestens – drei Aspekten

2 Zu Deutsch etwa: »Ein gesunder Geist lebt in einem gesunden Körper.«

seines So-Seins. Da dies natürlich auch umgekehrt gilt, sind wir schon bei mindestens sechs Wesensanteilen, die sich wechselseitig abstimmen und beeinflussen. Kein Wunder, dass Kommunikation und Beziehung – auch – schwierig sein können, zumal ohnehin weit über 90 Prozent der Beziehungsgestaltung unbewusst verlaufen. Im übertragenen Sinn »sprechen« sechs »Personen« ständig miteinander. In jeder kleinsten Mikrobewegung kommunizieren sechs Gesprächsteilnehmer[3] miteinander, tauschen sich aus, verbinden sich mit- und auch gegeneinander, stimmen sich ab, regulieren ihre (sechs) Systeme untereinander und ko-kreieren ihre Beziehung – und dies auf der körperlichen, der seelischen und der geistigen Ebene.

Wie gut, dass es für Konfliktsituationen ausgebildete Fachleute gibt, die in eine lebendige psychodynamisch-körperorientierte Beziehung mit den betroffenen Menschen gehen und körperpsychotherapeutisch mit ihnen arbeiten können – und zwar auf allen Ebenen: intrapsychisch, intersubjektiv und interpersonell. In diesem Kontext möchte ich auf die Ein-, Eineinhalb- und Zwei-Personen-Psychologie nach Stark verweisen (vgl. Klopstech, 2002b). Der dritte ko-kreierende Aspekt – die Zwei-Personen-Psychologie bzw. die *therapeutische Beziehung* – ist heute Standard in der Körperpsychotherapie und (psychodynamischen) Bioenergetischen Analyse.

Ich möchte in die therapeutische Beziehung gerne auch die *transpersonale Perspektive* einbringen. Denn für manche Menschen – besonders in Krisen- und Sinnfindungsphasen – ist es wichtig, auch ihre Beziehung zu einem größeren Ganzen zu reflektieren und entsprechend in die körperorientierte bzw. tiefenpsychologische gemeinsame Arbeit einzubinden (Utsch et al., 2018). Dadurch eröffnet sich für Klienten die zusätzliche Chance, an ihrer Beziehung zu einer die menschliche Seins-Ebene übersteigenden Kraft –manche nennen sie »Gott« – zu arbeiten und diese höhere Kraft auch in die therapeutische Beziehung einfließen zu lassen.

Zusammenfassend lässt sich sagen, dass die Bioenergetische Analyse – zumindest in ihrer modernen Ausprägung – psychodynamisch ist und immer beziehungsorientiert auf den drei Ebenen von Körper, Seele und Geist arbeitet (vgl. Liebau, 2013, S. 81ff.). Zudem kann sie eine spirituelle Dimension in ihrer Arbeit zulassen, was ebenfalls ein psychodynamisches Beziehungsgeschehen darstellt.

---

3 In vorliegendem Beitrag wird das generische Maskulinum verwendet. Die Formulierungen gelten für alle Geschlechter.

Alexander Lowens Spiritualität des Körpers – ein psychodynamisches Beziehungsgeschehen

Den vorliegenden Essay habe ich nicht nur verfasst, weil ich als promovierte Theologin, Supervisorin[4] und Kursleiterin für seelsorgliche Weiterbildungen qua Beruf auch mit Spiritualität zu tun habe. Vielmehr ist es mir seit nunmehr 25 Jahren ein Herzensanliegen und wissenschaftliches Forschungsziel, seelsorglich tätigen Menschen den tiefgründigen – körperorientierten und tiefenpsychologisch fundierten – Ansatz der Bioenergetischen Analyse nahezubringen, damit sie in ihrer Arbeit den Körper als Wahrnehmungshilfe, Verständnis- und Ausdrucksmöglichkeit miteinbeziehen können (vgl. u.a. Liebau, 2003a, b, 2013). Der Fokus auf den Körper ermöglicht nicht nur ein tieferes Verstehen des Menschen und seiner Probleme, sondern führt in der Regel zu einer noch tragfähigeren Beziehung zwischen dem Seelsorger und der von ihm begleiteten Person. Zu diesem Zweck habe ich das Konzept der *Körperorientierten Seelsorge* entwickelt, das auf den Grundideen der Bioenergetischen Analyse basiert (Liebau, 2013).

Doch mein persönliches und berufliches Interesse am Wechselspiel von Spiritualität und Körper war nicht der einzige Anlass für diesen Text. Auch Alexander Lowen hat sich mit diesem Thema befasst, und zwar in dem selbst unter Fachkollegen recht unbekannten Buch *Spiritualität des Körpers* (Lowen, 1991). Darin weist er aus seiner Perspektive als Arzt, Therapeut und Naturwissenschaftler – und nicht als Geisteswissenschaftler oder gar Theologe – dem menschlichen Körper eine ihm eigene Spiritualität zu. Auch die einzelnen Organe haben für ihn eine eigene Spiritualität (ebd., S. 182). Es ist also nicht nur meine Idee, den Körper mit Spiritualität in Verbindung zu bringen. Vielmehr stammen die diesbezüglichen Überlegungen bereits von Lowen selbst – obschon sich seine Ideen bisweilen deutlich von meinen unterscheiden. Folglich bewege ich mich mit meinem Essay auf dem Boden der klassischen Bioenergetischen Analyse. Auf ihrer Basis, einschließlich ihrer Weiterentwicklungen besonders im Hinblick auf die Psychodynamik, entwickle ich meine eigenen Gedanken zu Körper, Spiritualität und einer psychodynamischen Körperorientierten Seelsorge.

Lassen Sie mich mit Lowens Sicht auf den Körper und die Spiritualität beginnen. Lowen geht davon aus, dass die Gesundheit des Menschen –

4 Für die Deutsche Gesellschaft für Pastoralpsychologie, Sektion Tiefenpsychologie.

wahrgenommen als körperliches Wohlgefühl und Lebendigkeit – auch eine spirituelle Seite hat. Für ihn wohnt dem Körper selbst eine Spiritualität inne. Folglich kann ein Mensch nur dann wirklich liebenswürdig-gütig sein, wenn er eine Verbindung zu seiner körperlich-animalischen Basis hat und die Haltung der Güte in einem *körperlichen* Wohlgefühl wurzelt. Echte Liebenswürdigkeit ist nicht erlernbar, sondern eine natürliche Begabung des Menschen als Kreatur Gottes.

Es kann jedoch vorkommen, dass diese Begabung verlorengeht. Dann kann sie nur durch die Wiederherstellung der körperlichen Spiritualität neu gefunden werden. Zu diesem Zweck hat Lowen letztlich die Bioenergetische Analyse begründet: Es geht ihm um die Wiederherstellung der Ganzheit bzw. der natürlichen Harmonie des Menschen, und zwar durch die Arbeit am Körper und am Geist.[5] Für ihn ist klar, dass Spiritualität zu einer rein intellektuellen Angelegenheit verkümmert, wenn Körper und Geist getrennt werden (Lowen, 1991, S. 9ff.).

Nach Lowen ist die Anmut des Menschen in Körper und Geist ein wahres Gottesgeschenk, eine Gnade. Der göttliche Geist, der im menschlichen Körper wohnt, findet seinen würdigen Ausdruck in einer gütig-freundlichen Haltung gegenüber jedem Geschöpf Gottes. Harmonie als Zustand der Ganzheit, der Heiligkeit und der Heilung – in diesem Zustand sind wir Menschen mit dem Leben verbunden und mit dem Göttlichen vereint (ebd., S. 10).

Lowen sieht Spiritualität in dem Gefühl des Menschen verwurzelt, mit einer Kraft in Verbindung zu stehen, die größer als er selbst ist. Eine moderne Formulierung wäre wohl: in einer psychodynamischen Beziehung zu etwas zu stehen, das über den Menschen hinausweist – die transpersonale Ebene. Wenn aber Menschen spirituelle Geschöpfe sind, muss auch ein Zusammenhang zwischen Gesundheit und Spiritualität bestehen. Tatsächlich belegen zahlreiche Berichte von Spontanheilungen, dass spirituelle Kräfte körperliche Heilung bewirken können.

Die *Energie* des Menschen verortet Lowen in einer Kraft jenseits des Geistig-Seelischen – diese Kraft ist für ihn die Basis körperlicher Spiritualität (Lowen, 1991, S. 27). Damit umfasst die Spiritualität des Körpers sowohl eine starke transpersonale Kraft als auch das tiefe Bewusstsein unserer spirituellen Verbundenheit mit der Welt. Der Körper des Menschen

5 Ich ergänze die Seele, obwohl Lowen selbst diese dritte Ebene nicht explizit bzw. die drei Ebenen nicht zugleich benennt.

als äußere Manifestation von Geist und Seele – und Spiritualität als Ausdruck seiner körperlichen Fähigkeit, sich zu öffnen und liebesfähig zu sein (ebd., S. 46).

Die meisten von Lowens Gedanken könnten auch in einem spirituellen oder theologischen Buch zu finden sein. Angesichts seines beruflichen Hintergrundes als Arzt und Körperpsychotherapeut sind diese Einsichten umso erstaunlicher und höchst bemerkenswert. Auch die psychodynamisch-beziehungsorientierte Perspektive scheint in Lowens Thesen zu Körper und Spiritualität permanent durch, auch wenn er sie nicht explizit formuliert oder reflektiert. Eine solche Perspektive, die mittlerweile fester Bestandteil der modernen, psychodynamischen Bioenergetischen Analyse ist, wurde erst wesentlich später durch die Säuglings- und Bindungsforschung möglich. Doch Lowen geht es nicht nur um die Beziehung der Menschen untereinander, sondern eben auch um ihre Beziehung zu Gott bzw. zum größeren Ganzen. Meines Wissens wird diese spirituelle Beziehungsebene in der heutigen Bioenergetischen Analyse (noch) an keiner Stelle in den Blick genommen. So gesehen wären Lowens Ideen im Jahr 1991 schon »moderner« gewesen als es der heutige wissenschaftliche Forschungsstand in der Bioenergetischen Analyse ist.

Lowens Spiritualität des Körpers ist nichts anderes als das *Gefühl* der Verbundenheit mit dem Universum bzw. mit Gott (Lowen, 1991, S. 85). Dabei betreffen Gefühle immer den ganzen Körper, sind also mehr als rein geistige Prozesse. Gefühle sind auch nicht dasselbe wie Ideen oder Überzeugungen, die nur »im Kopf« entstehen. Vielmehr sind Gefühle für Lowen die einigende Kraft zwischen Körper und Geist. Als *E-motionen* gehen sie aus spontanen Körperbewegungen hervor. Wenn wir uns gefühlvoll bewegen, ist die Bewegung von ganz allein anmutig, weil sie in Einklang mit dem Energiestrom unseres Körpers steht. Genau aus diesem Grund ist das Fühlen der Schlüssel zu Harmonie und Anmut – und damit zur Spiritualität des Körpers (ebd., S. 93). Folglich sieht Lowen das Ziel der therapeutischen Arbeit darin, Harmonie und natürliche Beweglichkeit wiederherzustellen (ebd., S. 96). Meines Erachtens sollte diese Erkenntnis auch in die theologische, seelsorgliche und spirituelle Arbeit einfließen, indem Spiritualität nicht nur als etwas Geistig-Abstraktes, sondern selbstverständlich auch als etwas Körperlich-Reales, als ein natürliches Geschehen verstanden wird.

Die *Erdung* ist nach Lowen wesentlich für die Spiritualität des Menschen. Ohne Kontakt zum Boden, ohne Bodenhaftung, verkümmert sie zu einer leblosen Abstraktion (ebd., S. 128)[6]. Nur wenn ein Mensch gut geerdet ist, kann ein Grundvertrauen entstehen und seine Lebensenergie frei fließen – vom Boden aufsteigend durch den gesamten Körper bis zum Kopf, aufwärts und abwärts, zwischen Himmel und Erde. Da geerdete Bewegungen immer anmutig und natürlich sind, wird in ihnen ein spirituelles Element spürbar (Lowen, 1991, S. 147).

Lowen bedauert, dass sich die Gesellschaft – und meines Erachtens auch die Kirche bzw. die Religion ganz allgemein – immer mehr von der Wahrnehmung unserer Körper als Quelle der Spiritualität entfernt. Als Beispiele führt er moderne Fitnessprogramme oder den neuen Körperkult an, die weniger der Sensibilisierung als vielmehr einer mechanistischen, nahezu gewaltsamen Zurichtung des Körpers dienen (ebd., S. 148). Die Freude eines lebendigen Daseins, das erhebende Gefühl, Teil des pulsierenden Universums zu sein, und die tiefe Zufriedenheit eines gelassen-liebenswürdigen Menschen sind offenbar keine erstrebenswerten Ziele mehr. Dabei sind die wirklichen Werte des Lebens – Gesundheit, Harmonie, Freude, Lust und Liebe – durch und durch bodenständig. Sie betreffen den Kern der menschlichen Existenz.

Da für Lowen die lebendige Spiritualität eines Menschen eng mit dem Kontakt zu seinen Wurzeln verknüpft ist, wundert es kaum, dass er eine Verbindung zwischen Spiritualität und der frühen Mutter-Kind-Beziehung herstellt. Denn Wurzeln, Erdung und Sicherheit haben maßgeblich mit einem Grund- oder *Urvertrauen* zu tun ... und dieses Urvertrauen – wie wahrscheinlich auch das Gottvertrauen – erlebt ein Mensch natürlicher- und notwendigerweise in der frühen Beziehung zur Mutter. Erfährt ein Kind liebevolle Zuwendung, Zärtlichkeit und Bestätigung durch die Mutter, bleibt sein Körper weich und behält seine natürliche Beweglichkeit. Unter solchen Umständen erlebt es »seinen Körper [...] als eine Quelle der Freude und Lust, identifiziert sich mit ihm und bleibt infolgedessen auch mit seiner ›animalischen‹ Natur in Kontakt. Bei einem Mangel an mütterlicher Zuwendung indes erstarrt der kindliche Körper« (Lowen, 1991, S. 131).

Natürlich wusste Lowen damals noch nichts von den Erkenntnissen der modernen Säuglingsforschung, wonach sich mangelndes Grundvertrauen mit großer Wahrscheinlichkeit auf Störungen in der frühen Mut-

6 In kirchlichen Kreisen kommt dieses Verkümmern nicht selten in einer einseitigen Ausrichtung auf eine *Theologie des Wortes* zum Ausdruck.

ter-Kind-Beziehung zurückführen lässt. Aus unserer heutigen Perspektive sind solche frühkindlichen Fehlentwicklungen in viel komplexere (Selbst-)Regulations- und Abstimmungsprozesse zwischen dem Säugling und seinen frühen Bezugspersonen eingebettet. Eine früh erlebte Verunsicherung manifestiert sich im Körper, besonders als Verspannungen im Zwerchfell, in den Schultern und Beinen und in einer eingeschränkten Atmung. Der Verlust des Grundvertrauens führt zu einem Mangel an Erdung und einer Überbetonung der rationalen Komponente, was sich bis ins Erwachsenenalter hinderlich auswirken kann – besonders in Bezug auf Liebesbeziehungen, Partnerschaften und eine erfüllende Sexualität.

Wenn Menschen nur durch ihren Willen bzw. Verstand gesteuert sind und nicht mehr auf ihren Körper hören, entsteht ein Konflikt zwischen Denken und Fühlen, zwischen oberer und unterer Körperhälfte. Ein Mensch, der unter der Dominanz des Denkens steht – was in der westlichen Kultur häufig der Fall ist –, verliert seine natürliche Harmonie und Anmut. Um dann die Spiritualität des Körpers wieder neuerlich zur Entfaltung zu bringen, muss laut Lowen diese Dominanz umgekehrt werden, d.h. wir müssen unsere Bewegungen geerdet von unten, vom Boden her aufbauen. Die klassisch-bioenergetische Grundposition für Erdung ist das entspannte Stehen mit leicht gebeugten Knien. Die Durchlässigkeit der Knie und Beine strahlt dann auf die gesamte Körperhaltung aus und vermittelt ein völlig neues Körpergefühl. Eine solchermaßen entspannte Körperhaltung ist die Voraussetzung dafür, dass die Energie im menschlichen Körper frei fließen kann – eines der erklärten Ziele der Bioenergetischen Analyse (Lowen, 1991, S. 141). Für Lowen ist klar, dass anmutige Bewegungen aus dieser geerdeten Körperhaltung heraus ganz natürlich entstehen (ebd., S. 139).

Das Erdungsprinzip wirkt sich auch positiv auf die Sexualität des Menschen aus. Lowen zeigt sich überzeugt, dass ein geerdeter Körper intensivere und tiefere sexuelle Empfindungen erfahren kann. »Wer also beim Geschlechtsakt geerdet ist, dem fällt es auch wesentlich leichter, sich bedingungslos dem orgiastischen Geschehen hinzugeben« (ebd., S. 148).

Die *Atmung* – das zweite bioenergetische Grundprinzip – ist für Lowen ebenfalls Ausdruck der Spiritualität des Körpers (ebd., S. 50). Der Atem ist eine Kraft, die den Menschen am Leben erhält. Entsprechend stellt die Erfahrung dieser Kraft, die größer als wir selbst ist, ein Stück körperliche Spiritualität dar. Lowen bezeichnet den natürlichen Atem als »ein Geschenk Gottes, der unserem Körper den Geist eingehaucht hat« (ebd., S. 66). Atem und Geist sind aufs Engste miteinander verwoben – was sich für Lowen nicht zuletzt darin zeigt, dass das lateinische Wort *spiritus* sowohl Atem als auch Geist bedeuten kann. Auch im lateinischen Wort *inspirare* sieht Lowen einen engen Zusammenhang zwischen dem körperlichen Vorgang der Einatmung und dem Inspiriert-Sein des Menschen.

Doch die Atmung ist nicht nur Ausdruck einer spirituellen Kraft. Schon allein aus gesundheitlichen Gründen ist es wichtig, bewusst auf den eigenen Atem zu achten und tief bzw. voll zu atmen. Denn tieferes Atmen führt zu tieferem Fühlen, und gefühlvolle Menschen sind generell gesünder. Das Ausdrücken von Gefühlen wie z. B. einem erlösenden Weinen ist heilsam.

> »Die geistige Seite wird in unseren Augen sichtbar, aus denen die Spiritualität unseres Körpers unmittelbar hervorstrahlt. Sanfte, weit geöffnete Augen, die mit der Energie der Liebe geladen sind, verraten ein hohes Maß an Spiritualität. Solche Augen betrachten die Welt mit Staunen und Ehrfurcht« (Lowen, 1991, S. 187).

Zusammenfassend lässt sich sagen, dass ein Konflikt zwischen dem Ich und dem Körper zu einem Verlust von körperlicher Harmonie führt, die Gesundheit beeinträchtigt, die Liebesfähigkeit des betreffenden Menschen einschränkt und ganz generell den Seelenfrieden stört (ebd., S. 199). Doch ohne inneren Frieden ist ein erfülltes Dasein nicht möglich. Und weil der Seelenfrieden bzw. Spiritualität maßgeblich davon abhängen, wie harmonisch wir mit uns selbst – das heißt also, mit unserem Körper – leben, ist das Lösen muskulärer Verspannungen ein wichtiger Ansatzpunkt für ein spirituell erfülltes Leben. Die Bioenergetische Analyse bietet wirksame Werkzeuge, um solche Verspannungen zu lösen. Indem sie ihr Hauptaugenmerk auf den Körper des Klienten legt, lernt eben dieser Körper, die Lebendigkeit des Geistes neu zu erfahren, und gewinnt auf diese Weise seine natürliche Anmut zurück. Die Wurzel der Spiritualität liegt im (Körper-) Inneren. Hier, im Leib, entspringt die Lebensenergie. Wer in seinem Körper zu Hause ist, der lebt voll im Hier und Jetzt.

Auf dem Weg dorthin – und zum Überleben generell – braucht der Mensch nach Lowen seelische Nahrung in Form von *gläubigem Vertrauen*. Das kann eine innige Beziehung zu einem oder mehreren Menschen sein, oder die Liebe zu einem Tier, zur Natur oder zu Gott (Lowen, 1991, S. 211). Dabei ist Vertrauen für Lowen kein blinder Glaube an bestimmte Dogmen, sondern eine dem Körper innewohnende Grundhaltung. Diese offene Grundhaltung für die (göttliche) Liebe kann äußerst heilsam für den menschlichen Organismus sein (ebd., S. 215). Menschen, die an ihren eigentlichen Lebensquell, an die universelle Energie des Lebens angeschlossen sind, überwinden bisweilen selbst schwerste Krankheiten. In jedem Fall führen Liebe und ein Sich-Öffnen für das Leben zu einem Anstieg des körperlichen Energielevels, was sich in der Regel positiv auf das allgemeine Wohlbefinden auswirkt.

Nach Lowens Ansicht hat der christliche Weg des Glaubens und der guten Taten eine biologisch-körperliche Basis: Ein Mensch, der körperlich-seelisch mit sich »im Reinen« ist, verhält sich auf ganz natürliche Weise liebenswürdig und großmütig. Vor diesem Hintergrund ist es wenig zielführend, christliche Moralprinzipien nur abstrakt lehren zu wollen. Vielmehr sollten solche Grundsätze von Gefühlen und unmittelbar im Körper spürbaren Erfahrungen getragen sein (vgl. Liebau, 2013). Beispielsweise lassen sich Werte wie Liebe, Ehrlichkeit oder Würde nicht durch Worte, sondern nur durch unser beispielhaftes Vorleben vermitteln. Ich bin – als Theologin und auch als Bioenergetische Analytikerin – zutiefst davon überzeugt, dass moralisch richtiges Verhalten sowohl der Gemeinschaft als auch dem Wohlergehen des jeweils Handelnden zugutekommt, körperlich wie seelisch.

Insgesamt ist es Lowen wichtig, dass der Körper nicht lediglich als materielles Objekt gesehen wird – und auch nicht nur als ein »Gefäß des Heiligen Geistes« –, vielmehr ist für ihn der Körper selbst »fleischgewordener Geist« (Lowen, 1991, S. 231). Der Körper ist heilig. Ein Herz, in dem Liebe und Zuneigung wohnen, ist der Tempel Gottes im Menschen selbst. Gott ist im Herzen der Menschen lebendig. Die Liebe, die ein Mensch in seinem Herzen spürt, vereint ihn mit Gott. Wenn Menschen sich selbst lieben, stecken sie voller Lebensenergie und sind deshalb auch imstande, anderen Menschen – als Manifestation derselben Lebensenergie – mit Anteilnahme und Liebenswürdigkeit zu begegnen. Ein liebender Mensch spürt, dass er einer Kraft unterworfen ist, die wesentlich größer als er selbst ist (ebd., S. 230). Wer sich selbst liebt, liebt das Leben, andere Menschen und Gott – so lässt sich das christliche Gebot der Nächstenliebe deuten! – und dieser Zustand der Gnade ist im Grunde nichts anderes ist als die Spiritualität des Körpers.

Eine körperorientierte Herz-Meditation:
Nehmen Sie wieder in der geerdeten bioenergetischen Sitzhaltung auf einem Stuhl Platz: beide Füße parallel auf dem Boden, die Beine etwa beckenbreit auseinander. Nehmen Sie zuerst ein paar bewusste, tiefe Atemzüge, um dem Gelesenen nachzuspüren. Wie nehmen Sie sich jetzt in diesem Moment in Ihrem Körper wahr? Was hat das Thema Körper und Spiritualität in Ihnen ausgelöst? Welche Gefühle spüren Sie in sich? Welche Gedanken bewegen Sie? Was geht Ihnen durch den Kopf, durchs Herz und durch die Sinne?

Bewegen Sie nun Ihre Zehen … strecken, spreizen, zusammenkrallen … anheben und absenken. Machen Sie alle Bewegungen, die Ihnen mit Ihren Zehen möglich sind. Atmen Sie dabei gut weiter … und spüren Sie nach. Heben Sie dann Ihre Fersen vom Boden an, der Rest des Fußes bleibt dabei auf dem Boden. Halten Sie diese Position für ein paar Atemzüge … spüren Sie dabei die angespannten Unterschenkel und Beine … und irgendwann lassen Sie die Fersen beim Ausatmen schwungvoll und mit stimmlichem Ausdruck auf den Boden zurückfallen. Nach einer kurzen Pause heben Sie die Fersen erneut an und halten die Spannung … und dann lassen Sie die Füße beim Ausatmen wieder mit einem Ton sinken. Wiederholen Sie die Übung zwei bis drei Mal und nehmen Sie sich dazwischen jeweils etwas Zeit zum Nachspüren.

Beginnen Sie nun, mit beiden Füßen auf der Stelle zu »trappeln« … mit den vollen Fußsohlen. Stampfen Sie mit Kraft auf. Wenn Sie mögen, können Sie die Stampfbewegung mit Tönen begleiten. Erlauben Sie sich, dass die Bewegung von den auf dem Boden stehenden Füßen kommend durch Ihren ganzen Körper hindurchwandert. Mit der Zeit können Sie auch die Hände zu Fäusten ballen. Variieren Sie Ihre Stimme in den unterschiedlichsten, immer lauter werdenden Tönen. Führen Sie diese Übung zwei bis drei Minuten lang fort und spüren Sie dann nach. Lassen Sie sich wieder zu Atem kommen. Wie nehmen Sie jetzt Ihren Körper wahr? Und wo besonders? Wo vielleicht auch gar nicht? In welcher Stimmung sind Sie jetzt? Was fühlen Sie – vielleicht auch im Vergleich zu davor?

Legen Sie jetzt – wenn Sie mögen – beide Hände auf Ihren Brustkorb und nehmen Sie sich Zeit, nichts zu tun. Einfach nur den Atem und den Brustkorb unter Ihren Händen spüren … wie sich vielleicht

Ihre Brust beim Einatmen weitet … und wie sie beim Ausatmen wieder zurückschwingt. Seien Sie sich auch der kleinen Pause nach dem Ausatmen bewusst, bevor der Atem von ganz allein wieder in Sie einströmt und Sie mit frischem Sauerstoff, mit neuem Leben versorgt. Spüren Sie dabei auch bewusst Ihre Füße auf dem Boden … von unten, von der Erde getragen …

Nehmen Sie anschließend bewusst Kontakt zu Ihrem Herzen auf, das da unter Ihren Händen schlägt … wie es Herzschlag für Herzschlag seine Arbeit verrichtet, völlig selbstverständlich, pausenlos … damit Sie leben … und lieben. Das Herz, unser Organ für die tiefen Liebesgefühle. Können Sie in diesem Moment Ihre Liebe spüren? Liebe zu Ihnen selbst? Liebe für Ihren Körper? Für Ihre Seele? Ihren Geist? Für die Frau oder den Mann, der bzw. die Sie sind? Ein wundervoller, liebesfähiger Mensch … mit ganz viel Liebe … für sich selbst … und für andere Menschen. Bleiben Sie bewusst für ein paar Atemzüge mit dieser Selbstliebe verbunden. Lassen Sie sie mit jedem Einatmen in sich hineinströmen … und mit jedem Ausatmen in Ihrem Körper ausbreiten … in jede einzelne Körperzelle.

Und nun lassen Sie vor Ihrem inneren Auge einen Menschen auftauchen, den sie lieben … eine Frau, einen Mann, ein Kind … ein Mensch, der Ihnen am Herzen liegt … für den Ihr Herz Purzelbäume schlägt und so wild in Ihrem Brustkorb trommelt, dass der geliebte Mensch es fast hören könnte … auf jeden Fall aber fühlen wird. Wer nimmt vor Ihrem inneren Auge Gestalt an? Wen sehen Sie? Wie sieht dieser Mensch aus? Welche Kleidung trägt er? In welcher Körperhaltung sehen Sie ihn? Nehmen Sie jedes einzelne Detail mit Ihrem (inneren) Auge wahr …

Richten Sie nun die Aufmerksamkeit auf Ihre Ohren. Was hören Sie, wenn Sie diesen geliebten Menschen (innerlich) anschauen? Welche Töne und Klänge? Oder auch Stille?

Und was riechen Sie in diesem Moment, wenn Sie sich innerlich mit dieser geliebten Person verbunden fühlen? Welcher besondere Duft taucht auf? Schnuppern Sie mit der Nase …

Bewegen Sie nun Ihren Mund, die Lippen und Ihre Zunge. Welcher Geschmack ist für Sie wahrnehmbar, wenn Sie an die geliebte Person denken? Wenn Sie sie vor Ihrem inneren Auge sehen … in Ihrer Vorstellung hören … riechen … schmecken?

Wenden Sie sich zum Abschluss unserem fünften Sinn, dem Tastsinn, zu. Versuchen Sie aus Ihrer Erinnerung heraus auf Ihrer Haut zu spüren, wie sich dieser geliebte Mensch anfühlt …

Bleiben Sie anschließend noch ein paar Minuten mit allen Sinnen bei dieser Person … in tiefer Liebe … in Herzenswärme verbunden. Dann lösen Sie sich von ihr … im sicheren Bewusstsein, dass Sie jederzeit wieder zu diesem inneren Bild zurückkehren können. Verabschieden Sie sich und kommen Sie wieder in die Gegenwart zurück. Fühlen Sie dafür zuerst Ihre Füße auf dem Boden stehend. Nehmen Sie dann Ihren ganzen Körper wahr, Ihre Seele, Ihren Geist. Wenn Sie mögen, reiben Sie für einen Moment Ihre Handflächen ganz kräftig aneinander … atmen Sie dabei gut weiter … und beklopfen oder reiben oder streichen Sie dann mit Ihren flachen Handinnenflächen den ganzen Körper von unten nach oben aus – von den Füßen über die Beine, das Becken, den Po, den Oberkörper, die Arme, die Hände, die Schultern und den Rücken bis hinauf zum Hals und zum Kopf. Abschließend lassen Sie noch einen Moment beide Hände auf Ihren geschlossenen Augen ruhen und spüren der Wirkung dieser Übung auf Ihren Körper, Ihren Geist und Ihre Seele nach …

Recken und strecken Sie sich, nehmen Sie ein paar kräftige, tönende Atemzüge … und wenn Sie mögen, lesen Sie dann weiter.

Eine Theorie zur verkörperten spirituellen Beziehung

»Das beziehungstheoretische Paradigma hat die klinische Praxis und Sichtweise des Körpers in der BA [Bioenergetischen Analyse] grundlegend verändert und die Beziehungsperspektive als Raum für intersubjektive Erfahrung in der therapeutischen Beziehung geschaffen, in der die Koexistenz von Klient und Therapeut, vor allem auch die körperliche Koexistenz im Mittelpunkt der therapeutischen Arbeit steht. Lag der Fokus in der traditionellen BA in erster Linie auf dem Körper in seinen lebensgeschichtlichen, Abwehr bedingten Charakterstrukturanteilen, so geht jetzt der Fokus in gleichem Maß auf die körperliche Erfahrung in der unmittelbaren Interaktion in einer somatischen Dyade« (Liebau, 2013, S. 98).

Aufbauend auf diesem Grundgedanken habe ich meinen Ansatz der *Körperorientierten Seelsorge*, oder kurz Körper-Seelsorge, konzipiert.[7] Folgende Aspekte stehen dabei im Vordergrund der Arbeit:

- körperseelsorgliche Arbeit in der sich verkörpernden Beziehung
- Wahrnehmung und Einbeziehung des Körpers
- Wahrnehmung von Übertragung und Gegenübertragung, Widerstand und Abwehr, auch in ihrer verkörperten Form

Die tiefenpsychologisch fundierte Körper-Seelsorge versteht den Körper und die Seele als zwei mögliche Perspektiven auf die tiefenpsychologisch-seelsorgliche Arbeit – und zwar ganz bewusst in einem dyadischen Prozess, der die intrapsychischen, intersubjektiven und interpersonellen Aspekte der gemeinsamen Beziehung berücksichtigt. Dabei gehe ich von George Downings Grundsatz aus, wonach »die Arbeit mit dem Körper [...] eine Tür zum Unbewussten [öffnet]« (Downing, 1996, S. 73). Unter der Voraussetzung, dass der Therapeut hinreichend gut im Umgang mit verkörperter Beziehung geschult ist, kann Körperarbeit die Gegenwart und Vergangenheit eines Klienten genauso erschließen wie die verbal-analysierende Arbeit.

Körperarbeit ermöglicht eine Neuorganisation von Körpermustern, was sich u. a. darin ausdrückt, dass der Klient eine Beziehung zu seinem Körper, seinem psychischen Selbst und seinem Geist aufbaut. Körper, Seele und Geist sind in der körperseelsorglichen Arbeit gleichermaßen bedeutsam, denn die Probleme von Klienten resultieren immer aus vergangenen Erfahrungen, die sich in ihrer Psyche, ihrem Körper und ihren mentalen Konzepten eingeprägt haben und dort auf einer unbewussten Ebene wirken. In der Körper-Seelsorge entschlüsseln wir diese vielschichtigen Erfahrungen, indem wir mit Worten, Bildern, Fantasien, Körperausdrucksformen und Körperinterventionen arbeiten.

Auch die tiefenpsychologischen Hilfsmittel der *Einsicht* und der *positiven Beziehungserfahrung* sind selbstverständliche Bestandteile der Körper-Seelsorge – immer in ihrem doppelten, sowohl sprachlichen als auch körperlichen Ausdruck. In Einklang mit der psychodynamischen Theorie und den Erfahrungswerten tiefenpsychologisch fundierter Psychotherapie wird

7 Das Curriculum wurde von 2003 bis 2016 in viereinhalbwöchigen Weiterbildungskursen im Seelsorge-Institut der Kirchlichen Hochschule Bethel in Bielefeld gelehrt. Seit 2016 bis heute gibt es dafür sechswöchige, DGfP-anerkannte Weiterbildungskurse im Evangelischen Bildungshaus in Rastede bei Oldenburg.

ein Seelsorge-Verhalten gefördert, das *abstinent* hinsichtlich der Bedürfnisbefriedigung und *neutral* in der helfenden Beziehung ist (vgl. Wöller & Kruse, 2001, S. 7ff.).

Körper-Seelsorge basiert auf einer tiefenpsychologisch-analytischen Perspektive, die den Körper wieder ausdrücklich zum Gegenstand der Wahrnehmung bzw. Bearbeitung in der Seelsorge erklärt. Dabei sind Erdung, Atmung, Bewegung und Ausdruck wesentliche Elemente der seelsorglichen Arbeit, die sich auf die Psyche und den Körper gleichermaßen bezieht. Ihre Einbettung in einen dyadischen Körper- und Beziehungsprozess ermöglicht ein ganzheitliches Wahrnehmen, Verstehen und Annehmen – nicht zuletzt dank der bedingungslosen Annahme und Liebe Gottes, die sich im Seelsorgeprozess verkörpern.

Bei meiner Arbeit ist es mir wichtig, immer auch transpersonale Aspekte – meines Gegenübers und meiner selbst – in die Wahrnehmung mit einzubeziehen. Häufig geschieht dies nur im Hinter- oder gar Untergrund des Kontaktes – nicht unbedingt verbalisiert und dennoch immer achtsam. Dadurch findet *Spiritualität* Eingang in die therapeutische, seelsorgliche oder supervisorische Beziehung. »Das Konzept der Spiritualität entstammt dem Christentum. Wörtlich übersetzt bezeichnet dieser Begriff die christliche Lebensgestaltung kraft des Heiligen Geistes« (Utsch et al., 2018, S. 38). Obschon der Begriff einem Bedeutungswandel unterlag und heute eher von der »New-Age«-Bewegung und Esoterik für sich beansprucht wird, ist sein christlicher Ursprung die Basis des theologisch-seelsorglichen Denkens und Handelns. Die Psychotherapie hat sich lange durchaus kritisch bis ablehnend gegenüber einer möglichen spirituell-christlichen Perspektive auf die Themen ihrer Klienten gezeigt. Auch in der Fachliteratur zur Körperpsychotherapie habe ich bisher noch keinen Hinweis zu spirituellen Themen gefunden – außer eben bei Lowen selbst in seinem Buch *Die Spiritualität des Körpers* (1991).

Doch die Zeiten scheinen sich zu ändern. So schreibt beispielsweise Michael Utsch: »Spiritualität ist in den USA ein legitimer psychologischer Forschungsgegenstand geworden« (ebd., S. 38). Ich selbst versuche, in unseren körperpsychotherapeutischen Fachkreisen und natürlich ganz besonders in der Theorie und Praxis meiner eigenen körperorientierten Arbeit den Blickwinkel für Spiritualität im psychodynamischen Prozess zu öffnen und für das transpersonale Geschehen innerhalb jedes Menschen – und damit auch innerhalb der verkörperten seelsorglich-therapeutischen Beziehung – offen zu sein. »Was jedoch eine Erfahrung zu einer transzendenten, transpersonalen, spirituellen, religiösen oder gläubigen macht, liegt einzig in der subjektiven Deutung begründet. Deshalb scheint hier qualitative Forschung unverzichtbar zu sein« (ebd., S. 39).

Ich kann mich Utsch nur anschließen: Für mich und meine Arbeit ist Spiritualität immer auch ein körperliches Geschehen. Spirituelle Lebensführung ist nichts Abstrakt-Geistiges, sondern verkörpert sich. Der Körper des Menschen ist genauso spirituell wie seine Seele und sein Geist. In diesem Sinne kann eine psychodynamisch-intersubjektiv ausgerichtete Körperpsychotherapie neben ihrem Fokus auf die körperliche, seelische und geistige Ebene des Menschen auch die transpersonale Ebene in ihre Arbeit miteinbeziehen.

Fallvignette »Liebesspiel der Hände im Sterbeprozess«

Ich besuche M., eine mir lang bekannte Frau mit einem Hirntumor, vermutlich im Endstadium. Deshalb wurde sie aus dem Alters- und Pflegeheim entlassen. Seit zwei Tagen ist sie bei sich zu Hause, betreut von einer 24-Stunden-Pflegekraft. Sie liegt in einem kleinen Zimmer, das von dem Pflegebett völlig ausgefüllt ist. Über dem Bett hängt der typische Haltegriff – wie ein Galgen. M. scheint wach, ihre Augen sind normal geöffnet. Auch ihr Mund ist leicht offen, dabei sind noch keinerlei Blau-Verfärbungen zu sehen.

Ich freue mich, M. wiederzusehen. Zugleich bin ich tief bestürzt, obwohl ich durch das Pflegeheim telefonisch informiert worden war, dass es ihr wohl sehr schlecht gehe. Es ist jedoch noch eine ganz andere – Körper, Seele und Geist betreffende – Erfahrung, dies zu sehen, zu spüren und mitzuerleben. Da ich keinerlei Kenntnisse im Umgang mit Sterbenden habe – weder professionell noch persönlich –, kann ich nur versuchen, mich mit allen Sinnen, allen Körperwahrnehmungen, allen meine Seele berührenden Gefühlen und allen meinen Gedanken auf diese neue, tiefe Erfahrung einzulassen … in dieser menschlich-existenziellen Krisensituation und in Verbundenheit mit dieser Frau, die scheinbar nicht mehr sprechen kann. Ich bin nur bei ihr … ohne zu wissen, was sinnvoll bzw. hilfreich zu tun oder zu lassen sein könnte … und zugleich treten zwei Menschen, zwei Körper, zwei Seelen, zwei Geiste miteinander in Beziehung.

In einem gut geerdeten bioenergetischen Stand lasse ich die unvertraute Situation einen Moment lang auf mich wirken. Ich atme so tief, wie es mir in der Enge des Raumes und der beklemmend-bedrohlich wirkenden Atmosphäre möglich ist. Für ein paar Atemzüge gehe ich beim Ausatmen noch etwas tiefer in die Knie, um Kontakt zum Boden zu finden … und mit dem Einatmen gehe ich in die aufgerichtete Grundposition zurück. So lasse ich mich auf die Realität dieser sterbenden Frau ein.

Die Tür des Raumes ist geöffnet. Draußen klappert die Pflegekraft, die weder Deutsch noch Englisch versteht, geschweige denn spricht. Ich setze mich auf einen Stuhl an der linken Körperseite von M. – die einzige Möglichkeit, neben ihr Platz zu nehmen. Ich begrüße sie freundlich und sage zur Sicherheit nochmal meinen Namen. Ich habe keine Ahnung, ob sie mich hört oder erkennt, was sie noch versteht und was nicht. Weder in ihren Augen noch in ihrem Gesichtsausdruck kann ich eine Reaktion auf meine Worte erkennen.

Ich setze mich bewusst in die geerdete bioenergetische Sitzhaltung: beide Füße fest auf dem Boden, die Beine etwa beckenbreit parallel zueinander. Mein Becken ist leicht nach links verdreht, damit ich mich M. voll und ganz zuwenden kann. So gut geerdet wie möglich, nehme ich bewusst einige tiefe Atemzüge und verbinde mich mit dem Leben und mit meinem Körper … meinem Körper, der automatisch mit M. in Resonanz geht. Obwohl alle meine Spiegelneuronen in der Gegenübertragung signalisieren, dass mein Körper die Luft anhalten und sich zusammenziehen möchte – vielleicht sogar kollabieren könnte –, bleibe ich ganz präsent und aufgerichtet, ohne mich von meinen eigenen Emotionen, Körperreaktionen und ängstlichen Gedanken angesichts des bevorstehenden Lebensendes wegziehen zu lassen. Ich will jetzt bei M. sein … für sie da sein … in einer lebendigen, liebenden Beziehung … auch wenn diese Beziehung von sehr begrenzter Dauer ist … und bald zu Ende gehen wird. Vielleicht ist es gerade diese Begrenzung, die meinen Wunsch nach Beziehung so stark macht?

Mit der Zeit überkommt mich durch das bewusste, tiefe Atmen eine große innere Ruhe. Das Geklapper draußen höre ich fast gar nicht mehr. Ich verspüre eine tiefe emotionale Berührung, die mich meine Liebe zu M. deutlich spüren lässt. Ohne dass ich bewusst weiß, was ich da tue, lasse ich mich darauf ein … auf diese besondere Begegnung … zwischen Leben und Tod. Und, ohne dass ich mir das vorgenommen hätte, folge ich einfach meinem eigenen Inneren … meinen Körperimpulsen, Gefühlen und Gedanken … getragen von einer tiefen inneren Beziehung zu dieser Frau, getragen vielleicht auch von der möglichen Beziehung zu einem universellen Ganzen … einer spirituellen Begleitung … Energie … dem Heiligen Geist oder Gott, die/der mich vielleicht trägt … und führt. Trotz der Unsicherheit, die die Situation äußerlich mit sich bringt, fühle ich mich innerlich ungeahnt sicher, ruhig und zeitlos. Irgendwie fast außerhalb von Zeit und Raum … ein kleines Stück Ewigkeit … und verbunden … im Kontakt … in lebendiger Beziehung.

Die auf der Bettdecke liegenden Händen von M. lösen bei mir eine körperliche Resonanz aus. Aus einem Impuls heraus nehme ich ihre Hände in meine Hände … klar, fest und deutlich. Meine Hände bringen zum Ausdruck, was ich fühle und M. mitteilen will … ohne laut irgendwelche Worte auszusprechen … auf jeden Fall mit den Händen: Ich bin da. Für Dich. Jetzt. Mit allem, was mir möglich ist. Mit meiner ganzen Existenz, Körper, Seele und Geist. Besonders mit meinem Herzen und meinem Atem. In fühlender Anwesenheit.

Ohne dass ich auch nur einen Gedanken daran verschwendet hätte, ob das seelsorglich adäquat, pastoralpsychologisch vertretbar oder körperpsychotherapeutisch sinnvoll sein könnte, kommen aus meinem Mund die – jetzt laut ausgesprochenen – Worte: »Mein Mädchen … mein liebes Mädchen«. Dann ein langes Schweigen … eine Zeit ohne Verbalisierungen, in der sich ein intensiver Dialog unserer Hände entwickelt … zart, liebevoll tastend, einander wechselseitig berührend. In M.s Gesicht vermag ich kaum eine Veränderung wahrzunehmen, doch ihre Augen scheinen mir manchmal etwas präsenter, weicher und gefühlvoller zu sein. In mir fühle ich eine große Sicherheit, dass wir etwas ganz Wesentliches miteinander austauschen … auch wenn sich die »Gesprächsinhalte« nicht in wiedergebbare Worte fassen lassen … ein unglaublich tiefer Dialog … über das ganze Leben … und Sterben …

Mir kommt ein Lied von Dietrich Bonhoeffer in den Sinn – eines der wenigen Kirchenlieder, von denen ich wenigstens eine Strophe auswendig kenne. Ich singe es ihr vor: »Von guten Mächten wunderbar geborgen, erwarten wir getrost, was kommen mag. Gott ist mit uns am Abend und am Morgen und ganz gewiss an jedem neuen Tag. Noch will das Alte unsre Herzen quälen, noch drückt uns böser Tage schwere Last. Ach Herr, gib unsren aufgescheuchten Seelen das Heil, das Du für uns bereitet hast.«

Anschließend summe ich die schöne, tröstliche Melodie ein paarmal ... und dann noch einmal dieselbe Strophe mit Worten. Die ganze Zeit über sind unsere Hände miteinander verbunden ... im Austausch ... mal langsam, zart und kaum spürbar, dann wieder deutlicher und Halt gebender. Dabei versuche ich, mich M.s Mikrobewegungen anzupassen ... »zuzuhören« ... zu »be-greifen«. Manchmal übernehme ich auch ein wenig die Führung in unserem Hände-Dialog. Wir sind wohl beide sehr berührt ... im wahrsten Sinne des Wortes.

In einer der langen Stillephasen fällt mein Blick auf ein Foto, das auf M.s Nachttisch steht – der einzige persönliche Gegenstand in ihrem Zimmer. Das Foto zeigt sie und ihren Mann, der vor zwei Jahren gestorben ist und mit dem sie davor 65 Jahre lang glücklich verheiratet war. Ein blutjunges Hochzeitspaar, beide sind höchstens 20 Jahre alt. Da das Bild fast hinter ihr steht und sie es nicht sehen kann, beschreibe ich ihr, was ich darauf sehe. Ich erinnere sie an schöne Episoden aus ihrem gemeinsamen Eheleben, von denen die beiden mir früher erzählt hatten. Ich lasse diese Erlebnisse quasi noch einmal vor ihr auftauchen ... lebendig werden ... Revue passieren. Dabei fühlen sich ihre Hände in meinen ganz ruhig an ... wie in meine Hände hineingekuschelt ... geborgen.

Plötzlich sage ich zu ihr – und wundere mich gleichzeitig, woher diese Worte kommen: »M., ich glaube, dass der K. schon auf dich wartet. Das ist so ein schönes Foto von Euch beiden. Bald bist du bei ihm, dann seid Ihr wieder zusammen.« Natürlich habe ich Tage später meine theologische Haltung dazu reflektiert.[8] Doch das sind nur analysierende Gedanken im Nachhinein. In dem Moment, in dem ich diese Worte aussprach, waren sie ganz und gar stimmig.

Für weitere etwa 20 Minuten halten wir einfach unsere Hände und sind darüber in einem lebendigen Austausch. Irgendwann fällt mir dazu das alte Lied *So nimm denn meine Hände* ein, das hier in den mittelhessischen Dörfern gern auf Beerdigungen gesungen wird,

---

8 Bei der Gelegenheit fragte ich mich auch, warum ich M.s Füße überhaupt nicht wahrgenommen bzw. körperlich einbezogen habe. Immerhin ist Erdung doch eines der bioenergetischen Grundprinzipien! Sicherlich, aus meiner beengten Sitzposition heraus lagen ihre Füße nicht in meinem Wahrnehmungsfokus – aber es tauchte auch keinerlei innere Idee dazu auf. Vielleicht, weil es bei M. schon gar nicht mehr um Erdung ging? Weil sie nicht mehr voll und ganz auf dieser Erde war bzw. noch länger dort gehalten werden wollte?

ohne dass es im Gesangbuch steht – und von dem ich gar nicht mehr wusste, dass ich es noch kenne. Zunächst summe ich es vorsichtig, schließlich ist es fast 40 Jahre her, dass ich es letztmals als junge Pfarrerin auf einer Beerdigung mitgesungen habe. Mit der Zeit kommen auch die Worte dazu … aus den tiefsten Tiefen meines Gedächtnisses: »So nimm denn meine Hände und führe mich bis an mein selig Ende und ewiglich. Ich mag allein nicht gehen, nicht einen Schritt: wo du wirst geh'n und stehen, da nimm mich mit. In dein Erbarmen hülle mein schwaches Herz und mach' es gänzlich stille in Freud und Schmerz. Lass ruh'n zu deinen Füßen dein armes Kind: es will die Augen schließen und glauben blind.«

Dann summe ich die Melodie und singe am Ende wieder den anfänglichen Refrain: »So nimm denn meine Hände und führe mich, bis an mein selig' Ende und ewiglich«.

Zum Abschluss spreche ich noch ein kurzes Gebet, das persönlich für M. und ihre Situation formuliert ist, bete das Vaterunser und segne M., indem ich meine Hand auf ihre Stirn lege und spreche: »Gott, unser Vater, gehe mit dir auf deinem jetzt vor dir liegenden Weg und nehme dich gnädig auf in seinem Himmelreich. Der Herr segne und behüte deinen Ausgang und Eingang von nun an bis in Ewigkeit. Amen.« Anschließend zeichne ich ihr mit meinem rechten Zeigefinger ein Kreuzzeichen auf die Stirn. Dann verlasse ich sie – in dem tiefen Bewusstsein, dass ich sie vermutlich in zwei Wochen, wenn ich von meiner Reise zurückkehre, nicht wiedersehen werde.

Fünf Tage später überbringt mir der Gemeindepastor, den ich gebeten hatte, in meiner Abwesenheit nach M. zu schauen und der sie noch zwei Mal besucht hatte, die Nachricht von M.s Tod. Ich bin sehr traurig … und zugleich getröstet, dass ich M. noch ein letztes Mal besucht habe und dabei diese tiefe Erfahrung mit ihr teilen durfte … diese tiefe körperlich-spirituelle Begegnung.

Die Spiritualität von Liebe und Sexualität

Aus dem bisher Geschriebenen wird klar, dass für mich in der körperpsychotherapeutischen bzw. körperorientiert seelsorglichen Arbeit die Beziehung das A und O ist. Ob interpersonell oder transpersonal, Beziehung ist die Basis aller psychodynamischen Prozesse. Abschließend möchte ich noch auf eine weitere zentrale Beziehung eingehen, nämlich diejenige zwischen Herz und Unterleib, mit anderen Worten die Verbindung von Liebe und Sexualität.

Auch Lowen hat sich vor Jahrzehnten auf seine ganz eigene Weise mit dieser Beziehung und der ihr innewohnenden Spiritualität beschäftigt. So schreibt er: »Sexuelle Erfüllung ist der Schlüssel zu emotionaler Ganzheit und einem gesunden Herzen. Es kommt darauf an, sich vom Schmerz der Vergangenheit zu lösen. Dann wird es möglich, sich der Liebe zu überlassen« (Lowen, 1993a, S. 2). Sich der Liebe zu überlassen, ist sicher eines der wesentlichen Ziele jeglicher körperpsychotherapeutischen Arbeit bzw. tiefenpsychologisch fundierten Körper-Seelsorge. Für mich besteht die Grundlage für die eigene Lebensenergie bzw. für ein sinnvoll gestaltetes Leben darin, sich im eigenen Leben in liebevollen Beziehungen zu erfahren. Liebe ist die seelische Nahrung des Menschen.

Lowen stellt auch eine direkte Verbindung zwischen Sexualität und Spiritualität her:

> »Die Wahrnehmung dieser Verbindung wird aber durch den Umstand erschwert, dass wir den Kontakt zu jenem Organ verloren haben, das beide Bereiche miteinander verbindet: zu unserem Herzen nämlich. Denn wenn wir unseren Sexualpartner mit all der Zuneigung lieben, derer wir fähig sind, so ist unsere Umarmung nicht nur sexueller, sondern zugleich auch spiritueller Natur! Und wenn wir etwas nicht nur mit unserem Geist, sondern auch mit unserem Körper in uns aufnehmen, dann handelt es sich nicht allein um einen geistig-spirituellen, sondern auch um einen sexuellen Kontakt. Im Grunde erkennen alle Religionen an, dass der Mensch nur durch die Hingabe seines Ich mit dem Göttlichen eins werden kann. Diese Hingabe erfahren wir am nachhaltigsten im Liebesakt« (Lowen, 1993a, S. 125).

Liebe, Sexualität und Spiritualität gehören unmittelbar zusammen – da bin ich ganz bei Lowen. Er betont, wie wichtig es ist, ein *einheitliches Wesen* zu sein:

> »Von Spiritualität als von etwas zu sprechen, das von sämtlichen anderen menschlichen Beschäftigungen abgetrennt ist, heißt, die Einheit der Persönlichkeit zu spalten. In meiner [Lowens] Sicht ist Spiritualität die

> Kehrseite von Sexualität; beide gehen vom Herzen aus. Wenn wir nach oben schauen, berühren wir den Himmel; schauen wir nach unten, treten wir in Verbindung mit der Erde. [...] Wenn die großen Mystiker und religiösen Lehrer recht haben, wohnt Gott im Herzen. Jede Aktivität, in die wir unser ganzes Herz legen, wird zu einem spirituellen Ausdruck, einem Ausdruck unserer Seele. So gesehen ist Sexualität, wenn sie direkter Ausdruck der Liebe ist, gottgegeben und erhaben. Umgekehrt kann die Vereinigung mit Gott oder die Verschmelzung mit dem kosmischen Bewusstsein einen sexuellen Beiklang haben. [...] Ich [Lowen] denke gerne, dass wir spirituell in unserer Sexualität und sexuell in unserer Spiritualität sind, wenn unsere Herzen ganz offen sind. [...] Ein liebevoller Mensch liebt das Leben und alles Lebendige und alles, was das Leben erhält« (Lowen, 1993a, S. 239).

So verkörpert sich die besondere Spiritualität von Herz und Unterleib, von Liebe und Sexualität, für Lowen ganz real auf physiologische Weise und findet im Körper und durch den Körper ihren Ausdruck – und zwar im Menschen selber und in seinen Beziehungen zu sich selbst, zu seinem Körper, seiner Seele und seinem Geist, zu anderen Menschen und deren Körper, Seele und Geist und auch zu einem größeren, göttlichen Ganzen. All diese menschlichen Beziehungen sind in gesunder und natürlicher Weise von einer liebevoll-sexuellen Lebensenergie getragen. Ganz offensichtlich ist für Lowen die Verbindung zwischen Körper, Organen, Sexualität und Spiritualität ein Beziehungsgeschehen. Auch hier ist der psychodynamische Fokus bereits in Lowens klassischer Bioenergetischer Analyse enthalten, wenn auch noch nicht explizit formuliert.

Für die bioenergetische Arbeit und die körperorientierte Seelsorge ist es wesentlich, dass wir unsere eigenen Körper als Quelle der Spiritualität erkennen und Körper und Spiritualität als ein Beziehungsgeschehen verstehen. In diesem Sinne möchte ich den Essay mit einem letzten, eindrücklichen Zitat von Lowen beschließen:

> »Liebe steht im Zentrum des Lebens. [...] Das Herz ist nicht nur Symbol für das emotionale Zentrum der Menschheit, sondern auch für ihr spirituelles Zentrum. [Es ist] die Quelle allen Lebens [...]. Da wir auch Gott für die Quelle allen Lebens halten, folgt daraus, dass Gott seinen Sitz im Herzen haben muss« (Lowen, 1993a, S. 11).

Meditation über die eigene verkörperte Spiritualität

Stellen Sie sich in den geerdeten bioenergetischen Stand: die Füße parallel, die Beine etwa beckenbreit auseinanderstehend und mit durchlässigen, leicht gebeugten Knien. Nehmen Sie sich bewusst einen Moment Zeit, um sich wahrzunehmen: Wo und wie spüren Sie sich jetzt in Ihrem Körper? Welche Körperbereiche sind Ihnen gerade ganz besonders präsent? Wie fühlt sich das an? Welche Bereiche sind nur wenig oder gar nicht spürbar? Und wie ist das für Sie?

Lenken Sie nun den Wahrnehmungsfokus auf Ihre Gefühle: Welche Emotionen bewegen Sie in Ihrem Inneren? Welche Stimmung nehmen Sie gerade in sich wahr? Wenn Sie Ihre Gefühle in einem einzigen Wort ausdrücken sollten, welches Wort wäre es? Und was bewegt Sie mental? Welche Gedanken beschäftigen Sie?

Nehmen Sie noch fünf bis sieben bewusste, tiefe Atemzüge. Wenn Sie mögen, atmen Sie immer mit einem hörbaren Ton aus. Nehmen Sie dabei wahr, wie Sie im bioenergetischen Stand stehen … körperlich … seelisch … geistig. Setzen Sie sich dann auf einen Stuhl, wobei Ihr Körper mittig über den Sitzbeinhöckern aufgerichtet ist. (Wenn es Ihnen lieber ist, können Sie sich auch auf eine Decke auf den Boden legen. Stellen Sie dann am besten Ihre Füße auf den Boden auf, die Beine etwa beckenbreit auseinander.) Legen Sie eine Hand auf Ihren Brustkorb – das Herzzentrum – und die andere auf Ihren Unterleib – das Zentrum der Sexualität.

Mit der Zeit wird die Wärme Ihrer beiden Hände Ihr Herz und Ihren Unterleib erwärmen … und Ihre Liebe und Ihre Sexualität beleben. Lassen Sie Ihren Atem wie von selbst in diese beiden Körperbereiche strömen. Er versorgt Herz und Liebe, Unterleib und Sexualität mit mehr Sauerstoff, neuer Energie und Lebendigkeit. Seien Sie einfach nur durch Ihre Präsenz dort, infolge des Kontakts durch Ihre Hände …

Lassen Sie nun vor Ihrem inneren Auge einen Ort erscheinen, an dem Sie sich wohlfühlen, an dem Sie gerne, sicher und voll Freude sind. Welcher Ort taucht vor Ihrem inneren Auge auf? Was sehen Sie? Wo sind Sie? An welchem besonderen Ort? Einem Ort von Wohlgefühl … Sicherheit … Geborgenheit … guter Laune … Harmonie … Eins-Sein mit sich selbst. Lassen Sie alle Details, die Sie wahrnehmen können, auf sich wirken.

Blicken Sie nun auf sich selbst, wie Sie an diesem besonderen Ort stehen … diesem, Ihrem Ort von Wohlgefühl und Sicherheit. Wie sehen Sie dort aus? Welche Körperhaltung nehmen Sie ein? Wie bewegen Sie sich dort? Wo genau an diesem Ort befinden Sie sich jetzt im Moment? Welche Kleidung tragen Sie? Wie ist Ihr Gesichtsausdruck? Was drückt Ihr gesamter Körper aus? Und wie gefallen Sie sich, wenn Sie sich dort so sehen? Was für eine Frau, was für einen Mann betrachten Sie da … an diesem Ort?

Richten Sie jetzt Ihre Wahrnehmung auf den Hörsinn: Welche Geräusche und Töne hören Sie an diesem besonderen Ort? Oder herrscht womöglich Stille?

Und was riechen Sie? Welcher besondere Geruch oder Duft verbindet sich mit Ihrem Ort? Schnuppern Sie bewusst mit Ihrer Nase …

Vielleicht schmecken Sie sogar etwas an diesem, Ihrem Ort? Welcher Geschmack kommt Ihnen in den Sinn bzw. auf die Zunge?

Zuletzt noch der Tastsinn: Versuchen Sie, Ihren Ort über die Haut wahrzunehmen und zu erspüren.

Lassen Sie sich nun für fünf bis sieben Minuten an Ihrem Wohlfühlort nieder. Setzen oder legen Sie sich dort in Ihrer Vorstellung hin und kommen Sie ganz zur Ruhe, zu sich selbst … vollkommen entspannen … regenerieren. Machen Sie es sich so bequem wie nur irgend möglich, damit Sie gern in Ihrer Position bleiben mögen. Natürlich können Sie auch jederzeit Ihre körperliche Position verändern, wenn es sich stimmig anfühlt.

Spüren Sie wieder bewusst Ihre beiden Hände auf dem Brustkorb bzw. auf dem Unterleib. Und jetzt öffnen Sie sich innerlich für die Frage: »Wie sieht es in meinem Leben mit Spiritualität aus?« Was bedeutet Spiritualität in Ihrem Leben? In Ihrem Alltag? Welchen Stellenwert hat Spiritualität für Sie? Haben Sie irgendwann in Ihrem Leben eine spirituelle Erfahrung gemacht? Und wenn ja, wie fühlte sich das an? In welcher Beziehung stehen Sie aktuell zu Ihrer Spiritualität?

Falls Sie mit einigen der Fragen wenig oder nichts anfangen und eher verneinend darauf antworten würden, ist das völlig okay. Nehmen Sie einfach wahr, was sich gerade zeigen will, wenn Sie entspannt an Ihrem Wohlfühlort sitzen oder liegen. Vielleicht mögen Sie zwischendurch Ihre Körperhaltung verändern, um sich noch wohligbequemer fühlen zu können? An Ihrem Ort voller Wohlgefühl, Sicherheit, Kraft und Energie. Nehmen Sie diesen Ort noch einmal bewusst mit allen Sinnen wahr: sehen … hören … riechen … schmecken … über die Haut ertasten …

Wenn Sie mögen und sich bereit dazu fühlen, stellen Sie sich nun vor, wie eine spirituelle Begleitung zu Ihnen kommt ... eine innere Stimme, Führung und Unterstützung. Das könnte ein menschliches Wesen sein ... ein Mann ... eine Frau ... ein Freund oder eine Freundin ... ein Vorfahre ... jemand, der oder die Ihnen wohlgesonnen ist. Vielleicht ist es auch ein geistiges Wesen ... ein Engel ... die Jungfrau Maria ... Jesus ... Buddha ... Gott ... der Heilige Geist. Oder auch ein (Kraft-)Tier ... ein Symbol ... ein Gefühl ... ein Gedanke ... ein Klang. Oder ein »Irgendwas«. Hauptsache, es meint es gut mit Ihnen. Es möchte, dass Sie sich wohlfühlen ... sicher ... geborgen ... durchs Leben getragen. Der sprachlichen Einfachheit halber fasse ich für den Rest der Übung all diese Erfahrungsqualitäten zusammen und spreche lediglich von Ihrer spirituellen Begleitung.

Was sehen Sie? In welcher Gestalt, mit welcher Präsenz kommt Ihre spirituelle Begleitung jetzt zu Ihnen? Wie fühlt sich das für Sie an? Können Sie mit ihr in Beziehung treten? Können Sie sie vielleicht sogar körperlich wahrnehmen ... berühren ... anfassen? Und wenn ja, wie gestaltet sich Ihr körperlicher Kontakt miteinander? Sitzen, stehen oder liegen Sie dabei? Oder mögen Sie möglicherweise ein paar Schritte miteinander gehen?

Gelingt es Ihnen vielleicht, mit Ihrer spirituellen Begleitung zu kommunizieren ... in eine Art von Dialog zu kommen ... mental ... emotional ... verbal ... nonverbal? Können Sie hören ... fühlen ... erahnen, was sie Ihnen zu sagen hat? Möchten Sie ihr etwas mitteilen? Möchten Sie sie etwas fragen? Können Sie womöglich eine wichtige Botschaft Ihrer spirituellen Begleitung an Sie hören ... fühlen ... spüren ... erahnen?

Wenn Sie das Gefühl haben, dass die Zeit reif ist, Ihren Wohlfühlort und Ihre spirituelle Begleitung zu verlassen, beginnen Sie langsam, Ihre flachen Handinnenflächen aneinanderzureiben. Atmen Sie dabei gut weiter. Öffnen Sie sich nochmals für einen Moment ganz dafür, was Ihre spirituelle Begleitung Ihnen mitteilen möchte ... ganz besonders Ihrem Herzen und Ihrer Sexualität. Was kommt Ihnen dazu jetzt in den Sinn ... in die Gedanken ... ins Gefühl ... in die Körperempfindungen? Halten Sie sich empfänglich, während Sie weiterhin bewusst und tief atmen. Wenn es sich stimmig anfühlt, können Sie zwischendurch das Ausatmen betonen. Reiben Sie währenddessen mit Ihren Händen den Brustkorb und den Unterleib. »Be-greifen« Sie Ihre Sexualität ... Ihr Herz ... und Ihre spirituelle Begleitung.

Verabschieden Sie sich innerlich von Ihrer spirituellen Begleitung … in dem Bewusstsein, dass Sie jederzeit zu ihr zurückkehren und mit ihr in Kontakt treten können. Spüren Sie noch einen Moment nach … mit Ihren Händen, die auf Ihrem Herzen bzw. Ihrem Unterleib ruhen …

Literatur

Balke-Holzberger, U. (2018). *Zittern Sie sich frei! Mit Faszien-Stress-Release Verspannungen, Ängste und Schmerzen auflösen*. Klett-Cotta.

Berceli, D. (2007). *Körperübungen für die Traumaheilung*. Institutsinterne Veröffentlichung des Norddeutschen Instituts für Bioenergetische Analyse e.V. (NIBA), Elsfleth.

Buber, M. (2018). *Werksausgabe. Band 12: Schriften zu Philosophie und Religion*. Gütersloher Verlagshaus.

Clauer, J. (2009). Zum Grounding-Konzept der Bioenergetischen Analyse. Neurobiologische und entwicklungspsychologische Grundlagen. *Psychoanalyse & Körper, 15*(II), 79–102.

Deida, D. (2022). *Du bist Liebe. Männer, Sex und tiefes Liebesglück – ein Ratgeber (nicht nur) für Frauen* (16. Auflage). Kamphausen Media.

Downing, G. (1996). *Körper und Wort in der Psychotherapie*. München: Kösel.

Geißler, P. (2017). *Psychodynamische Körperpsychotherapie*. Vandenhoeck & Ruprecht.

Heinrich-Clauer, V. (1997). Körperliche Phänomene der Gegenübertragung – Therapeuten als Resonanzkörper. *Forum der Bioenergetischen Analyse, 1*(97), 32–41.

Heinrich-Clauer, V. (2008a). *Handbuch Bioenergetische Analyse*. Psychosozial-Verlag.

Heinrich-Clauer, V. (2008b). Therapeuten als Resonanzkörper: Welche Saiten geraten in Schwingung? In V. Heinrich-Clauer (Hrsg.), *Handbuch Bioenergetische Analyse* (S. 161–178). Psychosozial-Verlag.

Heinrich-Clauer, V. (2009). Die Rolle der Therapeutin in der Bioenergetischen Analyse. Resonanz, Kooperation und Begreifen. *Psychoanalyse & Körper, 15*(II), 31–56.

Heller, L. & Lapierre, A. (2023). *Entwicklungstraumata heilen. Alte Überlebensstrategien lösen – Selbstregulierung und Beziehungsfähigkeit stärken*. Kösel.

Kachler, R. (2015). *Psychodynamik des Paar-Unbewussten*. Klett-Cotta.

Klein, G.N. (2021). *Der Vagus Schlüssel zur Traumaheilung. Wie »ehrliches Mitteilen« unser Nervensystem reguliert*. Gräfe & Unzer.

Klopstech, A. (1997). Anmut, Gnade und bioenergetische Therapie. In M. Klessmann & I. Liebau (Hrsg.), *Leiblichkeit ist das Ende der Werke Gottes. Körper – Leib – Praktische Theologie* (S. 136–150). Vandenhoeck & Ruprecht.

Klopstech, A. (2002a). Psychoanalyse und körperorientierte Psychotherapie im Dialog. In M. Koemeda-Lutz (Hrsg.), *Körperpsychotherapie – Bioenergetische Konzepte im Wandel. Körper und Seele Sonderband* (S. 49–60). Schwabe.

Klopstech, A. (2002b). Modelle therapeutischen Handelns: der psychoanalytische und der bioenergetische Weg. In M. Koemeda-Lutz (Hrsg.), *Körperpsychotherapie – Bioenergetische Konzepte im Wandel. Körper und Seele Sonderband* (S. 61–72). Schwabe.

Klopstech, A. (2005). Stellen die Neurowissenschaften die Psychotherapie vom Kopf auf die Füsse? *Psychoanalyse & Körper, 7*(II), 69–108.

Klopstech, A. (2008 [2004]). Im Kontext autonomer und interaktiver Selbstregulation: Katharsis im neuen Kleid. In V. Heinrich-Clauer (Hrsg.), *Handbuch Bioenergetische Analyse* (S. 463–488). Psychosozial-Verlag.

Klopstech, A. (2009). Um welchen Körper geht es denn? Körperkonzepte in der Psychotherapie. *Psychoanalyse & Körper, 15*(II), 7–30.

Koemeda-Lutz, M. (1996). Emotionen als Beweggrund: Bausteine zu einer bioenergetischen Affekttheorie. In T.P. Ehrensperger (Hrsg.), *Zwischen Himmel und Erde. Beiträge zum Grounding-Konzept. Band 5: Körper und Seele* (S. 143–164). Schwabe.

Koemeda-Lutz, M. (2002a). *Körperpsychotherapie – Bioenergetische Konzepte im Wandel. Körper und Seele Sonderband*. Schwabe.

Koemeda-Lutz, M. (2002b). Ein psychosomatisches Persönlichkeitsmodell: Charakterstrukturen. In M. Koemeda-Lutz (Hrsg.), *Körperpsychotherapie – Bioenergetische Konzepte im Wandel. Körper und Seele Sonderband* (S. 117–138). Schwabe.

Koemeda-Lutz, M. (2002c). Zur therapeutischen Arbeit mit Emotionen. In M. Koemeda-Lutz (Hrsg.), *Körperpsychotherapie – Bioenergetische Konzepte im Wandel. Körper und Seele Sonderband* (S. 183–196). Schwabe.

Koemeda-Lutz, M. (2008). Die regulative Bedeutung von Kognition, Affekt und Motorik im psychotherapeutischen Prozess. In V. Heinrich-Clauer (Hrsg.), *Handbuch Bioenergetische Analyse* (S. 489–512). Psychosozial-Verlag.

Levine, P.A. (1998). *Trauma-Heilung. Das Erwachen des Tigers. Unsere Fähigkeit, traumatische Erfahrungen zu transformieren*. Synthesis-Verlag.

Liebau, I. (1997). Zwischen Himmel und Erde. Leiblichkeit und Geschlecht aus bioenergetischer und theologischer Sicht. In M. Klessmann & I. Liebau (Hrsg.), *Leiblichkeit ist das Ende der Werke Gottes. Körper – Leib – Praktische Theologie* (S. 164–177). Vandenhoeck & Ruprecht.

Liebau, I. (2003a). Körperpsychotherapeutische Elemente als Ausdrucksformen ganzheitlicher Seelsorge. *Wege zum Menschen, 55*(7), 444–462.

Liebau, I. (2003b). Bioenergetische Analyse und Seelsorge. *Forum der Bioenergetischen Analyse, 2*, 3–16.

Liebau, I. (2013). Körper-Seelsorge, Transformationen. *Pastoralpsychologische Werkstattberichte, 19*, 63–136.

Liebau, I. (2014a). Körperorientierte Seelsorge. *Zeitschrift für Meditation (Themenheft Fleischwerdung), 12*.

Liebau, I. (2014b). Liebe und Mitgefühl für Dich selbst! – Eine Erweiterung meiner bioenergetischen Sicht und Interventionen. *Forum Bioenergetische Analyse, 1*, 76–94.

Liebau, I. (2017). *Neue Lebensenergie. Ein Körperorientiertes Übungsprogramm für 28 Tage*. Psychosozial-Verlag.

Lowen, A. (1972a). *Der Verrat am Körper. Der bioenergetische Weg, die verlorene Harmonie von Körper und Psyche wiederzugewinnen*. rororo Taschenbuch.

Lowen, A. (1972b). *Depression. Unsere Zeitkrankheit. Ursachen und Wege der Heilung*. Kösel Verlag.

Lowen, A. (1979). *Bioenergetik. Therapie der Seele durch Arbeit mit dem Körper*. rororo Sachbuch.

Lowen, A. (1980). *Lust. Der Weg zum kreativen Leben*. Kösel.

Lowen, A. (1986). *Narzissmus. Die Verleugnung des wahren Selbst*. Goldmann.

Lowen, A. (1991). *Die Spiritualität des Körpers. Innere Harmonie durch Bioenergetik*. Heyne.
Lowen, A. (1992 [1981]). *Körperausdruck und Persönlichkeit. Grundlagen und Praxis der Bioenergetik*. Goldmann.
Lowen, A. (1993a). *Liebe, Sex und dein Herz*. rororo Taschenbuch.
Lowen, A. (1993b). *Freude. Die Hingabe an den Körper und das Leben*. Kösel.
Lowen, A. (1996). Erdung. In T.P. Ehrensperger (Hrsg.), *Zwischen Himmel und Erde. Beiträge zum Grounding-Konzept. Band 5: Körper und Seele* (S. 11–18). Schwabe.
Lowen, A. (2007). Die neurotische Charakterstruktur und das bewusste Ich. In G. Marlock & H. Weiss (Hrsg.), *Handbuch der Körperpsychotherapie* (S. 216–220). Schattauer.
Rosenberg, S. (2020). *Der Selbstheilungs-Nerv. So bringt der Vagus-Nerv Psyche und Körper ins Gleichgewicht*. VAK.
Utsch, M., Bonelli, R. & Pfeiffer, S. (2018). *Psychotherapie und Spiritualität. Mit existentiellen Konflikten und Transzendenzfragen professionell umgehen*. Springer.
Van der Kolk, B. (2023). *Das Trauma in dir. Wie der Körper den Schrecken festhält und wie wir heilen können*. Thalia.
Wöller, W. & Kruse, J. (2001). Deutende Interventionstechniken bei schweren Persönlichkeitsstörungen. *Psychotherapeut, 46*, 326–331.

Biografische Notiz

Irmhild Liebau, Dr. theol., Supervisorin (DGfP), Bioenergetische Analytikerin (CBT), TRE®-Practitioner, Körperpsychotherapeutin (EAP). Arbeitsschwerpunkt körperorientierte Supervision mit Einzelnen und Gruppen. Kursleiterin für Weiterbildungen in Körperorientierter Seelsorge. Ehemalige Herausgeberin der Zeitschrift *Forum für Bioenergetische Analyse*. Veröffentlichungen u. a. *Neue Lebensenergie. Ein Körperorientiertes Übungsprogramm für 28 Tage* (2017).

Kontakt: irmhild.liebau@gmail.com

Dieser QR-Code führt zu einem interaktiven Multiple-Choice-Test, mit dessen Hilfe Sie Ihr gerade erworbenes Wissen überprüfen können.

Alternativer Internetlink: https://psychosozial-verlag.de/zusatzmaterial/pgdb/fragen/kapitel_4_5

Weitere Informationen rund um psychodynamische Bioenergetik finden Sie auf der Projekt-Webseite http://www.psychodynamische-bioenergetik.de.

Lernkarte zu Kapitel 4.5

- Das Leben ist Beziehung – und die Bioenergetische Analyse ist psychodynamisch-beziehungsorientiert. Sowohl der Körper als auch die Spiritualität des Menschen können sich nur in Beziehungen entfalten.
- Die Ganzheit des Menschen kann als ein Beziehungsgeschehen betrachtet werden, in dem sich die körperlichen, seelischen und geistigen Aspekte des Menschseins wechselseitig bedingen und beeinflussen.
- Eine psychodynamisch-intersubjektiv ausgerichtete Körperpsychotherapie sollte neben ihrem Fokus auf die körperliche, seelische und geistige Ebene des Menschen auch die transpersonale Ebene berücksichtigen.
- Für Lowen wohnt dem Körper selbst eine Spiritualität inne. Es geht ihm um die Wiederherstellung der natürlichen Harmonie des Menschen. Wenn Körper und Geist getrennt werden, verkümmert Spiritualität zu einer rein intellektuellen Angelegenheit.
- Spiritualität wurzelt im Gefühl des Menschen, mit einer Kraft in Verbindung zu stehen, die größer ist als er selbst. Darum liegt für Lowen ein unmittelbarer Bezug zur frühen Mutter-Kind-Beziehung und zum Urvertrauen nahe.
- Erdung ist eine Grundvoraussetzung für Spiritualität. Eine Spiritualität ohne Bodenhaftung verkommt zu einer leblosen Abstraktion.
- Die Wurzel der Spiritualität liegt im (Körper-)Inneren. Auf dem Weg dorthin braucht der Mensch seelische Nahrung in Form von gläubigem Vertrauen, d. h. eine heilsame offene Grundhaltung für die (göttliche) Liebe.
- Für Lowen besteht eine direkte Verbindung zwischen Sexualität und Spiritualität. Wenn sich Sexualpartner innig lieben, so ist das nicht nur ein sexueller (im Becken verorteter), sondern zugleich ein spiritueller (im Herzen verorteter) Akt.
- Der Mensch kann nur durch die Hingabe seines Ich eins mit dem Göttlichen werden. Diese Hingabe erfahren wir am nachhaltigsten im Liebesakt.
- Körperorientierte Seelsorge ist eine tiefenpsychologisch fundierte Methode, die den Körper wieder ausdrücklich zum Gegenstand der Wahrnehmung bzw. Bearbeitung in der Seelsorge erklärt – unter ausdrücklicher Berücksichtigung aller intrapsychischen, intersubjektiven und interpersonellen (Beziehungs-)Aspekte.

Sachregister

N

O

P

R

Personenregister